# Handbuch der
# Hautkrankheiten bei Hund und Katze

**Tim Nuttall**

**Richard G. Harvey**

**Patrick J. McKeever**

Deutsche Übersetzung und Bearbeitung von Stefanie Peters

Mit 371 Abbildungen und 9 Tabellen

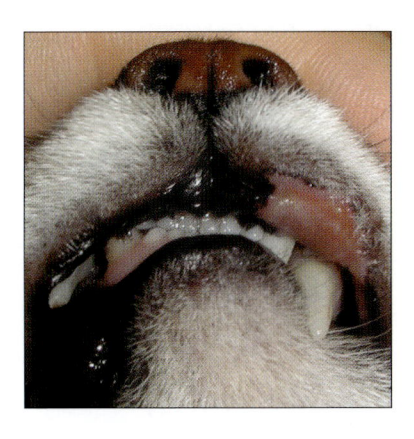

Schattauer

**Autoren**
**Tim Nuttall**
BSc, BVSc, PhD, CertVD, CBiol, MSB, MRCVS
Senior Lecturer in Veterinary Dermatology, University of Liverpool Small Animal Teaching Hospital, Leahurst Campus, Neston, UK

**Richard G. Harvey**
BVSc, PhD, FBiol, DVD, DipECVD, MRCVS
The Veterinary Centre, Coventry, UK

**Patrick J. McKeever**
DVM, MS, DACVD
Professor Emeritus, McKeever Dermatology Clinics, Eden Prairie, Minnesota, USA

**Deutsche Übersetzung und Bearbeitung**
**Stefanie Peters**
Dr. med. vet.
Fachabteilung Dermatologie, Tierärztliche Klinik Birkenfeld
Am Schönenwald, 55765 Birkenfeld

**Titel der englischen Originalausgabe**
Tim Nuttall, Richard G. Harvey, Patrick J. McKeever: „A Colour Handbook of Skin Diseases of the Dog and Cat"; 2nd Edition
Copyright © 2009 Manson Publishing Ltd, 73 Corringham Road, London NW11 7DL, UK

**Bibliografische Information der Deutschen Nationalbibliothek**
Die Deutsche Nationalbibliothek verzeichnet diese Publikation in der Deutschen Nationalbibliografie; detaillierte bibliografische Daten sind im Internet über http://dnb.d-nb.de abrufbar.

**Besonderer Hinweis:**
Die Medizin unterliegt einem fortwährenden Entwicklungsprozess, sodass alle Angaben, insbesondere zu diagnostischen und therapeutischen Verfahren, immer nur dem Wissensstand zum Zeitpunkt der Drucklegung des Buches entsprechen können. Hinsichtlich der angegebenen Empfehlungen zur Therapie und der Auswahl sowie Dosierung von Medikamenten wurde die größtmögliche Sorgfalt beachtet. Gleichwohl werden die Benutzer aufgefordert, die Beipackzettel und Fachinformationen der Hersteller zur Kontrolle heranzuziehen und im Zweifelsfall einen Spezialisten zu konsultieren. Fragliche Unstimmigkeiten sollten bitte im allgemeinen Interesse dem Verlag mitgeteilt werden. Der Benutzer selbst bleibt verantwortlich für jede diagnostische oder therapeutische Applikation, Medikation und Dosierung.
In diesem Buch sind eingetragene Warenzeichen (geschützte Warennamen) nicht besonders kenntlich gemacht. Es kann also aus dem Fehlen eines entsprechenden Hinweises nicht geschlossen werden, dass es sich um einen freien Warennamen handelt.
Das Werk mit allen seinen Teilen ist urheberrechtlich geschützt. Jede Verwertung außerhalb der Bestimmungen des Urheberrechtsgesetzes ist ohne schriftliche Zustimmung des Verlages unzulässig und strafbar. Kein Teil des Werkes darf in irgendeiner Form ohne schriftliche Genehmigung des Verlages reproduziert werden.

© 2012 by Schattauer GmbH, Hölderlinstraße 3, 70174 Stuttgart, Germany
E-Mail: info@schattauer.de
Internet: www.schattauer.de
Printed in Hong Kong

Lektorat: Katrin von der Decken, Linden
Umschlagabbildung: scratchy cat © Johnny Lye – Fotolia.com
Satz: am-productions GmbH, Wiesloch
Druck und Einband: New Era Printing Co. Ltd., Hong Kong

ISBN 978-3-7945-2829-5

# INHALTSVERZEICHNIS

Krankheitsbilder in alphabetischer Reihenfolge ......5
Arzneimittel .............6
Vorwort ................7
Danksagung ............7
Wichtige Hinweise zur deutschen Übersetzung ....7
Einführung .............8

## KAPITEL 1
### Pruriginöse Hauterkrankungen

1.1 Pyotraumatische Dermatitis ..............18
1.2 Canine atopische Dermatitis (*canine AD*) ............20
1.3 Adverse Hautreaktionen auf Futterbestandteile (*CAFR, Futterallergie oder -intoleranz*) 31
1.4 Kontaktallergie und Kontaktirritation .........35
1.5 Flohbissallergie (*flohallergische Dermatitis*) ...38
1.6 Pediculose ...........42
1.7 Sarcoptesräude (*Scabies, sarcoptische Akariose*) .......44
1.8 Notoedresräude .......47
1.9 Infestation mit *Cheyletiella* spp. (*Cheyletiellose*) .......48
1.10 *Neotrombicula-autumnalis*-Infestation ..............50
1.11 *Pelodera-strongyloides*-Dermatitis ..............52
1.12 Ankylostomiasis (*Hakenwurm-Dermatitis*) ....54
1.13 Intertrigo ...........55
1.14 Malassezien-Dermatitis .57
1.15 Epitheliotropes Lymphom (*kutanes T-Zell-Lymphom, Mykosis fungoides*) ........60
1.16 Akrale Leckdermatitis ..62
1.17 Schnauzer-Komedonen-Syndrom .............64
1.18 Feline psychogene Alopezie ..............66

## KAPITEL 2
### Noduläre Hauterkrankungen

2.1 Epidermale und follikuläre Inklusionszysten ........70
2.2 Infundibuläres keratinisierendes Akanthom ......71

2.3 Papillomatose ........72
2.4 Mastzelltumoren ......74
2.5 Melanozytäre Neoplasien 78
2.6 Basalzellkarzinom (*Basalzell-Epitheliom*) .......80
2.7 Kollagene Nävi ........81
2.8 Canines eosinophiles Granulom ..............82
2.9 Steriles Granulom- und Pyogranulom-Syndrom .....82
2.10 Histiozytäre proliferative Erkrankungen ..........84
2.11 Pannikulitis ..........88
2.12 Kryptokokkose .......90
2.13 Phäohyphomykose ....92
2.14 *Cuterebra*-spp.-Infestation .............94
2.15 Drakunkulose ........95
2.16 Calcinosis circumscripta ..........96

## KAPITEL 3
### Ulzerative Hauterkrankungen

3.1 Pyodermie des Deutschen Schäferhundes ..........98
3.2 Feline idiopathische ulzerative Dermatose .....101
3.3 Feliner eosinophiler Granulom-Komplex ......102
3.4 Arzneimittelexantheme .106
3.5 Kutaner Lupus erythematosus (*diskoider Lupus erythematosus*) ..............108
3.6 Systemischer Lupus erythematosus .........110
3.7 Vesikulärer kutaner Lupus erythematosus von Shetland Sheepdog und Collie .....113
3.8 Pemphigus vulgaris ....114
3.9 Bullöses Pemphigoid ..116
3.10 Epidermolysis bullosa acquisita ..............118
3.11 Plasmazell-Pododermatitis der Katze ........119
3.12 Idiopathische Ohrrandvaskulitis (*proliferative thrombovaskuläre Nekrose der Pinna*) ..............120
3.13 Proliferative Arteriitis des Philtrum nasale ......122
3.14 Vaskulopathie des Greyhounds ...........123

3.15 Feline Kuhpocken-Infektion ..............124
3.16 Feline kutane Herpes- und Calicivirus-Infektionen .126
3.17 Mukokutane Pyodermie ............128
3.18 Nokardiose .........129
3.19 Nordamerikanische Blastomykose .........130
3.20 Sporotrichose .......132
3.21 Calcinosis cutis .....134
3.22 Plattenepithelkarzinom ............136
3.23 Metabolische epidermale Nekrose .........138
3.24 Dekubitalulzera (*Druckgeschwür*) .......141
3.25 Ehlers-Danlos-Syndrom (*kutane Asthenie, Dermatosparaxis*) .........142

## KAPITEL 4
### Papuläre und pustulöse Hauterkrankungen

4.1 Oberflächliche Pyodermie ............146
4.2 Canine Akne (*Follikulitis und Furunkulose an Schnauze und Kinn*) ............154
4.3 Pemphigus foliaceus ...155
4.4 Canine juvenile Zellulitis (*juvenile sterile granulomatöse Dermatitis und Lymphadenitis, juvenile Pyodermie, „puppy strangles"*) ............159

## KAPITEL 5
### Erkrankungen mit Fistelbildung

5.1 Bisswunden .........162
5.2 Fistulierender Fremdkörper ..............164
5.3 Tiefe Pyodermie ......166
5.4 Infektionen mit opportunistischen (atypischen) Mykobakterien ........170
5.5 Feline Lepra ........172
5.6 Dermoidsinus ........173
5.7 Anale Furunkulose (*Perianalfisteln*) .........174
5.8 Metatarsalfisteln des Deutschen Schäferhundes ..176

## KAPITEL 6
### Erkrankungen mit Krusten- und Schuppenbildung
6.1 Kallusbildung . . . . . . . .178
6.2 Aktinische Dermatose . .180
6.3 Sebadenitis . . . . . . . . . .182
6.4 Vitamin-A-reaktive Dermatose . . . . . . . . . . . .185
6.5 Feline Akne . . . . . . . . . .186
6.6 Idiopathische (primäre) Keratinisierungsstörung (*Seborrhö*) . . . . . . . . . . . . .188
6.7 Nasale und digitale Hyperkeratose . . . . . . . . .192
6.8 Erythema-multiforme-Komplex . . . . . . . . . . . . . . .194
6.9 Canine Ohrrand-seborrhö . . . . . . . . . . . . . . .196
6.10 Exfoliativer kutaner Lupus erythematosus des Deutsch-Kurzhaar-Hundes . . . . . . . . . . . . . . .197
6.11 Leishmaniose . . . . . .198
6.12 Canine Staupe . . . . . .202
6.13 Kutane Hornbildung . . . . . . . . . .203
6.14 Zinkreaktive Dermatose . . . . . . . . . . . .204
6.15 Letale Akrodermatitis des Bullterriers . . . . . . . . .206
6.16 Gesichtsdermatitis von Perser- und Himalaya-Katzen . . . . . . . . . . . . . . .208
6.17 Spikulose . . . . . . . . . .209

## KAPITEL 7
### Pigmentveränderungen
7.1 Vitiligo . . . . . . . . . . .212
7.2 Canines uveodermato-logisches Syndrom (*Vogt-Koyanagi-Harada [VKH]-ähnliches Syndrom*) . . . . . . . . . . . . . .214
7.3 Lentigo und Lentiginosis profusa . . . . . . . . . . . . . . .216

## KAPITEL 8
### Umweltbedingte Hauterkrankungen
8.1 Zecken-Infestation . . . .218
8.2 Bienenstiche und Spinnenbisse . . . . . . . . . . .220
8.3 Dermatosen durch Fliegen- und Stechmückenstiche . . .222
8.4 Myiasis . . . . . . . . . . . .224
8.5 Durch Körperflüssigkeiten verursachte Dermatosen . . .225
8.6 Verbrennungen . . . . . . .226
8.7 Erfrierungen . . . . . . . .229

## KAPITEL 9
### Endokrine Hauterkrankungen
9.1 Hypothyreose . . . . . . .232
9.2 Hyperadrenokortizis-mus . . . . . . . . . . . . . . . .237
9.3 Hyperandrogenismus . .244
9.4 Sertolizelltumor und andere testikuläre Neoplasien . . . . . . . . . . . .246
9.5 Hypophysärer Zwerg-wuchs . . . . . . . . . . . . . . .248
9.6 Alopecia X (*Störung der adrenalen Sexualhormone, follikuläre Dysfunktion der plüschfelligen Rassen, adrenales Hyperplasie-ähnliches Syndrom, wachstumshormon-/kastra-tionsreaktive Dermatose, Wachstumshormonmangel des erwachsenen Hundes, Pseudo-Cushing, Alopezie durch follikulären Arrest*) . . .250

## KAPITEL 10
### Otitis externa
10.1 Otitis externa . . . . . . .254

## KAPITEL 11
### Erkrankungen der Krallen
11.1 Erkrankungen der Krallen . . . . . . . . . . . . . .268

## KAPITEL 12
### Hauterkrankungen mit fleckiger Alopezie
12.1 Canine Demodikose (*rote Räude, Demodex-Räude, Demodikose, demodektische Akariose, folliikuläre Räude*) . . . . . . . .272
12.2 Feline Demodikose . . .276
12.3 Dermatophytose . . . . .278
12.4 Canine familiäre Dermatomyositis . . . . . . .283
12.5 Injektionsstellen-Alopezie . . . . . . . . . . . . . .284
12.6 Alopecia areata . . . . . .286
12.7 Follikeldysplasie . . . . .287
12.8 Follikeldysplasie der schwarzen Haare . . . . . . . .288
12.9 Farbmutanten-Alopezie (*Color-Mutant-Alopezie, Blue-Dobermann-Syndrom*) . . . . . . . . . . . . .290
12.10 Zyklische Flanken-alopezie (*saisonale Flanke-nalopezie, Flankenalopezie, rekurrierende Flanken-alopezie*) . . . . . . . . . . . . .292
12.11 Pattern Baldness (*erworbene Schablonen-kahlheit*) . . . . . . . . . . . . .293
12.12 Telogenes Effluvium, anagenes Effluvium, wellen-förmiger Haarwechsel, diffuses Haaren und exzessives kontinuierliches Haaren . . .294
12.13 Post-clipping-Alopezie . . . . . . . . . . . . . .296
12.14 Reaktion auf topische Corticosteroide . . . . . . . . . .297
12.15 Feline paraneo-plastische Alopezie . . . . . .298
12.16 Lymphozytäre murale Follikulitis . . . . . . . .298

Literatur . . . . . . . . . . . . . .299
Sachverzeichnis . . . . . . . .332

# KRANKHEITSBILDER IN ALPHABETISCHER REIHENFOLGE

Adverse Hautreaktionen auf Futterbestandteile (CAFR, Futterallergie oder -intoleranz) ................31
Akrale Leckdermatitis ............62
Aktinische Dermatose ..........180
Alopecia areata .....................286
Alopecia X (Störung der adrenalen Sexualhormone, follikuläre Dysfunktion der plüschfelligen Rassen, adrenales Hyperplasie-ähnliches Syndrom, wachstumshormon-/kastrationsreaktive Dermatose, Wachstumshormonmangel des erwachsenen Hundes, Pseudo-Cushing, Alopezie durch follikulären Arrest) ................................250
Anale Furunkulose (Perianalfisteln) ................174
Ankylostomiasis (Hakenwurm-Dermatitis) .54
Arzneimittelexantheme ........106

Basalzellkarzinom (Basalzell-Epitheliom) .......80
Bienenstiche und Spinnenbisse ...................220
Bisswunden .........................162
Blastomykose, Nordamerikanische ..........................130
Bullöses Pemphigoid ............116

Calcinosis circumscripta ........96
Calcinosis cutis ....................134
Canine Akne (Follikulitis und Furunkulose an Schnauze und Kinn) ...154
Canine atopische Dermatitis (canine AD) ......................20
Canine Demodikose (rote Räude, Demodex-Räude, Demodikose, demodektische Akariose, follikuläre Räude) ............272
Canine familiäre Dermatomyositis .................................283
Canine juvenile Zellulitis (juvenile sterile granulomatöse Dermatitis und Lymphadenitis, juvenile Pyodermie, „puppy strangles") .......................159
Canine Ohrrandseborrhö .....196
Canine Staupe .....................202
Canines eosinophiles Granulom .........................82

Canines uveodermatologisches Syndrom (Vogt-Koyanagi-Harada[VKH]-ähnliches Syndrom) .........................214
*Cuterebra*-spp.-Infestation ......94

Dekubitalulzera (Druckgeschwür) ............141
Dermatophytose ...................278
Dermatosen durch Fliegen- und Stechmückenstiche ...222
Dermoidsinus .......................173
Drakunkulose ........................95
Durch Körperflüssigkeiten verursachte Dermatosen ..225

Ehlers-Danlos-Syndrom (kutane Asthenie, Dermatosparaxis) ....................142
Epidermale und follikuläre Inklusionszysten ................70
Epidermolysis bullosa acquisita ..........................118
Epitheliotropes Lymphom (kutanes T-Zell-Lymphom, Mykosis fungoides) ...........60
Erfrierungen .........................229
Erkrankungen der Krallen ....268
Erythema-multiforme-Komplex ..........................194
Exfoliativer kutaner Lupus erythematosus des Deutsch-Kurzhaar-Hundes ............197

Farbmutanten-Alopezie (Color-Mutant-Alopezie, Blue-Dobermann-Syndrom) .........................290
Feline Akne ..........................186
Feline Demodikose ..............276
Feline idiopathische ulzerative Dermatose ......................101
Feline Kuhpocken-Infektion ........................124
Feline kutane Herpes- und Calicivirus-Infektionen ....126
Feline Lepra ........................172

Feline paraneoplastische Alopezie .........................298
Feline psychogene Alopezie ....66
Feliner eosinophiler Granulom-Komplex .........102
Fistulierender Fremdkörper ..164
Flohbissallergie (flohallergische Dermatitis) .............38

Follikeldysplasie der schwarzen Haare ..............................288
Follikeldysplasie ..................287

Gesichtsdermatitis von Perser- und Himalaya-Katzen ......208

Histiozytäre proliferative Erkrankungen ...................84
Hyperadrenokortizismus ......237
Hyperandrogenismus ...........244
Hypophysärer Zwergwuchs ..248
Hypothyreose .....................232

Idiopathische (primäre) Keratinisierungsstörung (Seborrhö) .......................188
Idiopathische Ohrrandvaskulitis (proliferative thrombovaskuläre Nekrose der Pinna) .............................120
Infektionen mit opportunistischen (atypischen) Mykobakterien ........................170
Infestation mit *Cheyletiella* spp. (Cheyletiellose) ..........48
Infundibuläres keratinisierendes Akanthom ...............71
Injektionsstellen-Alopezie ....284
Intertrigo ..............................55

Kallusbildung .......................178
Kollagene Nävi .....................81
Kontaktallergie und Kontaktirritation ................35
Kryptokokkose ......................90
Kutane Hornbildung............203
Kutaner Lupus erythematosus (diskoider Lupus erythematosus) .........................108

Leishmaniose .......................198
Lentigo und Lentiginosis profusa ...........................216
Letale Akrodermatitis des Bullterriers ......................206
Lymphozytäre murale Follikulitis .......................298

Malassezien-Dermatitis ..........57
Mastzelltumoren ....................74
Melanozytäre Neoplasien .......78
Metabolische epidermale Nekrose ..........................138
Metatarsalfisteln des Deutschen Schäferhundes ................176

Mukokutane Pyodermie .......128
Myiasis ................................224

Nasale und digitale
  Hyperkeratose.................192
*Neotrombicula-autumnalis*-
  Infestation..........................50
Nokardiose ...........................129
Notoedresräude .....................47

Oberflächliche Pyodermie ....146
Otitis externa .......................254

Pannikulitis ...........................88
Papillomatose ........................72
Pattern Baldness (erworbene
  Schablonenkahlheit)........293
Pedikulose .............................42
*Pelodera-strongyloides*-
  Dermatitis..........................52
Pemphigus foliaceus .............155
Pemphigus vulgaris ..............114
Phäohyphomykose .................92
Plasmazell-Pododermatitis
  der Katze ........................119

Plattenepithelkarzinom ........136
Post-clipping-Alopezie .........296
Proliferative Arteriitis des
  Philtrum nasale ...............122
Pyodermie des Deutschen
  Schäferhundes...................98
Pyotraumatische Dermatitis....18

Reaktion auf topische
  Corticosteroide ...............297

Sarcoptesräude (Scabies,
  sarcoptische Akariose) .......44
Schnauzer-Komedonen-
  Syndrom ...........................64
Sebadenitis..........................182
Sertolizelltumor und andere
  testikuläre Neoplasien .....246
Spikulose.............................209
Sporotrichose .......................132
Steriles Granulom- und
  Pyogranulom-Syndrom.....82
Systemischer Lupus
  erythematosus.................110

Telogenes Effluvium, anagenes
  Effluvium, wellenför-
  miger Haarwechsel, diffuses
  Haaren und exzessives kon-
  tinuierliches Haaren ........294
Tiefe Pyodermie ...................166

Vaskulopathie des Grey-
  hounds............................123
Verbrennungen ....................226
Vesikulärer kutaner Lupus-
  erythematosus von
  Shetland Sheepdog
  und Collie .......................113
Vitamin-A-reaktive
  Dermatose ............,........185
Vitiligo................................212

Zecken-Infestation ...............218
Zinkreaktive Dermatose ........204
Zyklische Flankenalopezie
  (saisonale Flanken-
  alopezie, Flankenalopezie,
  rekurrierende Flanken-
  alopezie) ........................292

## Arzneimittel

| Wirkstoff | Handelsname |
|---|---|
| Essigsäure + Aloe | Alocetic Ear Rinse® (neD) |
| Adrenocorticotropes Hormon | Synacthen®* |
| Chlordioxid | Earigant Liquid® (neD) |
| Ciclosporin | Atopica® |
| Fluocinolonacetonid in 60% Dimethylsulfoxid | Synotic® (neD) |
| Hydrocortisonaceponat | Cortavance®, in Easotic® |
| Imiquimod-Creme | Aldara®* |
| Isotretinoin | Roaccutan®*, Generika* |
| Mitotane (o,p´-DDD) | Lysodren® (neD) |
| Moxidectin/Imidacloprid | Advocate® |
| Paraclorometaxylenol (PCMX) | in Epi-Otic® |
| Pentoxifyllin | Trental®*, Generika* |
| Phytosphingosin | z.B. Douxo® Seborrhö Spot-on, Douxo® Mizelläre Ohr- und Hautlotion, Douxo® Chlorhexidin PS Shampoo |
| Propylenglykol, Propylenglykolsäure, Benzoesäure, Salicylsäure | Multicleaner Solution® (neD), Oti-Clens® (neD), Dermisol® (neD) |
| Rekombinantes felines Interferon Omega | Virbagen® Omega |
| Selamectin | Stronghold® |
| Staphage Lysate | Staphage Lysate® (neD) |

* humanmedizinisches Präparat, nicht für Kleintiere zugelassen; (neD) nicht in Deutschland erhältlich

## VORWORT

Seit dem Erscheinen der ersten Ausgabe von „A Colour Handbook of Skin Diseases of the Dog and Cat" im Jahre 1998 hat die Veterinärdermatologie einen exponentiellen Wachstumszuwachs erfahren. Um diesem gerecht zu werden, mussten eine vollständige Revision sämtlicher bereits vorhandener Kapitel sowie die Aufnahme von 21 neuen Erkrankungen erfolgen. Zusätzlich wurde das Werk um 131 neue Illustrationen von Hauterkrankungen erweitert. Das Anliegen der Autoren war es, alle relevanten Informationen zur Diagnose und Therapie von Hauterkrankungen in einer Form zusammenzufassen, die auch dem vielbeschäftigten Praktiker einen leichten Zugang ermöglicht.

## DANKSAGUNG

Die Autoren danken ihren Familien für die Unterstützung: Einige Opfer waren nötig, um uns die Zeit zur Fertigstellung dieses Buchs zu ermöglichen. Wir sind gleichfalls dankbar für die Wunder der modernen Technik, ohne die dieses Werk niemals vollendet worden wäre. Weiterhin möchten wir den überweisenden Kollegen danken, die uns ihre dermatologischen Patienten anvertraut und uns damit ermöglicht haben, das Maß an Wissen und Erfahrung zu sammeln, das Voraussetzung für dieses Handbuch war.

Tim Nuttall, Richard Harvey, Patrick McKeever

## WICHTIGE HINWEISE ZUR DEUTSCHEN ÜBERSETZUNG

Die in diesem Buch aufgeführten therapeutischen Angaben entsprechen dem derzeitigen Wissensstand. Dennoch ist der Nutzer verpflichtet, seine Verordnung in eigener Verantwortung zu treffen. Insbesondere gilt dies für Indikationen, Kontraindikationen, Dosierungen, Applikationsformen, unerwünschte Wirkungen sowie die Zulassungen für die entsprechende Tierart und Anwendung. Insbesondere vor der Anwendung hochdosierter makrozyklischer Laktone wird zudem ein MDR1-Gentest dringend empfohlen, der für alle Hunderassen ohne Altersbeschränkung verfügbar ist.
Dieses Buch wurde aus dem Englischen übersetzt. Die Autoren beziehen sich bei ihren Therapieoptionen auf die in ihrem Land üblichen Präparate. In der deutschen Fassung wurden daher angegebene Wirkstoffe ggf. mit einer Kennzeichnung versehen:

- neD    Präparat nicht in Deutschland erhältlich
- \*    Humanpräparat (keine Zulassung für Kleintiere)
- nzA    nicht zugelassene Anwendung

# EINFÜHRUNG

## Praxisorientierter Ansatz zur Diagnose von Hautkrankheiten

Ein Patient mit Hautproblemen gleicht einem Puzzle, mit Anamnese, klinischen Befunden und diagnostischen Verfahren als den größten Puzzlesteinen. Wie bei einem Puzzle lässt ein einzelnes Teil in der Regel nicht darauf schließen, um welches Bild es sich letztlich handelt, jedoch wird dieses immer klarer, je mehr Teile hinzugefügt werden können. Dementsprechend benötigt der Untersucher immer alle Informationen aus Anamnese, klinischen Befunden und weiterführenden diagnostischen Untersuchungen, um das vollständige Bild erkennen bzw. eine endgültige Diagnose stellen zu können.

### DIAGNOSTISCHER ANSATZ, ANAMNESE UND SIGNALEMENT

Zu Beginn sollte herausgefunden werden, was für den Tierhalter das hauptsächliche Problem ist: In vielen chronischen Fällen unterscheidet sich der Grund der Vorstellung von der eigentlichen Primärerkrankung oder hat sogar mehr mit den sekundären Veränderungen zu tun. Weiterhin ist es wichtig, die Erwartungen des Tierhalters zu ermitteln. Allerdings sind diese oft unrealistisch, denn viele Hauterkrankungen können nicht geheilt, sondern nur kontrolliert werden.

Signalement und Einzelheiten über Fütterung und Lebensbedingungen des Patienten sollten als Nächstes in Erfahrung gebracht werden; aus ihnen können Rückschlüsse auf Kontagiosität, zoonotisches Potenzial und idiosynkratische Managementfaktoren gezogen werden. Informationen über die übrigen Körperorgane, also Fragen nach Appetit, Durst, Belastbarkeit etc., sind gleichfalls wichtig: Hautveränderungen können auf systemische Erkrankungen zurückzuführen sein und/oder andere Erkrankungen können Untersuchungs- und Behandlungsmöglichkeiten einschränken und so die Prognose entscheidend verändern.

Erst jetzt sollte die Haut selbst eingehend untersucht werden, insbesondere Gesamtbild und Lokalisation von Läsionen, daraus resultierende Veränderungen und der zeitliche Rahmen ihres Fortschreitens. Zuletzt erfragt man, wie das Tier auf die vom Besitzer oder Kollegen bereits durchgeführten Behandlungen angesprochen hat.

### KLINISCHE UNTERSUCHUNG

Sowohl die Haut als auch die übrigen Organe müssen systematisch untersucht werden. Die erhobenen Befunde sollten unbedingt dokumentiert werden, damit der weitere Verlauf möglichst objektiv beurteilt werden kann. Gleichzeitig wird so gewährleistet, dass die Informationen bei Bedarf auch anderen Kollegen zur Verfügung stehen. Besonders wichtig ist die exakte Dokumentation der Verteilung und der Art der Hautveränderungen, speziell die Frage, ob es sich um primäre oder sekundäre Effloreszenzen handelt. Dies setzt natürlich voraus, dass man zumindest die häufigsten Hautveränderungen genau identifizieren und in ihrer Signifikanz einschätzen kann.

### DIFFERENZIALDIAGNOSEN

Basierend auf den Informationen aus Anamnese und klinischer Untersuchung wird eine Liste von Differenzial- oder Ausschlussdiagnosen erstellt. Die Informationen werden mit den typischen Befunden der jeweiligen Erkrankungen aus der Liste der Differenzialdiagnosen verglichen, sodass sie nach ihrer Wahrscheinlichkeit geordnet werden können.

### DIAGNOSTISCHER PLAN

Diese Liste der nach Wahrscheinlichkeit geordneten Differenzialdiagnosen erlaubt nun das Erstellen eines diagnostischen Plans, der zur endgültigen Diagnose oder zum Ausschluss einzelner Erkrankungen führt. Der diagnostische Plan muss natürlich mit dem Tierhalter abgestimmt werden, dem man v.a. auch die Gründe, die Erfolgswahrscheinlichkeit sowie die Kosten für die verschiedenen weiterführenden Untersuchungen erläutert. Eine gute Kommunikation ist unumgänglich, denn die korrekte Abklärung ist in vielen Fällen zeit- und auch kostenintensiv, was der Tierhalter natürlich unbedingt verstehen und erlauben muss. Es kann durchaus von Vorteil sein, hierfür zusätzliche Konsultationszeit einzuplanen.

### THERAPIE

Nachdem dem Tierhalter verschiedene Therapieoptionen sowie deren Erfolgsaussichten, Kosten und mögliche Nebenwirkungen erläutert wurden, sollte gemeinsam ein therapeutischer Plan erarbeitet werden. Wenn möglich, sollten nun bereits die nächsten Untersuchungstermine festgelegt werden, bei denen der Therapieerfolg kontrolliert und die Medikation gegebenenfalls angepasst wird.

# Einführung

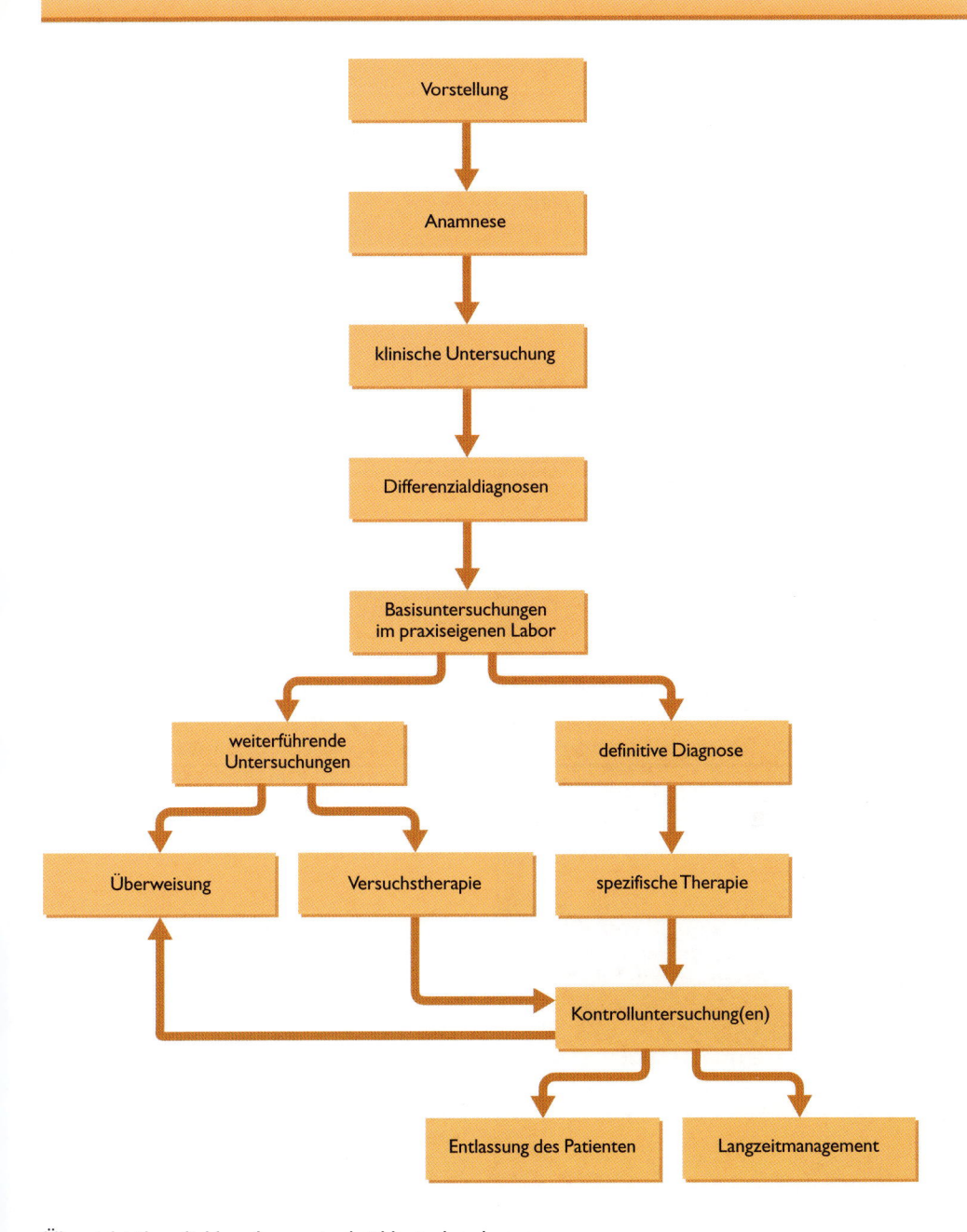

```
Vorstellung
    ↓
Anamnese
    ↓
klinische Untersuchung
    ↓
Differenzialdiagnosen
    ↓
Basisuntersuchungen
im praxiseigenen Labor
    ↓                    ↓
weiterführende      definitive Diagnose
Untersuchungen              ↓
  ↓         ↓          spezifische Therapie
Überweisung  Versuchstherapie    ↓
                       Kontrolluntersuchung(en)
                         ↓              ↓
                Entlassung des    Langzeitmanagement
                   Patienten
```

Übersicht über die Vorgehensweise bei Hauterkrankungen.

## Terminologie zur Beschreibung von Hautveränderungen

### PRIMÄRE VERÄNDERUNGEN

Primäre Veränderungen hängen direkt mit dem Krankheitsprozess zusammen. Sie sind nicht pathognomonisch, liefern jedoch einen wesentlichen Hinweis auf die Art des Krankheitsprozesses.

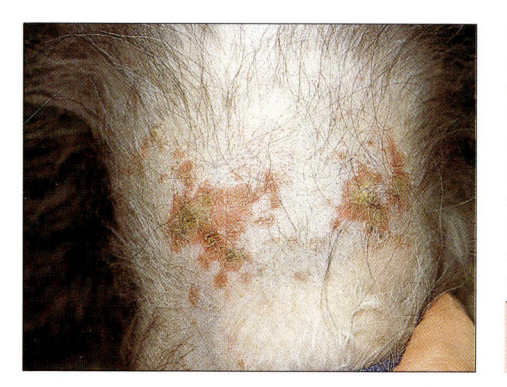

**Maculae** sind Farbveränderungen im Hautniveau, die einen Durchmesser von bis zu 1 cm oder auch mehr erreichen können. Die Veränderungen können durch verstärkten Blutfluss (Erythem), extravasales Blut (hämorrhagische Petechien und Ekchymosen) oder Pigmentveränderungen entstehen. Ein Erythem kann von einer Hämorrhagie durch Verblassen differenziert werden, das beim Aufdrücken eines Objektträgers auf die Veränderung entsteht (Diaskopie).

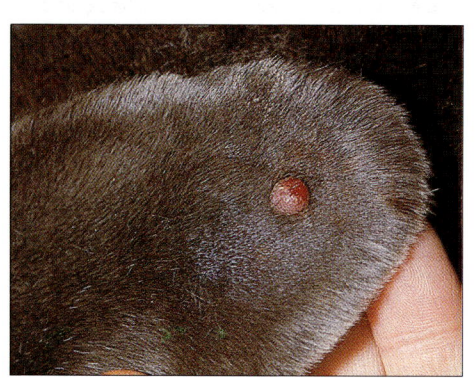

**Papeln** sind kleine, solide, erhabene Veränderungen von bis zu 1 cm Durchmesser, die mit einer zellulären Infiltration und/oder Proliferation einhergehen. Bei dieser Abbildung handelt es sich um einen Mastzelltumor.

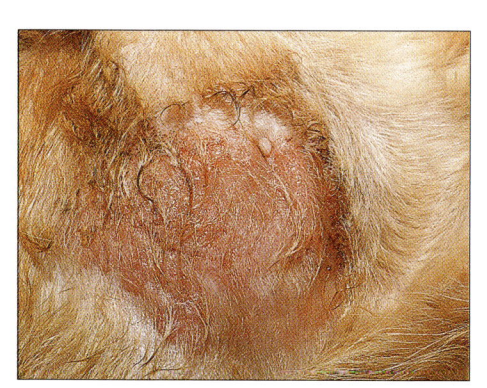

**Plaque** nennt man eine flache, solide, erhabene Veränderung von mehr als 1 cm Durchmesser, die ebenfalls mit einer zellulären Infiltration und/oder Proliferation assoziiert ist. Die abgebildeten Veränderungen sind eosinophile Plaques bei einer Katze.

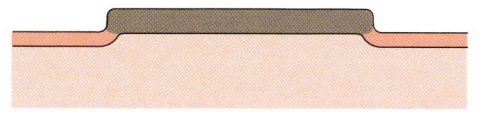

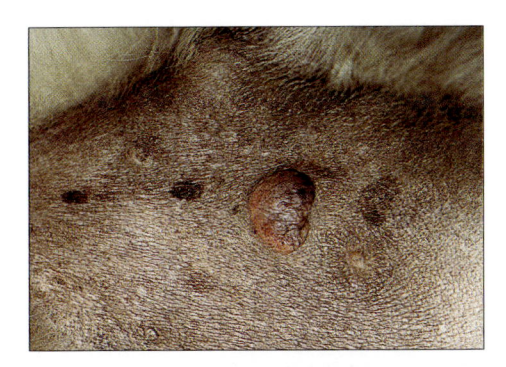

Ein **Knoten (Nodulus)** ist eine solide Erhebung der Haut mit einem Durchmesser von mehr als 1 cm, assoziiert mit einer zellulären Infiltration und/oder Proliferation. Der abgebildete Knoten ist ein Mastzelltumor am Abdomen eines Hundes. Tumoren sind große Knoten, die allerdings nicht zwangsläufig neoplastisch sind.

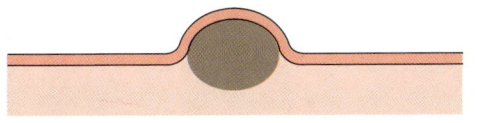

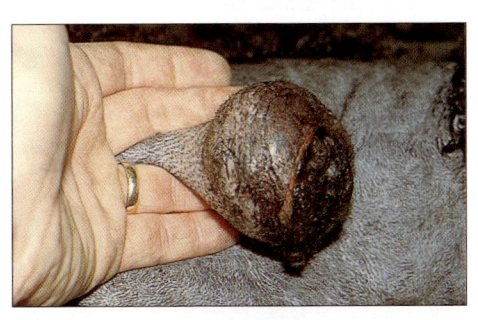

Unter **Tumor** versteht man eine große Zubildung, hier ein Lipom an der Flanke eines Hundes.

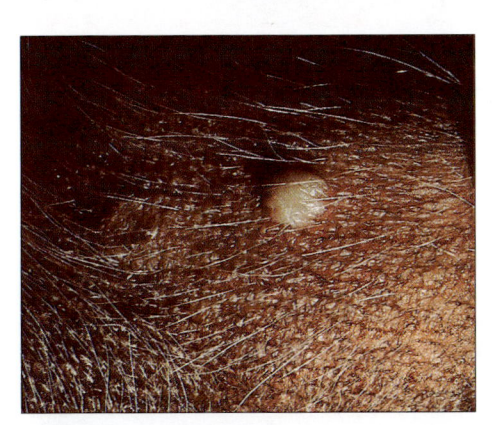

Eine **Pustel** ist eine kleine umschriebene Erhebung der Haut, die purulentes Material enthält. Dieses besteht aus degenerierten Entzündungszellen (meist Neutrophilen) mit oder ohne Mikroorganismen oder anderen Zellen (z.B. akantholytischen Zellen beim Pemphigus foliaceus). Pusteln und Vesikel rupturieren bei Hund und Katze schnell und hinterlassen epidermale Colleretten und Krusten (s.u.).

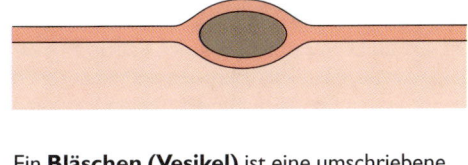

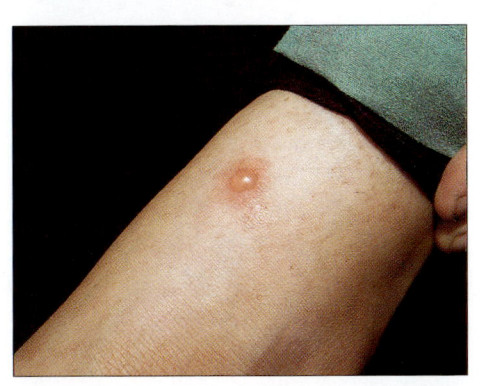

Ein **Bläschen (Vesikel)** ist eine umschriebene Erhebung der Haut mit bis zu 1 cm Durchmesser, die mit Serum gefüllt ist. Das abgebildete Bläschen bildete sich auf dem Arm einer Tiermedizinischen Fachangestellten innerhalb von Minuten nach einem Flohbiss. Unter Bulla versteht man eine vesikuläre Veränderung mit einem Durchmesser von mehr als 1 cm.

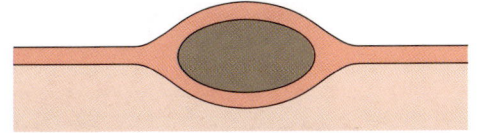

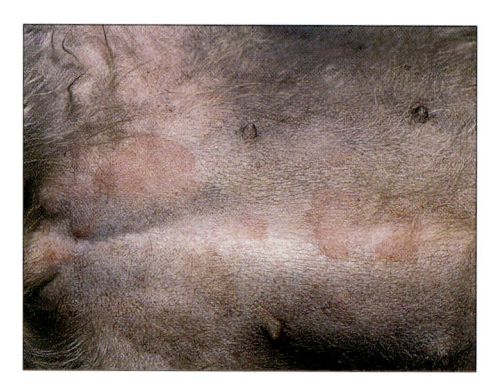

Unter einer **Quaddel** versteht man einen unregelmäßigen, erhabenen, ödematösen Hautbereich, dessen Größe und Form sich häufig ändern. In dem abgebildeten Fall waren die Quaddeln akut, transient und von unbekannter Ätiologie.

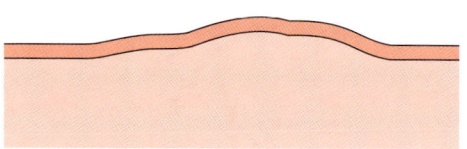

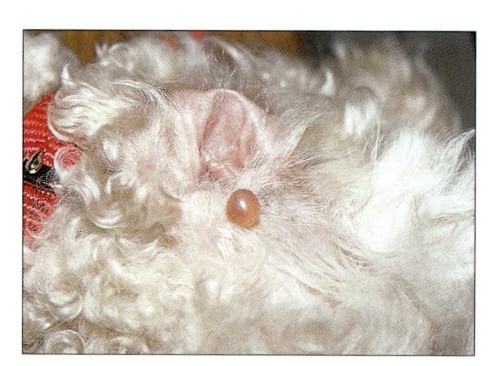

Eine **Zyste** ist eine geschlossene Höhle mit einer membranösen Begrenzung, die Flüssigkeit oder semisolides Material enthält. Diese Abbildung zeigt einen zystischen Basalzelltumor am Kopf eines Hundes.

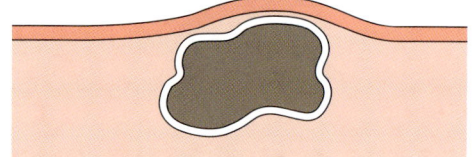

## SEKUNDÄRE VERÄNDERUNGEN

Sekundäre Veränderungen sind das Ergebnis von Trauma, Zeit und Ausmaß der Hautschädigung. Häufig entwickeln sich primäre Veränderungen zu sekundären weiter. So können Papeln zu Pusteln werden, die fokal verkrusten und häufig auch hyperpigmentieren. Sekundäre Veränderungen sind viel weniger spezifisch als primäre.

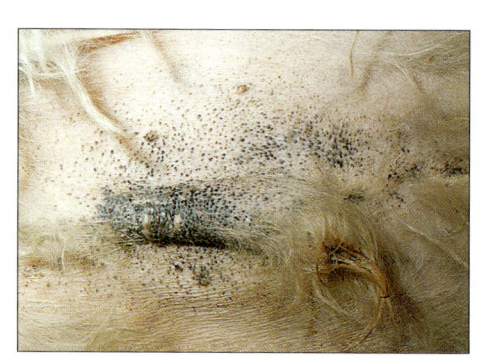

**Komedonen** sind das Resultat eines durch Talg und epidermalen Debris verstopften Follikels. Sie treten bei zahlreichen Erkrankungen auf, sind aber oft ausgesprochen prominent bei Tieren mit Hyperadrenokortizismus wie in diesem Fall.

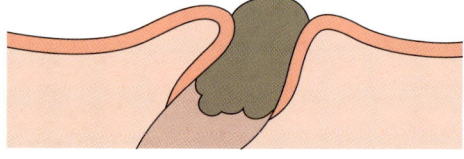

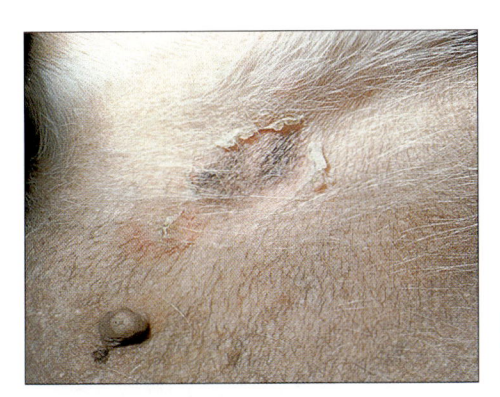

**Schuppen** entstehen durch die Akkumulation von oberflächlichen epidermalen Zellen, die abgestorben sind und von der Haut abgestoßen werden. Auf dieser Abbildung sieht man eine epidermale Collerette, die eine postinflammatorische hyperpigmentierte Macula umgibt. Dieses Bild sieht man häufig bei einer oberflächlichen Pyodermie und anderen pustulösen Erkrankungen.

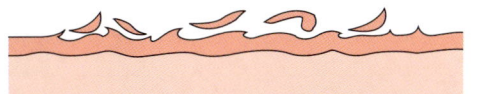

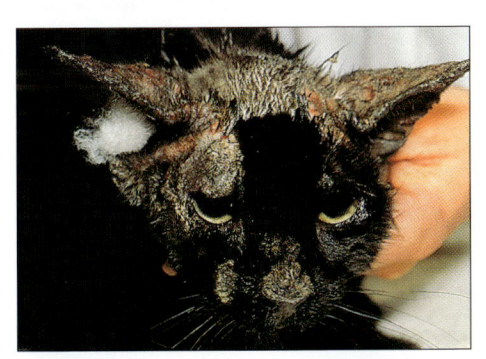

**Krusten** setzen sich aus Zellen und getrocknetem Exsudat zusammen, das serös, sanguinös, purulent oder gemischt sein kann. Diese Katze leidet unter Pemphigus foliaceus.

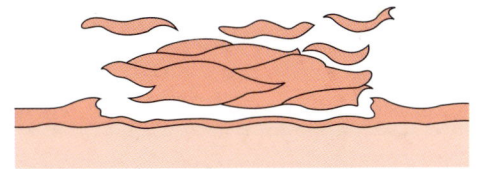

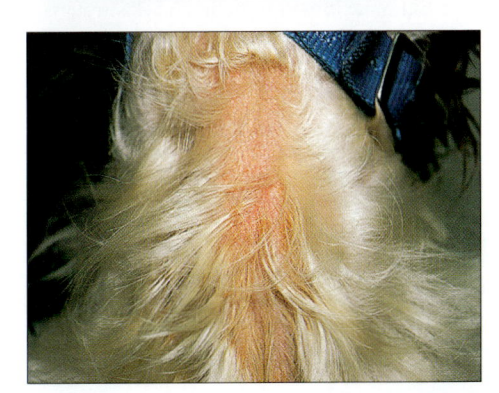

Unter **Erythem** versteht man eine Rötung der Haut aufgrund gesteigerter Durchblutung (vgl. Maculae, S. 10). Das Verteilungsmuster des Erythems kann diffus oder generalisiert sein (z.B. bei atopischer Dermatitis) oder auch makulopapulär (z.B. bei Pyodermie oder Ektoparasitosen). Bei diesem Springer Spaniel wird es durch eine Infektion mit *Malassezia pachydermatis* verursacht.

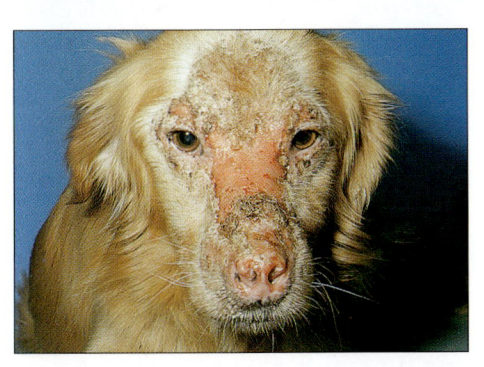

Eine **Erosion** entsteht nach dem Verlust des oberflächlichen Teils der Epidermis (z.B. bis auf die Basalmembran, ohne diese mit einzubeziehen), wie im Gesichtsbereich des abgebildeten Hundes mit diskoidem Lupus erythematosus. Erosionen heilen ohne Narbenbildung ab.

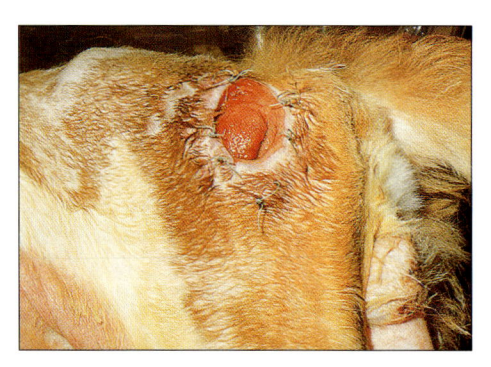

Ein **Ulkus** reicht tiefer als eine Erosion und entsteht nach dem Verlust von Epidermis und Basalmembran und Exposition der tieferen Dermisschichten. Die Veränderungen können Narben bilden, wie bei diesem Dekubitalulkus über dem Hüfthöcker.

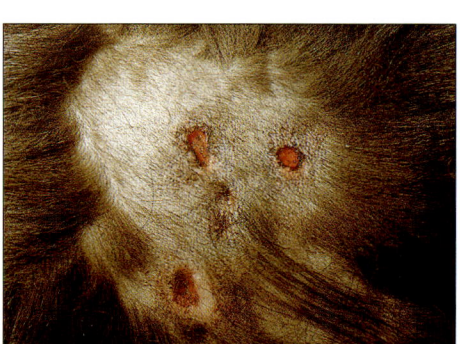

Ein **Sinus** oder eine **Fistel** sind Veränderungen, bei denen Fistelgänge auftreten. Der abgebildete Hund leidet unter einer Pannikulitis und zeigt Fistelgänge im Bereich der Flanke. Unter „Sinus" versteht man gewöhnlich einen epithelisierten Gang, der eine Körperhöhle mit der Hautoberfläche verbindet.

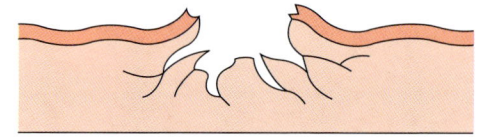

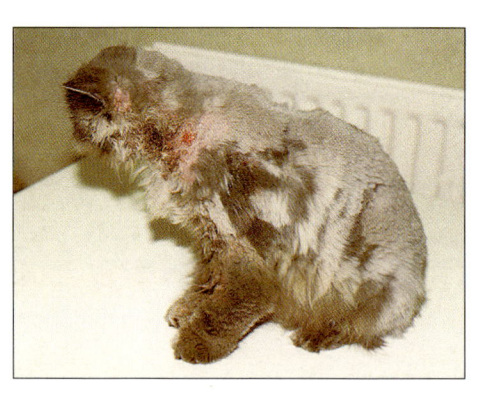

Eine **Exkoriation** entsteht durch Selbsttraumatisierung. In manchen Fällen, beispielsweise bei Katzen, kann die Schädigung ausgedehnt sein, wie bei dieser Perserkatze mit Futterallergie.

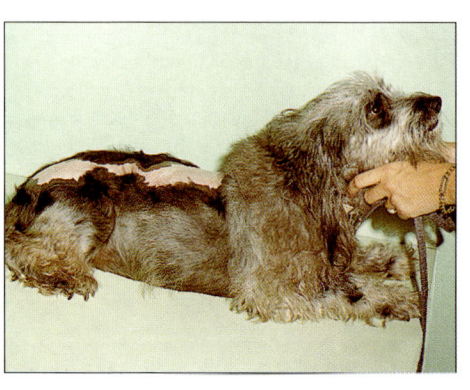

Eine **Narbe** bildet sich durch abnormes fibröses Gewebe, das normales Gewebe nach einer Schädigung ersetzt, wie z.B. in dieser Abbildung nach einer Verbrennung.

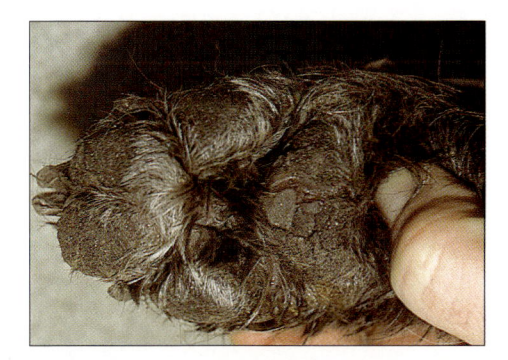

Eine **Fissur** bildet sich, wenn verdickte, in der Regel lichenifizierte oder stark verkrustete Haut reißt. Dieses Bild zeigt die Pfote eines Hundes mit metabolischer epidermaler Nekrose.

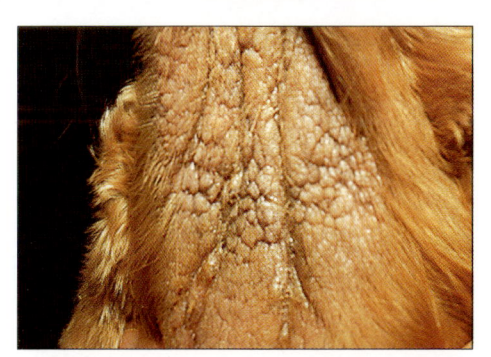

Eine **Lichenifikation** entsteht nach einer chronischen Entzündung, in dem abgebildeten Fall nach einer Infektion mit *M. pachydermatis*. Die Verdickung der Haut geht mit einer Akzentuierung der normalen Hautstruktur einher. Histopathologisch besteht eine Lichenifikation aus einer Verdickung der Epidermis (Akanthose) und des Stratum corneum (Hyperkeratose).

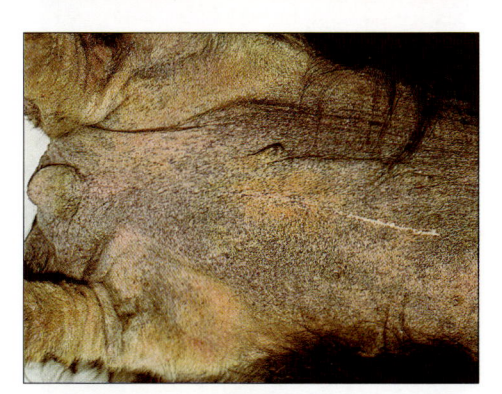

Eine **Hyperpigmentierung**, also eine Verstärkung der kutanen Pigmentierung, entsteht gewöhnlich nach einer chronischen Entzündung, wie bei dem abgebildeten West Highland White Terrier mit atopischer Dermatitis. Eine Hyperpigmentierung kann auch bei Hautveränderungen im Zusammenhang mit einer Endokrinopathie auftreten.

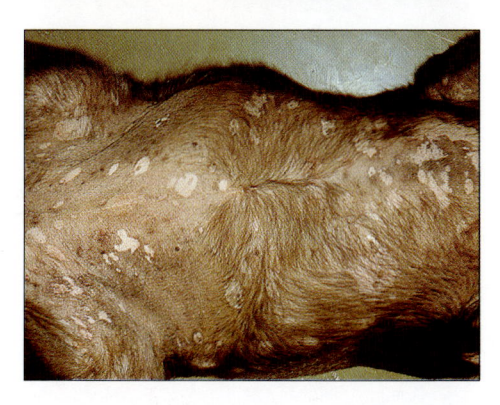

Eine **Hypopigmentierung**, d.h. eine Abnahme der kutanen Pigmentierung, entsteht selten nach einer Entzündung. In dem abgebildeten Fall entwickelte sie sich nach einer oberflächlichen Pyodermie. Häufiger tritt sie zusammen mit immunvermittelten entzündlichen Dermatosen auf. Eine Vitiligo, eine seltene nicht-entzündliche, jedoch möglicherweise immunvermittelte Erkrankung, wird durch eine symmetrische Hypopigmentierung charakterisiert. Es gibt auch eine Vielzahl hereditärer Erkrankungen, die mit einem kompletten oder partiellen Verlust der Pigmentierung einhergehen (z.B. Albinismus).

# KAPITEL 1
# Pruriginöse Hauterkrankungen

## Grundsätzliches
- Ektoparasiten, insbesondere Flöhe, sollten als Erstes ausgeschlossen werden.
- Die Ursache von Juckreiz muss nicht zwangsläufig eine Allergie sein.
- Auch oberflächliche Pyodermien können Juckreiz hervorrufen.
- Auch immunvermittelte Erkrankungen, Keratinisierungsstörungen und zahlreiche andere Hauterkrankungen können mit Juckreiz einhergehen.

## Dermatosen, die steroidrefraktär sein können
- Sarcoptesräude, *Pelodera-strongyloides*-Dermatitis und andere Ektoparasitosen
- Malassezien-Dermatitis und Pyodermie
- Kontaktirritation oder -allergie
- Adverse Hautreaktionen auf Futterbestandteile (Futterallergie/-intoleranz)
- Epitheliotropes Lymphom

## Dermatosen mit zoonotischem Potenzial
- Sarcoptesräude
- Cheyletiellose
- Flohbissallergie

## Häufige Hauterkrankungen
- Atopische Dermatitis (Hund)
- Adverse Hautreaktionen auf Futterbestandteile (Futterallergie/-intoleranz)
- Flohbissallergie (flohallergische Dermatitis)
- Sarcoptesräude (Scabies, sarcoptische Akaridose)
- Pyotraumatische Dermatitis
- Oberflächliche Pyodermie
- Malassezien-Dermatitis

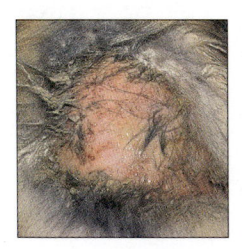

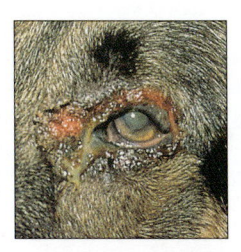

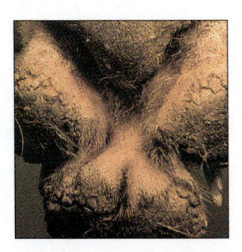

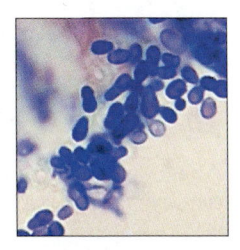

## 1.1 Pyotraumatische Dermatitis

**DEFINITION**
Unter pyotraumatischer Dermatitis (akute nässende Dermatitis, Hot Spot) versteht man einen lokalisierten Hautbezirk mit akuter Entzündung und Exsudation, der durch Lecken, Kratzen oder Scheuern traumatisiert wird.

**ÄTIOLOGIE UND PATHOGENESE**
Es gibt keine einheitliche Ätiologie, vielmehr gibt es multiple Faktoren, die für die Entstehung einer pyotraumatischen Dermatitis prädisponieren. Ein wichtiger Faktor ist eine akute fokale Entzündung aufgrund einer allergischen Grunderkrankung wie atopische Dermatitis, allergische Kontaktdermatitis, Allergien auf Flohbisse oder andere Ektoparasiten, Mazeration der Haut durch ständige Nässe oder Akkumulation von Feuchtigkeit unter einem dichten Haarkleid, Trauma aufgrund von Abrasionen, Fremdkörper, Irritation durch Scherköpfe sowie Kontakt der Hautoberfläche mit einem primär irritierend wirkenden Agens. Die Exsudation von Serum durch die entzündete Haut schafft ein hervorragendes Mikroklima für eine bakterielle Überbesiedlung und eine Oberflächenpyodermie.

**KLINISCHES BILD**
Hot Spots treten gehäuft bei warmem, feuchtem Wetter auf. Die Tiere werden meist vorgestellt, weil sie einen bestimmten Bereich ständig belecken oder -kratzen; dieser kann unterschiedlich groß sein, ist aber in der Regel scharf von der umgebenden Haut abgegrenzt. Am häufigsten sind der dorsale bzw. dorsolaterale lumbosakrale sowie der periaurale Bereich betroffen[1]. Die betroffene Haut ist erythematös und in den meisten Fällen auch exsudativ (**Abb. 1–3**). Im klassischen Fall werden auch Alopezie oder zumindest Ausdünnen des Fells beobachtet. Allerdings wird der veränderte Hautbereich oft durch Haare verdeckt, v.a. im Frühstadium oder wenn die Stelle nicht gut beleckt oder bekratzt werden kann. Durch Lecken und Kratzen können auch Exkorationen entstehen. Die Haut in der Umgebung der Veränderung sollte sorgfältig auf das Vorliegen von Satellitenffloreszenzen untersucht werden, insbesondere auf das Vorliegen einer oberflächlichen Follikulitis oder einer selteneren, tiefen Pyodermie mit Fistelgängen.

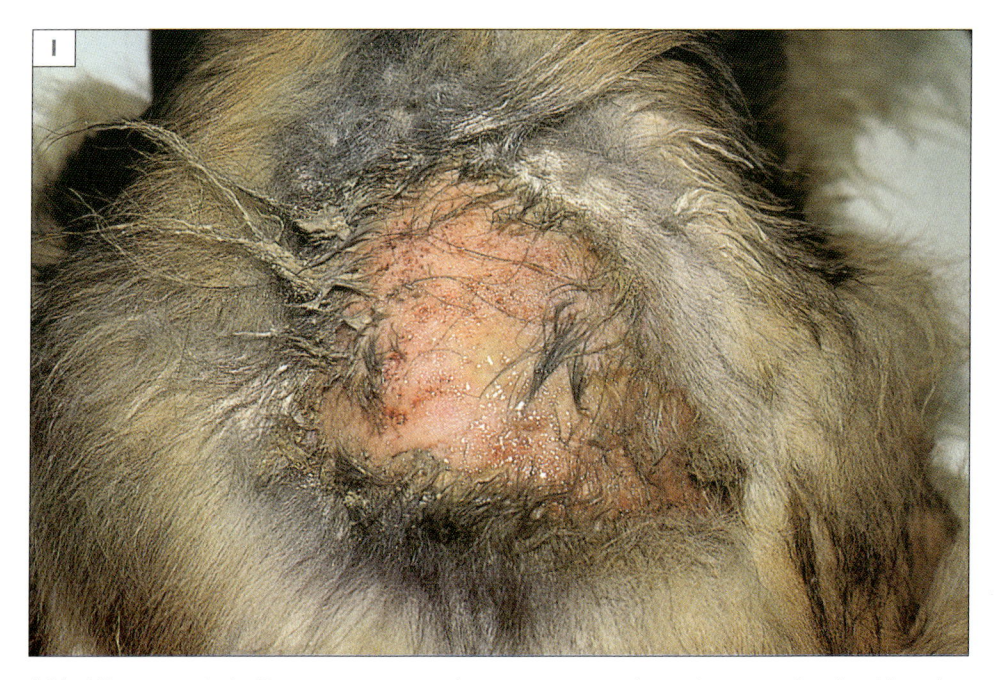

Abb. 1 Pyotraumatische Dermatitis: eine gut abgegrenzte, nässende, erythematöse, haarlose Veränderung; hier im dorsalen Lumbosakralbereich eines Colliemischlings.

## DIFFERENZIALDIAGNOSEN
- Calcinosis cutis
- Oberflächliche Verbrennung
- Kontaktirritation
- Flohbissallergie
- Atopische Dermatitis
- Adverse Hautreaktion auf Futterbestandteile (Futterallergie/-intoleranz)
- Tiefe Follikulitis und Furunkulose

## DIAGNOSE
Die Diagnose wird grundsätzlich aus dem klinischen Aussehen der Veränderung in Kombination mit anamnestischen prädisponierenden Faktoren gestellt. Mittels Abklatschzytologie können Zahl und Art der beteiligten Bakterien zuverlässig beurteilt werden. Eine Biopsie sollte entnommen werden, falls der Verdacht auf Calcinosis cutis besteht.

## THERAPIE
Bei der Erstuntersuchung ist es oft erforderlich, den Patienten zu sedieren, da die Veränderung schmerzhaft oder das Tier widersetzlich sein kann. Sämtliche noch vorhandenen Haare im Bereich der Veränderung sollten abgeschoren und der Bereich mit Chlorhexidin- oder Ethyllactat-Shampoo schampooniert und anschließend mit viel klarem Wasser ausgespült werden. Auch Waschbehandlungen mit anderen antimikrobiell wirkenden Inhaltsstoffen (vgl. oberflächliche Pyodermie, S. 146) sind möglich. Die Läsion sollte mit einer milden antiseptischen oder adstringierenden Lösung gereinigt werden, um die Exsudation zu reduzieren. Nach dem Reinigen und Trocknen sollte eine Antibiotika-Corticoid-Kombination als Creme oder Lotion aufgetragen werden. Die Anwendung des Adstringens und der Antibiotika-Corticoid-Kombination sollte vom Besitzer 2–3-mal täglich zu Hause fortgeführt werden. Auch die Anwendung eines neuen topischen Glucocorticoid-Diester-Sprays (Hydrocortisonaceponat) 1-mal täglich ist hervorragend wirksam und zeigt nur minimale Nebenwirkungen. Ist die Veränderung sehr gravierend oder ausgedehnt, sollten systemische Corticoide in antiinflammatorischer Dosis 1-mal täglich über 3–7 Tage bzw. so lange wie erforderlich angewendet werden, um die Entzündung zu reduzieren und damit die Heilungsdauer zu verkürzen. Die meisten Veränderungen heilen zwar in 3–7 Tagen ab, doch kann es zu Rezidiven kommen, wenn die prädisponierenden Faktoren nicht korrigiert werden.

Einzelne Tiere bestimmter Rassen, v.a. Labrador Retriever und Bernhardiner[2], können auch tiefere Infektionen entwickeln, die dann systemische antibiotische Therapie erfordern (s. tiefe Pyodermie, S. 166).

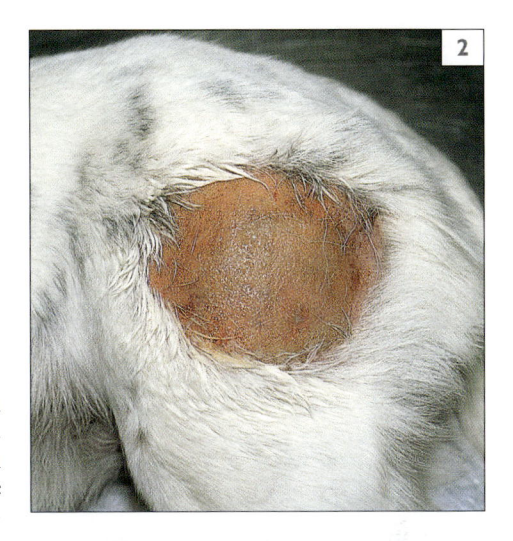

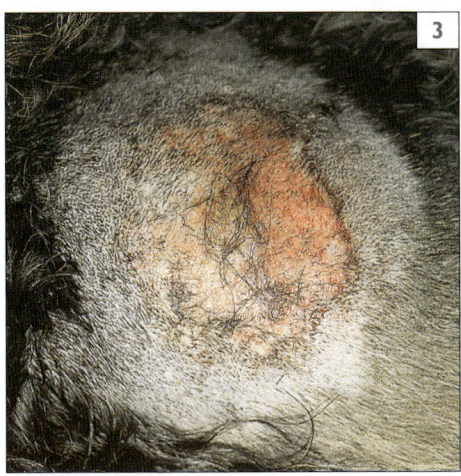

**Abb. 2, 3** Pyotraumatische Dermatitis.

## KEY POINTS
- Diese Erkrankung darf nicht unterschätzt werden, sie kann erhebliche Probleme bereiten.
- Sie muss aggressiv therapiert und der Patient regelmäßig nachkontrolliert werden.

## 1.2 Canine atopische Dermatitis
(canine AD)

### DEFINITION
Die canine atopische Dermatitis (AD; Atopie, atopische Erkrankung) ist durch eine genetisch prädisponierte Neigung zur Bildung von IgE-Antikörpern auf Umweltallergene charakterisiert, was zur Entwicklung einer charakteristischen inflammatorischen und pruriginösen Hauterkrankung führt.

### ÄTIOLOGIE UND PATHOGENESE
#### Immunologie
Die Pathogenese der AD ist komplex, und ständig werden neue Konzepte zur Ätiologie entwickelt. Nach derzeitigem Wissensstand führt der epidermale Kontakt mit dem Allergen zu seiner Aufnahme durch die Langerhanszellen und zu seiner Verarbeitung und Präsentation an die T1-Lymphozyten. Es wurde beim Menschen nachgewiesen und beim Hund postuliert, dass es eine Abweichung im Verhältnis der T1-Helferzellen (TH1-Zellen, die eine Allergie vom verzögerten Typ, Makrophagen-Aktivierung, Produktion opsonierender und komplementfixierender Antikörper sowie antikörperabhängige, zellvermittelte Zytotoxizität fördern) zu T2-Helferzellen (TH2-Zellen, die die Entwicklung von Mastzellen und Eosinophilen fördern, die Produktion von $IgG_1$ herunterregulieren, aber die Produktion von IgE und IgA stimulieren) entsteht. Der Anstieg der TH2-Zellen führt zu einer Überproduktion von IgE durch die B-Zellen. Zusätzlich gibt es weitere Veränderungen in der zellvermittelten Immunität[1]. Diese zellulären Veränderungen führen zusammen mit der Freisetzung anderer Entzündungsmediatoren aus Mastzellen und Basophilen sowie der Bindung des Allergens an antigenspezifische IgE letztlich zu einer Kaskade von Reaktionen, die Entzündung und Pruritus fördern.

#### Heritabilität
Aufgrund der klinischen Erfahrung, dass die AD häufiger bei bestimmten Hunderassen und in bestimmten Familien auftritt, wird angenommen, dass es eine genetische Prädisposition für die Erkrankung gibt. In einer Untersuchung an Beagles zeigte sich, dass die Möglichkeit, hohe IgE-Spiegel zu produzieren, genetisch bedingt ist und dominant vererbt wird[2]. Jedoch konnten besagte hohe IgE-Spiegel von den Tieren nur produziert werden, wenn sie im Alter von 1–4 Wochen mehrfach mit Antigenen sensibilisiert worden waren. Eine neuere Untersuchung an 144 West-Highland-White-Terrier-Welpen aus 33 Würfen zeigte eine hohe Prävalenz atopischer Hunde in bestimmten Würfen, ohne jedoch den Nachweis einer klaren Heritabilität zu ermöglichen[3]. Die Heritabilität von 0,47 konnte allerdings an britischen Blindenführhunden ermittelt werden, die größtenteils Labrador-/Golden-Retriever-Mischlinge repräsentieren[4].

#### Defekt der epidermalen Barriere
Das Stratum corneum setzt sich aus abschilfernden Korneozyten zusammen, umgeben von interzellulären Lipiden, die eine Rolle in der normalen Hautbarriere spielen und eine Schutzfunktion für den Organismus erfüllen sollen. Es gibt sehr deutliche Hinweise auf eine defekte Barrierefunktion der Haut bei atopischen Menschen. Insbesondere konnte in kürzlich durchgeführten Studien nachgewiesen werden, dass 25% der atopischen Patienten eine Mutation zu einem funktionslosen Filaggrin aufwiesen, speziell solche mit einem frühen Beginn, hohen IgE-Spiegeln und schweren Verlaufsformen. Es gibt auch Hinweise, dass es in der Haut atopischer Hunde zu einem fehlerhaften Fettsäuremetabolismus kommt[5, 6]. In einer weiteren Untersuchung wurde gezeigt, dass Länge und Dicke der Fettdepots im Stratum corneum in unveränderter Haut von atopischen Hunden geringer waren als in der Haut normaler Hunde. Außerdem wiesen Hunde mit AD zahlreiche strukturelle Defekte der interzellulären Lipidlamellen im Stratum corneum auf[7]. Daher ist ein Defekt in der epidermalen Barrierefunktion bei Hunden mit AD sehr wahrscheinlich.

#### Staphylokokken bei Pathogenese/Aufrechterhaltung der Läsionen
Hautinfektionen mit *Staphylococcus* spp. sind häufig. Untersuchungen belegen, dass Korneozyten atopischer Hunde eine stärkere Adhärenz von *S. pseudintermedius* aufweisen und diese Erreger auch viel zahlreicher auf der Hautoberfläche atopischer symptomatischer Hunde vorkommen[8]. Einige Untersuchungen weisen darauf hin, dass entzündete Haut eine bessere Penetration von Staphylokokken-Antigenen erlaubt[9]. Weiterhin sind die Serumspiegel von Anti-Staphylokokken-IgE bei Hunden mit rekur-

rierender Pyodermie sekundär zu einer AD erhöht[10]. Daher ist eine allergische Reaktion vom Soforttyp gegen Staphylokokken-Antigene, die zum Entzündungsprozess beiträgt, durchaus möglich. Staphylokokken-Toxine könnten gleichermaßen zur Entzündung beitragen und als Allergene wirken[11]. Es gibt Anhaltspunkte dafür, dass Hunde mit AD abnorme zellvermittelte Immunantworten zeigen, die möglicherweise zur Entstehung einer Infektion beitragen[12]. Eine neuere Studie ergab, dass *S. pseudintermedius* Superantigene produziert, die potente Auslöser einer T-Zell-Proliferation und Entzündung bei Menschen mit AD sowie in Nagermodellen darstellten[13].

### Die Rolle von Malassezien bei Pathogenese/Aufrechterhaltung der Läsionen

Ein auffälliges Zeichen einer sekundären Malassezien-Dermatitis ist der bei manchen Tieren hochgradige Pruritus. Die Zahl der Keime auf der Hautoberfläche von Hunden mit AD ist gleich oder höher als bei gesunden Hunden. Hunde mit AD entwickeln höhere Serum-IgE-Spiegel gegen Malassezienantigene als nicht-atopische Hunde oder solche mit Malassezien-Dermatitis ohne primäre AD[14]. Reaktionen in spezifischen Intradermaltests, T-Zell-Proliferation und passive Übertragung einer Malassezien-Allergie wurden ebenfalls nachgewiesen[15]. Demnach könnte es eine Allergie vom Soforttyp auf diesen Erreger geben, die eine Entzündung hervorrufen kann. Außerdem enthalten oder sezernieren Hefepilze viele Substanzen, die die Komplementkaskade auslösen und eine entzündliche Antwort triggern können[16].

### Das Schwellenwertphänomen
Pruritusschwelle

Nach diesem Konzept wird ein gewisses Maß an Juckreizstimuli toleriert, auf die es nicht zur Manifestation klinischer Symptome kommt. Nehmen aber die Stimuli zu (aus einer oder mehreren Quellen, z.B. Bakterien, Hefepilze oder Ektoparasiten), kommt es zum Überschreiten der Pruritusschwelle, also zum Juckreiz.

### Schwelle für die Entwicklung klinischer Symptome einer AD

Nach diesem Konzept wird eine gewisse Allergenbelastung toleriert. Steigt diese, wird die Schwelle überschritten und die klinische Erkrankung entsteht. Ein Beispiel hierfür ist ein Tier mit Hausstaubmilbenallergie, das im Winter keinen Juckreiz zeigt. Eine zusätzliche Allergie gegen Beifuß-Ambrosie (Ragweed) lässt den Schwellenwert während der Jahreszeit mit starkem Pollenflug überschreiten und verursacht klinische Symptome. Gleichzeitig bestehende Futter- oder Parasitenallergien sind ebenfalls Beispiele für Situationen, die zum Überschreiten des Schwellenwerts führen.

### KLINISCHES BILD

Die klinischen Manifestationen der caninen AD sind extrem variabel, und es gibt keinen singulären klinischen oder anamnestischen Hinweis, der die definitive Diagnose dieser Erkrankung erlaubt.

Die tatsächliche Inzidenz der caninen AD ist nicht bekannt, sie variiert möglicherweise nach geographischer Region und ihrer jeweiligen Population. In einer Untersuchung an 53 Tierarztpraxen in den USA betrug die Inzidenz 8,7%[17].

Im Regelfall zeigen sich erste klinische Symptome einer AD bei Tieren im Alter zwischen ein und drei Jahren. Allerdings wurde sie auch bei sehr jungen (ca. 12-wöchigen) und sehr alten (ca. 16-jährigen) Tieren festgestellt.

Die Rassenprädisposition für AD variiert mit dem lokalen Genpool. Allerdings sind in den USA, Großbritannien und im übrigen Europa zahlreiche Rassen als besonders gefährdet bekannt: Beauceron, Boston Terrier, Boxer, Cairn Terrier, Shar-Pei, Cocker Spaniel, Dalmatiner, Englische Bulldogge, Englischer Setter, Foxterrier (glatt- und drahthaarig), Golden Retriever, Labrador Retriever, Lhasa Apso, Zwergschnauzer, Mops, Scottish Terrier, Sealyham Terrier, West Highland White Terrier und Yorkshire Terrier[18].

Kommt es zu Allergien auf Pollen, sind die klinischen Symptome erwartungsgemäß saisonal (je nach Pollen z.B. im Frühjahr und/oder Herbst). Viele Tiere entwickeln allerdings später ganzjährige Symptome, was die Bedeutung von „Indoor-Allergenen" reflektiert. Eine weitere Gruppe zeigt ganzjährige Symptome, die sich zu einer bestimmten Zeit verschlimmern: z.B. ein Hund mit Hausstaubmilbenallergie, der starke klinische Symptome während der Pollenflugzeit entwickelt. Bei manchen Tieren verstärken sich die Symptome v.a. im Spätherbst und Frühwinter, weil das Haus stärker beheizt wird und speziell Schimmelpilze und Hausstaub verstärkt zirkulieren. Klimaanlagen oder Zentralheizungen können zudem Haut und Fell austrocknen.

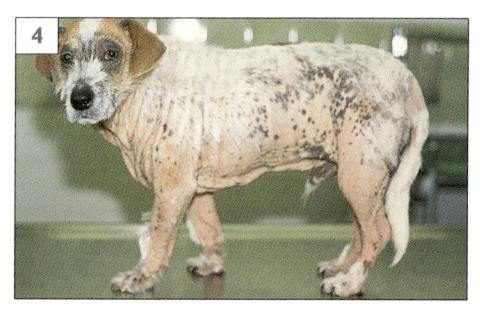

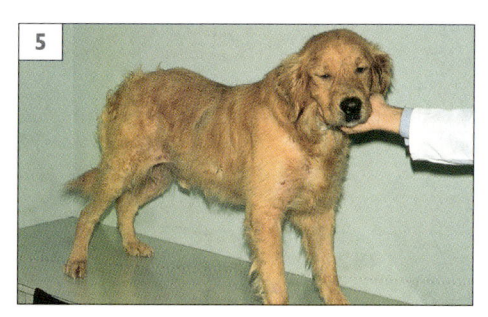

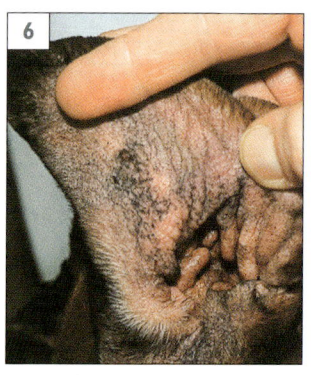

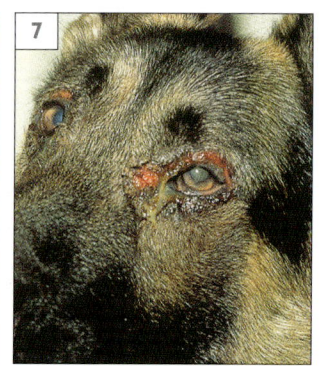

**Abb. 4–7** Atopische Dermatitis: ausgedehntes Erythem und Alopezie im Ventralbereich und an den proximalen Gliedmaßen eines Jack Russell Terriers (**4**); Erythroderma (generalisiertes Erythem, Schuppen und Alopezie) bei einem Retriever (**5**); erythematöse Otitis externa bei einem Boxer (**6**); Exkoriationen im Gesicht eines Deutschen Schäferhundes (**7**).

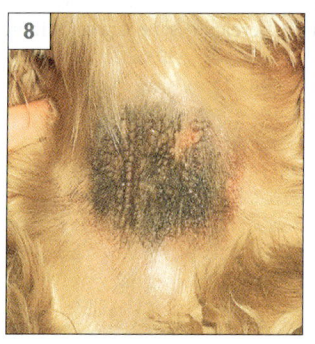

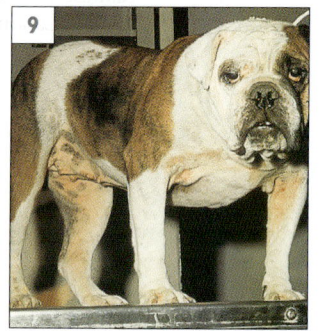

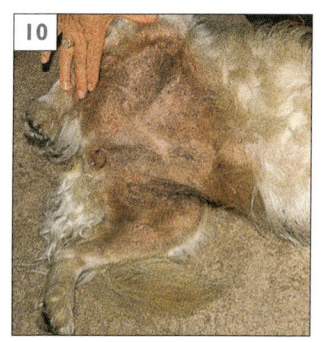

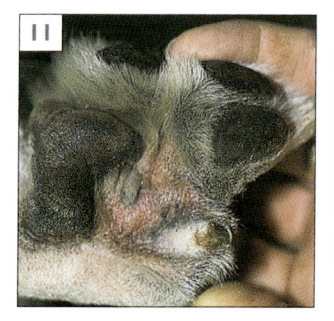

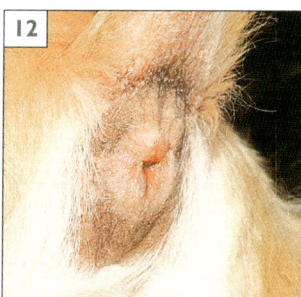

**Abb. 8–12** Atopische Dermatitis: fokale Hyperpigmentierung und Erythem ventral am Hals eines Cocker Spaniels, hervorgerufen durch eine Sekundärinfektion mit *Malassezia pachydermatis* (**8**); Erythem der Axillen, Inguinalbereiche und der medialen Bereiche der proximalen Gliedmaßen bei einer Englischen Bulldogge (**9**); erythematöse Papeln und lokalisierte erythematöse Alopezie im Inguinalbereich eines Labrador Retrievers (**10**); plantares interdigitales Erythem bei einem West Highland White Terrier (**11**); perineales Erythem bei einem Cocker Spaniel (**12**).

Der Grad des Pruritus variiert von sehr leicht bis hochgradig, er kann generalisiert oder – häufiger – lokalisiert sein. In letzterem Fall tritt er speziell an folgenden Körperregionen auf: Ohren, Periokularbereich, Schnauze, ventraler Hals, Ellenbeugen, Axillen, Inguinalbereich, Flanken, Pfoten (v.a. Interdigitalräume) sowie die Rutenunterseite.

### Primärveränderungen

Einige Tiere mit AD zeigen keine Primärveränderungen, lediglich Pruritus. Ein Erythem gilt, falls vorhanden, als Primärveränderung und kann generalisiert (**Abb. 4, 5**) oder spezifisch an einem oder mehreren der folgenden Bereiche auftreten: Ohren (v.a. ventrale oder konkave Pinna, **Abb. 6**), Periokularbereich (**Abb. 7**), Schnauze, Unterhals (**Abb. 8**), Ellenbeuge, Axilla (**Abb. 9**), Inguinalbereich (**Abb. 10**), Flanke, Pfoten (speziell in den Interdigitalräumen, **Abb. 11**) und Rutenunterseite (**Abb. 12**). In den meisten Fällen ist das Erythem eher diffus als makulopapulär, obwohl es oft durch Selbsttrauma und Exkoriation kompliziert wird.

### Sekundäre Veränderungen, Komplikationen und zusätzliche Befunde
#### Hyperpigmentierung
Diese kann in sämtlichen Bereichen auftreten, in denen eine Entzündung oder Irritation der Haut stattgefunden hat. Eine fokale Hyperpigmentierung wird oft an Stellen einer abgeheilten Staphylokokken-Follikulitis gesehen.

#### Lichenifikation
Eine Verdickung und Vergröberung des Hautreliefs, die sich überall dort bilden kann, wo eine chronische Entzündung oder Irritation der Haut abläuft. Ständiges Belecken kann signifikant zu ihrer Entstehung beitragen. Am häufigsten wird sie an den Ohren (speziell im konkaven Bereich der Pinna und dem vertikalen Gehörgang), im Periokularbereich, am ventralen Hals (v.a. bei Cocker und Springer Spaniel, **Abb. 8**), im Bereich der Achseln, Flankenfalten, Lefzen und an der Rutenunterseite gesehen.

#### Seborrhö
Sie kann generalisiert auftreten und trägt häufig zu einem intensiven und objektivierbaren Geruch des Tieres bei. Lokalisiert auftretend, kann sie insbesondere Ohren, ventralen Hals (v.a. bei Cocker und Springer Spaniel), Interdigitalräume, Axillar- und Inguinalbereich betreffen.

#### Schuppenbildung
Vermehrte Schuppenbildung entsteht entweder durch Steigerung der Turnoverrate der Epidermiszellen oder durch eine Dyskeratose.

#### Alopezie
Gelegentlich kann eine Entzündung der Haut zu einer Synchronisation der Haare in der telogenen Phase führen, was entweder ein diffuses Ausdünnen des Haarkleids oder einen kompletten Haarverlust nach sich zieht. Wesentlich häufiger repräsentieren aber fokale haarlose Stellen vorangegangene Sekundärinfektionen durch Staphylokokken oder Selbsttraumatisierung durch Kratzen, Beißen oder Lecken.

#### Sekundärinfektionen durch Staphylokokken
Die Hautveränderungen beginnen als kleine, erythematöse Papeln, die sich zu Pusteln entwickeln können. Sie können sich langsam vergrößern und Krusten bilden. Häufiger jedoch breiten sie sich kreisförmig aus und entwickeln einen schuppigen und manchmal erythematösen Randbereich (epidermale Colleretten). Befindet sich die Läsion im Bereich der behaarten Haut, fällt ein Haarbüschel in der Größe der Veränderung aus. Speziell bei Kurzhaarrassen ist dies gut sichtbar. Das Resultat ist eine fleckige, multifokale Alopezie. Der Durchmesser der Veränderungen beträgt meist etwa 1 cm, kann aber auch 6–7 cm erreichen. Anfangs kann ein zentrales Erythem bestehen, das aber mit der Zeit verblasst, und häufig entwickelt der betroffene Bereich eine Hyperpigmentierung. Mit der Zeit wachsen im Zentrum der Veränderung neue Haare nach. Manche Tiere zeigen Juckreiz, wenn ihre Pruritusschwelle durch die Infektion überschritten wird. Prinzipiell können die Veränderungen überall auftreten, doch sind sie im Bereich von Achseln, ventralem Abdomen und Rutenunterseite besonders häufig.

#### Sekundärinfektionen durch Malassezien
Es gibt keine spezifischen Hautveränderungen bei diesen Sekundärinfektionen, obwohl eine mitunter signifikante Verstärkung der Intensität von Erythem und Pruritus möglich ist. Malassezien finden sich bevorzugt in seborrhoischen Bereichen, also Ohren, Unterhals und Interdigitalräume. Die Veränderungen können fettig, übelriechend, haarlos, lichenifiziert, erythematös und/oder hyperpigmentiert sein.

### Sekundäre Otitis
Chronische oder rekurrierende Otitiden treten bei 80% der atopischen Hunde auf und können in bis zu 20% der Fälle das einzige oder das auffallendste klinische Symptom sein. Die fortgesetzte Entzündung bewirkt häufig eine Hyperplasie der Gewebe an der Innenseite der Pinnae und der Gehörgänge und prädisponiert ebenfalls für eine Hyperplasie der Talg- und Zeruminaldrüsen, was wiederum zu einer exzessiven Akkumulation von Ohrschmalz führt und für weitere Infektionen prädisponiert.

### Interdigitale Papeln, Knoten, Furunkulose oder Zysten
Eine Entzündung der Haut zwischen den Zehen bewirkt eine Hyperplasie und Hyperkeratose der Haarfollikelwände. Ein betroffener Follikel kann verstopfen und sich nach außen vorwölben, weil Talg- und apokrine Schweißdrüsen ihre Sekretproduktion in diesen Bereich weiter fortsetzen. Letztlich rupturiert der Follikel in die Dermis, wo er eine Fremdkörperreaktion auf Sebum, Keratin und Haare hervorruft. Befinden sich Bakterien in dem Haarfollikel, können sie eine infektiöse Komponente zum geschilderten Prozess beisteuern. Klinisch äußern sich die Veränderungen als Papeln oder Noduli, die rupturieren und eine serosanguinöse Flüssigkeit entleeren können. In vielen Fällen entwickeln sich derartige Veränderungen spontan und klingen dann wieder ab. Eine oder mehrere Pfoten können betroffen sein.

### Alopezie und Schuppenbildung der Ohrränder
In wenigen Fällen entwickeln sich Alopezie und Schuppenbildung auch an den Ohrrändern und führen zu einem positiven Pinna-Pedal-Reflex, der eine Sarcoptesräude imitiert. Grundsätzlich kann dieses Symptom bei allen Rassen auftreten, ist aber besonders häufig beim Deutschen Schäferhund, Cocker und Springer Spaniel.

### Perianale Dermatitis
Sie wird häufig als Endoparasitose oder Analbeutelentzündung fehldiagnostiziert. Die Veränderungen betreffen sowohl die Haut der Rutenunterseite als auch der Perianalgegend. In manchen Fällen findet sich als einziger Befund ein Erythem, doch meist wird die Haut im betroffenen Bereich stark hyperplastisch. Die Tiere zeigen entweder „Schlittenfahren" oder drehen sich in vielen Fällen um den Rektalbereich, um den Juckreiz zu stillen.

### Zwangserkrankungen
Manche Tiere, insbesondere Bichon Frisées, reagieren mit Zwangshandlungen gegen einen Hautbereich mit nur minimalem Erythem. Dieser umschriebene Bezirk wird exzessiv beleckt, gebissen oder gekratzt, bis er exkoriiert ist und blutet.

## DIFFERENZIALDIAGNOSEN
- Flohbissallergie
- Sarcoptesräude
- Adverse Hautreaktionen auf Futterbestandteile
- Malassezien-Dermatitis
- Staphylokokken-Pyodermie
- Cheyletiellose
- *Otodectes-cynotis*-Infestation
- Pedikulose
- Kontaktallergie oder -irritation
- *Pelodera-strongyloides*-Dermatitis
- Kutanes Lymphom
- *Neotrombicula-autumnalis*-Infestation
- Ankylostomiasis (Hakenwurm-Dermatitis)
- Dermatophytose
- Psychogene Dermatitis (Zwangserkrankung)

Einige der genannten Differenzialdiagnosen, v.a. die Infektionen der Haut und die Futterunverträglichkeiten, können gleichzeitig mit AD auftreten.

## DIAGNOSE
Es wurden zahlreiche Kriterien für die Diagnose der caninen AD aufgestellt[19, 20]. Allerdings hat sich gezeigt, dass sie in 1 von 5 Fällen nicht zutreffen[16]. Nichtsdestotrotz basiert die Diagnose der caninen AD auf charakteristischen anamnestischen und klinischen Befunden nach Ausschluss anderer pruriginöser Erkrankungen. Es gibt kein einziges spezifisches diagnostisches Verfahren, das eine AD sicher ausschließt oder nachweist!

## Hautgeschabsel

Diese sind erforderlich, um Parasiten auszuschließen. Besteht Verdacht auf eine Sarcoptesräude, sollte im Zweifelsfall eine diagnostische Therapie erfolgen, da die Milben in Hautgeschabseln schwer nachweisbar sein können. Die Messung von Anti-Sarcoptes-IgG ist gleichfalls hilfreich, jedoch können positive Titer bis zu 6 Monate nach der Infestation persistieren, und Hunde mit positiver Reaktion auf Hausstaubmilben der Spezies *Dermatophagoides* können falsch-positive Reaktionen zeigen. Die ersten 2–4 Wochen post infestationem kann die Serologie negativ sein.

## Abklatschpräparate

### Seborrhoische Haut

Mit einer sauberen Skalpellklinge kann seborrhoischer Debris gesammelt werden, der dann auf einen Objektträger aufgestrichen und danach mit Gram- oder modifizierter Wright-Färbung (z.B. DiffQuik®) gefärbt und auf Hefepilze und Bakterien untersucht wird. Klares Klebeband kann man mit der klebenden Seite auf die Hautveränderung drücken, ebenfalls mit einer modizierten Wright-Färbung färben und anschließend zur Untersuchung auf einen Objektträger kleben.

### Pusteln an oder unter den Rändern zirkulärer schuppiger Hautveränderungen

Mit einer Kanüle oder der Spitze einer Skalpellklinge kann man Pustelinhalt oder Material unter einer Schuppe im Randbereich einer Veränderung gewinnen, einen Objektträger aufdrücken, mit Gram- oder modifizierter Wright-Färbung (z.B. DiffQuik®) färben und auf Bakterien untersuchen.

### Ohren

Gibt es Ohrschmalz oder Exsudat in den Ohren, sollte er/es mittels Watteträger oder Kürette gewonnen, auf einen Objektträger ausgerollt, wie bereits beschrieben gefärbt und auf Bakterien oder Hefepilze und deren Morphologie untersucht werden.

### Feuchte Veränderungen

Ein Objektträger kann auf die Veränderung gedrückt und dann wie bereits beschrieben gefärbt und auf Bakterien oder Hefepilze untersucht werden.

## Eliminationsdiät (diagnostische Futterumstellung)

Handelt es sich um eine nicht-saisonale Erkrankung, sollte eine geeignete konsequente Eliminationsdiät über 6–10 Wochen durchgeführt werden (vgl. adverse Hautreaktionen auf Futterbestandteile, S. 31).

## Hautbiopsie

Die histopathologischen Befunde sind nicht diagnostisch für eine AD, helfen aber, ein kutanes Lymphom sicher auszuschließen.

## Pilzkultur

Bestehen Veränderungen, die eine Dermatophytose vermuten lassen, sollten Haare und Schuppen auf einem Dermatophyten-Test-Medium oder auf Sabouraud-Agar kultiviert werden, um eine definitive Diagnose zu erhalten.

## Intrakutantest (IKT)

Wenn er korrekt durchgeführt wird, liefert der IKT positive Resultate, die in 85% der Fälle mit der Anamnese korrelieren (**Abb. 13**). Um aussagekräftige Ergebnisse zu erhalten, sollten kurz wirksame Corticoide wie Prednison*, Prednisolon und Methylprednisolon 3 Wochen, injizierbare Depot-Corticoide 6–8 Wochen vor dem Test abgesetzt werden. Antihistaminika haben

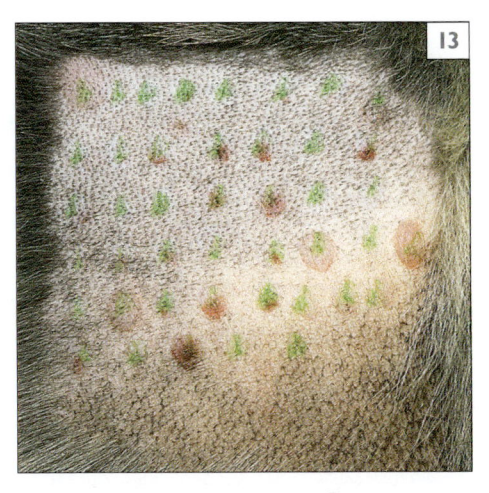

**Abb. 13** Positiver Intrakutantest: Die grünen Punkte sind Textmarker, die positiven Reaktionen sind als dunkle (ödematöse) Schwellungen sichtbar.

eine Absetzfrist von 7–10 Tagen. Den Pruritus kann man während dieser Absetzfristen durch Shampoonieren der Patienten alle 1–3 Tage mit feuchtigkeitsspendenden und rückfettenden Shampoos oder Hafermehl-Shampoos kontrollieren. Lotionen oder Sprays mit 1%igem Hydrocortison oder 0,0584%igem Hydrocortisonaceponat können auf pruriginöse, entzündete Hautbereiche 2-mal täglich aufgesprüht werden, vorausgesetzt, diese liegen nicht im Bereich des späteren Testfelds. Durchführung und Auswertung eines IKT brauchen Erfahrung, damit möglichst gute Resultate erzielt werden. Führt man einen solchen Test nicht regelmäßig durch und fehlt die erforderliche Routine, sollte der Patient besser überwiesen werden.

**Serologische Allergietests**
Die Messung allergenspezifischer Antikörper im Serum (RAST, ELISA, „liquid phase immunoenzymatic assay") kann erfolgen, um festzustellen, ob erhöhte Konzentrationen allergenspezifischer IgEs vorhanden sind. Das Hauptproblem derartiger Testverfahren ist ihr Mangel an Spezifität. In einer Untersuchung reagierten sowohl die meisten gesunden Hunde als auch solche mit Hautproblemen auf mindestens eine Substanz, manchmal auf viele[21]. In einer anderen Pilotstudie wurden die Resultate von Aliquots derselben Serumprobe, die mit unterschiedlichen Vorberichten eingeschickt und in denselben Labors zu unterschiedlichen Zeitpunkten untersucht wurden, verglichen – sie variierten in nicht akzeptabler Weise bei den Wiederholungstests[22]. Allerdings mag in manchen Situationen die serologische Untersuchung für die Auswahl der Allergene für die Immuntherapie von Nutzen sein.

**THERAPIE**
Die Therapie der AD muss auf die spezifischen Symptome und sekundären Veränderungen bzw. Komplikationen des jeweiligen Patienten abgestimmt werden. Den Besitzern muss bewusst sein, dass ein lebenslanges Management die Regel ist und anfangs nicht vorhergesagt werden kann, ob das Tier auf eine spezielle Therapiemethode ansprechen wird. Ihnen sollte auch klar sein, dass die klinischen Symptome häufig wechseln, sodass die Therapie angepasst werden muss. Zudem ist es unbedingt erforderlich, dass sich der Tierbesitzer über den zeitlichen und finanziellen Aufwand im Klaren ist, den das Management eines atopischen Hundes erfordert.

**Systemische Therapie**
Antihistaminika
Weniger schwere Fälle einer caninen AD können mit Antihistaminika allein oder in Kombination mit topischen Therapien kontrolliert werden. Eine sicher nicht immer zutreffende Faustregel, um abzuschätzen, ob Antihistaminika helfen könnten, ist die Frage, ob das Tier nachts schläft oder nicht: Schläft es nachts, ohne aufzuwachen, um zu lecken oder zu kratzen, ist die Chance auf Wirksamkeit höher.
Eine neuere evidenzbasierte Untersuchung[23] kam zu dem Schluss, dass es mäßige Aussichten für eine einigermaßen gute Wirksamkeit einer Chlorphenamin*-Hydroxyzin*-Kombination (1–4 mg und 25–100 mg p.o. 1-mal täglich) gibt. Es gibt nur wenige Hinweise, dass andere Antihistaminika wirksam sind, aber Therapieversuche mit Antihistaminika verschiedener Klassen über jeweils 2 Wochen können im Einzelfall durchaus hilfreich sein. Chlorphenamin* (0,4 mg/kg p.o. 3-mal täglich), Diphenhydramin* (2–4 mg/kg p.o. 3-mal täglich) und Hydroxyzin* (2 mg/kg p.o. 3-mal täglich) wurden in diesem Schema am häufigsten eingesetzt. Clemastinfumarat* (0,05 mg/kg p.o. 3-mal täglich) und Ketotifen* (2–4 mg/kg p.o. 3-mal täglich) können gleichfalls wirken, sind aber teurer. Terfenadin*, Astemizol (neD) und Loratadin* reduzierten den Pruritus bei Hunden mit allergischen Reaktionen nicht[22]. (Anm. d. Übers.: In Deutschland wird meist das relativ gut wirksame Cetirizin* eingesetzt; 0,5–1 mg/kg p.o. 1–2-mal täglich.) Es gibt einen synergistischen Effekt zwischen Antihistaminika und essenziellen Fettsäuren. Nebenwirkungen sind selten und bestehen v.a. in Sedation und gastrointestinalen Problemen. Antihistaminika der zweiten Generation können potenziell tödliche Arrhythmien hervorrufen.

**Glucocorticoide**
Methylprednisolon (0,4–0,8 mg/kg) wird bevorzugt zur Kontrolle von Erythem und Pruritus verordnet. Auch Prednison* und Prednisolon (0,5–1 mg/kg) können eingesetzt werden, doch ist bei ihnen die Wahrscheinlichkeit höher, bei manchen Hunden Polydipsie/Polyurie und Polyphagie hervorzurufen. Die Induktionsdosis sollte 2-mal täglich 8 Tage lang bzw. bis zur Remission gegeben werden, dann für 8 weitere Tage auf 1-mal täglich (morgens) und danach auf jeden 2. Morgen reduziert werden.

Anschließend wird die Dosis alle 8 Tage um 20% reduziert, um die schwächste Dosis zu ermitteln, bei der der Patient sich noch wohlfühlt. Antihistaminika und essenzielle Fettsäuren können zusätzlich gegeben werden, um die Dosis noch weiter reduzieren zu können. Der Tierhalter sollte darauf vorbereitet sein, dass sich diese Minimaldosis ändern kann, wenn eine Sekundärinfektion auftritt, das Tier Flöhen oder einer wärmeren und feuchteren Umgebung ausgesetzt wird oder eine höhere Allergenbelastung vorliegt. Kann der Pruritus nicht sofort wieder kontrolliert werden und war das Tier vorher gut eingestellt, liegt der Verdacht einer Sekundärinfektion mit *S. pseudintermedius* oder *M. pachydermatis* nahe, ebenso eine Floh- oder Sarcoptesinfestation oder eine Calcinosis cutis. Eine Dosissteigerung des Corticoids sollte nicht ohne vorherige Untersuchung des Patienten gestattet werden.

Der schnelle Wirkungseintritt der Glucocorticoide macht sie ideal für einen kurzen, intensiven Einsatz. Topische Produkte, Prednison* (0,5–1 mg/kg p.o. 1-mal täglich für 3–5 Tage) oder Methylprednisolon (0,4–0,8 mg/kg p.o. 1-mal täglich für 3–5 Tage) sind gut geeignet, eine akute Exazerbation bei Hunden in den Griff zu bekommen, die ansonsten mit nicht-steroidalen Produkten kontrolliert werden können oder unter einer Eliminationsdiät stehen. Nebenwirkungen sind bei diesem Protokoll selten.

Injektionen mit Methylprednisolonacetat (0,25–1 mg/kg i.m.) oder Betamethason (0,08–0,4 mg/kg i.m.) werden wegen der andauernden Suppression der Hypophysen-Nebennieren-Achse nicht empfohlen. Gelegentlich gibt es aber einen Grund für den Einsatz injizierbarer Steroide, etwa eine extrem schwere Dermatitis, eine saisonale Allergie, die nur 1–3 Injektionen pro Jahr zur Kontrolle benötigt, oder Tierhalter, für die eine orale Medikamentengabe nicht möglich ist.

Nebenwirkungen systemischer Glucocorticoide, einschließlich Polyurie, Polydipsie, Polyphagie und Verhaltensänderungen (auch Aggressivität), sind häufig. Der Beginn eines iatrogenen Hyperadrenokortizismus ist dosis- und zeitabhängig und variiert auch von Hund zu Hund. Regelmäßige Kontrolluntersuchungen auch auf okkulte Infektionen der Haut, der Mundhöhle und der Harnwege sind bei Hunden unter Langzeittherapie dringend anzuraten.

## Ciclosporin

Ciclosporin ist ein Polypeptid, das von dem Pilz *Tolypocladium inflatum* produziert wird. Es wird vorwiegend als Immunsuppressivum eingesetzt, um Abstoßungsreaktionen nach Organtransplantationen zu verhindern. Es hemmt aber auch die Funktion von Mastzellen und Eosinophilen und von T-Lymphozyten (insbesondere die Lymphozytenaktivierung und Zytokinproduktion). Außerdem inhibiert es die Aktivierung der antigenpräsentierenden Langerhanszellen durch Lymphozyten, verringert deren Zahl in der Haut und hemmt die Zytokinproduktion durch Keratinozyten und die mastzellabhängige zelluläre Infiltration am Entzündungsort[23]. In der Humanmedizin wird Ciclosporin in Form von Weichgelkapseln mit jeweils 10, 25, 50 oder 100 mg Wirkstoff und als Flüssigkeit mit 100 mg/ml vertrieben. Das tiermedizinische Produkt besteht ebenfalls aus Weichgelkapseln mit 25, 50 oder 100 mg Wirkstoff je Kapsel. Die empfohlene Dosis für Hunde beträgt 5 mg/kg p.o. 1-mal täglich[24]. Ciclosporin bewirkt keine sofortige Besserung von Pruritus und Erythem, jedoch sollte binnen 3 Wochen eine signifikante Besserung auftreten, die sich bis zu 6 Wochen langsam steigert[24]. Sobald die Symptome unter Kontrolle sind, können die Dosierungsintervalle auf alle 2 Tage verlängert und – wenn die Kontrolle anhält – die Gabe auch auf 2-mal wöchentlich reduziert werden. Als Faustregel gilt, dass etwa 30% der Tiere mit der Gabe alle 2 Tage kontrolliert werden können und weiteren 15–20% die Gabe alle 3 Tage ausreicht[25]. Als Alternative kann die Dosis auch auf 2,5 mg/kg 1-mal täglich reduziert werden[26]. Eine zufriedenstellende Kontrolle der Veränderungen wird bei etwa 60–80% der Patienten unter Ciclosporin erreicht[25, 27]. Vomitus ist eine der wichtigsten Nebenwirkungen bei der Therapie und soll bei 14–40% der Patienten auftreten[28]. Manche Tiere tolerieren das Produkt nach wenigen Tagen, bei anderen hilft die Gabe nach der Fütterung. Auch kann man das Problem verringern, indem man über 3 Tage eine niedrige Dosis nach der Fütterung gibt und dann die Menge alle 3 Tage erhöht, bis die endgültige Dosis erreicht ist. Auch mit der Gabe von Metoclopramid (0,2–0,4 mg/kg p.o.), Sucralfat* (0,5–1 g/Tier p.o.), Ranitidin* (1 mg/kg p.o.) oder Cimetidin* (5–10 mg/kg) 30 Minuten vor der Ciclosporin-Gabe kann man die Häufigkeit des Erbrechens reduzieren. Trotzdem tolerieren manche Tiere das Präparat nicht, und es muss abgesetzt werden. Andere weniger häufige Nebenwirkungen sind Diarrhö, Zahnfleischhyperplasie, papillomartige Epidermisveränderungen, Hirsutismus und eine psoriasiform-lichenoidartige Dermatitis mit kokkoiden Bakterien[29, 30]. Selten können auch ein Erythem der Pinnae, Lahmheit und Muskelschmerzen auftreten. Ciclosporin wird in der Leber metabolisiert, sodass äußerste Vorsicht geboten ist, wenn der Patient an einer Lebererkrankung leidet, weil dann extrem hohe Blutspiegel entstehen. Muss das Medikament in einem solchen Fall gegeben werden, sollten regelmäßige Blutspiegelkontrollen durchgeführt und die Dosis entsprechend angepasst werden. Bei Tieren ohne Lebererkrankung ist der Blutspiegel ziemlich vorhersehbar, sodass ein Mo-nitoring nicht erforderlich ist[31]. Eine Untersuchung an Beagles mit bis zur 9-fachen empfohlenen Dosis über 1 Jahr ergab keinerlei Anzeichen einer hepato-, nephro- oder myelotoxischen Wirkung[32]. Trotzdem sollten die Kreatininspiegel bei Hunden mit einer eingeschränkten Nierenfunktion, die mit Ciclosporin therapiert werden, überwacht werden. Die gleichzeitige Gabe potenziell nephrotoxischer Substanzen ist kontraindiziert. Medikamente, die die Aktivität der mikrosomalen Cytochrom-P450-Enzyme hemmen (z.B. Keto-, Itra- und Fluconazol, Erythromycin, Allopurinol), führen bei gleichzeitiger Gabe zu sehr hohen Ciclosporin-Blutspiegeln und verstärken so eine mögliche Toxizität oder andere Nebenwirkungen[33]. Umgekehrt senken Antikonvulsiva und Trimethoprim-Sulfonamid-Kombinationen die Plasmaspiegel von Ciclosporin, indem sie den P450-Metabolismus steigern. Das Medikament ist verhältnismäßig teuer, sodass der Preis bei großen Hunden ein limitierender Faktor sein kann.

## Phytopica®
Phytopica® ist ein Derivat von *Rehmannia glutinosa*, *Paeonia lactiflora* und *Glycyrrhiza uralensis*. In vitro-Studien und Nagermodelle zeigten eine Vielzahl immunmodulatorischer Effekte, u.a. die Expression immunsuppressiver Zytokine, Hemmung von Histamin, Freisetzung proinflammatorischer Zytokine sowie antioxidative und antibakterielle Wirkung. In einer neueren randomisierten placebokontrollierten Doppelblindstudie an 120 Hunden wurde eine Dosis von 200 mg/kg 1-mal täglich mit Futter gegeben, die bei 59% der Tiere zu einer 20%igen und bei bis zu 36% zu einer 50%igen Reduktion der klinischen Symptome führte. Eine Besserung stellte sich binnen 4 Wochen ein, Nebenwirkungen bestanden lediglich in leichten gastrointestinalen Symptomen. Jedoch weigerten sich einige Hunde, das Futter mit Phytopica® zu fressen, weil es stark nach Lakritz schmeckte.

## Antibakterielle Wirkstoffe
Um die Sekundärinfektionen durch Staphylokokken in den Griff zu bekommen, sollten die Tiere 3 Wochen mit einem der folgenden Wirkstoffe behandelt werden: Cefalexin 15 mg/kg p.o. 2-mal täglich, Cefpodoximproxetil* 5–10 mg/kg p.o. 1-mal täglich, Oxa- oder Dicloxacillin* 20 mg/kg p.o. 2-mal täglich, Clindamycin 11 mg/kg p.o. 2-mal täglich, Lincomycin 22 mg/kg p.o. 2-mal täglich, Amoxicillin/Clavulansäure 25 mg/kg 2-mal täglich oder Enrofloxacin 5 mg/kg p.o. 1-mal täglich (für andere geeignete antibakterielle Wirkstoffe vgl. oberflächliche Pyodermie, S.146).

## Antimykotika
Zur Therapie sekundärer Malassezien-Infektionen ist Ketoconazol* 10 mg/kg p.o. 2-mal täglich (hohe, in Deutschland unübliche Dosierung, Anm. d. Übers.) über 10–14 Tage wirksam. Auch Itraconazol (nzA) 5 mg/kg 1-mal täglich ist eine Alternative, aber teurer. Auch die topische Therapie ist wirksam (s.u.).

## Essenzielle Fettsäuren (EFAs)
Futterzusätze, die Omega-3- oder Omega-6-Fettsäuren enthalten, können bei minimalem Pruritus ausreichen oder in schwereren Fällen als unterstützende Therapie gegeben werden. Ihr Effekt ist dosisabhängig (je höher die Dosis, desto wirksamer); die Zeitdauer bis zur maximalen Wirkung kann bis zu 12 Wochen betragen. Es ist nicht klar, ob EFAs primär auf die Hautbarriere oder auf die Entzündungskaskade wirken. Auch Futter mit dem Zusatz von EFAs oder anderen Mikronährstoffen kann sich positiv auswirken. Klinische Studien haben gezeigt, dass Royal Canin Skin Support und Eukanuba Dermatosis FP die klinischen Symptome einer AD verbessern, allerdings beträgt die Besserung <50%.

## Allergenspezifische Immuntherapie (ASIT)

Desensibilisierungen führen Untersuchungen zufolge zu einer Besserung bei 50–80% der Hunde mit AD[18]. Zudem können 75% der Patienten ohne systemische Glucocorticoide kontrolliert werden, wenn man die ASIT mit anderen nicht-steroidalen Therapien kombiniert[18]. Nach Erfahrung eines Autors (PJM, USA) können 60–65% der atopischen Hunde mit ASIT allein und weitere 15–20% mit ASIT zusammen mit nicht-steroidalen Therapien kontrolliert werden, während 20–25% nicht auf die ASIT ansprechen. Ein anderer (europäischer) Autor (TJN) beobachtet eine >50%ige Besserung bei 75% der behandelten Hunde, allerdings dürften die Erfolgsraten bei weniger erfahrenen Kollegen niedriger liegen. Es kann 6–12 Monate dauern, bis die Tiere auf die ASIT ansprechen, sodass erst nach 1 Jahr Therapie der tatsächliche Erfolg evaluiert werden kann. Andere Therapien sind notwendig, bis die ASIT ihre volle Wirkung entfaltet, falls erforderlich auch Glucocorticoide. Die erzielten exzellenten Erfolgsraten der ASIT scheinen höher zu sein, wenn die Allergene nach Intrakutantest und nicht nach Serologie ausgewählt werden[18, 34] und die Allergenauswahl auf stark positiven Resultaten im IKT eines 2–6-jährigen Tieres basiert. Chronisch erkrankte ältere Tiere, deren Probleme schon lange bestehen, scheinen niedrigere Erfolgsraten zu haben. Nebenwirkungen sind selten, Reaktionen an der Injektionsstelle und anaphylaktischer Schock extrem selten. Manche Dermatologen geben die ersten 5–6 Injektionen in der Praxis und überwachen die Tiere die nächsten 20–30 Minuten. Eine Steigerung des Pruritus nach der Injektion bedeutet eine zu hohe Dosis. Leichte Reaktionen können durch die präventive Gabe von Antihistaminika 2 Stunden vor der Injektion vermieden werden. Die Injektionsintervalle müssen gegebenenfalls individuell den Bedürfnissen des Patienten angepasst werden. Ein erneuter Test kann neue Allergien bei Hunden aufdecken, sofern sie jünger als 12 Monate waren, als der Test durchgeführt wurde, schlecht auf die ASIT ansprechen oder anfangs gut ansprachen und sich dann verschlechterten. Werden neue Auslöser identifiziert, sollte die Desensibilisierung entsprechend angepasst werden.

## Topische Therapie
### Shampoos

Besteht eine sekundäre Pyodermie, sollten benzoylperoxidhaltige Shampoos je nach Schwere der Veränderungen alle 4–7 Tage eingesetzt werden. Shampoos mit Chlorhexidin oder Ethyllactat sind weniger irritierend als die mit Benzoylperoxid und eventuell besser für Tiere mit stark entzündeter Haut geeignet. Findet man in den Abklatschpräparaten oder Geschabseln Hefepilze, sollten Shampoos mit Miconazol oder Ketoconazol* gewählt werden. Bei Schuppen sind teer- und salicylsäurehaltige Shampoos angezeigt, es sei denn, es handelt sich um eine xerodermatische Haut. Shampoos mit Phytosphingosiden sind v.a. bei Tieren mit Seborrhö und dadurch hervorgerufenem unangenehmen Geruch von Vorteil. Monosaccharide können die Adhäsion von Mikroorganismen an die Keratinozyten sowie die Produktion inflammatorischer Zytokine hemmen.

### Spülungen und Feuchtigkeitsspender

Spülungen und Feuchtigkeitsspender für Haut und Fell werden nach dem Shampoonieren eingesetzt – sie verringern das Austrocknen der Haut (Xeroderma) und reduzieren die Irritation durch die Dermatitis. Rückfettende feuchtigkeitsspendende Shampoos sind in derartigen Fällen angezeigt. Besonders gut wirksam ist eine Spülung mit Hafermehl.

### Glucocorticoide

Eine topische Therapie mit Glucocorticoiden ist als unterstützende Maßnahme bei Antihistaminika-Gabe vorteilhaft, und diese Kombination limitiert gleichzeitig in vielen Fällen den Bedarf systemischer Glucocorticoide. Fokale, leicht entzündete Stellen können mit 1%igem Hydrocortison 2-mal täglich behandelt werden, stark entzündete und lichenifizierte 2-mal täglich mit 0,1%iger Betamethasonvalerat-Creme*. Letztere eignet sich auch hervorragend zur Behandlung erythematöser, pruriginöser Zwischenzehenräume sowie der Haut der Rutenunterseite und im Perianalbereich. Betamethasonvalerat ist ein potentes Corticoid, das systemisch absorbiert wird und eine Suppression der Nebennierenrinden hervorruft. Die Besitzer sollten aufgefordert werden, bei seiner Anwendung Handschuhe zu tragen, da es ansonsten bei kontinuierlichem Kontakt zu dünnerer Haut beim Anwender führen kann. 0,015%iges Triamcinolon-Spray*

2-mal täglich ist hervorragend für fokale und für flächige entzündete Bereiche geeignet. Seit einiger Zeit gibt es auch eine topische Rezeptur eines Glucocorticoid-Diesters, das Hydrocortisonaceponat. Diester-Glucocorticoide haben eine potente lokale antiinflammatorische Wirkung, werden aber in der Haut metabolisiert, was systemische Nebenwirkungen und kutane Atrophie minimiert. Randomisierte, placebokontrollierte Studien zeigten, dass Hydrocortisonaceponat bei caniner AD sehr effektiv und gut verträglich ist. Sobald die klinischen Symptome in Remission sind, können eventuell die Anwendungsintervalle auf alle 2 Tage oder 2-mal wöchentlich verlängert werden. Glucocorticoidhaltige Augen- oder Ohrentropfen können bei entzündeten Gehörgängen eingesetzt werden.

### Therapie besonderer Situationen
#### Interdigitale Papeln und Knoten
Diese bereits beschriebenen Veränderungen (vgl. klinisches Bild) sind oft die primären Manifestationen der AD beim Hund. 0,1%ige Tacrolimus-Creme*, 2-mal täglich auf die Haut der dorsalen und ventralen Zwischenzehenräume aufgetragen, stellt eine äußerst effektive Behandlungsmöglichkeit dar. Es kann 6–8 Wochen dauern, bis die Veränderungen abgeklungen sind, und kontinuierliche Therapie ist erforderlich, um neuen vorzubeugen. Gleichzeitige Gabe systemischer Glucocorticoide und Antibiotika über die ersten 14 Tage kann das Abheilen der Läsionen beschleunigen.

#### Periokuläre Dermatitis
Sie äußert sich in unterschiedlich stark ausgeprägtem Erythem, Alopezie und Lichenifikation um die Augen. Eine Konjunktivitis kann ebenfalls vorliegen. Betroffene Tiere kratzen den Augenbereich oder reiben ihn an Gegenständen oder auf dem Boden. Dieser Befund kann allein oder zusammen mit anderen Symptomen einer AD auftreten. Ophthalmika mit 0,1% Dexamethason werden 3–4-mal täglich in den Bindehautsack und auf die Haut im Periokularbereich verbracht und helfen meist sehr gut. Auch 0,2%ige Ciclosporin-Salbe, 2-mal täglich angewendet und nach Eintreten der Remission dem Verlauf angepasst, ist sehr gut wirksam.

#### Zwangserkrankungen
Tiere mit AD und Zwangshandlungen (vgl. klinisches Bild) sprechen oft nur sehr schlecht auf die gängigen Therapien einer AD an. Manche bessern sich unter Clomipramin (1–3 mg/kg p.o. 1-mal täglich).

#### Rekurrierende Staphylokokken-Infektionen
In der Regel führt die initiale antibakterielle Therapie zum Abheilen der Veränderungen. Aber auch wenn der Patient mit anderen Therapien einer AD gut kontrolliert ist, bleiben doch die prädisponierenden Faktoren, und die Staphylokokken-Infektion kann erneut auftreten. Die Behandlung der zugrunde liegenden Entzündung verhindert bei den meisten Tieren ein Rezidiv, aber Patienten mit einer starken Neigung zu Reinfektionen profitieren mitunter von einer alternierenden bis konstanten antibakteriellen Therapie. Solche Patienten können die Standarddosis des Antibiotikums (z.B. Cefalexin oder Dicloxacillin*) 2-mal täglich an 2 oder 3 aufeinander folgenden Tagen (z.B. als „Wochenendtherapie") erhalten, nachdem zuvor durch die Standardtherapie die Infektion zur Abheilung gebracht wurde. Als Alternative kann man auch eine Woche mit der normalen Dosis des Antibiotikums behandeln und dann 2 Wochen pausieren.

#### Sekundäre Otitis
(vgl. Otitis externa, S. 254)

### KEY POINTS
- Den Tierhaltern muss vermittelt werden, dass diese Erkrankung nicht geheilt, sondern nur mit zeitweise oder kontinuierlich eingesetzten Medikamenten kontrolliert werden kann.
- Bei 55–80% der atopischen Hunde besteht eine bilaterale Otitis externa.
- Rekurrierende Infektionen mit Bakterien (oberflächliche Pyodermie) oder Malassezien sind bei atopischen Hunden häufig.
- Der Pruritus spricht i.d.R. gut auf Corticosteroide an.

## 1.3 Adverse Hautreaktionen auf Futterbestandteile
(CAFR, Futterallergie oder -intoleranz)

### ÄTIOLOGIE UND PATHOGENESE
Kutane adverse Reaktionen auf Futterbestandteile (CAFR) gelten als seltenere Dermatosen, die durch eine abnorme Reaktion auf aufgenommenes Futter oder Additive verursacht werden. Die Ätiologie ist bei den meisten Fällen von Futterunverträglichkeit nicht exakt zu bestimmen, es kann sich entweder um eine Intoleranz oder eine Allergie handeln. Unter Intoleranz versteht man jede klinisch abnorme Reaktion auf ein Futter ohne eine immunologische Komponente, z.B. Intoxikation, Idiosynkrasie, metabolische Reaktionen oder Überfütterung[1]. Futterüberempfindlichkeit oder -allergie bedeutet hingegen eine abnorme Reaktion, die immunologisch bedingt ist.

Die meisten Hunde neigen zu Reaktionen auf mehr als einen Futterbestandteil; in einer Studie an 25 Hunden waren es im Schnitt 2,4[2]. Rind, Huhn, Milchprodukte, Weizen, Soja und Eier scheinen häufige Auslöser einer CAFR beim Hund zu sein[1-3]. Bei Katzen scheint die Situation ähnlich zu sein, obwohl die berichtete Fallzahl geringer ist[4, 5].

Die Inzidenz von CAFR wird kontrovers gesehen und ist auch schwierig zu bestimmen, da sie mit einer AD koexistieren kann. Man vermutet, dass etwa 10–15% der allergischen Reaktionen auf adverse Reaktionen gegenüber Futterbestandteilen zurückzuführen sind[1], doch gehen manche Untersucher von höheren Zahlen aus[6-8]. Verschiedene IgE-bindende Proteine einschließlich IgG und Phosphoglucomutase wurden in Extrakten von Rind und Schaf nachgewiesen[9].

Bis zu 52% der Hunde sind jünger als 1 Jahr[1-3], es gibt aber keine Geschlechts- oder Rasseprädispositionen.

### KLINISCHES BILD
Die klinischen Symptome ähneln stark denen der AD (**Abb. 14–16**). In den meisten Fällen ist Pruritus das Hauptsymptom, er ist in der Regel nicht-saisonal, obwohl Tiere saisonale Exazerbationen zeigen können, wenn gleichzeitig eine AD oder Flohallergie besteht, oder wenn der Auslöser nur in einer bestimmten Jahreszeit gefüttert wird. Primärveränderungen wie Erythem und Papeln sind möglich, die meisten Veränderungen wie Erythem, Papeln, Pusteln, Schuppen, Krusten,

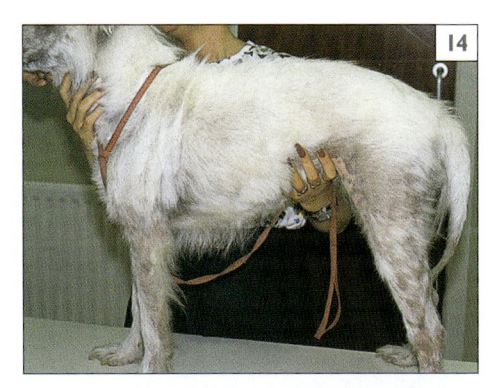

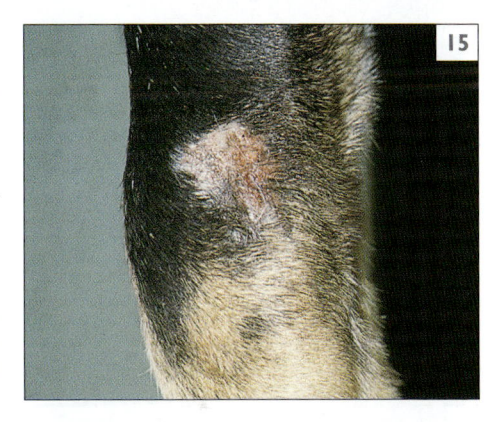

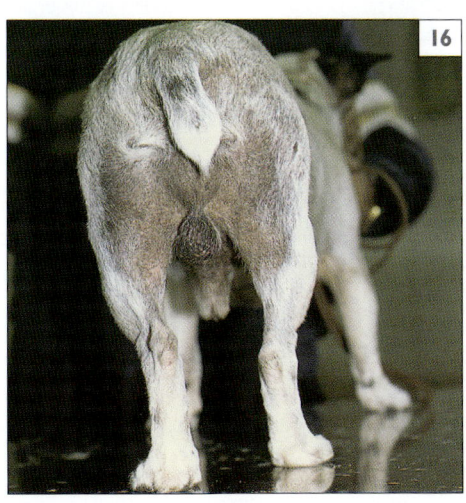

Abb. 14–16 Futterintoleranz: ein Samojede mit ausgedehnter Alopezie, Schuppen- und Krustenbildung (14); ein Rottweiler mit einer fokalen Veränderung am Vorderbein (15); ein Jack Russell Terrier mit symmetrischer Alopezie sekundär zu Pruritus (16).

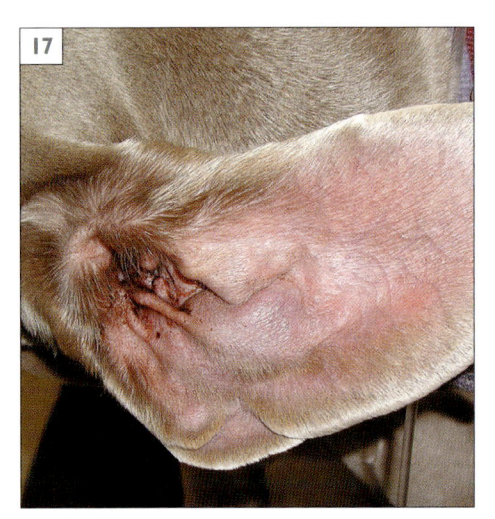

**Abb. 17** Malassezien-Otitis-externa bei einem Weimaraner mit CAFR.

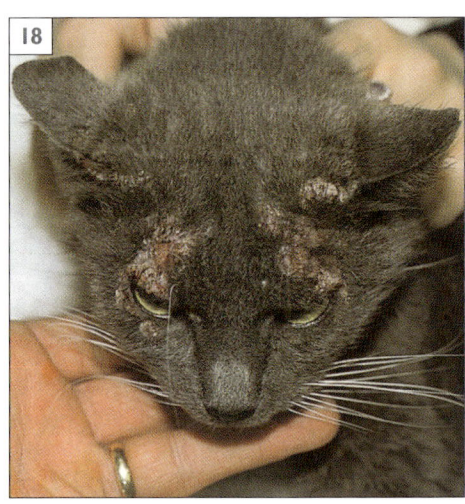

**Abb. 18** Futterintoleranz: ausgedehnte Alopezie, Schuppen- und Krustenbildung am Kopf einer American-Shorthair-Katze (die Krusten entstanden durch Selbsttraumatisierung).

Hyperpigmentierung, Lichenifikation und Alopezie werden allerdings durch Selbsttraumatisierung und Sekundärinfektionen hervorgerufen[2, 3, 5, 10, 11]. Die Lokalisation einer jeden Hautveränderung kann stark variieren. Eine uni- oder bilaterale Otitis externa (**Abb. 17**) ist häufig und kann auch ohne weitere Hautsymptome auftreten.

CAFR können auch gastrointestinale (GI-)Symptome hervorrufen, z.B. weichen Kot, Flatulenzen, intermittierende Diarrhö und Kolitis. In einer Untersuchung zeigten 60% der Tiere GI-Symptome, meistens als gesteigerte Zahl der Kotentleerungen (≥6 pro Tag)[10]. CAFRs triggern nachweislich auch rekurrierende Pyodermien[12] und Krallenveränderungen[13].

Pruritus, Krustenbildung und Exkoriationen von Kopf und Hals sind die häufigsten Symptome von CAFR bei Katzen (**Abb. 18**). Andere mögliche Symptome sind lokalisierte oder generalisierte Schuppen- oder Krustenbildung, miliare Dermatitis, symmetrische oder lokalisierte Alopezie, eosinophile Granulome, eosinophile Plaques, Eritheme der Pinnae, feline Akne und Otitis externa[4, 5, 8, 14].

## DIFFERENZIALDIAGNOSEN
### Hund
- Atopische Dermatitis
- Flohallergische Dermatitis
- Andere Ektoparasitosen
- Arzneimittelexanthem
- Oberflächliche Staphylokokken-Follikulitis
- Malassezien-Dermatitis
- Kontaktdermatitis
- Keratinisierungsstörungen
- Epitheliotropes Lymphom (Mykosis fungoides)

### Katze
- Flohallergische Dermatitis
- Andere Ektoparasitosen
- Dermatophytose
- Atopische Dermatitis
- Idiopathische miliare Dermatitis
- Idiopathischer eosinophiler Granulom-Komplex
- Psychogene Alopezie
- Pyodermie
- Arzneimittelexanthem
- Feline Akne

## 1.3 Adverse Hautreaktionen auf Futterbestandteile (CAFR, Futterallergie oder -intoleranz)

**DIAGNOSE**

Die definitive Diagnose basiert auf der Fütterung einer Ausschlussdiät aus Inhaltsstoffen, mit denen das Tier zuvor möglichst nie oder zumindest äußerst selten Kontakt hatte. Dementsprechend wichtig ist eine vollständige Ernährungsanamnese einschließlich Fertigfutter, Tischresten, Leckerli, Kauspielzeugen, flavorisierten Medikamenten und jeglichen Vitamin- oder Mineralstoffmischungen.

Die Ausschlussdiät kann selbst zubereitet (s. **Tab. 1**) oder kommerzielles Trocken- und Nassfutter sein[5]. Eine Studie mit limitierter Fallzahl konnte nachweisen, dass kommerzielle Diäten nicht so gut wie selbst zubereitete sind, allerdings sind letztere nicht ausgewogen, arbeitsintensiv und teuer, können gastrointestinale Probleme und Gewichtsverlust hervorrufen, eine schlechte Compliance haben und dazu führen, dass der Hund fortan kein Fertigfutter frisst[5]. Komplette

---

**Tab. 1 Selbstgekochte Diäten**

**Vegetarische Eliminationsdiät für Hunde**

1,4 kg Möhren

1,4 kg Erbsen

1,4 kg grüne Bohnen

1,4 kg Tomaten (frisch oder aus der Dose)

285 g Brokkoli

450 g grünes Gemüse (Kohl, Grünkohl, Spinat)

2 kg weißer Reis (oder entsprechende Menge Rüben, Mais, Kartoffeln, Süßkartoffeln, Quinoa, Sago, Tapioka o.Ä.)

Reis und Gemüse in Wasser entsprechend der Packungsanweisung ohne Gewürze kochen, getrennt in 18 Portionen zu 0,6 l aufteilen und portionsweise einfrieren. Nach Bedarf je eine Portion Gemüse und Reis auftauen, mischen und pro 4,5 kg Körpergewicht 1/2 bis 3/4 Tasse dieser Mischung füttern. Sehr große Hunde können eine Zusatzportion Reis bekommen. Um Diarrhö vorzubeugen, sollte man langsam über 8–10 Tage auf die vegetarische Diät umstellen. Sie kann zu weicherem Kot führen, ist im Vergleich mit den meisten kommerziellen Diäten auch proteinarm, und manche Hunde verlieren Gewicht.

**Fleisch- und Reisdiät für Hunde**

2,5 kg (10 Tassen) gekochter Reis

450 g gekochtes Fleisch (Pute, Kaninchen, Wild, Ente etc.)

1 1/3 Teelöffel Kalziumkarbonat

1 Teelöffel Dikalziumphosphat

5 Esslöffel Pflanzenöl

1 Teelöffel Salzersatz (Kaliumchlorid)

Nicht-flavorisierte Multivitamin-Mineralstoff-Mischung ohne Additiva in angegebener Menge

Das Fleisch braten oder kochen, den Reis kochen und den Salzersatz zufügen. Das Fleisch kleinschneiden und beiseite stellen. Kalziumkarbonat, Dikalziumphosphat und die Vitamin-Mineralstoff-Mischung pulverisieren und zusammen mit dem Öl und den übrigen Zusatzstoffen mit dem Reis mischen. Das Fleisch hinzufügen, das Ganze nochmals gründlich mischen und zugedeckt in den Kühlschrank stellen. Manche Dermatologen empfehlen, mit 10 g/kg Fleisch und 20 g/kg Kohlenhydrate zu beginnen und je nach Wirkung und Schmackhaftigkeit die Menge eventuell anzupassen.

**Fleisch- und Reisdiät für Katzen**

100 g Reis und 100 g Huhn oder anderes Fleisch (in Wasser pochiert, das je nach Gewicht evtl. hinzuzufügen ist) sind eine adäquate Menge. Manche Katzen bevorzugen reine Fleischfütterung und weigern sich, Kohlenhydrate zu verzehren. Die Zugabe von Öl- und Mineralstoffmischungen (s.o.) kann durchaus sinnvoll sein, und viele Katzenspezialisten empfehlen die Zugabe von 150 mg Taurin.

Trocken- oder Nassfutter mit nur jeweils einer Sorte Protein und Kohlenhydrat werden oft als „hypoallergen" vertrieben, sind aber nur für Tiere, die auf keinen ihrer Inhaltsstoffe überreagieren, geeignet. Sie sind einfach vorzubereiten, ausgewogen und meist schmackhaft, allerdings sind ihre exakten Bestandteile oft unklar (Farbstoffe, Geschmacksstoffe, Konservierungsmittel, weitere Fette), und u.U. ist Diätfutter mit einem bislang noch nicht gefütterten Inhaltsstoff nicht erhältlich. IgE-Bindungsstudien mit Hundeserum zeigten, dass Rind- und Schafextrakte kreuzreagieren[9], und bei Menschen sind ausgedehnte Kreuzreaktionen zwischen Proteinen verwandter Fische, Vögel und Säugetiere bekannt. Die einzigen echten hypoallergenen Diäten sind solche, bei denen die Proteine mittels Hydrolyse auf ein Molekulargewicht ≤10 kDa reduziert wurden, was sie theoretisch nichtimmunogen macht. Neuere Untersuchungen wiesen eine gute Wirksamkeit nach[11, 15], jedoch sind sie teurer und mitunter weniger schmackhaft als solche mit einzelnen Proteinquellen.

Die Dauer der Ausschlussdiät, die für den Nachweis adverser Reaktionen auf Futterbestandteile erforderlich ist, wird kontrovers diskutiert, die meisten Fachleute empfehlen mindestens 6 Wochen. Eine prospektive Studie an 51 Hunden zeigte, dass 23,5% von ihnen 6–7 und 17,6% 8–10 Wochen für ein Ansprechen benötigten[3]; manche Autoren empfehlen für Katzen auch eine Dauer von 12 Wochen. Katzen müssen während dieser Zeit im Haus gehalten werden, damit sie nicht Wildtiere oder Futter anderer Tiere unkontrolliert fressen können. Hunde mit Freilauf sollten angeleint werden oder einen Maulkorb tragen.

Jeder Patient, der auf eine Ausschlussdiät anspricht, sollte mit seiner ursprünglichen Fütterung provoziert werden, einschließlich sämtlicher Leckerli, Tischreste, Kauspielzeuge und Futterergänzungsmittel. Handelt es sich um CAFR, ist ein Wiederauftreten des Pruritus 7–10 Tage nach Beginn der Provokation zu erwarten. Bleibt dieses aus, handelt es sich nicht um eine CAFR, und die Besserung unter der Eliminationsdiät hatte andere Gründe. Tritt der Pruritus unter der Provokation wieder auf, sollte erneut so lange die Ausschlussdiät gegeben werden, bis er abgeklungen ist. Wird die Diagnose CAFR gestellt, sollten sequenziell weitere Provokationen mit Einzelsubstanzen durchgeführt werden, um die spezifischen Auslöser zu identifizieren.

Häufige Fehler bestehen darin, Sekundärinfektionen und Ektoparasitosen während einer Eliminationsdiät nicht zu erkennen und nicht zu behandeln. Ein weiterer Grund für eine schlechte Compliance während der Eliminationsphase ist permanenter Juckreiz. Eine mögliche Lösung ist der kurzfristige Einsatz von Glucocorticoiden (0,5–1 mg/kg p.o. 1-mal täglich 3–5 Tage), falls erforderlich.

Serologische oder intradermale Tests zur Diagnose von CAFR werden kontrovers gesehen. Derzeit gibt es aber aus folgenden Gründen keine Hinweise darauf, dass sie glaubwürdige Ergebnisse bringen:

- 2% sämtlicher aufgenommener Futterantigene werden absorbiert und dem Immunsystem präsentiert.
- Kreuzreaktionen zwischen Futter- und Umweltallergenen wurden nachgewiesen, speziell zwischen Kohlenhydratverbindungen.
- Beide genannten Allergengruppen bewirken die Bildung allergenspezifischer IgE und IgG und IgA-haltiger Sekrete der Mukosa bei gesunden Hunden.
- Wie bereits erwähnt, sind nicht alle Futterunverträglichkeiten beim Hund immunologisch bedingt.

Bedenkt man diese Punkte, gibt es keine Alternative zu einer korrekt durchgeführten Eliminationsdiät mit anschließender Provokation, die entweder auf einer neuen Proteinquelle oder hydrolysierten Proteinen basiert, um CAFR bei Hunden oder Katzen auszuschließen[1, 16].

### THERAPIE
Fütterung einer vollwertigen, ausgewogenen, hochverdaulichen, allergenreduzierten Diät, die die mittels Provokation identifizierten Auslöser nicht enthält.

### KEY POINTS
- Futterunverträglichkeiten sind nicht sehr häufig.
- Rekurrierende Otitis externa und rekurrierende oberflächliche Pyodermie sind mögliche Symptome einer Futteruverträglichkeit.
- Die Diagnose basiert auf einer korrekt durchgeführten Ausschlussdiät mit anschließender Provokation.

# 1.4 Kontaktallergie und Kontaktirritation

## ÄTIOLOGIE UND PATHOGENESE

Allergische Kontaktdermatitis (AKD) und irritationsbedingte Kontaktdermatitis (IKD) sind zwei sehr ähnliche Krankheitsbilder, die durch den direkten Kontakt mit Umweltsubstanzen ausgelöst werden und dementsprechend schwach behaarte Hautbereiche vorwiegend im Ventralbereich betreffen[1]. AKD ist eine Typ-IV-Allergie (zellvermittelt) auf kleine, niedermolekulare Chemikalien (Haptene), die an die Proteine des Wirts binden. Die haptenisierten Proteine werden phagozytiert, verarbeitet und durch die antigenpräsentierenden Zellen – spezielle epidermale Langerhanszellen – den T-Zellen präsentiert, die entsprechende Rezeptoren an der Oberfläche besitzen. Diese rezirkulieren zur Haut und triggern bei erneutem Kontakt mit dem Hapten eine zellvermittelte Immunreaktion[2]. Eine IKD hingegen wird direkt durch Bestandteile der jeweiligen Noxe getriggert[2]. Die Effektorstadien und die Entzündung beschreiben dann bei AKD und IKD ähnliche immunologische Wege, was zu praktisch identischen klinischen und histopathologischen Befunden führt[1, 2].

## KLINISCHES BILD

Die Refraktärzeit für eine AKD beträgt angeblich selten weniger als 2 Jahre, sodass man sie nicht bei sehr jungen Tieren erwarten sollte[1]. Allerdings prädisponieren ihre Neugierde und ihr Welpenfell Welpen möglicherweise für Kontakt mit Irritanzien und dementsprechend eine IKD. Deutsche Schäferhunde machen in einer Fallserie mit gesicherten AKD-Fällen 50% der Patienten aus[3]. Eine AKD setzt multiple Kontakte mit dem Auslöser voraus, eine IKD kann schon beim Erstkontakt auftreten[2]. Die AKD betrifft meist Einzeltiere, eine IKD kann sämtliche Kontakttiere treffen[2]. Die meisten AKD- und IKD-Fälle sind ganzjährig, jedoch hängen sie natürlich vom Zeitpunkt der Exposition ab, und es gibt Beispiele für saisonales Auftreten, etwa wenn es sich um pflanzliche Allergene/Irritanzien handelt[1, 2, 4, 5].

Akute und schwere AKD/IKD können zu Erythem, Ödem, Vesikeln, evtl. auch zu Erosion und Ulzeration führen (**Abb. 19, 20**)[1–3, 5, 6]. Primärveränderungen bestehen in erythematösen Maculae, Papeln und gelegentlich Vesikeln. Sekundärveränderungen wie Exkoriation, Alopezie, Lichenifikation und Hyperpigmentierung können diese Primärveränderungen maskieren. Meist sind veränderte und normale

**Abb. 19** Kontaktirritation: Erythem und Alopezie nach Kontakt mit einem irritierenden Öl.

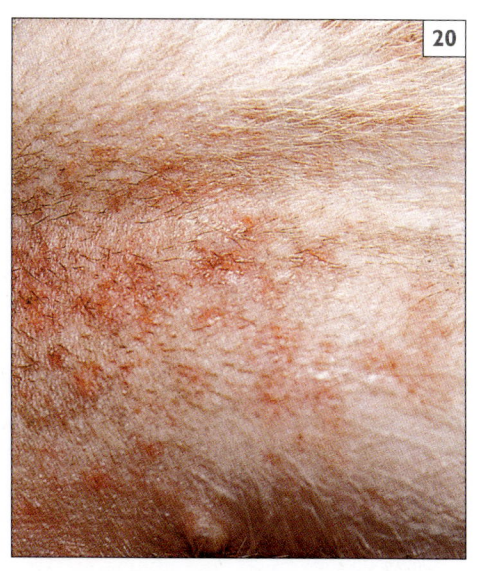

**Abb. 20** Kontaktallergie: Primärveränderungen (erythematöse Papeln) im Bereich der ventralen Mittellinie bei einem Labrador Retriever.

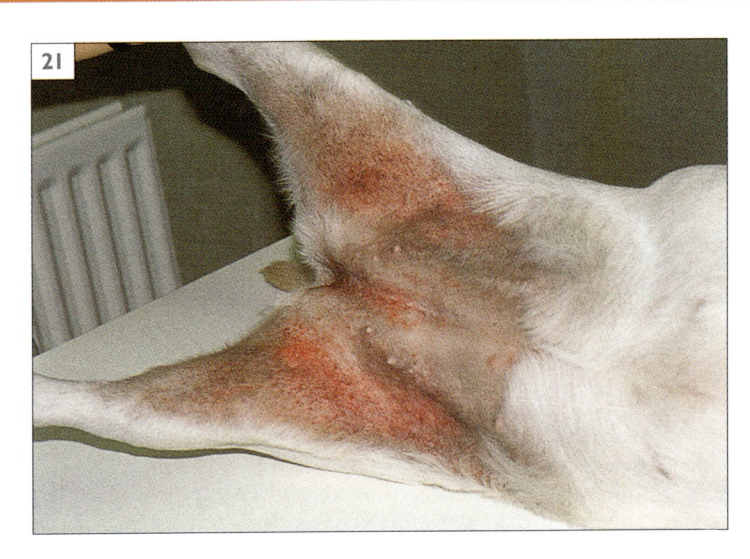

**Abb. 21** Scharf demarkiertes Erythem und Alopezie im Bereich von Innenschenkeln und ventralem Abdomen bei einem Labrador Retriever.

Haut scharf demarkiert (**Abb. 21**). Der Pruritus ist variabel, kann aber massiv sein[1–3, 6].
Die Verteilung der Veränderungen spiegelt die exponierten Kontaktbereiche wider, und logischerweise sind haarlose Hunde und Katzen besonders gefährdet[7]. Die klinischen Symptome beschränken sich i.d.R. auf schwach behaarte Regionen, doch länger andauernder Kontakt kann auch zu einer Ausdehnung auf benachbarte Hautbereiche führen, sodass mit der Zeit Kinn, ventrale Pinnae, Unterhals, mediale Gliedmaßen sowie das gesamte Ventrum betroffen sein können[1, 5]. Generalisierte Veränderungen sind bei Reaktionen auf Shampoos möglich[1, 5]. Eine chronische Otitis externa kann Resultat einer Sensibilisierung auf topisches Neomycin oder andere potente Irritanzien und Sensibilisatoren sein[5, 8, 9]. Andere mögliche Auslöser sind Metalle, Plastik, Kunststoffe, Leder, Farbstoffe, Öle und Reinigungsmittel[1–3, 5–7].

### DIFFERENZIALDIAGNOSEN
- Atopische Dermatitis
- Adverse Hautreaktionen auf Futterbestandteile
- Sarcoptesräude
- Demodikose
- *Neotrombicula-autumnalis*-Infestation
- Oberflächliche Pyodermie
- *Malassezia-pachydermatis*-Dermatitis
- *Pelodera-strongyloides*-Dermatitis
- Hakenwurm-Dermatitis

### DIAGNOSE
Eine Verdachtsdiagnose kann aufgrund von Anamnese, klinischen Symptomen und Ausschluss von Differenzialdiagnosen gestellt werden[2]. Histopathologisch können intraepidermale Spongiose oder Vesikelbildung und Nekrose von Keratinozyten gefunden werden, falls Primärveränderungen im akuten Stadium untersucht werden, doch sind die meisten Biopsien nicht diagnostisch[1, 2, 10]. Eliminationsdiät und geschlossener Patchtest sind für die definitive Diagnose erforderlich, wenn man diese vor Therapiebeginn benötigt.
Bei geeigneter Umgebung können Ausschlussversuche hilfreich sein, z.B. die Vermeidung von Teppichen, Gras oder Beton (feuchter Beton ist ein häufiges Irritans), Liegeplätze aus reiner Baumwolle, Reinigen nur mit klarem Wasser, Näpfe aus Glas oder Keramik, Vermeidung von Gummi- oder Plastikspielzeugen und von topischen Medikamenten.
Klingt die Dermatitis ab, sollte man versuchen, über eine schrittweise Provokation das Aller-

## 1.4 Kontaktallergie und Kontaktirritation

**Abb. 22** Positiver geschlossener Patchtest nach 48 Stunden: Die kreisförmigen Abdrücke der Finn-Kammer sind sichtbar, und die ödematösen, erythematösen positiven Reaktionen sind leicht erkennbar.

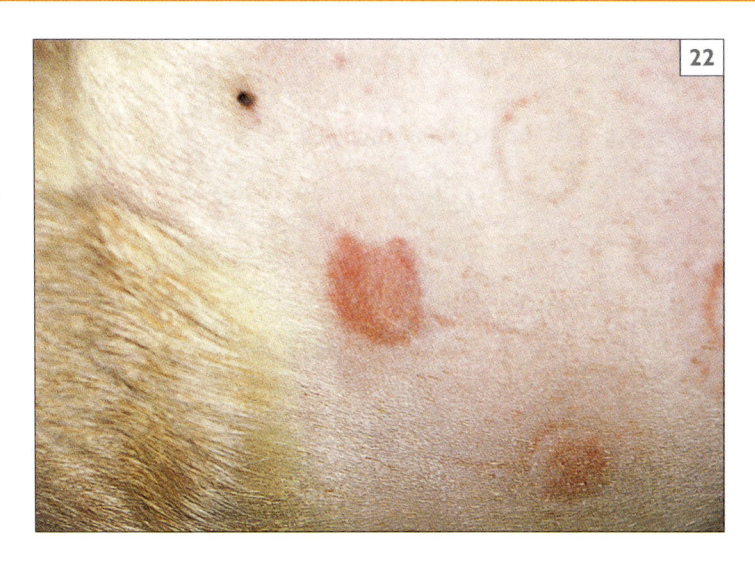

gen/Irritans zu identifizieren. Ein geschlossener Patchtest kann indiziert sein, wenn die Ausschlussbemühungen fehlschlagen, doch ist dieses Verfahren Spezialisten vorbehalten, eine Überweisung ist also anzuraten[1, 2, 7, 9]. Das Tier wird zum Test hospitalisiert, die seitliche Brustwand ausgeschoren und ein Standardset aus Chemikalien (z.B. „The European Standard Battery of Allergens", die aber nicht für Tiere standardisiert ist) in eine Finn-Kammer verbracht (kleine Nickelgefäße) und auf die geschorene Haut geklebt. Evtl. können auch Proben aus dem Haushalt (z.B. Teppichfasern oder Pflanzenteile) in zusätzliche Kammern verbracht und mitgetestet werden. Durch Halskragen und Pfotenverbände wird das Tier daran gehindert, die Konstruktion zu entfernen. Nach 48 Stunden wird abgelesen, und jede erythematöse oder indurierte Applikationsstelle ist positiv (**Abb. 22**). Mittels Stanzbiopsien der veränderten Reaktionsbereiche kann die Diagnose auch noch weiter gesichert werden[10]. Kleinere Patchtests (z.B. mit verdächtigten Shampoos oder topischen Medikamenten) können durchgeführt werden, indem man die Flüssigkeit auf Watteträger träufelt und mit Klebepflastern wie OpSite® und Verband wie beschrieben fixiert.

### THERAPIE
Kann das Allergen/Irritans identifiziert und der Kontakt vermieden werden, ist die Prognose gut. Kann der Auslöser nicht identifiziert bzw. der Kontakt nicht vermieden werden, bleibt nur die symptomatische Therapie, meist mit systemischen Glucocorticoiden. Bei manchen Tieren kann es sehr schwierig sein, die Symptome vollständig zu kontrollieren, ohne die Glucocorticoid-Nebenwirkungen zu stark werden zu lassen. Ciclosporin oder topisches Tacrolimus* sind gleichfalls wirksam und besser verträglich. Pentoxifyllin* (10 mg/kg p.o. 2-mal täglich) verbesserte die Symptome bei 3 Hunden mit Allergie auf Pflanzen aus der Familie der *Commelinaceae*[11]. Cremes mit Barrierewirkung und/oder promptes Abwaschen empfehlen sich, wenn eine Exposition nicht zu vermeiden ist.

### KEY POINTS
- Kontaktallergien sind selten.
- Der Pruritus kann steroidrefraktär sein.
- Fokale Veränderungen können auf Reaktionen gegenüber topischen Medikamenten, Futternäpfen oder Spielzeug beruhen.
- Generalisierte Veränderungen sind oft durch Shampoos bedingt.

## 1.5 Flohbissallergie
(flohallergische Dermatitis)

### ÄTIOLOGIE UND PATHOGENESE
Eine Flohbissallergie (FBH) oder flohallergische Dermatitis (FAD) entsteht nach dem Eindringen von Proteinen aus dem Flohspeichel in die Epidermis und Dermis[1]. Eine Allergie gegen diese Proteine ruft eine allergische Reaktion vom Soforttyp und vom verzögerten Typ sowie chronische Entzündungsreaktionen hervor[2]. Flohbisse können zwar irritierend wirken, aber die klinischen Reaktionen bei Tieren mit FBH/FAD sind viel wahrscheinlicher allergischer Natur als die einer Flohbissdermatitis[3]. Bei Hunden verhindert früher und regelmäßiger Flohkontakt eine FBH/FAD oder verzögert sie zumindest, ein intermittierender Kontakt scheint hingegen der potenteste Induktor einer klinischen Allergie zu sein[3]. Flöhe sind Vektoren für *Bartonella henselae* (Erreger der „Katzenkratzkrankheit"), *Rickettsia felis*, Haemoplasmen (Erreger der felinen infektiösen Anämie) und *Dipylidium caninum*[4]. Die überwältigende Mehrheit der Infestationen erfolgt mit dem Katzenfloh, *Ctenocephalides felis*. Zahlreiche andere Flöhe wurden ebenso auf Hunden und Katzen nachgewiesen. Ihre Identifikation kann in schwierigeren Fällen zur Klärung der Epidemiologie und demnach zur erfolgreichen Kontrolle ratsam sein.

### KLINISCHES BILD
#### Hund
Hunde entwickeln typischere klinische Symptome als Katzen. Es gibt keine Rasseprädisposition, allerdings scheinen atopische Hunde prädisponiert. Tiere zwischen 1 und 3 Jahren sind am häufigsten betroffen[3]. Der Pruritus ist variabel, aber praktisch immer vorhanden. Am häufigsten sind Veränderungen im Bereich von Rückenende, Flanken, Rute und Perineum (**Abb. 23, 24**), seltener sind Gliedmaßen, ventraler oder rostraler Rumpf und Kopf betroffen. Klinische Symptome bestehen in symmetrischer bis irregulärer Alopezie, Erythem, Papeln, Krusten, Exkoriationen, Hyperpigmentierung und Lichenifika-tion. Der Schweregrad der Veränderungen hängt von Grad und Dauer des Pruritus ab. Häufige Symptome sind auch akute pyotraumatische Dermatitis (Hot Spots) und oberflächliche bakterielle Follikulitis.

#### Katze
Katzen entwickeln seltener offensichtlichen Pruritus oder Primärveränderungen. Bei ihnen sind FBH/FAD vielmehr Ursachen für zahlreiche klinische Veränderungen, wie miliare Dermatitis (makulo-papuläre, krustöse Dermatitis, **Abb. 25**), symmetrische selbstinduzierte Alopezie (**Abb. 26, 27**) und die Veränderungen des eosinophilen Granulom-Komplexes (eosinophile Plaque, eosinophiles Granulom, lineares Granulom, indolentes Ulkus (**Abb. 28, 29**).

### DIFFERENZIALDIAGNOSEN
- Pedikulose
- Sarcoptesräude
- Cheyletiellose
- Ektopische *Otodectes-cynotis*-Infestation
- *Neotrombicula-autumnalis*-Infestation
- *Lynxacarus-radovsky*-Infestation
- Oberflächliche Staphylokokken-Pyodermie (i.d.R. sekundär)

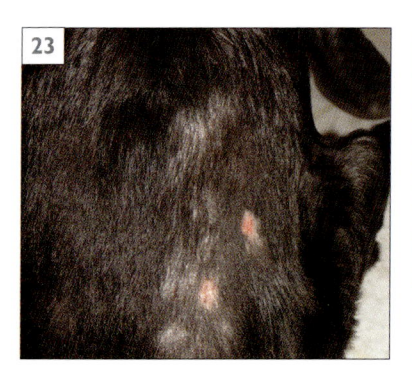

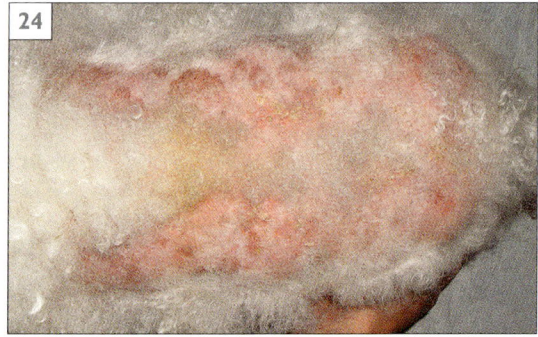

**Abb. 23, 24** Symmetrische Selbsttraumatisierung, Alopezie, Erosionen und Krusten bei 2 Hunden mit FBH/FAD.

## 1.5 Flohbissallergie (flohallergische Dermatitis)

**Abb. 25** Miliare Dermatitis bei einer Katze mit FBH/FAD.

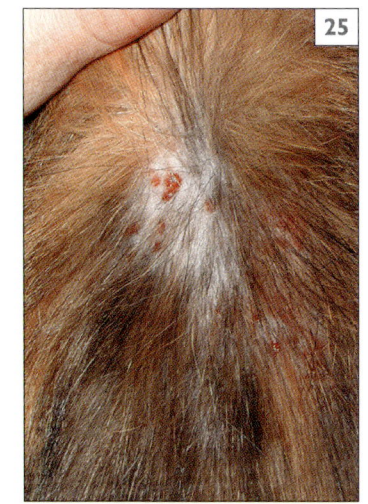

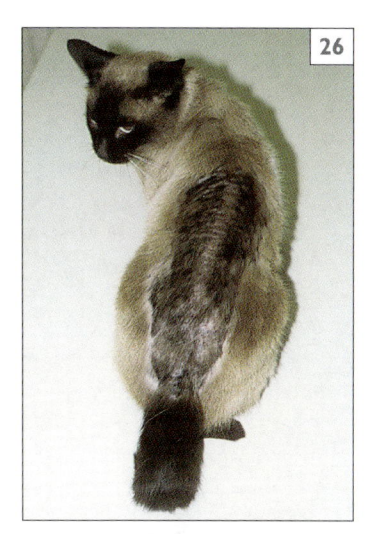

**Abb. 26–29** Flohbissallergie: Alopezie und Hyperpigmentierung aufgrund von Akromelanismus entlang der Rückenlinie bei einer dark-point Siamkatze (26); ausgedehnte Alopezie im kaudalen Rumpfbereich und an den Hintergliedmaßen bei einer Katze (27); lineares (kollagenolytisches) Granulom an den Innenflächen der Hintergliedmaßen bei einer Katze (28); Gruppen eosinophiler Plaques an den Kaudalflächen der Hintergliedmaßen einer Katze (29).

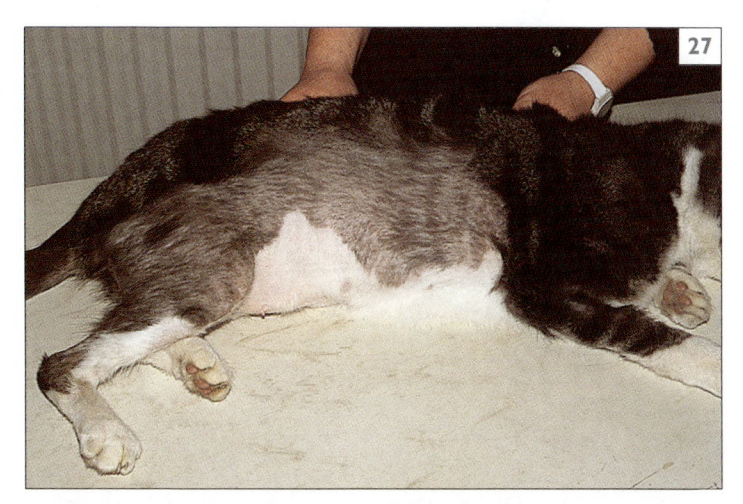

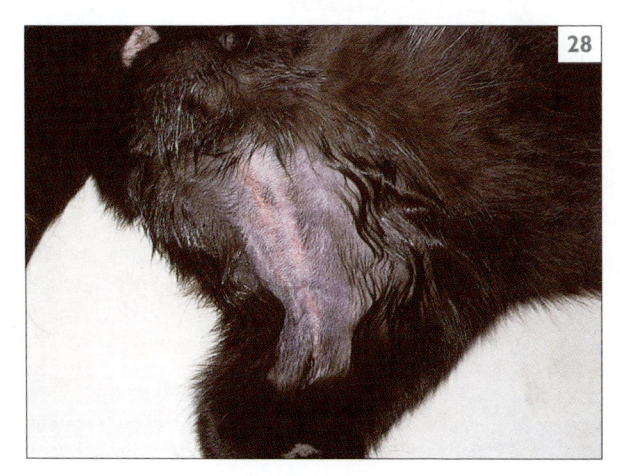

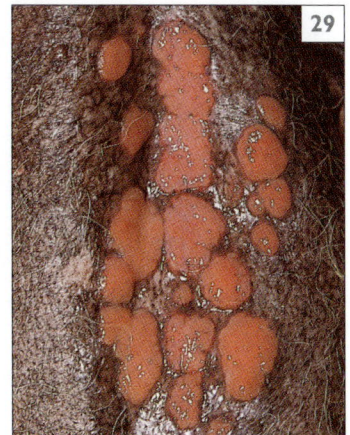

- Dermatophytose
- Atopische Dermatitis
- Adverse Hautreaktionen auf Futterbestandteile
- Pemphigus foliaceus
- Arzneimittelexanthem
- Idiopathischer eosinophiler Granulom-Komplex
- Psychogene Alopezie

**DIAGNOSE**

Die definitive Diagnose einer FBH/FAD basiert auf den passenden klinischen Symptomen, dem Nachweis von Flöhen oder Flohkot auf dem Tier sowie theoretisch auf einem positiven Flohspeichel-spezifischen Intrakutan- oder In-vitro-Test. Praktisch sollte ein negativer Allergietest gerade bei Katzen niemals eine FBH/FAD ausschließen – Berichten zufolge variieren die positiven Resultate auf Flohextrakte zwischen 2 und 77%[5], was möglicherweise den Anteil von Patienten mit atopischer Dermatitis, Flohallergie und beidem zusammen widerspiegelt. Neueren Untersuchungen zufolge waren Intrakutantests (IKTs) mit gereinigtem Flohspeichelantigen genauer als die mit Ganzkörperextrakten und IKTs mit beiden wiederum genauer als ein FcεRIα-ELISA-Test mit gereinigtem Flohspeichelantigen[6,7].

Der Flohnachweis kann sich sehr schwierig gestalten: Oft ist Flohkot das einzige Zeichen einer Infestation (**Abb. 30–32**). Auch er ist speziell bei sich ständig leckenden, pruriginösen Tieren häufig nicht nachweisbar. Flöhe und Flohkot bei klinisch unauffälligen Kontakttieren zu finden, kann sehr viel einfacher sein. Das Vorliegen von *Dipylidium caninum* ist diagnostisch, da er höchstwahrscheinlich durch Flöhe oder andere Parasiten übertragen wurde. Veränderungen am Menschen äußern sich als kleine, juckende, erythematöse, papuläre Läsionen v.a. an den Unterschenkeln. Sensibilisierte Menschen können auch große, bullöse Läsionen, Ulzera und Sekundärinfektionen entwickeln[8].

**THERAPIE**

Adulte Flöhe sind obligate Ektoparasiten, die Eier im Fell ablegen. Diese fallen leicht in der unmittelbaren Umgebung zu Boden, wo sich alle Jugendstadien vom Ei bis zur Puppe entwickeln[3,9]. Obwohl Flöhe sich bevorzugt in Gebäuden weiterentwickeln, können sie sich in wärmeren Klimazonen auch draußen vermehren. Tatsächlich ist allerdings die Flohbelastung draußen relativ

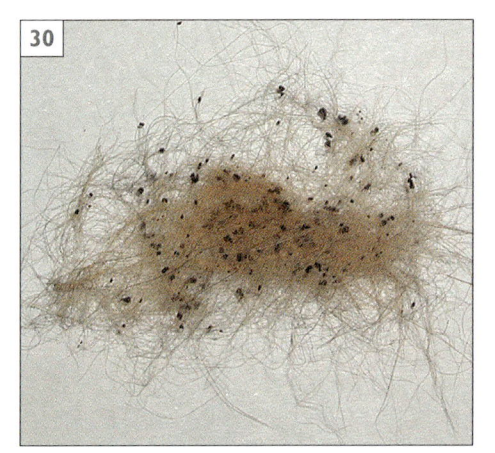

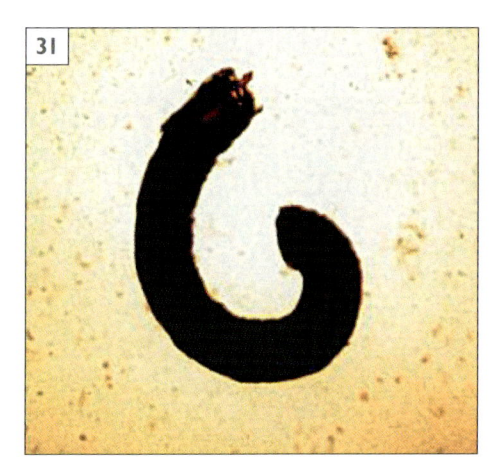

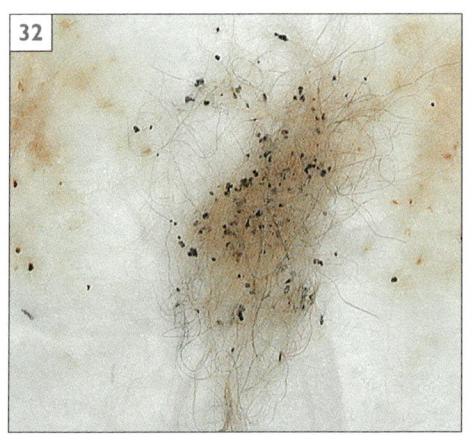

Abb. 30–32 Flohkot: aus dem Fell ausgekämmt (**30**); in der Klebebandzytologie (**31**, Foto: P. Forsythe); und Rotfärbung auf einem nassen Wattebausch (**32**).

gering, und der Kontakt mit anderen Tieren oder der kontaminierten Umgebung ist die wahrscheinlichere Infestationsquelle[3, 10].

Das Hauptproblem in der Kontrolle der Flohpopulation im Haus stellt das resistente Puppenstadium dar[9]. Verpuppte Flöhe können monatelang im Ruhestadium bleiben und sich zu lebensfähigen Adulten weiterentwickeln, während Eier, Larven und Adulte durch entsprechende Maßnahmen abgetötet wurden. Daher sind wiederholte Umgebungsbehandlungen von entscheidender Bedeutung. Auch sollten alle Ansteckungsquellen in der Umgebung mitbehandelt werden (inkl. Nebengebäude, Autos usw.), ebenso Kontakttiere. Mitunter sind diplomatische Gespräche über Flohbekämpfungsmaßnahmen mit Nachbarn, Familienmitgliedern und Freunden notwendig.

Unterschiedliche Empfänglichkeit verschiedener Flohstämme aus Labor und Natur gegenüber einzelnen Insektiziden wurden nachgewiesen[11]. Dies lässt vermuten, dass Flöhe ausgedehnte Kreuzresistenzen gegenüber Insektiziden entwickeln können. Die klinische Bedeutung ist unklar, aber diese Tatsache könnte Auswirkungen auf den Erfolg von Flohbekämpfungsprogrammen haben[10].

Theoretisch sollten systemische (z.B. Nitenpyram, Selamectin), langsam tötende Wirkstoffe (z.B. Fipronil, Imidacloprid) oder Insekten-Wachstumsregulatoren (IGRs wie Lufenuron, Pyriproxifen), die entweder eine Blutmahlzeit voraussetzen oder den Parasiten nicht zwingend von einer solchen abhalten, bei flohallergischen Tieren weniger erfolgreich sein. Mittlerweile geht man davon aus, dass die gesamte Flohbelastung zu einer FBH/FAD beiträgt und dass die Kontrolle der Population wichtiger ist als die Vermeidung individueller Flohbisse.

### Umgebungsbehandlung

Mit Staubsaugern können die adulten Flöhe vom Boden entfernt und die Zahl der Eier und Larven innerhalb des Teppichs reduziert werden. Das Hochheben des Teppichs verbessert die Penetration des Insektizids und stimuliert den Schlupf verpuppter adulter Flöhe[9].

Mittel zur Umgebungsbehandlung sind meist Aerosolsprays, die aus einem Permethrin/Pyrethroid plus einem IGR wie Methopren oder Pyriproxifen bestehen. Das Insektizid bewirkt ein schnelles Abtöten von Larven und Adulten und kann 2–3 Monate lang wirken. IGRs verhindern die normale Weiterentwicklung von Eiern, Larven und Puppen mit einer Residualwirkung von bis zu 12 Monaten. Die von einigen Produkten gleichfalls erhältlichen Fogger sind zwar einfacher anzuwenden, erreichen aber oft verborgene Stellen, wie z.B. unter Möbeln, nicht und penetrieren auch nicht gut in Teppiche und Decken. Sehr vorsichtig muss man bei der Wahl der Produkte in Haushalten mit Kleinnagern, Vögeln und Fischen sein. Flöhe sind zwar empfindlich gegenüber Sonnenlicht, doch kann es ratsam sein, schattige Plätze draußen ebenfalls mit Insektiziden und/oder mit dem parasitären Nematoden *Steinernema carpocapsae* zu behandeln.

### Adultizide zur Anwendung am Tier

Die beliebten Shampoos und Waschungen sind nicht sehr effektiv, da sie abgewaschen werden und nur eine geringe Residualwirkung entfalten. Flohhalsbänder sind zwar bequem, besonders bei Katzen, als einzige Maßnahme aber meist nicht sehr effektiv zur Flohkontrolle. Zudem können sie Kontaktreaktionen hervorrufen, sind bei Abschlucken toxisch und können, insbesondere wenn sie nicht richtig angepasst wurden, das Tier strangulieren.

Topische Präparate mit Permethrin/Pyrethroid als Spot-on, Schaum oder Pumpspray sind äußerst gut wirksam[12], können aber häufigere Anwendungen als andere topische Insektizide erfordern. Ihr schneller „Knock-down-Effekt" kann sehr vorteilhaft bei hochallergischen Tieren sein, um den Flohkontakt und damit die Selbsttraumatisierung zu minimieren. Insbesondere Katzen sind allerdings äußerst empfindlich gegenüber den toxischen Wirkungen von Permethrin, sodass diese Produkte vorsichtig angewendet werden müssen und Katzen auf keinen Fall in Berührung mit den für Hunde entwickelten Präparaten kommen dürfen. Mikroverkapselte Produkte sind sicherer, haben zwar einen langsameren „Knock-down-Effekt", aber eine längere Residualwirkung. Die neueren Insektizide in Spot-on-Form wie Fipronil (auch als Pumpspray erhältlich), Selamectin, Imidacloprid, Metaflumizon und Pyriprol sind ausgesprochen wirksam gegen Flöhe, auch wenn ihre abtötende Wirkung später einsetzt als bei Permethrinen[10, 13–15]. Diese Produkte gelten auch bei Welpen und säugenden Tieren als sicher. Sie verfügen über eine längere Residualwirkung, i.d.R. 4–8 und bis zu 12 Wochen für Fipronil-Spray bei Hunden. Bei regelmäßiger Anwendung konnten diese Produkte nachweislich auch die Infestation in der Umgebung eliminieren[10, 13, 14, 16]. Fipronil und Pyriprol, die an Sebum binden, und Selamectin, das systemisch absorbiert wird, sind besonders widerstandsfähig gegen Baden und Durchnässen.

Nitenpyram wird oral verabreicht und wirkt binnen 15–20 Minuten sehr gut adultizid[17]. Allerdings hat es nur eine geringe Residualwirkung und wird meist mit einem IGR kombiniert. D-Limonen, Teebaumöl, Poleiminze und andere ätherische Öle wirken repellierend und insektizid, obwohl die klinische Wirksamkeit noch nachgewiesen werden muss[18]. Manche dieser Öle sind toxisch für Katzen und müssen daher mit Vorsicht angewendet werden.

### IGRs zur Anwendung am Tier

Topische IGRs einschließlich Methopren, Pyriproxifen und Lufenuron (oral oder zur Injektion) können allein, in Kombinationsprodukten oder mit separaten Adultiziden angewendet werden[15, 16]. Sie unterbrechen den Floh-Entwicklungszyklus und reduzieren damit die Akkumulation von Flohstadien in der Umgebung. Da sie aber nicht adultizid wirken, dauert es eine gewisse Zeit, bis ihre Wirkung auf die Gesamtpopulation eintritt. Der gleichzeitige Einsatz eines Adultizids empfiehlt sich daher zumindest zu Beginn der Therapie, um die adulten Stadien möglichst schnell zu reduzieren[14, 16, 19, 20].

### Andere Therapien

Obwohl eine Flohkontrolle zwingend erforderlich ist, reicht sie nicht immer aus, um die Dermatose vollständig in den Griff zu bekommen, und eine antiinflammatorische Therapie mit Antihistaminika, Glucocorticoiden oder essenziellen Fettsäuren kann erforderlich sein. Eine Kurzzeitbehandlung während der Anfangsphase der Flohbekämpfung wirkt unterstützend und mildert eventuelle Fehlschläge in der Flohbehandlung etwas ab.

### KEY POINTS

- FBH/FAD kommen häufig vor.
- Skeptische Besitzer von dieser Diagnose zu überzeugen, kann schwierig sein, wenn der Nachweis von Floh oder Flohkot nicht gelingt.
- Besteht der Verdacht auf FBH/FAD, sollte eine konsequente Flohkontrolle über 6–8 Wochen durchgeführt und ihr Erfolg beurteilt werden.
- Grundsätzlich sollten bei allen Tieren im Haushalt Adultizide und in der Umgebung die Kombination Umgebungsadultizid plus IGR eingesetzt werden.

## 1.6 Pedikulose

### ÄTIOLOGIE UND PATHOGENESE

Pedikulose (oder Laus-Infestation, **Abb. 33**) kommt in Europa häufiger als in den USA vor[1]. Infestationen betreffen vor allem Tiere, die zusammen gehalten werden, insbesondere wenn sie jung oder geschwächt sind. Die häufigste Spezies beim Hund ist der Haarling (*Mallophaga*) *Trichodectes canis* (**Abb. 34**). Andere Spezies der wärmeren Klimazonen sind die Läuse (*Anaplura*) *Linognathus setosus* (**Abb. 35**) und *Heterodoxus spiniger*. Katzen werden nur von dem Haarling *Felicola subrostratus* befallen (**Abb. 36**).

Der gesamte Entwicklungszyklus läuft binnen 3 Wochen auf dem Wirt ab[1]. Eier (**Abb. 37**) werden an den Haaren fixiert, aus ihnen schlüpfen Larven, die über verschiedene Häutungen letztlich zu Adulten werden. Die Übertragung erfolgt entweder über direkten Kontakt oder über die Verwendung kontaminierter Kämme oder Bürsten. Läuse sind wirtsspezifisch, aber transiente Kontaminationen anderer Kontakttiere und -menschen sind möglich.

### KLINISCHES BILD

Die klinischen Symptome sind verhältnismäßig variabel: asymptomatische Träger; unterschiedlich starke Schuppenbildung mit leichtem Pruritus; sprödes, trockenes Fell; Alopezie, Papeln und Krusten mit leichtem bis mäßigem Pruritus; hochgradige Entzündung, Alopezie, Exkoriationen und Krustenbildung mit massivem Pruritus. Manche Fälle können mit einer miliaren Dermatitis bei Katzen oder einer FAD bei Hunden verwechselt werden. Hochgradige Infestationen mit Läusen können speziell bei jungen Tieren auch zu Anämie führen.

### DIFFERENZIALDIAGNOSEN

- Cheyletiellose
- Dermatophytose (Katze)
- Sarcoptesräude
- Atopische Dermatitis
- Keratinisierungsstörungen
- Adverse Hautreaktionen auf Futterbestandteile
- *Neotrombicula-autumnalis*-Infestation
- FBH/FAD

## 1.6 Pedikulose

**Abb. 33** Pedikulose: Haarlinge auf der Hautoberfläche eines schwer befallenen Welpen.

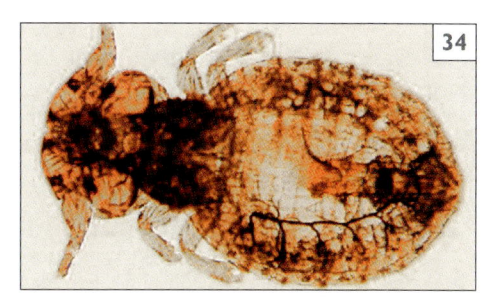

**Abb. 34** *Trichodectes canis* (Foto: Merial Animal Health).

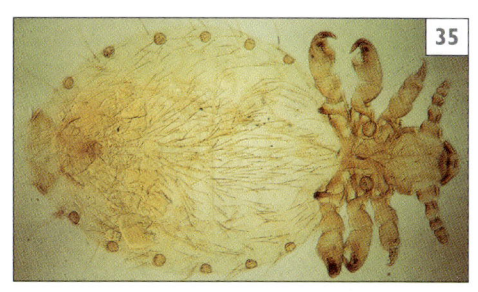

**Abb. 35** *Linognathus setosus* (Foto: M. Geary).

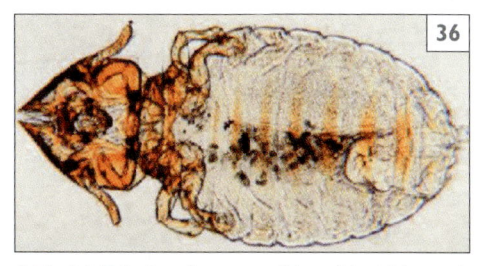

**Abb. 36** *Felicola subrostratus* (Foto: Merial Animal Health).

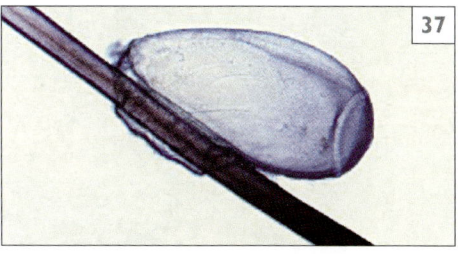

**Abb. 37** Gedecktes Lausei am Haarschaft fixiert. Im Vergleich: Cheyletiellen-Eier sind kleiner und mit feinen Fasern am distalen Ende an das Haar angeheftet und nicht gedeckt (Foto: Merial Animal Health).

### DIAGNOSE
Die Diagnose basiert auf dem Nachweis von Läusen oder Nissen an Haaren oder auf der Haut. Läuse sind flügellose, dorsoventral abgeplattete Insekten mit starken Greifwerkzeugen. Haarlinge haben breite Köpfe, Läuse schmale. Ihre Eier (Nissen) sind groß, gedeckelt und an den Haarschaft angeheftet.

### THERAPIE
Pyrethrin-Spray, -Shampoo oder -Waschlösung, 2-mal im Abstand von 14 Tagen angewendet, ist in den meisten Fällen hervorragend wirksam. Auch einzelne oder mehrfache Behandlungen mit Fipronil, Selamectin und Imidacloprid sind effektiv[2–5]. Eine einmalige Ivermectin-Injektion (nzA) wurde als wirksam beschrieben (0,2 mg/kg s.c.), ist aber nicht für Kleintiere zugelassen und darf bei MDR1-Defekt-gefährdeten Rassen auf keinen Fall eingesetzt werden.

### KEY POINT
- Läuse und Haarlinge sind meist leicht nachzuweisen, doch werden sie leicht übersehen, wenn man sie nicht vermutet, insbesondere bei pruriginösen Tieren.

## 1.7 Sarcoptesräude
(Scabies, sarcoptische Akariose)

### ÄTIOLOGIE UND PATHOGENESE
Sarcoptesräude kommt häufig bei Hunden, aber selten bei Katzen vor. Milben der Spezies *Sarcoptes scabiei* sind via direktem Kontakt, Fell, Krusten und Vektoren hochansteckend, und sie infestieren zahlreiche Tierarten einschließlich des Menschen[1] (Abb. 38), obwohl andere Arten ziemlich wirtsspezifisch sind. Die Milben graben zur Eiablage Bohrgänge in der Epidermis, wo die sechsbeinigen Larven schlüpfen, die sich über das achtbeinige Nymphenstadium letztlich zu erwachsenen Milben entwickeln, die sich zurück auf die Hautoberfläche bewegen. Der Entwicklungszyklus dauert 14–21 Tage. Adulte weibliche Milben können bis zu 19 Tage außerhalb des Wirts überleben, unter normalen Haushaltsbedingungen meist nur 2–6 Tage.

Die Erstinfektion bei einem Tier beginnt mit einer asymptomatischen Phase von unterschiedlicher Dauer, meist 3–6 Wochen. Der Kontakt mit Milben und ihren Allergenen induziert eine humorale und eine zellvermittelte Allergie, die zu hochgradigem Pruritus führt[2]. Tiere mit Reinfestationen haben eine deutlich kürzere symptomfreie Erstphase.

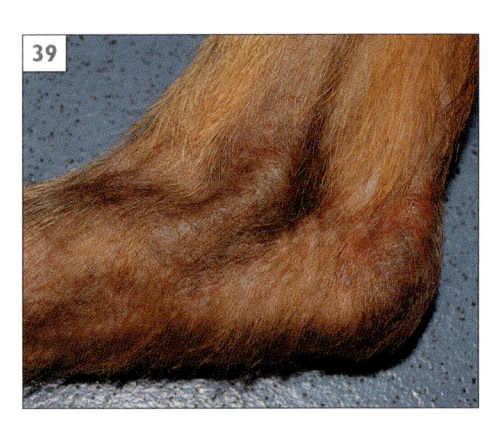

**Abb. 39** Erythem, Exkoriation, Alopezie und Lichenifikation am Sprunggelenk eines Hundes mit Scabies.

### KLINISCHES BILD
Die primären klinischen Symptome sind hochgradiger, plötzlich beginnender Pruritus und erythematöse Papeln mit gelblichen Krusten. Prädilektionsstellen sind Ohrränder und -spitzen, Ellbogen, Sprunggelenk, ventraler Thorax und ventrales Abdomen (Abb. 39–42), jedoch kann die Scabies auch fokal bis multifokal beginnen und später generalisieren. Infolge Selbsttraumatisierung entstehen schwere Exkoriationen, Lichenifikation und fleckige Alopezie. Auch Allgemeinstörungen, Gewichtsverlust, Lymphadenopathie und Krustenbildung sind gerade in schweren, lange bestehenden Fällen möglich. Speziell bei der norwegischen Scabies sind Krusten- und Schuppenbildung besonders ausgeprägt – hierbei handelt es sich um eine Variante mit einer großen Zahl an Milben, häufig bei immunsupprimierten Tieren (Abb. 43).

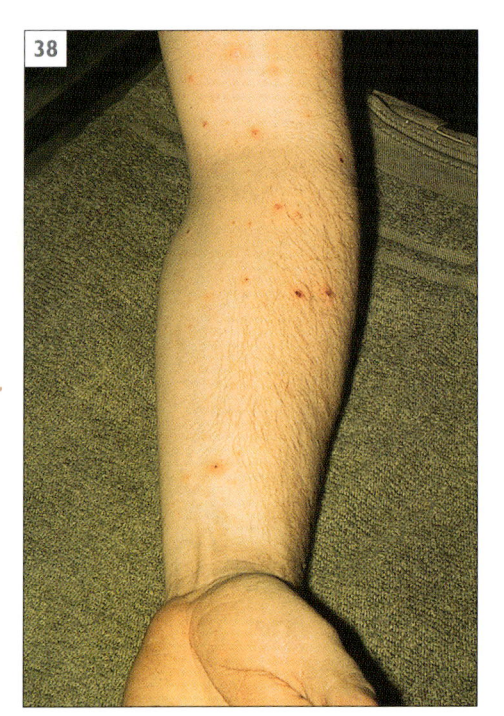

**Abb. 38** Zoonotische Veränderungen am Unterarm eines Besitzers.

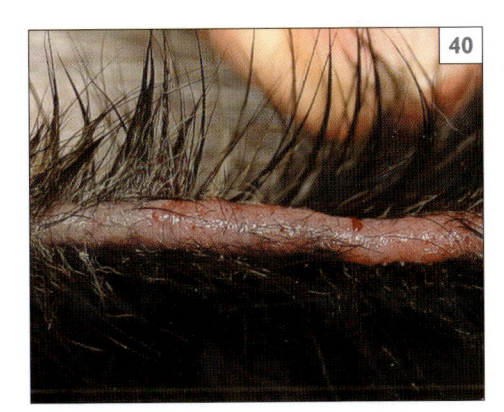

## 1.7 Sarcoptesräude (Scabies, sarcoptische Akariose)

Abb. 40 Erythem, Exkoriation und Alopezie des Ohrrands.

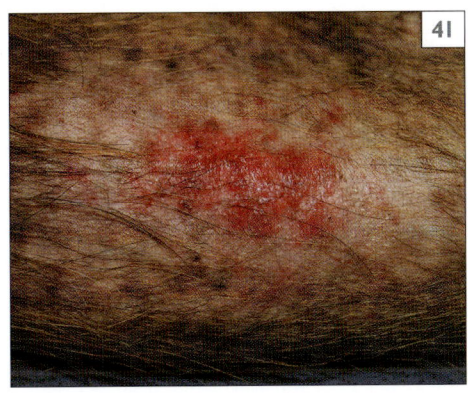

Abb. 41 Erythematöse Papeln, Exkoriation und Alopezie am ventralen Thorax.

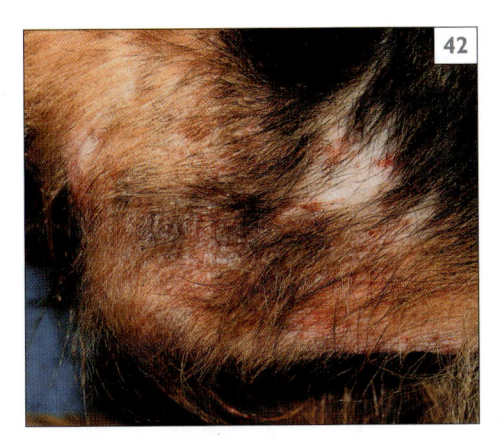

Abb. 42 Erythematöse Papeln, Exkoriation, Alopezie und Lichenifikation am Ellbogen.

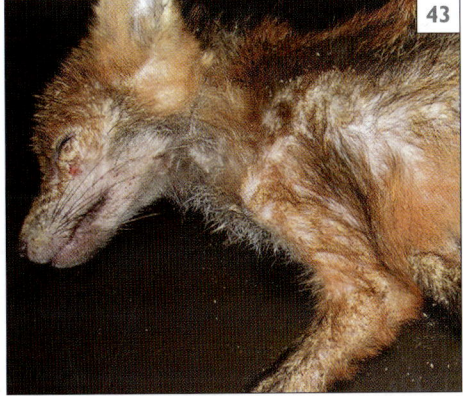

Abb. 43 Hochgradige norwegische Scabies bei einem Rotfuchs mit generalisierter Schuppen- und Krustenbildung, Exkoriation und Alopezie (Foto: M. Allington).

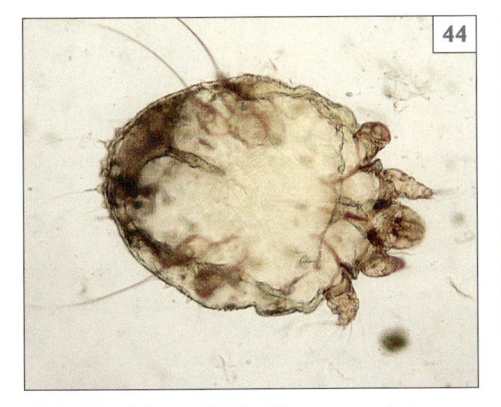

Abb. 44 Adulte weibliche *Sarcoptes scabiei*.

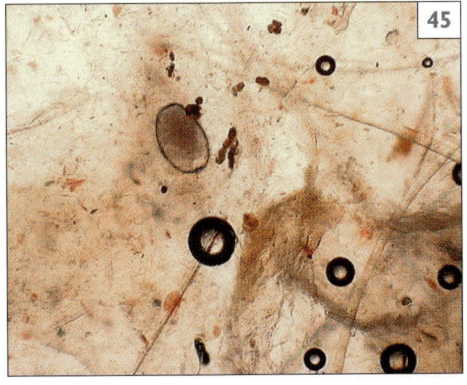

Abb. 45 Sarcoptes-Eier und Kotpellets.

## DIFFERENZIALDIAGNOSEN
- Atopische Dermatitis
- Adverse Hautreaktionen auf Futterbestandteile
- Bakterielle Follikulitis
- *Malassezia-pachydermatis*-Dermatitis
- FAD
- Cheyletiellose
- Otokariasis
- *Pelodera-strongyloides*-Dermatitis
- *Neotrombicula-autumnalis*-Dermatitis

## DIAGNOSE
Anamnese und klinisches Bild erlauben häufig bereits die Verdachtsdiagnose Sarcoptesräude. Ein positiver Pinna-Kratz-Reflex ist höchstverdächtig für Scabies[3]. Gesichert wird die Diagnose durch den Nachweis von Milben, Eiern oder Kotpellets in Hautgeschabseln (**Abb. 44, 45, S. 45**). Das ist allerdings nur sensitiv und setzt die Untersuchung multipler Hautgeschabsel von Primärveränderungen an den Prädilektionsstellen voraus, eventuell unter Verwendung von Konzentrations-/Flotationstechniken.

Verschiedene ELISA-Tests zur Bestimmung *Sarcoptes*-spezifischer IgG werden angeboten. Insbesondere in der frühen Infestationsphase können sie falsch-negativ sein (die Entwicklung eines adäquaten Titers dauert bis zu 4 Wochen), und v.a. bei atopischen Hunden mit einer Sensibilisierung gegen Hausstaubmilben der Gattung *Dermatophagoides* können sie falsch-positiv sein, da diese verschiedene Antigene mit *Sarcoptes* teilen[4]. Ein Testverfahren bei einer unabhängigen Untersuchungsstelle wurde als hochsensitiv und spezifisch bewertet und schien auch keine Kreuzreaktion mit *Dermatophagoides* aufzuweisen[2,5]. Nach Erfahrung eines Autors (TJN) haben Sarcoptes-spezifische IgG im ELISA einen sehr hohen (99,7%) negativen prädiktiven Wert, aber nur einen sehr niedrigen positiven (29%) wegen der falsch-positiven Resultate bei atopischen Hunden.

Eine diagnostische akarizide Therapie sollte bei jedem Hund mit Pruritus und zu Scabies passender Anamnese und Klinik durchgeführt werden, auch wenn Geschabsel und Serologie negativ sein sollten.

## THERAPIE
Eine akarizide Therapie des betroffenen Tieres, sämtlicher Kontakthunde und der Umgebung sollte kurativ sein[6].

Für die Sarcoptesbehandlung beim Hund sind Selamectin und Imidacloprid/Moxidectin als Spot-on-Präparate 2–3-mal im monatlichen Abstand zugelassen. In der empfohlenen Dosis sind sie angeblich auch sicher bei MDR1-Defekt-gefährdeten Rassen, die empfindlich gegenüber makrozyklischen Laktonen reagieren. Allerdings wird auch über Therapieversager berichtet sowie über eine bessere Wirksamkeit, wenn die Behandlungsintervalle – anders als vom Hersteller angegeben – auf alle 2–3 Wochen verkürzt werden. Milbemycinoxim (neD) (vgl. canine Demodikose, S. 272) ist wirksam und gut verträglich in einer Dosierung von 2 mg/kg p.o. 1-mal wöchentlich über 3–5 Wochen oder 1 mg/kg p.o. alle 2 Tage über 2–3 Wochen, ist aber nicht für die Sarcoptestherapie zugelassen. Ivermectin (nzA) (0,2–0,4 mg/kg p.o. alle 7 Tage oder s.c. alle 14 Tage über 4–6 Wochen) und Moxidectin (nzA) (250 µg/kg s.c. alle 7 Tage über 3 Wochen oder 400 µg/kg p.o. 2-mal wöchentlich über 3–6 Wochen) sind gut wirksam, sind aber nicht zugelassen und dürfen keinesfalls bei MDR1-Defekt-gefährdeten Rassen eingesetzt werden.

Topische Therapien sind zeitaufwendiger, erfordern Scheren und/oder Baden des Patienten, um Haare und Krusten zu entfernen und sind nicht zwingend risikoärmer. Amitraz-Waschungen (nzA bei Katzen) sind für Hunde zugelassen und effektiv, wenn man sie alle 7–14 Tage über 4–6 Wochen einsetzt (vgl. canine Demodikose, S. 272). 0,25%ige Fipronil-Lösung (vgl. Flohbissallergie, S. 38) ist zur unterstützenden Behandlung der caninen Scabies zugelassen und kann mit Erfolg in der Dosierung von 3–6 ml/kg alle 7–21 Tage über 3–6 Wochen auch bei jungen, tragenden oder säugenden Tieren appliziert werden, bei denen potentere Therapien möglicherweise kontraindiziert sind. 2,5%ige Lime Sulfur (LimePlus Dip®) (vgl. Dermatophytose, S. 278) alle 7 Tage über 4–6 Wochen ist gleichfalls wirksam und gut verträglich.

## KEY POINTS
- Mit Scabies sollte differenzialdiagnostisch immer gerechnet werden.
- Scabies ist kontagiös und eine Zoonose.
- Wenn man eine Sarcoptesräude vermutet, sollte man sie therapieren.

## 1.8 Notoedresräude

### DEFINITION
Es handelt sich um eine kontagiöse Dermatose der Katze, hervorgerufen durch eine Infektion mit der Milbe *Notoedres cati*. Notoedresräude wird charakterisiert durch intensiven, oft nicht nachlassenden Pruritus und Selbsttraumatisierung.

### ÄTIOLOGIE UND PATHOGENESE
Eine Infektion mit der Milbe führt zu hochgradigem Pruritus, vermutlich aufgrund einer Allergie ähnlich wie bei caniner Scabies, obwohl über die Biologie und den Lebenszyklus dieser Milbe viel weniger bekannt ist[1].

### KLINISCHES BILD
Es gibt keine Rasse-, Alters- oder Geschlechtsprädispositionen. Die befallenen Katzen entwickeln einen hochgradigen Pruritus an Kopf und Pinnae. Initial besteht eine erythematöse, papuläre Dermatitis, doch früh zeigen sich auch gräuliche Krusten v.a. an den vorderen Ohrrändern (**Abb. 46**). Unbehandelt können die Veränderungen generalisieren. Eine lokale Lymphadenopathie besteht ebenfalls.

### DIFFERENZIALDIAGNOSEN
- Adverse Hautreaktionen auf Futterbestandteile
- *Otodectes*-Räude
- Atopische Dermatitis
- Dermatophytose
- Pemphigus foliaceus

### DIAGNOSE
In der Regel sind bei der mikroskopischen Untersuchung von Hautgeschabseln adulte Milben, Eier oder Jugendstadien nachweisbar.

### THERAPIE
Ivermectin (nzA) (0,2–0,3 mg/kg s.c. alle 10 Tage) ist kurativ. Auch Selamectin (3-mal im Abstand von 2–4 Wochen) ist wirksam, ebenso die Ganzkörperbehandlung mit 2–3%iger Lime-Sulfur-Lösung alle 7 Tage über 6–8 Wochen. Von einer kurativen Wirkung einer einzigen Injektion Doramectin (nzA) (0,2–0,3 mg/kg s.c.) wird gleichfalls berichtet[2].

### KEY POINT
- Notoedresräude kann regional sehr stark begrenzt vorkommen oder nur kleine Katzengruppen betreffen.

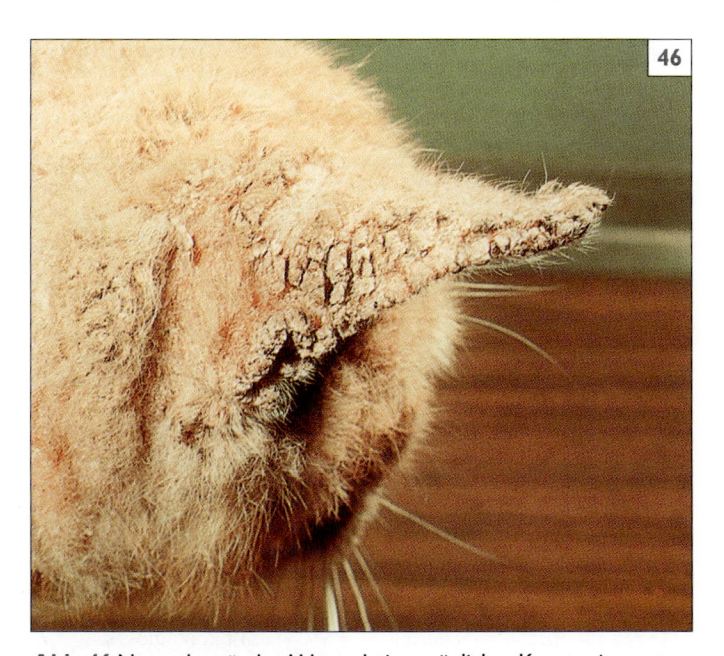

**Abb. 46** Notoedresräude: Akkumulation gräulicher Krusten im rostralen Bereich der Pinnae.

## 1.9 Infestation mit *Cheyletiella* spp. (Cheyletiellose)

### DEFINITION
Cheyletiellose ist eine schuppende bis krustöse Dermatitis mit variablem Pruritus, hervorgerufen durch das Vorkommen von *Cheyletiella*-spp.-Milben auf der Hautoberfläche.

### ÄTIOLOGIE UND PATHOGENESE
3 Cheyletiellen-Spezies sind für den Großteil der klinischen Erkrankungen bei Hunden, Katzen und Kaninchen verantwortlich. Obwohl keine von ihnen wirtsspezifisch ist, findet man *C. yasguri* häufiger beim Hund, *C. blakei* bei der Katze und *C. parasitovorax* beim Kaninchen[1]. Sie leben auf der Hautoberfläche, und die Eier werden an den Haarschäften fixiert. Charakteristisch für Cheyletiellen sind prominente Haken am Ende ihrer akzessorischen Mundwerkzeuge (**Abb. 47**). Der Lebenszyklus dauert etwa 35 Tage und läuft auf einem Wirt ab. Die weibliche Milbe kann außerhalb ihres Wirtes unterschiedlich lange überleben, mindestens 10–14 Tage[2, 3]. Cheyletiellen werden leicht über direkten Kontakt, den hauptsächlichen Ansteckungsweg, übertragen. Gelegentlich erfolgt die Ansteckung auch über die Umgebung.

### KLINISCHES BILD
Diffuse Schuppenbildung im Rückenbereich (**Abb. 48**) ist das Charakteristikum einer Infestation bei Hund und Kaninchen[1, 3]. Der Pruritus ist beim Hund meist nur leicht, kann aber bei manchen Tieren sehr stark sein oder fehlen. Tiere mit intensivem Pruritus zeigen mitunter nur leichte Schuppenbildung, evtl. infolge übersteigerten Putzverhaltens und Selbsttraumatisierung. Obwohl unterschiedlich starke Schuppenbildung und Pruritus bei Katzen gleichfalls auftreten können, findet man bei ihnen viel häufiger kleine (0,2–0,4 cm), verkrustete Papeln mit einer erythematösen Basis (**Abb. 49**) im Rückenbereich[4], v.a. bei Langhaarkatzen. Bei diesen Tieren sind die Veränderungen generell mit Pruritus verbunden[5]. Hunde wie Katzen können auch asymptomatische Träger sein. 30–40% der Kontaktpersonen von infizierten Tieren zeigen Hautveränderungen[3], im klassischen Fall kleine, pruriginöse, erythematöse Papeln in Zweier- oder Dreiergruppen vorwiegend im Bereich von Armen und Oberkörper (an ungeschützten Kontaktstellen mit dem befallenen Tier) (**Abb. 50**).

### DIFFERENZIALDIAGNOSEN
- FAD
- Staphylokokken-Follikulitis
- Pedikulose
- Atopische Dermatitis
- Dermatophytose

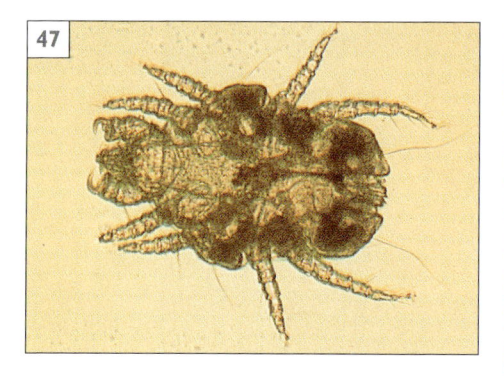

Abb. 47–50 Cheyletiellose: adulte *Cheyletiella yasguri* (**47**); typische Symptome sind Schuppenbildung im Rückenbereich eines Hundes (**48**); verkrustete erythematöse Papeln im Rückenbereich einer Katze (**49**); zoonotische Veränderungen am Bauch eines Kindes nach Kontakt mit einem befallenen Tier (**50**).

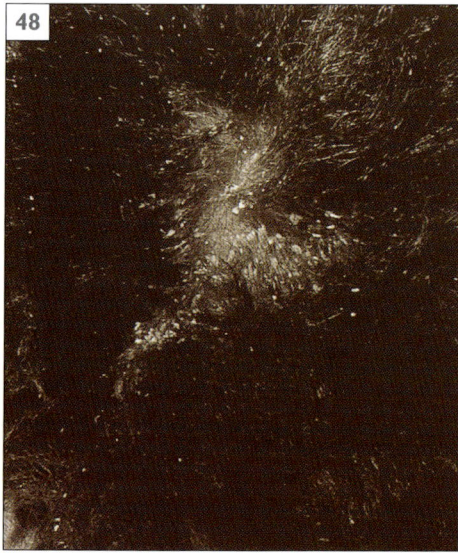

- Adverse Hautreaktionen auf Futterbestandteile
- Demodikose
- Ernährungsfehler, insbesondere Mangel an essenziellen Fettsäuren
- Ektopische *Otodectes-cynotis*-Infestation
- Idiopathische Keratinisierungsstörungen
- Psychogene Dermatitis

## DIAGNOSE

In Hautgeschabseln von schuppigen oder krustösen Bereichen lassen sich die Milben oder ihre an die Haare angehefteten Eier nachweisen[1, 3], ebenso mittels Klebebandpräparaten. Prinzipiell können Cheyletiellen bei Hunden leichter nachgewiesen werden als bei Katzen. Die zuverlässigste Nachweismethode bei diesen ist die mikroskopische Untersuchung von Haaren und Schuppen, die man mit einem feinzinkigen Kamm ausgekämmt hat. Nicht bei allen Tieren sind die Milben nachzuweisen, sodass eine diagnostische Therapie zur Sicherung des Verdachts in manchen Fällen erforderlich ist.

## THERAPIE

Ivermectin-Injektionen (nzA) (0,2–0,3 mg/kg s.c. 3-mal alle 2 Wochen) sind ausgesprochen gut wirksam bei Katzen, Kaninchen und den Hunderassen, bei denen Ivermectin (nzA) nicht kontraindiziert ist – es darf aber keinesfalls bei MDR1-Defekt-gefährdeten Rassen eingesetzt werden. Auch Selendisulfid-Shampoo 1-mal wöchentlich über 4–5 Wochen ist kurativ. Waschungen mit Lime Sulfur oder Pyrethrin, verdünnt nach Anweisung des Herstellers und 3–4-mal wöchentlich appliziert, sind zur Kontrolle der Infestation bei Hunden, Katzen und Kaninchen geeignet. 3 Waschungen mit Amitraz (nzA bei Katzen) im Abstand von 2 Wochen sind eine weitere Option bei adulten Hunden. Die Behandlung mit Fipronil-Spray oder der 10%igen Spot-on-Lösung 2-mal alle 30 Tage kann bei Hunden und Katzen, keinesfalls aber bei Kaninchen, als Alternative gelten[6, 7]. Bei Katzen wird von einer vollständigen Resolution nach Anwendung von Selamectin 3-mal im monatlichen Abstand berichtet. Selamectin und Moxidectin/Imidacloprid als Spot-on-Präparate alle 2–4 Wochen werden mit Erfolg bei Hunden eingesetzt. Alle Kontakttiere sollten gleichzeitig mitbehandelt werden. Da die Milben in der Umgebung auch 10 Tage überleben können, sollten Boden und Möbel, zu denen die Tiere Zutritt haben, sorgfältig mit dem Staubsauger abgesaugt und mit einem Umgebungsspray gegen Flöhe einzusprühen werden.

## KEY POINTS

- Eine Cheyletiellose kann schwierig nachweisbar sein – wenn man sie vermutet, sollte man sie behandeln.
- Sämtliche Kontakthunde und -katzen und die Umgebung müssen behandelt werden.

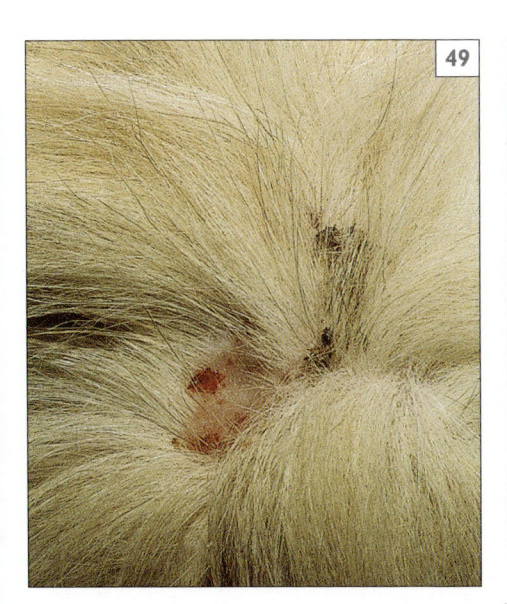

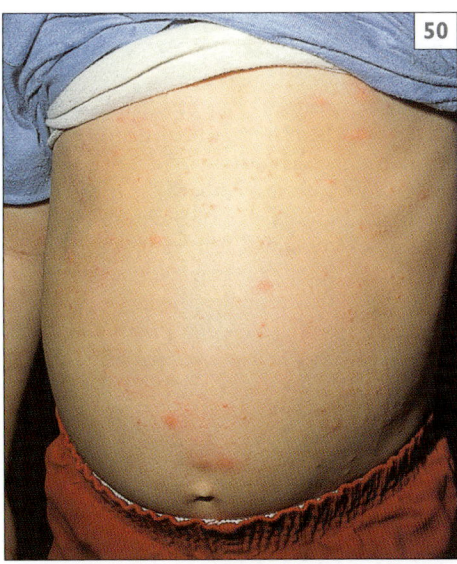

## 1.10 *Neotrombicula-autumnalis*-Infestation

### DEFINITION
Es handelt sich um eine saisonale Dermatose, die durch eine Infestation der parasitierenden Larve von Herbstgrasmilben wie *Neotrombicula autumnalis* und *Eutrombicula alfreduggensi* ausgelöst wird.

### ÄTIOLOGIE UND PATHOGENESE
Adulte Herbstgrasmilben sind frei lebend und nicht parasitierend. Die Eier werden in Paketen im Spätsommer in der Natur abgelegt. Die parasitierenden Larvenstadien (**Abb. 51**) befallen den Wirt in Gruppen bis zu einigen hundert Tieren und sind oft als Cluster an Kopf, Ohren, Füßen oder Ventrum zu sehen. Die Larven nehmen einige Tage Nahrung auf und verlassen dann ihren Wirt. Obwohl eine solche Infestation bei manchen Tieren ohne Pruritus verläuft, können sie doch im späteren Verlauf eine Allergie auf die Milben bzw. deren Stoffwechselprodukte und damit Pruritus entwickeln.

### KLINISCHES BILD
Die Infestation stellt ein saisonales Problem bei frei laufenden Hunden und Katzen dar. In wärmeren Klimazonen ist sie jedoch ein ganzjähriges Problem, und mit zunehmenden Klimaveränderungen wird ihre Saison auch in Nordeuropa länger. Vorwiegend finden sich die Milben auf leichterem, gut wasserdurchlässigem Boden, seltener auf schwererem Lehmboden und eher in Bereichen mit Wildwuchs als in Parks oder Gärten. Befallene Tiere können asymptomatisch sein, klinisch manifeste Patienten zeigen Pruritus. Bei der klinischen Untersuchung der betroffenen Bezirke finden sich manchmal die orangeroten Larven in Clustern (**Abb. 52**), eventuell in Verbindung mit einer papulären oder papulokrustösen Dermatitis[1]. Am häufigsten sind die Milben in den Interdigitalbereichen, am ventralen Abdomen, im Bereich der Henry´schen Tasche an den Pinnae oder, insbesondere bei Katzen, auch an der Schwanzspitze zu finden.

### DIFFERENZIALDIAGNOSEN
- Atopische Dermatitis
- Kontaktallergie oder -irritation

### DIAGNOSE
Bei sorgfältiger Untersuchung der betroffenen Hautbereiche kann man die leuchtend orangeroten Flecken, die Cluster von Larven repräsentieren, entdecken. In manchen Fällen haben die Larven das Tier bereits wieder verlassen, wenn es beim Tierarzt vorgestellt wird. Dann ist das Wissen um die lokalen Gegebenheiten und die entsprechende Jahreszeit entscheidend, denn natürlich ist ein saisonaler Pruritus im Bereich der Pfoten auch hochverdächtig für eine Atopie.

### THERAPIE
Da die Larven ein saisonales Problem darstellen und sich insbesondere in wilder Vegetation finden, ist der logische Therapieansatz eine Restriktion des Zugangs zu den entsprechenden Gebieten während der entsprechenden Jahreszeit. 0,25%iges Fipronil-Spray ist zur Therapie befallener Tiere gut geeignet. Wird es monatlich appliziert, kann es angeblich auch einer Infestation beim Hund vorbeugen[2, 3]. In einigen Fällen kann auch die Anwendung alle 14 Tage notwendig sein[2]. Obwohl Fipronil auch erfolgreich bei Katzen eingesetzt wird, hält bei diesen die präventive Wirkung jedoch nur 7–10 Tage an[2]. Findet man Milben auf einem betroffenen Tier, können sie ebenfalls mit topischen Ektoparasitika in Form von Aerosolen, Waschungen oder Tauchbädern behandelt werden. Gewöhnlich verschwindet der Pruritus schnell, in manchen Fällen ist allerdings auch eine Kurzzeittherapie mit Prednisolon 0,5–1,1 mg/kg p.o. alle 12–24 Stunden erforderlich.

### KEY POINT
- Die Trombiculiasis verursacht ebenso wie die atopische Dermatitis im Sommer einen saisonalen Pruritus im Bereich der Pfoten (und eventuell Ohren). Also Vorsicht bei der Diagnose!

## 1.10 *Neotrombicula-autumnalis*-Infestation

**Abb. 51** Sechsbeinige, organgerote Larve von *Neotrombicula autumnalis* (Herbstgrasmilbe oder Chigger).

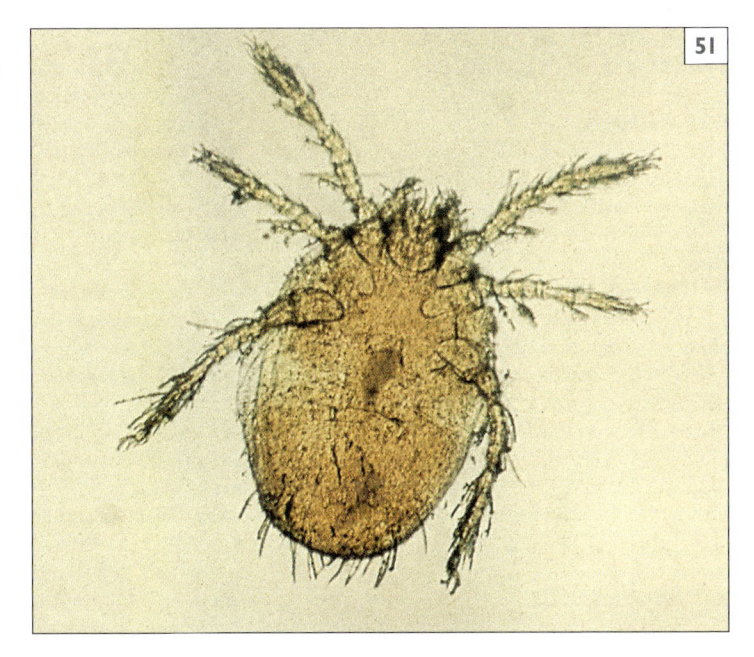

**Abb. 52** Trombiculiasis: ein Cluster von Herbstgrasmilben-Larven im Bereich des medialen Kanthus bei einem Mischlingshund.

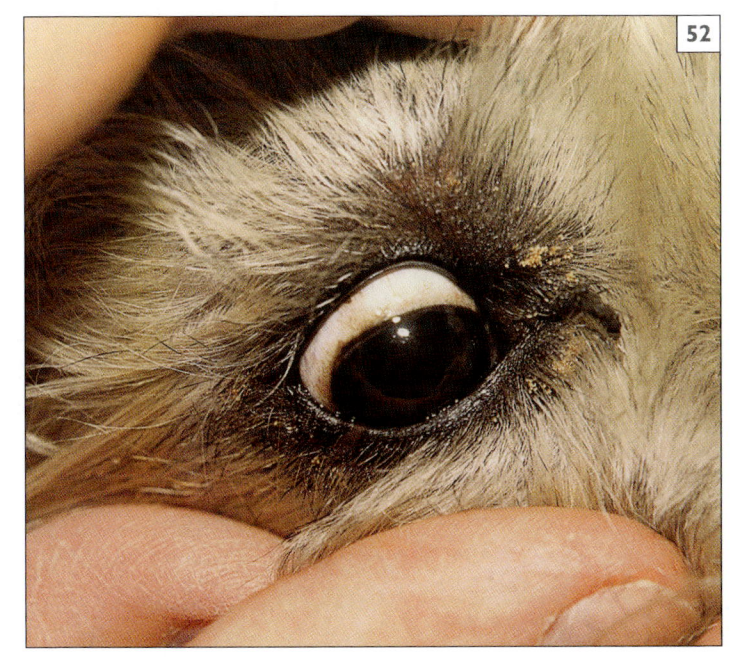

## 1.11 Pelodera-strongyloides-Dermatitis

### DEFINITION
Eine *Pelodera-strongyloides-* oder Rhabditis-Dermatitis ist eine erythematöse, pruriginöse Dermatitis, die durch die Infestation mit dem Larvenstadium dieser Milbe hervorgerufen wird.

### ÄTIOLOGIE UND PATHOGENESE
*P. strongyloides* ist ein frei lebender Nematode, der einen direkten Lebenszyklus durchläuft[1]. Er findet sich in feuchtem Boden oder feuchtem, faulendem organischem Material wie Stroh, Blätter, Heu und Reishüllen. Die Larven können Haut, die mit kontaminiertem Boden oder organischem Material in Kontakt kommt, durchdringen und eine Entzündung der Haut hervorrufen.

### KLINISCHES BILD
Die Veränderungen, die sich bei einer derartigen Infestation entwickeln, befinden sich in den Hautbereichen, die mit Boden oder Liegeplatz in Kontakt kommen, jedoch variiert das klinische Aussehen beträchtlich. Eine fokale oder diffuse Alopezie kann mit oder ohne Erythem bestehen (**Abb. 53, 54**). Manchmal treten auch Papeln, Pusteln und Krusten auf. In chronischen Fällen schließlich kann die Haut lichenifiziert und hyperpigmentiert sein. Der Pruritus variiert von minimal bis intensiv.

### DIFFERENZIALDIAGNOSEN
- Sarcoptesräude
- Atopische Dermatitis
- Adverse Hautreaktionen auf Futterbestandteile
- Kontaktirritation
- Demodikose
- Ankylostomatose
- Dirofilariose
- Dermatophytose
- Bakterielle Follikulitis

### DIAGNOSE
Es sollten Hautgeschabsel entnommen werden, in denen man die kleine, bewegliche Nematodenlarve (Länge 563–625 µm) nachweisen kann (**Abb. 55**)[2]. Manchmal lassen sich diese Nematoden leicht, mitunter aber auch ausgesprochen schwer nachweisen.

### THERAPIE
Das primäre Ziel der Therapie ist, die Umgebung des Tieres so zu verändern, dass ein Kontakt mit larvenhaltigem Boden oder Liegeplätzen vermieden wird. Altes, fauliges Stroh, Heu oder anderes organisches Material sollte aus Hundehütten, Zwingern oder Ausläufen entfernt werden. Nachdem dann das Innere der Hundehütte sowie der Boden der Ausläufe gesäubert wurden, können sie mit Malathion (28 g des 57–59%igen Malathions auf 4–5 Liter Wasser) oder Pyrethroiden eingesprüht werden. Neue Liegeplätze können aus Sägespänen, alten Decken oder geschreddertem Papier eingerichtet werden. Die Tiere selbst sollten mit einem milden Shampoo behandelt werden. Eine systemische antibakterielle Therapie sollte bei einer bakteriellen Sekundärinfektion zusätzlich durchgeführt werden (vgl. oberflächliche Pyodermie, S. 146). Systemische Glucocorticoide wie Methylprednisolon (0,4–0,8 mg/kg p.o. 2-mal täglich) oder Prednison* bzw. Prednisolon (0,5–1 mg/kg p.o. 2-mal täglich) können über 3–10 Tage bzw. nach Bedarf hinzugefügt werden, falls hochgradiger Pruritus besteht. Sowie die Umgebung erregerfrei ist, sollten die Veränderungen selbstlimitierend sein. Parasitizide Waschungen mit sarcopteswirksamen Substanzen wurden in der Vergangenheit propagiert[1, 2]. Allerdings wurde ihr Effekt nie wirklich nachgewiesen, da es keine Studien gibt, die belegen, ob diese Maßnahmen den Krankheitsverlauf verkürzen oder nicht.

### KEY POINTS
- Der Pruritus, der mit einer *P.-strongyloides-*Dermatitis verbunden ist, kann steroidrefraktär sein.
- Betroffene Tiere hatten Kontakt mit feuchtem, verrottendem, organischem, larvenhaltigem Material.
- Die Erkrankung ist selbstlimitierend, wenn das Tier aus der infizierten Umgebung entfernt wird.

## 1.11 *Pelodera-strongyloides*-Dermatits

**Abb. 53–55** *Pelodera-strongyloides*-Dermatitis: ausgedehnte Alopezie, Krustenbildung, Lichenifikation und Hyperpigmentierung an den Kontaktbereichen des Körpers (**53**); Alopezie und Hyperpigmentierung (**54**); der Nematode *P. strongyloides* im Hautgeschabsel (**55**).

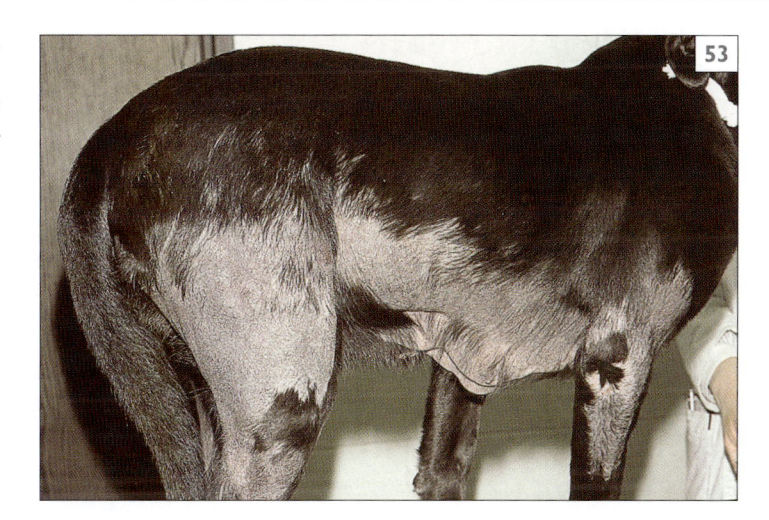

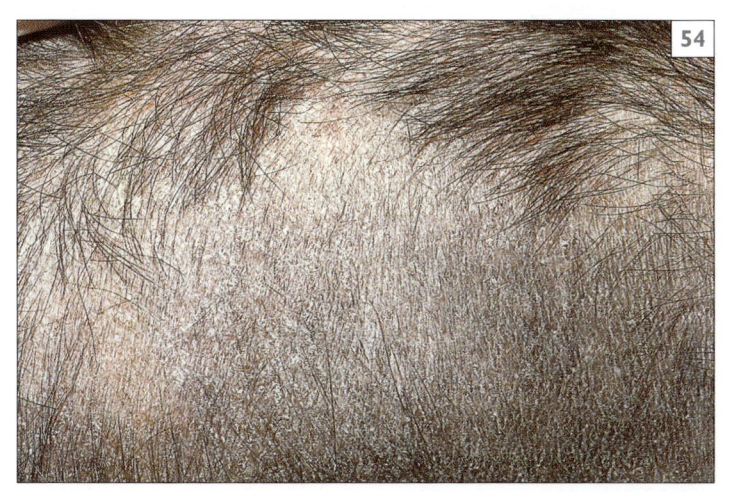

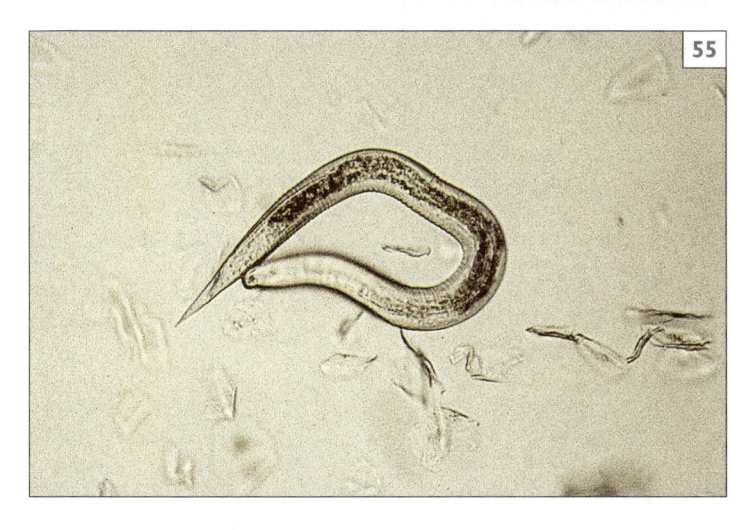

## 1.12 Ankylostomiasis
(Hakenwurm-Dermatitis)

### DEFINITION
Die Hakenwurm-Dermatitis wird durch erythematöse, papuläre Hautveränderungen charakterisiert, die nach der kutanen Penetration von Hakenwurmlarven entstehen.

### ÄTIOLOGIE UND PATHOGENESE
Die Dermatitis entwickelt sich durch die kutane Penetration der 3. Larvenstadien von *Uncinaria stenocephala* oder *Ancylostoma* spp., die im Boden vorhanden sind, mit dem das Tier Kontakt hat[1]. Hautveränderungen kommen häufiger im Zusammenhang mit *Uncinaria stenocephala* als mit *Ancylostoma* spp. vor. Die Larven dringen vorwiegend in schuppende Bereiche ein, doch können sie auch über Haarfollikel penetrieren[2]. Im Gegensatz zu *Ancylostoma* spp. vollendet *U. stenocephala* nur selten seinen Entwicklungszyklus durch die perkutane Penetration[2, 3].

### KLINISCHES BILD
Die Erkrankung kommt gehäuft bei Hunden mit Hakenwurm-Infestation vor, in deren Auslauf schlechte Hygienebedingungen herrschen. Die Veränderungen finden sich vorwiegend an den Pfoten, können aber in allen Bereichen vorkommen, die Kontakt zum Boden haben. Primärveränderungen sind erythematöse Papeln, doch die chronisch befallene Haut wird oft diffus erythematös und verdickt und eventuell auch haarlos (**Abb. 56**). Das Epithel der Ballen wird aufgeraut, weil sich keratinisierte Papillen entwickeln. Chronisch betroffene Ballen können zuletzt auch weich und schwammig werden, insbesondere an den Rändern[4]. Das Krallenwachstum kann beschleunigt sein, es kann zu Spaltungen der Krallen und zu Drehungen um die Längsachse kommen, auch zu Verdickungen und in schweren Fällen zum Abbrechen der Krallen. Als Folge können Arthritiden der distalen interphalangealen Gelenke entstehen[4]. Meist ist der Pruritus leicht, er kann aber in der Intensität variieren[2, 4].

### DIFFERENZIALDIAGNOSEN
- Atopische Dermatitis
- Demodikose
- Kontaktdermatitis
- *Pelodera-strongyloides*-Dermatitis
- Bakterielle Pododermatitis
- *Neotrombicula-autumnalis*-Infestation

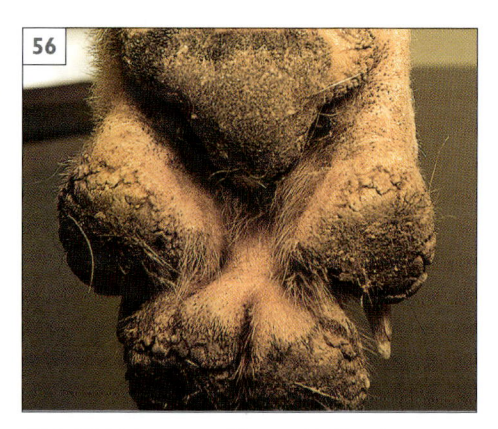

**Abb. 56** Hakenwurm-Dermatitis: Beachtenswert ist das ausgedehnte Erythem und die Schuppenbildung bei diesem chronischen Fall.

- *Malassezia-pachydermatis*-Pododermatitis
- Trauma

### DIAGNOSE
Die Diagnose basiert auf der passenden Anamnese (Haltungsbedingungen mit schmutzigen Ausläufen oder Zwingern und mangelhafte Hygiene) sowie dem klinischen Bild. Ein Nachweis von Hakenwurmeiern im Kot verstärkt den Verdacht, sichert aber nicht die Diagnose. Die Larven können grundsätzlich nicht bei der mikroskopischen Untersuchung von Hautgeschabseln nachgewiesen werden.

### THERAPIE
Betroffene und Kontakttiere sollten eine adäquate Anthelminthika-Behandlung und ein Prophylaxeprogramm erhalten. Häufiges Entfernen des Kots aus Ausläufen und Zwingern und Verbesserung der Hygiene sollten umgehend veranlasst werden. Falls möglich, sollten verschmutzte Zwinger oder Ausläufe gemieden werden, sodass die Tiere von der kontaminierten Umgebung ferngehalten werden. Natriumborat ($0,5$ g/m$^2$) kann verwendet werden, um die Larven auf dem Boden abzutöten, jedoch sollte man den Besitzer darauf aufmerksam machen, dass dieses auch die Vegetation zerstört[1].

### KEY POINT
- Die Ankylostomiasis ist eine eher seltene Erkrankung, die aber in bestimmten Hundehaltungen gehäuft auftritt (z.B. bei Renn-Greyhounds).

## 1.13 Intertrigo

**DEFINITION**

Eine Intertrigo oder Hautfaltendermatitis ist eine entzündliche Reaktion, die in Hautbereichen auftritt, die intensiven Kontakt mit benachbarter Haut haben.

**ÄTIOLOGIE UND PATHOGENESE**

Lefzen-, Gesichts-, Vulva-, Körper- und Rutenfaltenentzündungen resultieren aus einer Entzündungsreaktion, welche durch intensiven Kontakt von Haut und benachbarter Haut entsteht. Örtlich entsteht eine Abrasion, Entzündung und eine Akkumulation von Oberflächensekreten, die zu Mazeration und Sekundärinfektion führt.

**KLINISCHES BILD**

Eine Lefzenfaltenentzündung (**Abb. 57**) entsteht aus dem Überlappen überschüssiger Haut im Bereich der Unterlippe. Die überschüssige Haut formt eine Höhle, in der sich Speichel und Nahrungsreste sammeln, was ideale Bedingungen für eine bakterielle Vermehrung bietet. Die daraus entstehende Oberflächeninfektion wird durch einen fauligen Geruch charakterisiert, den die meisten Besitzer irrtümlich für ein Zahnproblem halten. Die betroffene Haut ist erythematös, manchmal ulzeriert und in manchen Fällen mit etwas Exsudat bedeckt.

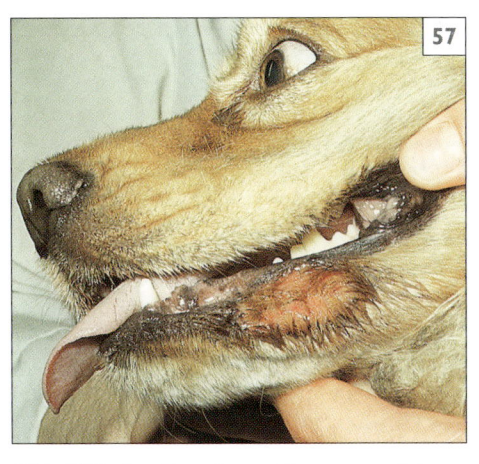

**Abb. 57** Lefzenfaltendermatitis: ein ausgedehnter Bereich mit Erythem und Erosion in der Lefzenfalte eines Cocker Spaniels.

Eine Gesichtsfaltendermatitis (**Abb. 58, 59**) tritt vor allem bei brachyzephalen Rassen wie Pekinese, Englische Bulldogge und Mops auf. Die intertriginösen Bereiche in den Hautfalten über dem Nasenspiegel und unter den Augen werden mazeriert und entzünden sich aufgrund des Tränenflusses oder der Akkumulation von Sekret der Talg- oder Schweißdrüsen. Eine sekundäre bakterielle Entzündung ist möglich. Eine Vulva-

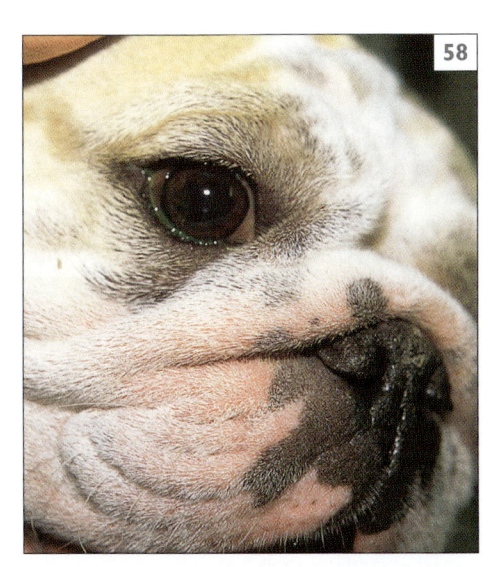

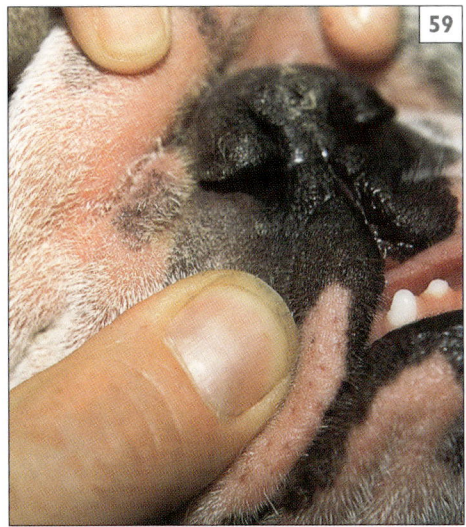

**Abb. 58, 59** Die Gesichtsfalten bei dieser Englischen Bulldogge müssen gespreizt werden, um die Faltenentzündung sichtbar zu machen.

faltendermatitis kommt vorwiegend bei übergewichtigen Tieren vor, deren kleine Vulva tief in einer perivulvaren Falte liegt. Eine Akkumulation von Urin- und Vaginalsekretionen ruft eine Irritation und Mazeration der benachbarten Haut hervor, was zu hochgradiger Entzündung, sekundärer bakterieller Infektion und gelegentlich auch Ulzeration führt. Betroffene Tiere lecken oft sehr stark an ihrer Vulva, dies ist häufig der Grund für die Vorstellung beim Tierarzt.

Rutenfaltendermatitis (**Abb. 60**) betrifft häufiger Englische Bulldoggen, Boston Terrier und Möpse. Die Dermatitis entsteht durch Druck und Reibung ihrer Korkenzieherruten auf die Haut des Perineums sowie durch Mazeration der Haut unter den Falten am Rutenansatz.

Körperfaltenentzündungen entstehen bei Tieren mit viel lockerer Haut, die sich in Falten legt (z.B. Bassets oder Shar Peis). Falten finden sich vorwiegend an Gliedmaßen und Rumpf, wo eine Akkumulation der Oberflächensekrete zu einer Entzündungsreaktion und Sekundärinfektion führt.

## DIFFERENZIALDIAGNOSEN
- *Malassezia-pachydermatis*-Dermatitis
- Atopische Dermatitis
- Adverse Hautreaktionen auf Futterbestandteile
- Demodikose
- Mukokutane Candidiasis
- Epitheliotropes Lymphom

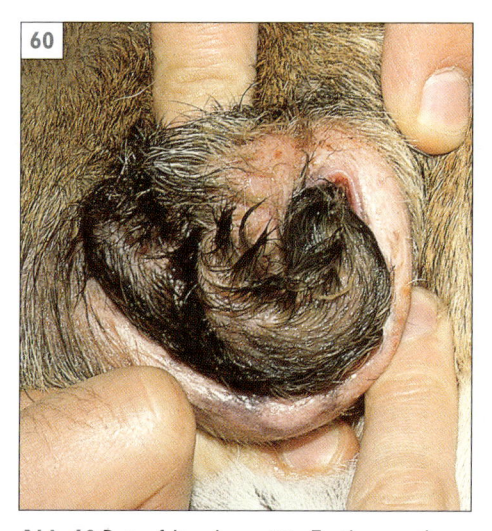

**Abb. 60** Rutenfaltendermatitis: Erythem und Alopezie rings um die Rutenbasis bei einer Bulldogge.

## DIAGNOSE
Die klinischen Befunde sichern bereits die Diagnose, jedoch sollten Abklatschzytologien von den veränderten Bereichen angefertigt werden, um das Vorkommen von Bakterien oder Hefepilzen zu bestätigen. Hautgeschabsel schließen eine Demodikose aus; mit Abklatschtests können *M. pachydermatis* und *Candida* spp. nachgewiesen werden. Kutane Lymphome sind selten und werden nur histopathologisch diagnostiziert. Malassezien sind mitunter als einzige Organismen nachzuweisen (vgl. Malassezien-Dermatitis, S. 57), oder kommen zusammen mit Bakterien vor.

## THERAPIE
Verschmutztes, überschüssiges Fell sollte abgeschnitten und die entsprechenden Gebiete mit Chlorhexidin- oder Ethyllactat-Shampoo oder mit Benzoylperoxid-Gel* behandelt werden. Sind die Veränderungen eher feucht, können sie 2–3-mal täglich für 5 Minuten mit einer milden, antiseptischen Lösung (vgl. pyotraumatische Dermatitis, S. 18) abgetupft werden. Andere antimikrobielle Waschungen (vgl. Malassezien-Dermatitis, S. 57, und oberflächliche Pyodermie, S. 146) können ebenfalls angewendet werden und sich als sehr wirksam erweisen, wenn sie regelmäßig eingesetzt werden. Nach dem Säubern und/oder Trocknen kann eine Antibiotika-Steroid-Kombination als Creme oder Lösung aufgebracht werden. Insbesondere Mupirocin-Creme* ist ausgesprochen wirksam zur Therapie und Kontrolle der bakteriellen Komponente dieser Erkrankung (ist allerdings in manchen europäischen Ländern zur Anwendung bei Tieren nicht zugelassen bzw. sogar verboten). Liegt eine tiefe bakterielle Infektion vor, sind systemische Antibiotika indiziert.

Den Besitzern sollte bewusst sein, dass die konservative Therapie lediglich die Erkrankung unter Kontrolle hält, für eine Heilung hingegen eine chirurgische Intervention erforderlich ist. Cheiloplastik und Episioplastik sind die adäquaten Eingriffe für Entzündungen der Lefzen- bzw. Vulvafalte. Bei einer Rutenfaltendermatitis besteht die präferierte chirurgische Korrrektur in einer Rutenamputation und der Entfernung der überschüssigen Haut. Gesichts- und Körperfalten können prinzipiell ebenfalls chirurgisch entfernt werden, sorgen aber natürlich in vielen Fällen für das rassetypische Aussehen, sodass vor einem chirurgischen Eingriff das geplante Prozedere detailliert und ausführlich mit den Besitzern diskutiert werden muss.

## 1.14 Malassezien-Dermatitis

### ÄTIOLOGIE UND PATHOGENESE

Ebenso wie Staphylokokken (vgl. oberflächliche Pyodermie, S. 146) gehören auch Hefepilze der Gattung *Malassezia* zu den normalen Kommensalen bei den meisten Hunden und Katzen. Die Reservoire auf den Schleimhäuten stellen eine wichtige Quelle für transiente Kontamination und Infektion dar, doch limitieren die kutanen Abwehrmechanismen normalerweise eine Kolonisation und Infektion. Daher tritt eine Malassezien-Dermatitis i.d.R. sekundär zu einer Grunderkrankung auf [1, 2]. Die überwältigende Mehrheit der Infektionen beim Hund wird hervorgerufen durch die lipidunabhängige Spezies *Malassezia pachydermatis*, allerdings wurde auch *M. furfur* isoliert[3]. Bei Katzen wurden mehr Malassezien-Spezies isoliert, u.a. *M. pachydermatis* und die lipidabhängigen Species *M. sympodialis* und *M. furfur* [4, 5].

### KLINISCHES BILD

Eine Malassezien-Dermatitis kann bei allen Hunderassen auftreten. Einige Rassen wie Bassets und West Highland White Terrier sind allerdings prädisponiert, wobei die Prädisposition vermutlich eher für die Primärerkrankungen als für Malassezien per se gilt. Klinische Symptome sind Otitis externa; Pruritus; Erythem; ranziger, muffiger, hefiger Geruch; Seborrhö; Schuppenbildung; Alopezie; Lichenifikation und Hyperpigmentierung. Die klinischen Symptome können fokal oder generalisiert, diffus oder gut umschrieben sein. Häufig betroffen sind Ohren, Lefzen, Schnauze, Pfoten, Unterhals, Achseln, mediale Gliedmaßen und Perineum (**Abb. 61, 62**). Malassezien können auch eine Paronychie mit einem wachsartigen Exsudat und einer Verfärbung der Krallen hervorrufen[2, 6].

Pruritus ist bei Katzen mit Malassezien-Dermatitis weniger häufig. Die klinischen Symptome sind Otitis externa, feline Akne, seborrhoische und schuppige Dermatitis im Gesichtsbereich, generalisierte Schuppenbildung und Erythem, Paronychie mit Verfärbung der Krallen (insbesondere bei Devon Rex-Katzen; **Abb. 63**). Ein generalisiertes Erythem und Schuppenbildung wurde bei Katzen in Verbindung mit Malassezien-Dermatitis bei Thymomen, lymphozytärer muraler Follikulitis und paraneoplastischer Alopezie beobachtet[7].

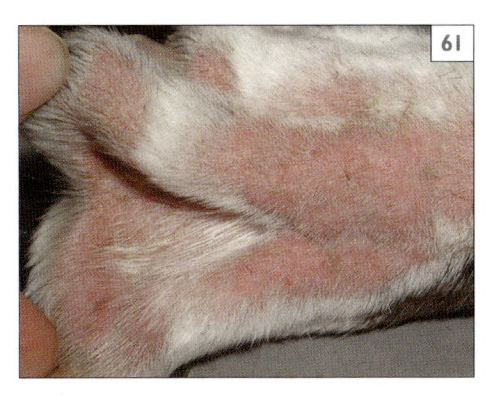

**Abb. 61** Malassezien-Dermatitis an den Pfoten eines atopischen Boxers mit Erythem, Alopezie und Schuppenbildung.

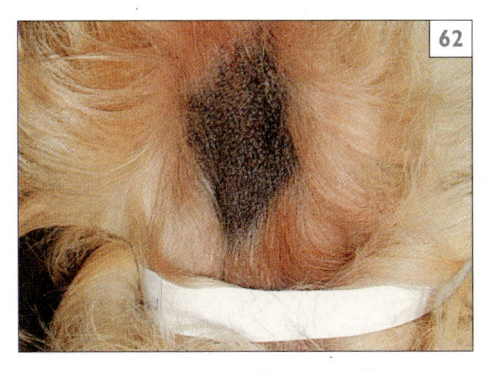

**Abb. 62** Alopezie, Lichenifikation und Hyperpigmentierung des ventralen Halses durch Malassezien-Dermatitis bei einem atopischen Golden Retriever.

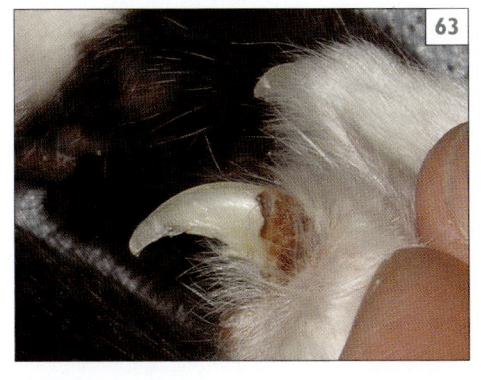

**Abb. 63** Paronychie mit fest haftendem braunem, wachsartigem Material assoziiert mit *Malassezia* bei einer Katze mit metabolischer epidermaler Nekrose.

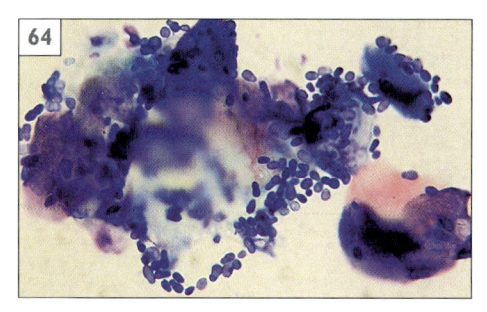

**Abb. 64** Zahlreiche ovale bis erdnussförmige knospenbildende Malassezien umgeben die Korneozyten in einem Abklatschpräparat von einem Hund mit Otitis externa. Die unterschiedliche Färbung von pink bis purpurfarben ist zu beachten (DiffQuik®, 400-fache Vergrößerung).

| Tab. 2 Differenzialdiagnosen einer Malassezien-Dermatitis | |
|---|---|
| **Diagnose** | **Mögliche zugrunde liegende Ursachen/ Erkrankungen** |
| Flöhe | Körperfalten |
| Sarcoptesräude | Sarcoptesräude |
| Demodikose | Demodikose |
| Dermatophytose | Atopische Dermatitis |
| Staphylokokken-Pyodermie | Futterallergie |
| Atopische Dermatitis | Endokrinopathien |
| Futterallergie | Keratinisierungsstörungen |
| Arzneimittelexanthem | Oberflächliche nekrolytische Dermatitis |
| Kontaktdermatitis | Zinkreaktive Dermatose |
| Seborrhoea oleosa | Feline paraneoplastische Alopezie |
| Seborrhoische Dermatitis | Felines Thymom |
| Feline Akne/Feline Gesichtsdermatitis | FeLV oder FIV |
| Acanthosis nigricans | Feline Akne/Feline Gesichtsdermatitis |
| Epitheliotropes Lymphom | Immunsuppressive Therapie |
| | Psychologischer Stress |

## DIFFERENZIALDIAGNOSEN

Zahlreiche andere Hauterkrankungen können eine Malassezien-Dermatitis imitieren (**Tab. 2**). Verkompliziert wird dies noch durch die Tatsache, dass viele Hautkrankheiten auch eine sekundäre Malassezien-Infektion triggern können[1].

## DIAGNOSE

Es gibt keine anerkannten Kriterien, jedoch ist der Nachweis erhöhter Malassezien-Zahlen zusammen mit einem guten klinischen und mykologischen Ansprechen auf eine antimykotische Behandlung hilfreich in der Diagnostik. Malassezien sind leicht als kleine ovale, erdnuss- oder schneemannartige Organismen zu erkennen. Sie werden bei der zytologischen Untersuchung von Klebebandpräparaten oder direkt in Abklatschpräparaten häufig in Gruppen auf der Oberfläche von Schuppen gesehen. Am häufigsten färben sie sich bläulichviolett, jedoch sind auch rötlichpinke oder blassblaue Färbungen möglich (**Abb. 64**). Manche Malassezien färben sich gar nicht an, aber ihre widerstandsfähige Zellwand kann mit hochgestelltem Kondensor sichtbar gemacht werden. Es gibt keinen allgemein akzeptierten Grenzwert, um eine Malassezien-Dermatitis zu diagnostizieren, insbesondere auch, weil diese häufig nicht gleichmäßig über den Objektträger verteilt sind. Unter Praxisbedingungen finden sich auf gesunder Haut nur sehr wenige Malassezien.
*M. pachydermatis* wächst auf Sabouraud-Agar, während lipidabhängige Arten einen supplementierten Nährboden wie Dixon-Agar benötigen[8]. Da Malassezien aber zu den Kommensalen gehören, ist eine Isolation nicht unbedingt signifikant, v.a. wenn es sich um eine geringe Menge handelt[2].
Malassezien können in den oben liegenden Keratinkrusten und in den Haarfollikeln vorkommen, gehen jedoch häufig beim Bearbeiten verloren. Umgekehrt können sie auch in Biopsien anderer Hauterkrankungen als Zufallsbefund auftreten. Histopathologisch wird eine Malassezien-Dermatitis durch Akanthose, Hyperkeratose und superfizielle entzündliche Infiltrate charakterisiert.
Bei Forschungen konnte ermittelt werden, dass ein gewisser Anteil atopischer Hunde spezifische IgE-Antikörper gegen Malassezien entwickelt und im Intrakutantest gegen Malassezien-Extrakte reagiert, was den Verdacht nahelegt,

dass sie auch als Allergene wirken können[9–11]. Malassezien-spezifische serologische Untersuchungen und Intrakutantests sind kommerziell erhältlich, obgleich die klinische Signifikanz einer Malassezien-Allergie und die Wirksamkeit einer Anti-Malassezien-Therapie bei der caninen atopischen Dermatitis nicht klar sind[12].

## THERAPIE
### Topische Therapie
Die topische Therapie stellt grundsätzlich die kosteneffektivste und sicherste Therapie dar (Tab. 3). Gleichzeitig ist sie natürlich die arbeitsintensivste und darum nicht in allen Fällen die am besten geeignete. Lokalisierte Malassezien-Dermatitiden (z.B. in Körperfalten) können mit lokalen antimykotischen Präparaten behandelt werden, bei multifokalen oder generalisierten Malassezien-Dermatitiden sollte hingegen der gesamte Körper einbezogen werden[2], v.a. Ohren, mukokutane Übergänge und Pfoten, da sie wahrscheinliche Malassezien-Reservoire sind. Die Behandlung sollte täglich bis 3-mal wöchentlich so lange fortgeführt werden, bis Abheilung festgestellt wird. Danach erfolgt sie so häufig wie nötig, um diesen Zustand zu erhalten. Die Therapie mit entfettend wirkenden oder antibakteriellen Shampoos ist evtl. initial ebenfalls angezeigt. Nebenwirkungen sind selten, allerdings können die meisten der antimykotischen Produkte austrocknend und irritierend wirken und sollten dann mit Emollienzien als Spülung oder Shampoo kombiniert werden.
Andere Therapieoptionen sind Lotionen, Salben oder Cremes, die Ketoconazol*, Clotrimazol oder Miconazol enthalten. 1%ige Terbinafin-Lösung* ist wirksam zur Therapie einer seborrhoischen Dermatitis beim Menschen.

### Systemische Therapie
Ketoconazol*[13] (5–10 mg/kg p.o. 1-mal täglich, nicht für Tiere zugelassen) und Itraconazol (nzA für Hunde) (5 mg/kg p.o. 1-mal täglich) sind hochwirksam. Eine klinische Besserung sollte nach 7–14 Tagen sichtbar sein, obwohl die Therapie 7–14 Tage über die klinische Heilung hinweg fortgesetzt werden sollte. Bei manchen Tieren sind auch Erhaltungsdosen 2–3-mal wöchentlich erforderlich. Mögliche Nebenwirkungen sind Anorexie, Erbrechen, Diarrhö, Leberschäden, Vaskulitis und teratogene Wirkung. Itraconazol wird besser vertragen als Ketoconazol*. Auch systemisches Terbinafin* (30 mg/kg p.o. 1-mal täglich) ist gut wirksam und gut veträglich[14].

### Zoonotische Infektionen
Ein Trägerstatus für *Malassezia pachydermatis* bei Hundehaltern wurde nachgewiesen[15]. Dies ist für gesunde Menschen unproblematisch, es gibt aber Berichte über zoonotische Infektionen bei immungeschwächten Neugeborenen und Erwachsenen[16, 17].

## KEY POINTS
- Pruritus, der mit *Malassezia* verbunden ist, kann steroidrefraktär sein.
- Die meisten, wenn auch nicht alle Fälle treten in Verbindung mit einer Grunderkrankung auf.

### Tabelle 3 Topische Therapie einer Malassezien-Dermatitis

| Zubereitung | Vorteile | Besonderheiten |
|---|---|---|
| 2% Miconazol/2% Chlorhexidin | Exzellente antibakterielle und antymykotische Wirkung; Residualwirkung | Kann austrocknend und irritierend wirken; gilt als sicher bei Katzen |
| 2–4% Chlorhexidin | Gute antibakterielle und antimykotische Wirkung; Residualwirkung | Kann austrocknend und irritierend wirken; gilt als sicher bei Katzen |
| 2% Schwefel/2% Salicylsäure | Antibakterielle, antimykotische, keratolytische, keratoplastische und antipruriginöse Wirkung | Wird auch bei Langzeittherapie gut vertragen; gilt als sicher bei Katzen |
| Pirocton-Olamin und Monosaccharide | Mikrobiell balancierende und antiadhärente Wirkung | Keine austrocknende Wirkung; gilt als sicher bei Katzen |
| 1% Selensulfid | Gute antimykotische, antiparasitäre und keratolytische Wirkung | Kann austrocknend und irritierend wirken; gilt als sicher bei Katzen |
| Enilconazol-Spülung (nzA bei Katzen) | Gute antimykotische Wirkung | Kann für Katzen toxisch sein |

## 1.15 Epitheliotropes Lymphom
(kutanes T-Zell-Lymphom, Mykosis fungoides)

### DEFINITION
Das epitheliotrope Lymphom ist eine seltene kutane Neoplasie bei Hunden und Katzen und wird durch eine Infiltration der Haut durch epidermotrope T-Lymhozyten charakterisiert.

### ÄTIOLOGIE UND PATHOGENESE
Bestimmte T-Lymphozyten exprimieren Membranrezeptoren, die eine wiederholte Wanderung durch Epidermis und Dermis ermöglichen. Ein epitheliotropes Lymphom entsteht, wenn ein oder mehrere Klone dieser Zellen maligne werden, obwohl der Stimulus für die neoplastische Transformation nicht bekannt ist[1, 2]. Beim Menschen gibt es eine Spekulation, dass persistierende Umweltallergene und/oder Abnormitäten bei den Langerhanszellen als Stimulus einer chronischen T-Zell-Aktivierung dienen können, der zur Proliferation und schließlich klonaler Expansion führt[3]. Neuere Studien lassen vermuten, dass die atopische Dermatitis einen Risikofaktor beim Hund darstellen könnte[4]. Der Immunphänotyp der epitheliotropen T-Zellen beim Hund ist CD8+, beim Menschen hingegen dominieren CD4+[5]. Die neoplastischen Lymphozyten infiltrieren die obere Dermis und die Epidermis, was zur Verdickung, Hyperkeratose, Plaquebildung und Ulzeration führt.

### KLINISCHES BILD
Das epitheliotrope Lymphom ist eine Erkrankung älterer Hunde und Katzen, und es gibt keine Rasse- und Geschlechtsprädisposition. Häufigste klinische Manifestation bei Hund und Katze ist eine pruriginöse Erythroderma mit Plaques und silbrigweißen Schuppen (**Abb. 65**), die auf systemische Glucocorticoide nicht anspricht[1, 6, 7]. Die Erkrankung ist pleomorph und wurde in 4 klinische Manifestationen eingeteilt: 1. Pruritus und Erythem mit Schuppenbildung, Pigmentverlust und Alopezie; 2. mukokutane Dermatitis mit Erythem, Depigmentierung und Ulzeration; 3. solitäre bis multiple Plaques oder Noduli (**Abb. 66**), die mit Schuppen oder Krusten bedeckt sein können; 4. orale Form mit Ulzeration von Zahnfleisch, Gaumen und Zunge[8]. Auch Mischformen sind häufig.

### DIFFERENZIALDIAGNOSEN
- Atopische Dermatitis
- Adverse Hautreaktionen auf Futterbestandteile
- Sarcoptesräude
- *Malassezia-pachydermatis*-Infektion
- Mukokutane Pyodermie
- Pemphigus vulgaris
- Bullöses Pemphigoid und andere subepidermale blasenbildende Dermatosen
- Lupus erythematosus
- Nicht-neoplastische Stomatitis
- Andere Ursachen sekundärer Keratinisierungsstörungen (sollten gleichfalls bedacht werden)

### DIAGNOSE
Die Diagnose erfolgt histopathologisch durch Untersuchung von Biopsien.

### THERAPIE
Das epitheliotrope Lymphom ist häufig therapieresistent und die Prognose ist schlecht. Topisches Mechlorethamin(Stickstoff-Lost)-Hydrochlorid (10 mg aufgelöst in 50 ml Wasser oder Propylenglykol), täglich auf die erythematösen und schuppigen Veränderungen aufgebracht, kann eine vorübergehende Abheilung bewirken. Allerdings sollte diese Substanz unter extremen Vorsichtsmaßnahmen angewendet werden, denn sie ist kanzerogen und ein potenter Kontaktsensibilisator. Der Anwender sollte Handschuhe tragen, jeder Kontakt der Behandlungsstelle mit menschlicher Haut muss vermieden werden. Soll diese Therapie versucht werden, empfiehlt es sich, eine entsprechend formulierte Einverständniserklärung vom Besitzer unterschreiben zu lassen. Nachtkerzenöl (3 ml/kg) oral zweimal wöchentlich oder Isotretinoin* (3 mg/kg p.o. 1-mal täglich) können bei manchen Tieren zu einer vorübergehenden Abheilung führen[9–11]. In einer Untersuchung führte Lomustin* als Monotherapie oder in Kombination mit Retinoiden* oder anderen Lymphom-Behandlungsprotokollen zu einer vollständigen Remission bei 17% und einem partiellen Ansprechen bei 61% der Fälle bei einer durchschnittlichen Behandlungsdauer von 88 Tagen[12]. Dieses Präparat ist myelotoxisch (mit akkumulativer Wirkung) und hepatotoxisch und kann auch gastrointestinale Symptome auslösen. Eine einzige initiale Dosis des Mittels hat das Potenzial, eine lebensgefährliche Myelosuppression auszulösen[12]. Wegen der möglichen Neben-

## 1.15 Epitheliotropes Lymphom (kutanes T-Zell-Lymphom, Mykosis fungoides)

**Abb. 65** Pruriginöse Erythroderma mit Plaques aus silbrig-weißen Schuppen bei einem Patienten mit epitheliotropem Lymphom.

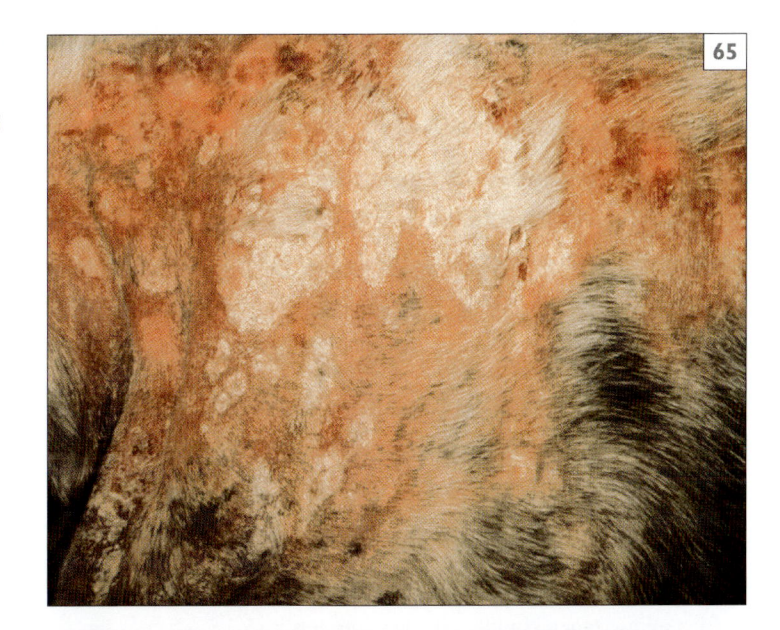

**Abb. 66** Erythematöse, ulzerierte Plaques bei Mykosis fungoides.

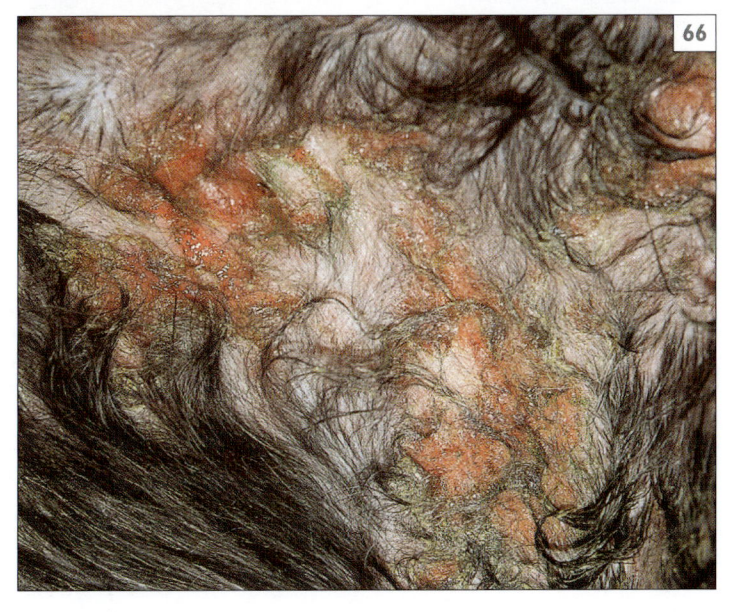

wirkungen wird empfohlen, Lomustin* nur unter der Aufsicht eines Onkologen einzusetzen. Rekombinantes, humanes Interferon-α* führte in wenigen Fällen gleichfalls zur Remission, allerdings nur für 3–4 Monate.

**KEY POINTS**
- Der Pruritus, der mit einem epitheliotropen Lymphom verbunden ist, kann steroidrefraktär sein.
- Die ersten Symptome können so leicht sein, dass ein Verdacht auf diese Erkrankung gar nicht aufkommt.

## 1.16 Akrale Leckdermatitis

**DEFINITION**
Die akrale Leckdermatitis (ALD; akrales Leckgranulom, akraler pruriginöser Knoten) ist die kutane Manifestation einer Zwangserkrankung[1, 2].

**ÄTIOLOGIE UND PATHOGENESE**
Zwangserkrankungen beruhen wahrscheinlich auf komplexen Abweichungen in der Neurophysiologie, obwohl die zugrunde liegenden Defekte nicht bekannt sind[1–3]. Manche nicht-neurologischen Fälle haben evtl. eine prädisponierende Ursache oder einen initialen Auslöser, z.B. Allergien (Atopie, Futterallergie), Fremdkörper, Infektion, Arthritis, Osteopathie, Punktionswunde oder Insektenstich, der die Aufmerksamkeit auf diese Stelle lenkt und zum Lecken veranlasst, wodurch sensorische Nervenendigungen in der tieferen Epidermis freigelegt werden und so einen kontinuierlichen Stimulus zum Lecken liefern. Bei betroffenen Hunden wurde eine periphere sensorische Axopathie beschrieben[3], eine mögliche Erklärung für die kontinuierliche Irritation, die die Veränderung bei manchen Hunden initiiert. Wichtig ist es, zwischen echter psychogener ALD, ALD als Folge einer organischen Ursache und ALD-ähnlichen Veränderungen anderer Ätiologien zu unterscheiden (vgl. Differenzialdiagnosen)[2, 4]. Allerdings ist davon auszugehen, dass diese Einteilung nicht eindeutig ist und dass Stress und medizinische Trigger zur Entwicklung einer ALD beim jeweiligen Hund beitragen können. Das stereotype Verhalten wird zudem noch über die erhaltene Aufmerksamkeit des Besitzers unabsichtlich verstärkt[2, 5]. Alle 3 Arten der ALD sind unweigerlich sekundär infiziert, meist mit Staphylokokken, evtl. aber auch mit gramnegativen Stäbchen und Anaerobiern[5]. Chronische Follikulitis und Furunkulose sind wichtig bei der Pathogenese, sie führen zu weiterer Entzündung, Fibrose und Selbsttraumatisierung.

**KLINISCHES BILD**
Meistens sind große Hunde betroffen. Deutsche Schäferhunde, Dobermänner, Irish Setter, Golden und Labrador Retriever, Dalmatiner und Deutsche Doggen scheinen prädisponiert zu sein[1, 2, 6, 7]. Die Veränderung befindet sich im typischen Fall an der Vorderseite der Vordergliedmaßen im Bereich von Karpus oder Metakarpus. Bei manchen Tieren kommt es auch zu multiplen Veränderungen an mehreren Gliedmaßen. Nach Alopezie und Verfärbung durch Speichel folgen Erosionen der Haut, und es entwickelt sich eine derbe, verdickte, gut abgegrenzte, oft pigmentierte und gelegentlich ulzerierte Plaque (**Abb. 67**).

Syringomyelie ist eine Erkrankung beim Cavalier King Charles Spaniel, die mit einer abnormen atlanto-axialen Morphologie vergesellschaftet ist, mit verändertem Liquor und mit Rückenmarksschädigungen. Dies kann zu neurogenen Schmerzen und Pruritus führen, die sich oft als Kratzen und Reiben der kranialen Schulter und des lateralen Halses manifestieren.

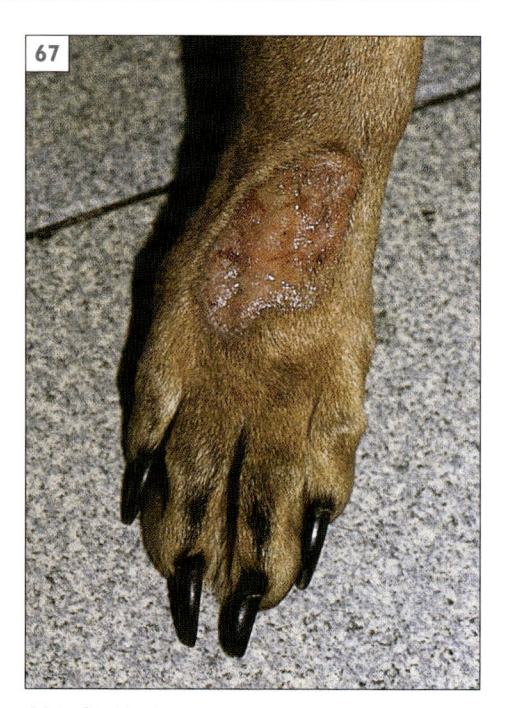

**Abb. 67** Akrales Leckgranulom: eine erythematöse, erodierte, gut demarkierte Plaque im distalen Bereich der Vordergliedmaße bei einem Dobermann.

**DIFFERENZIALDIAGNOSEN**
- Lokalisierte Follikulitis und Furunkulose oder Kerion
- Fremdkörper oder Druckstellengranulom
- Kutane Neoplasie
- Demodikose

- Reaktion auf Zeckenbisse oder Insektenstiche
- Tiefe Infektion durch Bakterien, Mykobakterien, Leishmanien oder Pilze
- Syringomyelie

Medizinische Trigger für eine ALD sind:
- Allergien, Ektoparasitosen und andere pruriginöse Erkrankungen
- Frakturen, Implantate, Osteomyelitis, Arthritis, Erkrankungen der Bandscheiben u.a. orthopädische Veränderungen
- Traumatische, entzündliche oder degenerative neurologische Veränderungen

## DIAGNOSE

Jede Psychodermatose wird im Ausschlussverfahren diagnostiziert. Durch umfassende Anamnese und klinische Untersuchung kann die zugrunde liegende Erkrankung erkannt und können Differenzialdiagnosen ausgeschlossen werden, obwohl in manchen Fällen auch Routine-Hämatologie und -Biochemie, Röntgenuntersuchung, Ultrasonographie, CT und/oder MRT erforderlich sein können. Eine vollständige neurologische Untersuchung und Verhaltensbeurteilung sollte in entsprechenden Fällen veranlasst werden[2]. Alle akralen Leckgranulome sollten biopsiert werden, um Differenzialdiagnosen wie Neoplasie und infektiöse Granulome auszuschließen. Diese entwickeln charakteristische histopathologische Muster, die bei der Diagnose helfen können[5]. Die Biopsien sollten auch zur bakteriologischen Untersuchung mit Resistenztest eingesandt werden, um die Infektion zu bestätigen und gleichzeitig das am besten geeignete Antibiotikum zu identifizieren[1, 5].

## THERAPIE

Sämtliche prädisponierenden Ursachen sind zu berücksichtigen. Tiere mit Veränderungen an mehreren Gliedmaßen haben wahrscheinlich eine schlechtere Prognose[8], möglicherweise weil dies eine echte Psychodermatose widerspiegelt, während einzelne Veränderungen auf eine andere Ätiologie schließen lassen. Eine antibakterielle Behandlung, vorzugsweise auf Basis von Kultur und Resistenztest, ist notwendig (vgl. tiefe Pyodermie, S. 166). Das Antibiotikum sollte gut in Narbengewebe eindringen können und sowohl gegen *Staphylococcus* spp. als auch gegen andere, zytologisch oder kulturell ermittelte Organismen wirksam sein. Die meisten Tiere sprechen innerhalb von 3–4 Wochen bereits gut an, doch bis zur vollständigen Resolution können 3–4 Monate vergehen, v.a. dann, wenn eine Furunkulose mit multiplen freien Haarschäften und extensiver Narbenbildung vorliegt. In der Vergangenheit wurde eine topische Applikation mit einer Mischung aus einem fluorierten Corticosteroid und DMSO (Dimethylsulfoxid) empfohlen[6], doch der tatsächliche Nutzen ist in vielen Fällen fraglich[1]. Capsaicin-Creme* (0,25%ig) 1-mal täglich wirkt in vielen Fällen gut. Einer der Autoren (TJN) hat mit Erfolg bei einigen Fällen topisches 0,1%iges Tacrolimus*, topisches Hydrocortisonaceponat-Spray und Ciclosporin (5 mg/kg) mit aggressiver bakterizider Antibiose kombiniert. Man sollte allerdings unbedingt darauf achten, dass man die Veränderungen nicht verschlimmert, wenn man antibiotische und anti-inflammatorische Behandlungen kombiniert.

Viele Patienten profitieren auch durch Kontrolle von Stress-Situationen und Zwangsverhalten. Kein Behandlungsansatz konnte sich bislang als der beste durchsetzen, jedoch scheint die Kombination von Verhaltenstherapie und medikamentöser Therapie wirksamer zu sein als beide allein[2, 5]. Clomipramin (1 mg/kg p.o. 2-mal täglich und dann gesteigert auf 1,0–3,5 mg/kg 2-mal täglich über 3–4 Wochen) ist für die Therapie von Verhaltensproblemen beim Hund zugelassen. Andere nicht zugelassene Medikamente für die Verhaltensmodifikation sind Amitriptylin* (1–2 mg/kg p.o. 2-mal täglich und dann gesteigert auf 1–4 mg/kg p.o. 2-mal täglich über 3–4 Wochen); eine Kombination aus Amitriptylin* (2 mg/kg 2-mal täglich) und Hydrocodon* (0,25 mg/kg p.o. 1-mal täglich); Doxepin* (1 mg/kg p.o. 2-mal täglich und dann gesteigert auf 1–5 mg/kg p.o. 2-mal täglich über 3–4 Wochen); Fluoxetin* (1 mg/kg p.o. 1–2-mal täglich); Sertralin* (1 mg/kg p.o. 1xtäglich); Diazepam* (0,55–2,2 mg/kg p.o. 1–2-mal täglich); Alprazolam* (0,05–0,25 mg/kg p.o. 1–2-mal täglich); Lorazepam* (0,025–0,25 mg/kg p.o. 1–2-mal täglich); Oxazepam* (0,2–1,0 mg/kg p.o. 1–2-mal täglich; Clonazepam* (0,05–0,25 mg/kg p.o. 1–2-mal täglich) und Naltrexon* (2 mg/kg p.o. 1-mal täglich)[2, 5, 6, 7, 9]. Eine kleine offene Studie kam zu dem Schluss, dass Dextromethorphan* (2 mg/kg p.o. 2-mal täglich) signifikant das ALD-assoziierte Verhalten bei Hunden mit atopischer Dermatitis verringerte[10]. Alle genannten Medikamente sollten mit

Vorsicht angewandt werden. Serotonin-Wiederaufnahme-Blocker können Sedation und andere zentrale neurologische Effekte, Tachykardie, Mydriasis, Ruhelosigkeit, Mundtrockenheit, Urinretention, gastrointestinale Atonie, Gastritis und Nausea hervorrufen und sind bei Leber- und Nierenerkrankungen kontraindiziert. Benzodiazepine können Sedation und Verlust von Inhibitionsmechanismen, Gedächtnis und bereits Gelerntem und Ataxie, Depression oder paradoxe Erregung hervorrufen. Eine randomisierte Blindstudie fand das „dog appeasing pheromone" (DAP) ebenso wirksam wie Clomipramin bei Trennungsangst von Hunden[11]. DAP ist sicher und einfach anzuwenden und könnte daher bei ALD hilfreich sein.

Laser können zum exakten Débridement von akralen Leckgranulomen eingesetzt werden. Durch den Verschluss von Blut- und Lymphgefäßen und Nervenendigungen bewirkt die Lasertherapie eine schnellere Wundheilung mit weniger Schmerzen und Schwellungen[5, 12]. Ohne gleichzeitige Korrektur der eigentlichen Ursache entwickeln allerdings die meisten Tiere neue Veränderungen an gleicher oder anderer Stelle. Die chirurgische Korrektur ist häufig sehr problematisch, da Lokalisation und Größe der Veränderung den Wundverschluss sehr erschweren und das Nahtmaterial weitere Selbsttraumatisierung begünstigt. Alle Maßnahmen, den Hund vom Lecken abzuhalten (z.B. Halskragen o.Ä. wie ein Plastikeimer, dessen Boden in passender Größe ausgeschnitten und der dann am Halsband befestigt wird) führen zwar in der Regel zur Abheilung der Veränderung, sollten aber nur als kurzfristige Maßnahmen angesehen werden, während weitere Untersuchungen und/oder Therapien durchgeführt werden, denn die Veränderungen kommen grundsätzlich wieder, sobald diese Hilfsmittel entfernt werden[2]. Eine Syringomyelie wird am besten durch einen Neurologen diagnostiziert und therapiert, und für die Abklärung können neurologische Untersuchungen, Röntgenuntersuchungen und MRT erforderlich sein. Therapiemöglichkeiten bestehen in Chirurgie, COX-2-Hemmern, Glucocorticoiden, Opioiden und Gabapentin*[8, 13].

### KEY POINT
- Ein Abheilen der Läsionen ist schwer zu erreichen und in manchen Fällen unmöglich.

## 1.17 Schnauzer-Komedonen-Syndrom

### ÄTIOLOGIE UND PATHOGENESE
Dieses Syndrom ist eine follikuläre Keratinisierungsstörung des Zwergschnauzers, die durch die Bildung von Komedonen entlang der dorsalen Mittellinie charakterisiert ist[1], möglicherweise vergesellschaftet mit einem hereditären Entwicklungsdefekt der Haarfollikel, was zu abnormer Keratinisierung, Bildung von Komedonen, Verstopfung und Dilatation der Follikel und manchmal auch zur sekundären bakteriellen Follikulitis führt.

### KLINISCHES BILD
Die Veränderungen entwickeln sich bei jungen bis adulten Zwergschnauzern, breiten sich von der dorsalen Mittellinie nach lateral aus und reichen vom Nacken bis zum Sakrum. Vielfach sind die Veränderungen im Lumbosakralbereich besonders prominent (**Abb. 68**). In frühen oder leichten Fällen kann man die Läsionen mitunter kaum sehen, aber kleine Papeln über den Dorsalbereich fühlen, die verkrusten können und derb oder weich und wachsartig sein können. Im weiteren Verlauf kommt es zu einer Ausdünnung des Haarkleids, und die papulären Komedonen werden offensichtlicher (**Abb. 69**). Eine sekundäre bakterielle Follikulitis kann sich entwickeln und wird dann oft von Pruritus und Schmerzen begleitet. Zusammen mit der Infektion können sich kleine Krusten entwickeln.

### DIFFERENZIALDIAGNOSEN
- Demodikose
- Bakterielle Follikulitis
- Dermatophytose
- Flohbissallergie
- Kontaktdermatitis auf topische Medikamente

### DIAGNOSE
Anamnese und klinisches Bild sind bereits hochverdächtig, die Verdachtsdiagnose wird histopathologisch gesichert. Hautgeschabsel, Klebebandzytologie, Pilzkultur und ein Flohkontrollprogramm sind hilfreich zum Ausschluss der Differenzialdiagnosen.

### THERAPIE
Die Prognose ist unterschiedlich, aber generell gut für die meisten Hunde, auch wenn eine Dauertherapie erforderlich ist. Leichte Fälle mit

## 1.17 Schnauzer-Komedonen-Syndrom

**Abb. 68** Schnauzer-Komedonen-Syndrom: Erythem, Komedonen und Krusten in der dorsalen Lumbosakralregion.

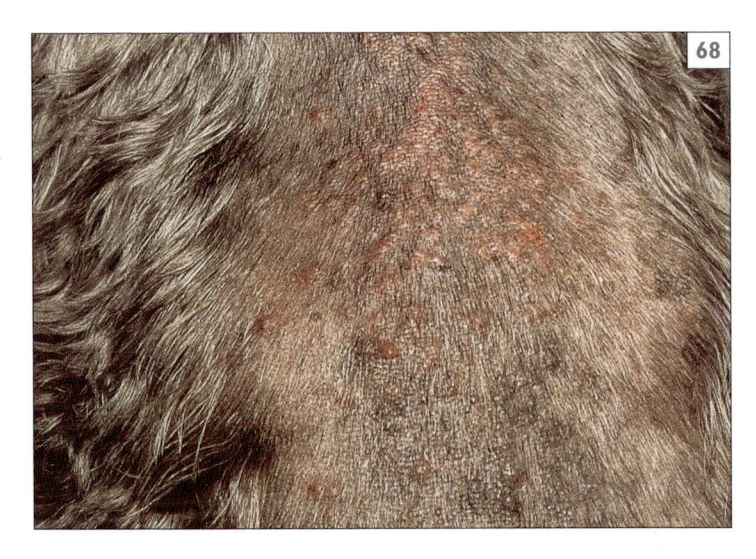

**Abb. 69** Schnauzer-Komedonen-Syndrom mit sehr gut sichtbarer Sekundärinfektion und Furunkulose.

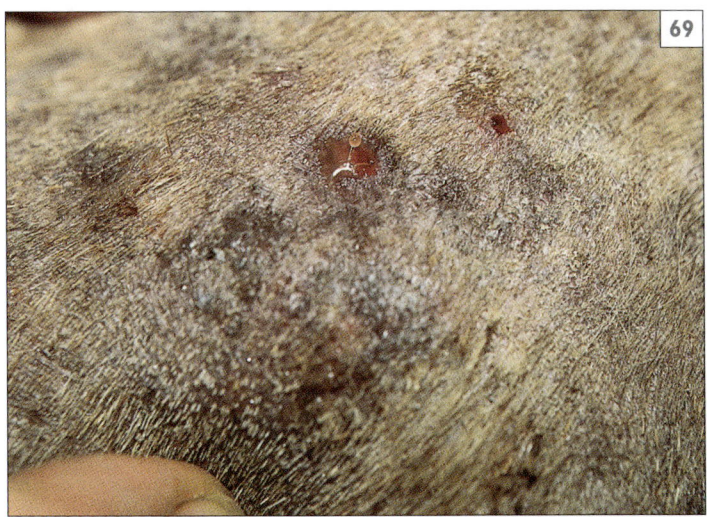

wenigen Veränderungen können unbehandelt bleiben, schwerere können mit keratolytischen Shampoos 2-mal wöchentlich bis zur Remission und dann nach Bedarf kontrolliert werden. Man sollte anfangs mildere, weniger austrocknende Produkte wählen und bei Bedarf zu potenteren übergehen. Die meisten der schwereren Fälle können mit Benzoylperoxid-Shampoo kontrolliert werden, jedoch benötigt man evtl. feuchtigkeitsspendende Spülungen, um bei Langzeittherapie Irritationen zu vermeiden. Eine sekundäre bakterielle Follikulitis sollte mit einer adäquaten systemischen Antibiose über 3 Wochen behandelt werden (vgl. oberflächliche Pyodermie, S. 146). Therapieresistente Fälle können mit Isotretinoin* therapiert werden (1–2 mg/kg p.o. 1-mal täglich über 3–4 Wochen und dann bei Erfolg in reduzierter Behandlungsfrequenz)[1, 2]. Da das Medikament nicht überall erhältlich ist, kann als Alternative Acitretin* genommen werden (0,5–2 mg/kg p.o. 1-mal täglich).

### KEY POINT
- Man sollte sich nicht auf Vermutungen verlassen und dabei mögliche Differenzialdiagnosen außer Acht lassen.

## 1.18 Feline psychogene Alopezie

**DEFINITION**

Die feline psychogene Alopezie ist eine Erkrankung, bei der durch exzessives Putzverhalten ein fleckiger bis diffuser Haarverlust entsteht.

**ÄTIOLOGIE UND PATHOGENESE**

Die Erkrankung ist vermutlich eine angstbedingte Neurose, die durch Veränderungen in der Umgebung wie Halterwechsel, Umzug in ein neues Haus oder eine neue Wohnung, Einzug eines neuen Haustieres, Babys oder Partners, Verlust des liebsten Gefährten oder Konkurrenz in der sozialen Hierarchie hervorgerufen wird[1]. In manchen Fällen können jedoch keine Veränderungen in der direkten Umgebung bzw. den Lebensgewohnheiten nachgewiesen werden.

**KLINISCHES BILD**

Das Syndrom tritt häufiger bei sensibleren Katzen wie Siam-, Burma-, Himalaya- und Abessinier-Katzen auf, doch können auch andere Rassen und Mischlinge betroffen sein. Sowohl eine psychogene Alopezie als auch eine psychogene Dermatitis können entstehen, je nach Grad der Aufmerksamkeit, der der Haut gewidmet wird. Die Veränderungen finden sich am häufigsten entlang der dorsalen Mittellinie (**Abb. 70**), im Inguinalbereich, dem ventralen Abdomen, den Innenflächen der Hinterbeine und den medialen Flächen der Vorderbeine. Der Haarverlust ist oft bilateral symmetrisch, er kann fleckig oder diffus oder in manchen Fällen auch scharf umgrenzt auftreten (**Abb. 71**). In der Mehrzahl der Fälle sind die Haare ausgeleckt und Haarstoppeln können in den kahlen Bereichen ertastet werden. Meist sind die Stellen weder gerötet noch exkoriiert. Gelegentlich schädigen Katzen aber auch ständig die Haut, sodass es zu Erosionen und schließlich zu Ulzerationen kommt. Permanentes Reiben und Markieren kann auch zur Kinnakne führen (vgl. feline Akne, S. 186).

**DIFFERENZIALDIAGNOSEN**

Diese Erkrankung wird überdiagnostiziert, daher müssen andere Erkrankungen zwingend ausgeschlossen werden, die exakt dieselben Veränderungen hervorrufen können wie die feline psychogene Alopezie[1,2]. Auch können Stress und Ängstlichkeit eine bereits bestehende Dermatitis verschlimmern, z.B. bei adversen Hautreaktionen auf Futterbestandteile oder bei atopischer Dermatitis.
- Flohbissallergie
- Läuse, Cheyletiellen und andere Ektoparasiten
- Adverse Hautreaktionen auf Futterbestandteile
- Atopische Dermatitis
- Eosinophile Dermatitis (bei Tieren mit Erosionen oder Ulzerationen)
- Demodikose
- Dermatophytose
- Telogenes Effluvium sekundär zu einer inneren Erkrankung
- Follikuläre Dysplasie (bei Devon Rex)
- Paraneoplastische Alopezie und murale Follikulitis

**DIAGNOSE**

Die Diagnose einer Psychodermatose erfolgt zwingend im Ausschlussverfahren, auch wenn betroffene Katzen während der Konsultation häufig ängstlich oder aggressiv erscheinen, nicht leicht zu untersuchen sind und/oder Tachykardie, Tachypnoe, Maulatmung und Mydriasis entwickeln. Die wichtigste Differenzialdiagnose der

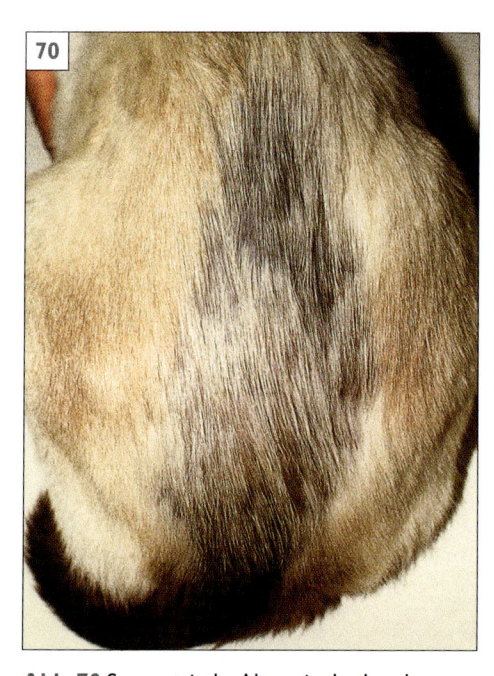

**Abb. 70** Symmetrische Alopezie der Lumbosakralregion einer Siamkatze mit deutlichem Akromelanismus.

## 1.18 Feline psychogene Alopezie

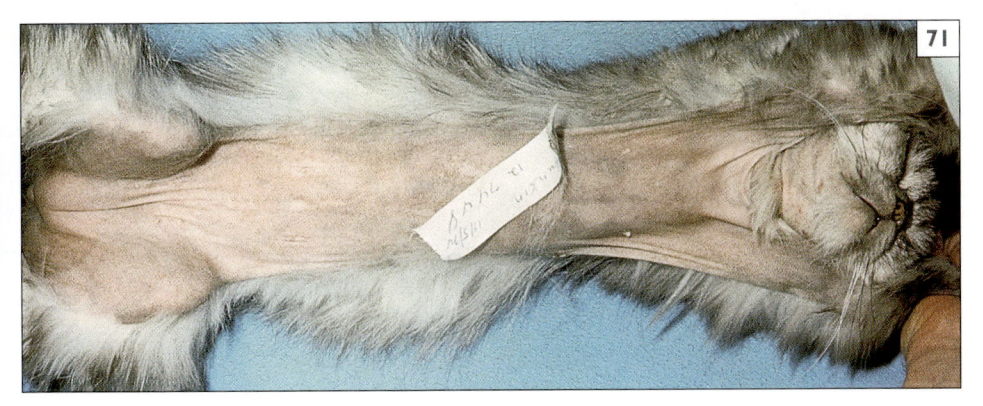

**Abb. 71** Psychogene Alopezie: ausgedehnte, symmetrische Alopezie an der ventralen Körperoberfläche bei einer Perserkatze.

selbstinduzierten symmetrischen Alopezie ist die Flohallergie, und so muss sicher ausgeschlossen werden, dass Flöhe im vorliegenden Fall die Ursache sind. Demodikose und Dermatophytose können über mikroskopische Untersuchungen von Hautgeschabseln und Pilzkultur ausgeschlossen werden. CAFR lassen sich über eine Futterumstellung verifizieren (vgl. adverse Hautreaktionen auf Futterbestandteile, S. 31). Eine atopische Dermatitis auszuschließen, ist schwieriger und kann die Durchführung eines Intrakutantests oder eines serologischen Allergietests und/oder über die diagnostische Therapie mit Corticosteroiden oder Ciclosporin (nzA) (vgl. canine AD, S. 20) erfordern. Zugrunde liegende innere Erkrankungen können mittels klinischer Untersuchung, adäquaten Laboruntersuchungen und Untersuchung der distalen Enden der ausgezupften Haare ausgeschlossen werden. Bei selbstinduzierter Alopezie findet man eine Mischung aus anagenen und telogenen Haaren mit frakturierten Enden, bei telogenem Effluvium und metabolischen Erkrankungen dominieren die telogenen Stadien mit feinen, spitz zulaufenden Haarenden. Durch Biopsie und Histopathologie lassen sich eosinophile Hauterkrankungen, follikuläre Dysplasie, paraneoplastische Alopezie und wenn nötig murale Follikulitis ausschließen.

### THERAPIE

Sobald die Diagnose einer Psychodermatose vorliegt, sollte jede verhaltensmäßige Komponente der Erkrankung identifiziert werden. In einer vollständigen verhaltensmäßigen Anamnese werden dazu alle Änderungen des Arbeitsrhythmus, der Familienstruktur oder Zusammensetzung der im Haus oder Nachbarschaft lebenden Haustiere (also Situationen, die genügend Stresspotenzial besitzen, um diese Erkrankung herbeizuführen) erfasst. Handelt es sich um eine echte psychogene Alopezie, kann ein Behandlungsversuch mit verhaltensmodifizierenden Medikamenten eingeleitet werden, obwohl man mittlerweile davon ausgeht, dass die Kombination aus verhaltensmodifizierenden Medikamenten und Verhaltenstherapie die besten Resultate bringt:

- Amitriptylin* 5–10 mg/Katze p.o. 1–2-mal täglich
- Clomipramin 1,25–2,25 mg/Katze p.o. 1-mal täglich (kann bei Katzen sedativ wirken!)
- Buspiron* 1,25–2,5 mg/Katze p.o. 2-mal täglich
- Diazepam* 1–2 mg/Katze p.o. 2-mal täglich
- Phenobarbital 4–8 mg/Katze p.o. 2-mal täglich
- Pheromon-Sprays oder -Raumvernebler

Wenn das Fell nachgewachsen ist, kann die Dosis schrittweise reduziert werden, um zu testen, ob das Medikament abgesetzt werden kann. Manche Tiere benötigen allerdings eine lebenslange Therapie.

### KEY POINT

- Dieses Syndrom wird überdiagnostiziert, daher muss der Schwerpunkt auf dem sicheren Ausschluss der zahlreichen Differenzialdiagnosen liegen.

**KAPITEL 2**

# Noduläre Hauterkrankungen

## Grundsätzliches
- Nicht alle Knoten sind neoplastisch.
- Häufig sind Infektion, sterile Entzündung oder Neoplasie die Ursache.
- Zytologie und Histopathologie sollten zur Diagnosestellung genutzt werden.
- Grundsätzlich sollte eine definitive Diagnose gestellt werden – Therapie und Prognose sind davon abhängig.

## Häufige Erkrankungen
- Epidermale und follikuläre Inklusionszysten
- Infundibuläres keratinisierendes Akanthom
- Mastzelltumor
- Histiozytom
- Steriles Granulom-/Pyogranulom-Syndrom

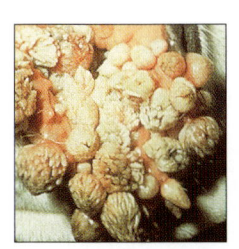

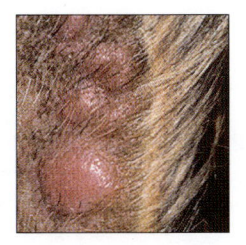

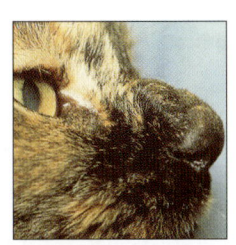

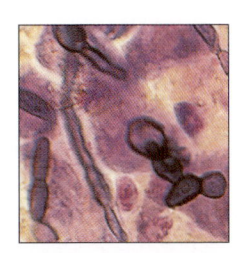

## 2.1 Epidermale und follikuläre Inklusionszysten

### ÄTIOLOGIE UND PATHOGENESE
Epidermale und follikuläre Inklusionszysten sind nicht-neoplastische Schwellungen mit einer epithelialen Begrenzung[1, 2]. Epidermale Inklusionszysten können durch die traumatische Implantation von keratinisiertem Material epidermalen Ursprungs in die Dermis entstehen. Follikuläre Inklusionszysten können von einem traumatischen Verschluss des Follikelkanals herrühren, was zur Akkumulation von pilosebazilem Material führt. Beide sind klinisch nicht voneinander zu unterscheiden, ebenso wenig von benignen epidermalen oder follikulären Tumoren.

### KLINISCHES BILD
Diese Veränderungen kommen häufig bei Hunden, aber selten bei Katzen vor[1, 2]. Es gibt keine Rasse-, Alters- oder Geschlechtsprädisposition. Epidermale Inklusionszysten stellen gut demarkierte, weiche, indolente Schwellungen von bis zu 5 cm Durchmesser dar (**Abb. 72**). Prinzipiell können sie überall auftreten, doch findet man sie am häufigsten am dorsalen oder lateralen Rumpf[1, 2]. Gelegentlich verbindet eine sichtbare Pore das Innere der Zyste mit der Oberfläche. Der Inhalt kann sich an die Oberfläche entleeren und ist dann weißlich granuliert oder salbenartig und gelblichgrau.

Follikuläre Inklusionszysten sind häufiger und treten gewöhnlich an Gliedmaßen und Kopf auf, sie sind kleiner und härter als die epidermalen Inklusionszysten. Nicht selten beträgt ihr Durchmesser lediglich 2–5 mm[1, 2]. Boxer, Shih Tzu, Dobermann und Zwergschnauzer gelten als prädisponiert für multiple Zysten[2]. Multiple, kleine, weißliche Zysten (Milien) können durch postinflammatorische Veränderungen, besonders über Druckpunkten, oder durch längerere Glucocorticoidtherapie entstehen[2].

Rupturierte Zysten setzen keratinisiertes Material in die Dermis frei, wo es zu einer Fremdkörperreaktion mit Entzündung und Schmerz kommt. Infizierte Zysten sind sichtbar entzündet, mit vermehrter Wärme, Schwellung, Schmerzhaftigkeit und gelegentlich auch einem eher purulenten Ausfluss[2].

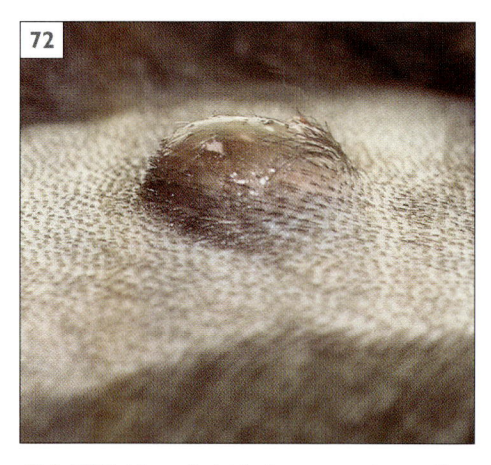

**Abb. 72** Epidermale Inklusionszyste: eine große, gut demarkierte, plaqueartige Veränderung im dorsalen Rumpfbereich eines Mischlingshundes.

### DIFFERENZIALDIAGNOSEN
- Abszess
- Subkutane Pilzinfektion
- Pannikulitis
- Hämatom
- Kutane Neoplasie
- *Cuterebra*-spp.-Infestation

### DIAGNOSE
Bei der Aspirationszytologie finden sich normalerweise zahlreiche, dicht gedrängte, voll differenzierte Keratinozyten, amorpher Debris und Haarfragmente. Bei entzündeten und infizierten Veränderungen können auch Neutrophile und Bakterien vorhanden sein. Die histopathologische Untersuchung eines exzidierten Knotens bestätigt die klinische Diagnose und schließt eine epidermale oder follikuläre Neoplasie aus[1, 2].

### THERAPIE
Die chirurgische Entfernung ist kurativ, allerdings neigen betroffene Tiere zum Rezidiv. Meist sind bei infizierten Zysten Antibiotika erforderlich. Anekdotisch ist die positive Wirkung von Retinoiden* (vgl. idiopathische (primäre) Keratinisierungsstörungen (Seborrhö), S. 188) bei multiplen Zysten beschrieben.

### KEY POINT
- Die Zysten dürfen nicht ausgedrückt werden, dies begünstigt die dermale Entzündungsreaktion und ein Rezidiv.

## 2.2 Infundibuläres keratinisierendes Akanthom

### DEFINITION
Infundibuläre keratinisierende Akanthome (Keratoakanthome oder intrakutane verhornende Epitheliome) sind gutartige noduläre Neoplasien in der Haut von Hunden[1].

### ÄTIOLOGIE UND PATHOGENESE
Die Neoplasien haben ihren Ursprung im Epithel des Infundibulums oder des Isthmus des Haarfollikels[2, 3]. Der zentrale Bereich des Tumors ist mit Keratin gefüllt.

### KLINISCHES BILD
Die Inzidenz des infundibulären keratinisierenden Akanthoms ist bei reinrassigen Hunden höher, v.a. Norwegische Elchhunde sind prädisponiert[3]. Andere Risikorassen sind Lhasa Apso, Pekinese, Yorkshire Terrier und Deutscher Schäferhund[2]. Das Durchschnittsalter bei Beginn liegt in einer Studie unter 5, in einer anderen unter 7 Jahren[2, 4]. Die Neoplasien manifestieren sich im Allgemeinen als gut abgegrenzte dermale oder subkutane Massen mit einem Durchmesser von 0,5–4 cm mit einer Pore, die sich auf die Oberfläche öffnet (**Abb. 73**). Bei Fingerdruck auf das Gebilde kann sich weißer bis grauer Keratindebris aus der Pore entleeren. Bei manchen Tieren wölbt sich auch ein keratinisierter Pfropf aus der Pore vor, der sich bei entsprechender Länge als hornartiges Gebilde präsentieren kann. Selten befinden sich diese Neubildungen auch komplett in der Dermis oder im subkutanen Gewebe, ohne Verbindung zur Hautoberfläche. Wenn die Wand rupturiert, können sich die Veränderungen entzünden, da Keratin in das umliegende Gewebe eindringt und eine Fremdkörperreaktion hervorruft[2]. Normalerweise sind diese Gebilde solitär, können aber beim Norwegischen Elchhund auch generalisiert vorkommen und wurden bei Wolfsspitzen, Deutschen Schäferhunden und Bobtails auch als multipel beschrieben[1].

### DIFFERENZIALDIAGNOSEN
- Follikuläre und andere Zysten
- Kutanes Horn
- Fremdkörperreaktion
- Sterile noduläre Pannikulitis
- Tiefe mykotische Infektion
- *Cuterebra*-spp.-Infestation
- Steriles noduläres Granulom/Pyogranulom
- Bakterielles Granulom
- Andere kutane Neoplasien

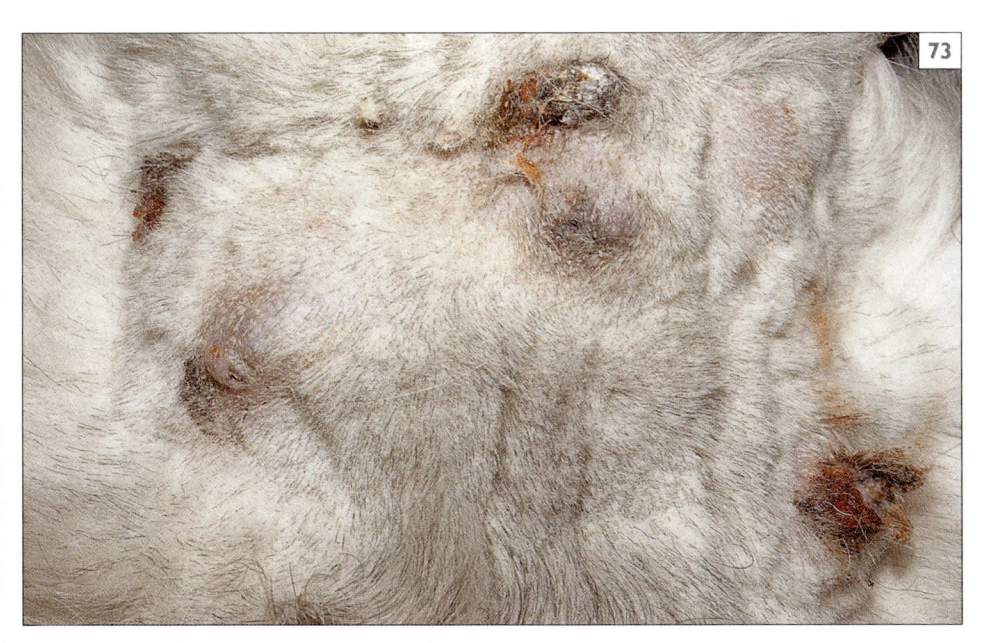

**Abb. 73** Keratoakanthom: verkrustete Noduli im Innenschenkelbereich eines Hundes.

## DIAGNOSE
Die Diagnose wird histopathologisch nach Untersuchung einer Exzisionsbiopsie gestellt.

## THERAPIE
Bei einzelnen Veränderungen ist die chirurgische Exzision die Therapie der Wahl. Bei multiplen Veränderungen ist sie häufig unbefriedigend, weil sich ständig wieder neue Akanthome bilden. Eine topische und/oder systemische antimikrobielle Therapie ist bei sekundär infizierten Läsionen angezeigt. Retinoide* wie Isotretinoin* (2 mg/kg p.o. 1-mal täglich) und Acitretin* (1–2 mg/kg p.o. 1-mal täglich) können sich bei manchen Hunden mit multiplen Veränderungen positiv auswirken[5–7]. Diese Substanzen können die Entstehung neuer Veränderungen verhindern und kleine Akanthome in Regression bringen, haben aber praktisch keinen Einfluss auf größere Knoten. Letztere können mit Kryotherapie vor Beginn der Retinoid-Therapie* anbehandelt werden, dies verbessert häufig das Behandlungsergebnis. Klinische Nebenwirkungen der Retinoide* bestehen in Konjunktivitis, Hyperaktivität, Pruritus, Erythemen an den Pfoten und den mukokutanen Übergängen, Steifheit, Vomitus, Diarrhö und Keratokonjunktivitis[5]. Veränderte Laborbefunde sind Hypertriglyzeridämie, Hypercholesterolämie, Erhöhung von Alanin-Aminotransferase, Aspartat-Aminotransferase und alkalischer Phosphatase[8]. Vor Beginn der Therapie sollten ein Schirmer-Tränentest sowie Blutbild, Organprofile und Urinstatus veranlasst und dann alle 1–2 Monate wiederholt werden. Weitere Kontrollen werden dann dem Verlauf angepasst durchgeführt. Im Allgemeinen sind die klinischen und labordiagnostischen Veränderungen selbstlimitierend, wenn das Medikament abgesetzt oder niedriger dosiert wird. Außerdem muss unbedingt die potente teratogene Wirkung sämtlicher Retinoide* beachtet werden.

## KEY POINT
- Ein ungewöhnlicher Tumor, der nur selten in der Praxis vorgestellt wird.

# 2.3 Papillomatose

## DEFINITION
Kutane Papillome (Warzen) stellen Verdickungen der Epidermis dar, die durch fingerartige Projektionen der Dermis gestützt werden und ein palmwedelartiges Aussehen bekommen.

## ÄTIOLOGIE UND PATHOGENESE
Die meisten Veränderungen werden durch ein DNA-Virus hervorgerufen, doch gibt es auch idiopathische, nicht viral bedingte squamöse Papillome[1–3]. Die viralen Papillome können durch direkten oder indirekten Kontakt übertragen werden, die Inkubationszeit beträgt 2–6 Monate[3].

## KLINISCHES BILD
Kutane virale Papillome sind häufig und treten vorwiegend bei jungen Hunden auf. Sie stellen einzelne oder multiple, weiße bis fleischfarbene, gestielte oder blumenkohlartige Neubildungen (**Abb. 74**) dar, die einen Durchmesser von 2–3 mm bis zu 3 cm erreichen[3]. Sie sind im Allgemeinen in der Mundschleimhaut lokalisiert, können aber auch an Zunge, Gaumen, Pharynx, Epiglottis, Lippen, Konjunktiva, Kornea, Lidern, Ballen und Haut auftreten[2–4]. Eine seltenere Form stellen die invertierten kutanen Papillome dar, die am häufigsten am ventralen Abdomen und im Innenschenkelbereich lokalisiert sind und 1–2 cm große, erhabene Läsionen mit einer zentralen Pore bilden. Farnähnliche Einstülpungen reichen bis ins Zentrum der kraterähnlichen Veränderungen[1]. Multiple pigmentierte Plaques, aus denen Papilloma-Virus isoliert wurde, sind bei Zwergschnauzern und Möpsen beschrieben[5]. Selten stellen sich die Veränderungen auch als kutane Hörner dar[2]. Virale Papillome sind gewöhnlich gutartig und bilden sich über einen Zeitraum von einigen Wochen bis Monaten spontan zurück. In seltenen Fällen wurde auch eine maligne Transformation in Plattenepithelkarzinome dokumentiert[6].

Idiopathische, nicht viral bedingte Papillome sind weniger häufig und betreffen vorwiegend ältere Tiere. Sie sind klein (Durchmesser 1–5 mm), gestielt oder verrukös und vorwiegend an Kopf, Lidern und Pfoten lokalisiert[2, 3].

## DIFFERENZIALDIAGNOSEN
- Talgdrüsenadenome
- Infundibuläres keratinisierendes Akanthom
- Lentigo

## DIAGNOSE
Die Diagnose basiert auf Anamnese und klinischem Aussehen der Veränderungen. Bei untypischem Erscheinungsbild sollte eine Exzision und histopathologische Untersuchung erwogen werden.

## THERAPIE
Eine Therapie ist häufig unnötig, da sich die viralen Papillome beim Hund im Regelfall innerhalb von 3 Monaten spontan zurückbilden und die Tiere dann gegen weitere Infektionen immun sind. Große, in Remission befindliche Papillome können faulig riechen. Sind die Veränderungen zahlreich und groß und behindern deshalb beim Kauen, können sie mittels Kryochirurgie (2 Gefrier-Auftau-Zyklen) oder Elektrochirurgie entfernt werden. Autogene oder kommerziell hergestellte Vakzinen konnten ihre Wirksamkeit noch nicht belegen, und gelegentlich entwickeln sich an den Injektionsstellen Plattenepithelkarzinome[7]. Anekdotischen Berichten zufolge kann auch Imiquimod*-Creme täglich bis zur Resolution auf die Papillome aufgetragen werden. Berichten zufolge kann auch Interferon (IFN-α-2a* oder IFN-α-2b*, 1–1,5 x$10^6$ Einheiten/$m^2$ Körperoberfläche s.c. 3-mal wöchentlich über 4–8 Wochen) zum Verschwinden der Veränderungen beim Hund führen[8].

## KEY POINT
- Eine häufige Erkrankung, die nur selten mehr als der korrekten Diagnose bedarf.

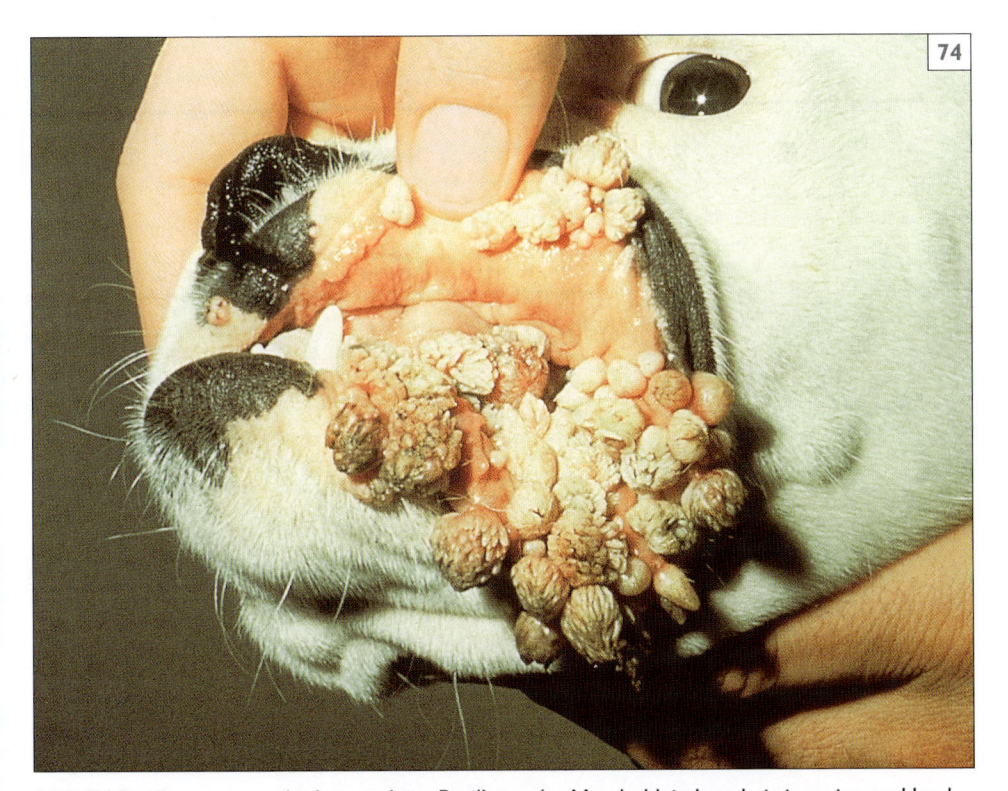

Abb. 74 Papillomatose: multiple, verruköse Papillome der Mundschleimhaut bei einem jungen Hund.

## 2.4 Mastzelltumoren

### ÄTIOLOGIE UND PATHOGENESE

Kutane Mastzelltumoren haben ihren Ursprung in dermalen Mastzellen; sie sind verhältnismäßig häufige und potenziell hochmaligne Tumoren[1]. Die Ätiologie von Mastzelltumoren ist nicht bekannt. In manchen Fällen, insbesondere bei multiplen Tumoren, kann es zu einer massiven Freisetzung von vasoaktiven Mediatoren wie Histamin oder Heparin und damit zu paraneoplastischer Aktivität kommen. Diese reicht von lokalem Erythem und Ödem bis zu Magenulzera und Koagulopathien, Pruritus und Neuropathien[2].

### KLINISCHES BILD

Mastzelltumoren kommen gehäuft bei älteren Tieren vor (Durchschnittsalter 8 Jahre beim Hund und 10 Jahre bei der Katze), sind aber auch bei jungen Hunden, teilweise unter einem Jahr, möglich[3]. Es gibt keine Geschlechtsprädisposition. Einige Rassen sind prädisponiert, beispielsweise Boxer, Boston Terrier, Golden und Labrador Retriever, Bulldogge, Staffordshire Bullterrier, Shar Pei und Siamkatze[1, 4, 5].

Bei Hunden beginnen die Veränderungen gewöhnlich als singuläre oder multiple dermale Noduli (**Abb. 75, 76**), doch ist ihr klinisches Aussehen und das weitere Verhalten unterschiedlich und kaum vorhersehbar. Etwa 50% der Tumoren befinden sich am Rumpf, 40% an den Gliedmaßen und 10% an Kopf und Hals[1, 4]. Ihr klinisches Erscheinungsbild ist sehr variabel, sodass diese Tumoren andere noduläre Veränderungen und auch allergische Reaktionen und Reaktionen auf Insektenstiche imitieren können. Die Größe kann von 1–10 cm variieren. Sie können weich oder derb sein und sind in der Regel gut abgegrenzt. Ganz allgemein sind dermale Mastzelltumoren entweder langsam wachsende, solitäre Knoten oder schnell wachsende, oft schlecht begrenzte Neubildungen mit einer Tendenz zu früher Metastasierung. Shar Peis sind prädisponiert für diffuse Tumoren, die ödematöse Schwellungen und Deformierungen der Beine hervorrufen können[1]. Diese können anamnestisch zunächst schnell gewachsen sein und dann über einen längeren Zeitraum unverändert bleiben. Aggressivere Tumoren sind oft erythematös, haarlos und ödematös. 12–30% der Tumoren metastasieren letztlich, und solche an den mukokutanen Übergängen, Perineum, Genitale und Zehen sind mit höherer Wahrscheinlichkeit aggressiv und maligne[1, 5]. Durch intermittierende Freisetzung von Histamin und anderen vasoaktiven Mediatoren kann die Tumorgröße fluktuieren (Darier-Zeichen)[1] (**Abb. 77**). Die Neoplasien sollten mit Vorsicht gehandhabt werden, denn eine massive Mastzelldegranulation kann eine systemische Anaphylaxie bewirken. Lymphadenopathie, regionales Ödem, Spleno- und Hepatomegalie lassen eine Metastasierung und systemische Beteiligung befürchten.

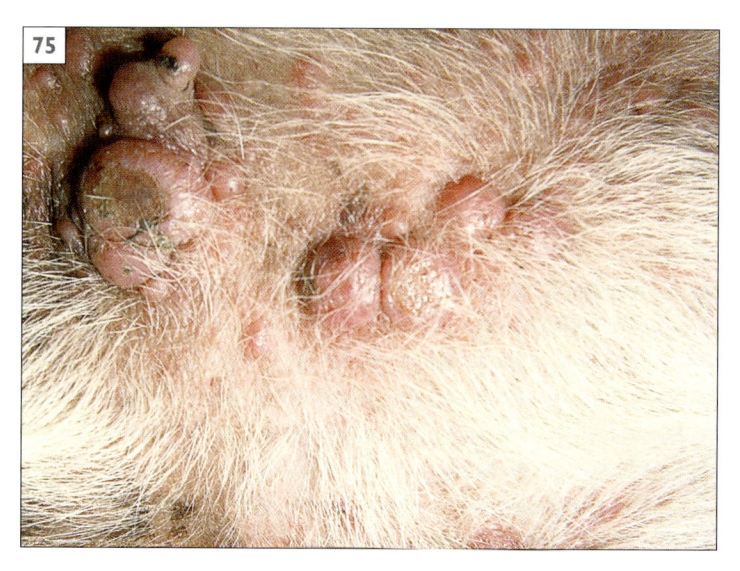

**Abb. 75** Mastzelltumor: multiple erythematöse Noduli im Innenschenkelbereich eines Hundes (Foto: G.T. Wilkinson).

## 2.4 Mastzelltumoren

**Abb. 76** Mastzelltumor: solitärer, ulzerierender Knoten am Kniegelenk eines Hundes.

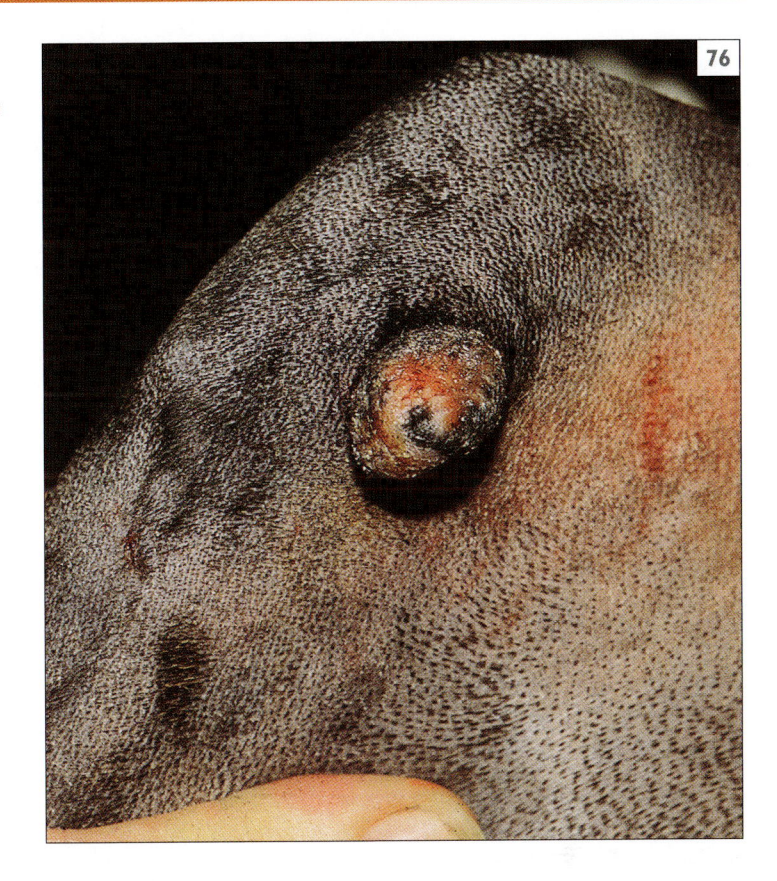

**Abb. 77** Eindrückbares Ödem (Darier-Zeichen) bei einem Weimaraner mit einem Mastzelltumor.

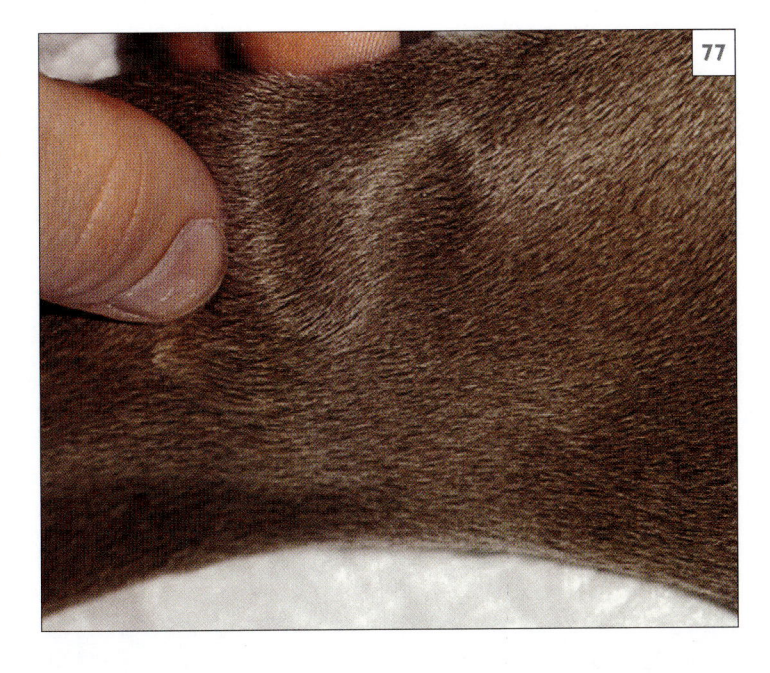

Die häufigste klinische Präsentation bei Katzen ist ein solider dermaler Knoten, doch auch bei ihnen muss mit multiplen Veränderungen gerechnet werden[3]. Mastzelltumoren sind am häufigsten an Kopf und Hals lokalisiert. Im Frühstadium sind sie meist noch behaart, später werden sie erythematös, haarlos und ulzerieren eventuell. Der Großteil der Mastzelltumoren bei Katzen ist benign[3, 6]. Benigne histiozytäre Mastzelltumoren, mit multiplen kutanen Papeln und Noduli insbesondere am Kopf können bei Siamkatzenwelpen und -jungtieren auftreten[1]. Gewöhnlich bilden sie sich spontan zurück.

Veränderungen wie bei der Urticaria pigmentosa mit fluktuierendem Erythem, Quaddeln, Papeln und Noduli sind durch eine Akkumulation gut differenzierter Mastzellen in der Dermis charakterisiert und wurden bei einigen Hunden und Katzen beschrieben. Die Veränderungen bilden sich spontan zurück, mit oder ohne Rezidiv, sie können abwechselnd besser und schlechter werden und auch auf Glucocorticoide ansprechen[1].

## DIFFERENZIALDIAGNOSEN
- Histiozytom
- Kutane oder systemische Histiozytose
- Idiopathische sterile Pyogranulome
- Bakterielle oder mykotische Granulome
- Allergische Reaktionen oder Reaktionen auf Insektenstiche
- Fremdkörpergranulom
- Andere kutane Neoplasien

## DIAGNOSTISCHE VERFAHREN
Mastzellen sind sehr leicht zu erkennen, wenn man eine Feinnadelaspiration durchführt, anfärbt und mikroskopisch untersucht (**Abb. 78**). Mastzellen exfoliieren meist leicht und stellen sich als individuelle Rundzellen mit mäßiger bis starker Akkumulation intensiv basophil gefärbter Granula dar, obwohl schlechter differenzierte Zellen weniger Granula enthalten und damit schlechter zu identifizieren sein können. Eosinophile werden häufig in Aspiraten von Mastzelltumoren gefunden. Mittels Zytologie kann ein Mastzelltumor bestätigt werden, was umgehend zur chirurgischen Exzision mit weiten Rändern (2–3 cm) Anlass geben sollte. Allerdings lässt sich zytologisch weder ein Grading durchführen noch eine Beurteilung der Wundränder. Alle exzidierten Mastzelltumoren sollten daher zur histopathologischen Untersuchung eingeschickt werden.

Weitere Untersuchungen sind Aspiration und/oder Biopsie der tributären Lymphknoten, Hämatologie und Biochemie, Röntgenuntersuchung des Thorax und Ultraschalluntersuchung des Abdomens mit Leber- und Milz-Aspirationsbiopsie, falls erforderlich. Um Grad und Stadium des Tumors abzuschätzen, kann eine Knochenmarkbiopsie nötig sein.

Canine Mastzelltumoren werden von Grad I (ausgesprochen benigne) bis Grad III (ausgesprochen aggressiv) eingestuft, obwohl biologisches Verhalten, optimale Therapie und Überlebenszeit nicht immer mit dem histopathologischen Grad korrelieren. Das histopathologische Grading bei Katzen korreliert nicht mit der Prognose[3, 4, 7].

## THERAPIE
Alle Mastzelltumoren beim Hund sollten als potenziell maligne eingestuft werden, und wenn sie gut abgegrenzt sind, ist die chirurgische Entfernung mit weiten Rändern die beste Therapieoption. Weite Ränder von 2–3 cm und/oder eine Faszienschicht tiefer über die gesamte Oberfläche werden empfohlen, auch bei scheinbar gut abgegrenzten Veränderungen[4, 5]. In manchen Körperregionen (z.B. an distalen Gliedmaßen) sind hierzu evtl. Techniken wie Verschiebeplastik oder andere Transplantate erforderlich. Lokale Blutungen und Ausreißen der Fäden können den Eingriff komplizieren. Es gibt wenig Anhaltspunkte dafür, dass an die Exzision solitärer Tu-

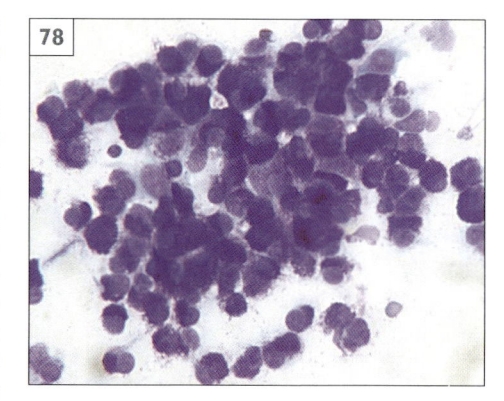

**Abb. 78** Zytologie eines Mastzelltumors: zahlreiche Rundzellen mit intensiv dunkelblauvioletter metachromatischer Granula, die den Zellkern überdecken. Freie Granula sind im Hintergrund sichtbar.

moren eine Chemo- oder Radiotherapie angeschlossen werden muss, vorausgesetzt, das Staging des Tumors war korrekt und die Exzision ebenso[8]. Sollte die histopathologische Untersuchung ergeben, dass der Tumor unvollständig entfernt wurde, ist eine erneute Operation anzuraten. Cimetidin* (5 mg/kg p.o. 3–4-mal täglich) oder Ranitidin* (2 mg/kg p.o. 2–3-mal täglich) sind sinnvoll, falls eine Histaminfreisetzung erfolgt.

### Richtlinien für die Therapie bei Hunden[1, 4, 9–11]

**Stadium 1**
Ein Tumor, der sich auf die Dermis beschränkt, ohne Beteiligung der regionalen Lymphknoten.
- Weite chirurgische Exzision

**Stadium 2**
Ein Tumor, der sich auf die Dermis beschränkt, mit Beteiligung der regionalen Lymphknoten.
- Chirurgische Exzision des Tumors und des betroffenen Lymphknotens, plus Radio- oder Chemotherapie

**Stadium 3**
Multiple oder große infiltrative Tumoren, mit oder ohne Beteiligung der regionalen Lymphknoten.
- Chirurgische Exzision ist evtl. palliativ, aber Chemo- oder Radiotherapie sind erforderlich.

**Stadium 4**
Jeder Tumor mit Fernmetastasen.
- Weite Exzision des Primärtumors und der betroffenen Lymphknoten
- Chemotherapie

### Radiotherapie

Die Radiotherapie eröffnet eine effektive Behandlungsoption bei kutanen Tumoren, die nicht adäquat exzidiert werden können, aufgrund ihrer Lokalisation und/oder einer Infiltration lokaler Gewebe[10, 12]. Ein chirurgischer Eingriff zur Reduktion des Tumorvolumens sollte erwogen werden. Eine Radiotherapie der drainierenden Lymphknoten stellt außerdem eine effektive unterstützende Maßnahme der chirurgischen Exzision bei Tumoren Grad I und II[13] dar. Tumoren an den Gliedmaßen sprechen möglicherweise besser an als die am Rumpf[4]. Die Prognose für Tumoren vom Grad III ist signifikant schlechter als für die vom Grad I oder II[1].

### Chemotherapie

Prednisolon (40 mg/m$^2$ p.o. 1-mal täglich über 7 Tage, danach 20 mg/m$^2$ p.o. alle 2 Tage) ist der Hauptbestandteil der Therapie, obwohl es als Monotherapie nur zu einer kurzfristigen Remission führt[4]. Eine kombinierte Chemotherapie sollte daher bevorzugt werden, um bessere Überlebenszeiten bei prednisolonreaktiven Tumoren zu erzielen. Die Kombinationstherapie ist jedoch weniger gut wirksam bei prednisolonresistenten Tumoren, Grad-III-Tumoren mit Fernmetastasen und aggressiven Mastzelltumoren bei der Katze[3, 4, 9]. Chemotherapeutika, die mit Prednisolon kombiniert werden, sind Vinblastin* oder Vincristin* und Cyclophosphamid*:

- Vincristin* (0,5 mg/m$^2$ i.v. 1-mal wöchentlich), kann auch als alleiniges Mittel zu einer partiellen Remission bei manchen Hunden führen
- Vinblastin* (2 mg/m$^2$ i.v. alle 3 Wochen [Tag 1 eines 21-Tage-Zyklus])[4]
- Cyclophosphamid* (250 mg/m$^2$ p.o. aufgeteilt auf 4 Tage alle 3 Wochen [Tage 8, 9, 10, 11 eines 21 Tage-Zyklus])[4]

Andere Substanzen sind Hydroxycarbamid* und Doxorubicin*[9]. Intraläsionales Triamcinolon* (1 mg/cm Tumordurchmesser) wurde in den Stadien 3 und 4 als unterstützende Therapie vorgeschlagen. Es gab Versuche deionisiertes Wasser intraläsional und postoperativ zur Infiltration des Operationsfelds einzusetzen, doch konnte kein Nutzen festgestellt werden[14]. Anm. d. Übers.: Ermutigende Ergebnisse v.a. bei inoperablen kutanen Mastzelltumoren Grad II und III werden seit kurzem von den Tyrosinkinasehemmern Masitinib (Masivet®) und Toceranib (Paladia®) berichtet.

### KEY POINTS

- Mastzelltumoren sind pozentiell hochmaligne.
- Sie sind ausgesprochen variabel im klinischen Bild und im Verhalten.
- Die Zytologie sichert die Diagnose des Tumors, das Grading erfordert aber die histopathologische Untersuchung.
- Eine weite Exzision in alle Richtungen führt zu den besten Heilungschancen.
- Chemotherapie und Radiotherapie sind für die unterstützende Behandlung empfehlenswert.
- Die Überwachung auf Rezidive sollte mittels Zytologie erfolgen.

## 2.5 Melanozytäre Neoplasien

### DEFINITION
Melanozytäre Neoplasien sind unterschiedlich maligne Tumoren, die von den Melanozyten in der Haut ausgehen. Melanozytome umfassen alle Varianten kongenitaler und erworbener benigner, von den Melanozyten ausgehenden Neoplasien, während es sich bei Melanomen um die malignen Formen handelt[1]. Unter Lentigo versteht man eine intraepidermale melanozytäre Hyperplasie gut differenzierter Melanozyten[1] (vgl. Lentigo und Lentiginosis profusa, S. 216).

### ÄTIOLOGIE UND PATHOGENESE
Beim Menschen können melanozytäre Neoplasien durch aktinische Strahlen induziert werden[2]. Ob dies auch für Hunde und Katzen gilt, ist noch nicht geklärt. Beim Hund sind diese Tumoren gewöhnlich benigne, wenn sie an Kopf und Rumpf lokalisiert sind, aber maligne, wenn sie sich in der Mundhöhle oder an den distalen Gliedmaßen befinden[3, 4]. Die Ursache für dieses regionale Muster ist unbekannt. Bei der Katze sind melanozytäre Neoplasien i.d.R. maligne, insbesondere solche an den Lidern[5].

### KLINISCHES BILD
#### Melanozytom
Diese Tumoren machen etwa 3–4% der Hauttumoren bei Hunden und 0,6–1,3% bei Katzen aus[6–9]. Bei Hunderassen mit stark pigmentierter Haut ist die Inzidenz höher. Zusammengesetzte Melanome manifestieren sich als Knoten mit <1 cm Durchmesser und sind papulär, napfförmig oder plaqueartig bis gestielt mit einer glatten oder leicht papillären Oberfläche[1]. Dermale Melanozytome sind 0,4–4 cm große, solitäre, umschriebene, haarlose, fleischfarbene, napfförmige Gebilde[1]. Die Farbe von Melanozytomen reicht von braun bis blauschwarz.

#### Melanom
Dieser Tumor macht 0,8–20% sämtlicher Hauttumoren aus und tritt prinzipiell bei älteren Tieren auf[8, 9]. Seine Inzidenz ist höher bei Hunderassen mit stark pigmentierter Haut. Bei alten Hunden treten Melanome am ehesten an Lippen, Lidern und Gliedmaßen (**Abb. 79**) sowie den Krallenbetten auf[8]. Bei Katzen sind Kopf, Rumpf und Schwanz die bevorzugten Lokalisationen[5]. Die Größe ist variabel, doch die meisten Melanome sind 1–3 cm groß. Sie sitzen meistens breitflächig auf, doch können auch polypöse oder plaqueartige Melanome vorkommen[1]. Ihre Farbe kann grau, braun oder schwarz sein.

### DIFFERENZIALDIAGNOSEN
- Plattenepithelkarzinom
- Bakterielle und mykotische Granulome
- Histiozytose und steriles Pyogranulom-Syndrom
- Fremdkörpergranulom
- Andere kutane Neoplasien

### DIAGNOSE
Eine Aspirationszytologie kann helfen, die Verdachtsdiagnose Melanom zu stellen, aber sie können leicht mit Mastzelltumoren verwechselt werden[10]. Melanozyten sind große Rundzellen, die gut exfoliieren und reichlich braune bis schwarze Granula haben. Weniger Granula finden sich in Tumoren mit höherer Malignität und geringerer Differenzierung. Da Melanome an Pfoten und Zehen eher maligne sind, sollte die Entscheidung zur radikalen Exzision in chirurgisch behandelbaren Fällen unbedingt auf histopathologischen und nicht auf zytologischen Kriterien basieren. Ein klinisches Staging mit Exzision der lokalen Lymphknoten, Röntgenuntersuchung des Thorax und Blutuntersuchungen sollte beim Verdacht auf ein Melanom angeschlossen werden, da diese Tumoren zur Metastasierung neigen[10].

### THERAPIE
Melanozytome im Rumpfbereich sind normalerweise benigne und sollten mit einem Rand von 1 cm exzidiert werden, was meist kurativ ist[10]. Da Tumoren an den Zehen häufig Melanome sind, besteht die bevorzugte Therapie in der Amputation der Zehe, um eine wirklich adäquate Exzision ohne Langzeitkomplikationen zu erzielen[3, 6, 7]. Die Behandlung von Melanomen sollte ebenfalls die lokale Exzision und evtl. eine lokale Amputation enthalten, obwohl man die Besitzer darauf hinweisen sollte, dass die meisten Hunde aufgrund der Auswirkungen von Fernmetastasen sterben, da Melanome meist lymphogen über die lokalen Lymphknoten in die Lunge streuen[4].

### KEY POINTS
- Neoplasien an den Zehen sollten aggressiv therapiert werden.
- Behandlungsresistente digitale Erytheme oder Ulzerationen sind verdächtig.

## 2.5 Melanozytäre Neoplasien

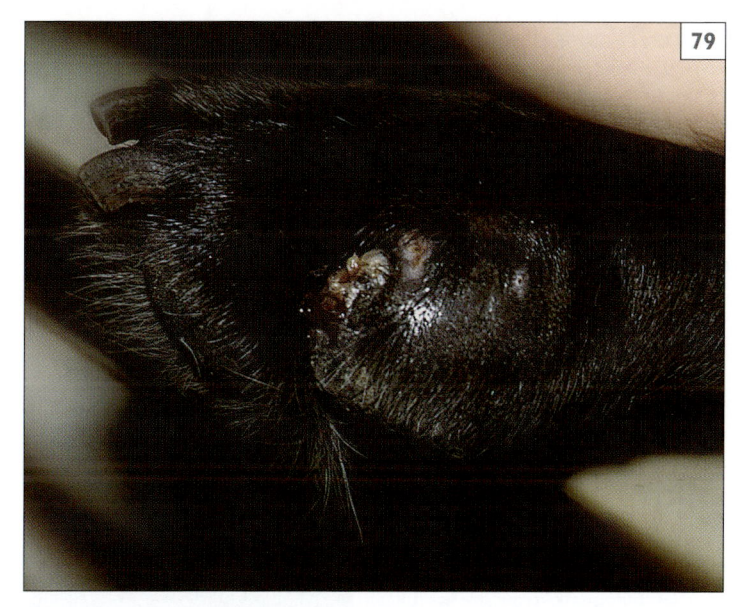

**Abb. 79** Melanom: maligne, stark pigmentierte Veränderung an der Pfote eines Labrador Retrievers.

## 2.6 Basalzellkarzinom
(Basalzell-Epitheliom)

### DEFINITION
Basalzellkarzinome sind verhältnismäßig seltene, benigne Neubildungen, die von den basalen Keratinozyten in der Epidermis ausgehen. Sie wurden in der Vergangenheit zu der breiten Kategorie von Basalzelltumoren gezählt, die ähnlich aussehende Tumoren der Adnexe einschlossen[1].

### ÄTIOLOGIE UND PATHOGENESE
Möglicherweise entstehen Basalzelltumoren durch neoplastische Veränderungen innerhalb der epidermalen Stammzellen[2]. Der Stimulus, der eine normale Zellzyklen durchlaufende Zelle zu einer Zelle mit neoplastischem Potenzial werden lässt, ist nicht bekannt.

### KLINISCHES BILD
Es gibt keine Geschlechtsprädisposition. Die meisten Basalzelltumoren kommen bei älteren Hunden und Katzen vor, typischerweise am Rumpf beim Hund und an Nase, Gesicht und Ohren bei der Katze[1-4]. Die Inzidenz soll bei der Katze 1,25% aller Hauttumoren und <0,3% beim Hund betragen[5, 6]. Die Neoplasien äußern sich als gut abgegrenzte indurierte Plaques oder Noduli mit Eindellung. Die darüber liegende Haut kann Alopezie, Krustenbildung, Ulzeration und durch eine Melaninpigmentierung dunkle Farbe zeigen (**Abb. 80**). Bei Katzen sind die Tumoren eher kleiner und gelegentlich auch multizentrisch (**Abb. 81**). Bei Hunden wurde keine Metastasierung beschrieben, und obwohl Metastasen bei Katzen beschrieben sind, ist die Fallzahl so gering, dass keine exakte Inzidenz angegeben werden kann[1].

### DIFFERENZIALDIAGNOSEN
- Bakterielles oder mykotisches Granulom
- Fremdkörpergranulom
- Follikelzyste
- Andere kutane Neoplasien

### DIAGNOSE
Obwohl das zytologische Erscheinungsbild eines Basalzelltumors charakteristisch sein kann[7], sollte die Diagnose mittels histopathologischer Untersuchung einer Biopsie oder des exzidierten Tumors gesichert werden.

### THERAPIE
Die chirurgische Exzision ist die effektivste Behandlungsmethode[1].

### KEY POINT
- Es handelt sich um einen seltenen nodulären Hauttumor, der im Allgemeinen benigne ist.

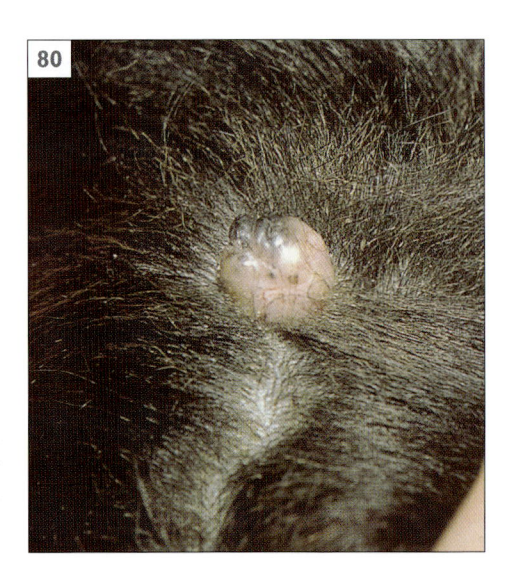

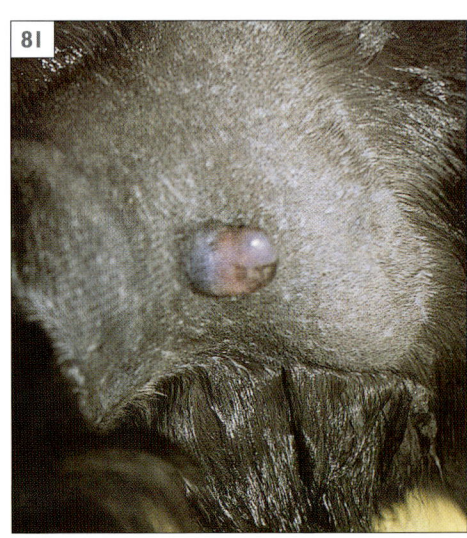

**Abb. 80, 81** Basalzelltumor: ein kleiner, gut abgegrenzter, haarloser nodulärer Basalzelltumor am Rumpf eines Hundes (**80**); ein zystischer, gut abgegrenzter Basalzelltumor am lateralen Hals einer Domestic-Shorthair-Katze (**81**).

## 2.7 Kollagene Nävi

### ÄTIOLOGIE UND PATHOGENESE
Ein kollagener Nävus ist ein umschriebener Entwicklungsdefekt der Haut, der durch kollagene Hyperplasie charakterisiert wird. Ätiologie und Pathogenese sind unbekannt[1].

### KLINISCHES BILD
Kollagene Nävi stellen sich grundsätzlich als derbe, gut umschriebene, langsam wachsende Knoten in Haut oder Subkutis dar, die im Durchmesser von 0,5 bis 5 cm variieren können[1–3]. Die Veränderungen sind gewöhnlich multipel (**Abb. 82**) und befinden sich vorzugsweise an Kopf, Hals und proximalen Extremitäten. Meist sind Tiere mittleren Alters betroffen, jedoch gibt es auch Berichte von jüngeren Tieren[2, 3]. Langsam wachsende Veränderungen an nur einer Körperregion wurden beschrieben[1].

### DIFFERENZIALDIAGNOSEN
- Andere kutane Neoplasien
- Bakterielle und mykotische Granulome
- Sterile noduläre Granulome und Pyogranulome
- Histiozytäre Veränderungen

### DIAGNOSE
Der zytologische Befund ist normalerweise unspezifisch, kann aber beim Ausschluss einer Neoplasie helfen. Rezidive treten schnell auf, besonders schnell bei Tieren mit großen, auf eine Körperregion beschränkten Tumoren[1–3].

### KEY POINT
- Das Verhalten kollagener Nävi kann unvorhersehbar sein, doch die Veränderungen sind grundsätzlich benigne.

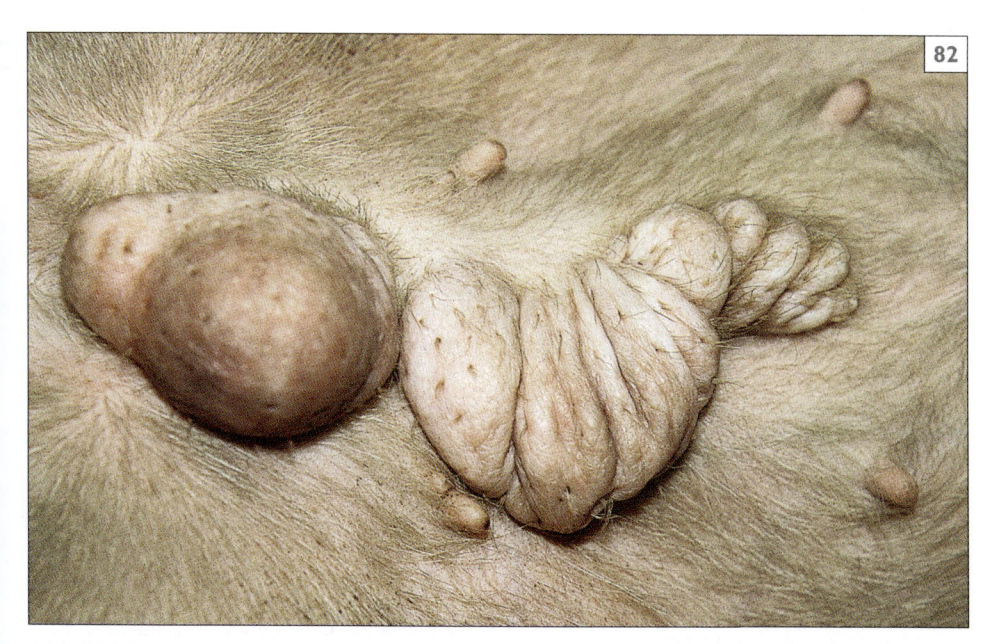

Abb. 82 Multiple, schlaffe kollagene Nävi im Bereich der ventralen Mittellinie eines Hundes.

## 2.8 Canines eosinophiles Granulom

### DEFINITION
Das canine eosinophile Granulom stellt ein seltenes Syndrom dar, bei dem sich Noduli oder Plaques mit einem charakteristischen histopathologischen Muster in der Haut, der Mundschleimhaut oder dem äußeren Gehörgang entwickeln.

### ÄTIOLOGIE UND PATHOGENESE
Anscheinend handelt es sich um eine allergische Reaktion, deren Auslöser in manchen Fällen nicht bekannt ist. Bei einigen Tieren richtet sich die allergische Reaktion vermutlich gegen Arthropodenbisse oder Insektenstiche[1-4].

### KLINISCHES BILD
Sibirean Huskys und Cavalier King Charles Spaniels sind prädisponiert, jedoch wurde die Erkrankung auch bei anderen Rassen beschrieben[1-8]. Die Veränderungen bilden sich am häufigsten in der Mundhöhle, insbesondere der lateralen oder ventralen Fläche der Zunge. Orale Veränderungen sind empfindlich, bluten leicht und sind häufig ulzeriert[3,4,8]. Veränderungen an der Haut zeigen sich als solitäre oder in Gruppen angeordnete erythematöse Papeln, Noduli oder Plaques, die an Pinna, Schnauze, Planum nasale, Hals, Achseln, Flanken, Präputium, Skrotum oder ventralem Abdomen lokalisiert sind[1,2,4,6,7].

### DIFFERENZIALDIAGNOSEN
- Fremdkörpergranulome
- Neoplasie
- Bakterielle und mykotische Granulome
- Sterile noduläre Granulome u. Pyogranulome
- Histiozytäre Veränderungen

### DIAGNOSE
Die Diagnose basiert auf Biopsie, Zytologie und Histopathologie.

### THERAPIE
Kleine Veränderungen an der Haut können spontan verschwinden[3,5,7]. Methylprednisolon (0,5–1 mg/kg p.o. 1-mal täglich) oder Prednison* (1–2 mg/kg p.o. 2-mal täglich) können eingesetzt werden. Die Läsionen heilen im Allgemeinen innerhalb von 2–4 Wochen ab, und nach dieser Zeit kann die Dosis zuerst alle 2 Tage gegeben und dann ausgeschlichen werden.

### KEY POINT
- Das canine eosinophile Granulom wird mittels Biopsie diagnostiziert und spricht gut auf eine Corticosteroidtherapie an.

## 2.9 Steriles Granulom- und Pyogranulom-Syndrom

### DEFINITION
Das sterile Granulom- und Pyogranulom-Syndrom ist eine Erkrankung, die durch Papeln, Noduli oder Plaques der Haut mit charakteristischen histopathologischen Befunden gekennzeichnet ist.

### ÄTIOLOGIE UND PATHOGENESE
Die Pathogenese dieses Syndroms ist unbekannt. Ein kausatives Agens kann nicht nachgewiesen werden, und die Veränderungen sprechen auf Glucocorticoide und andere immunmodulatorische Präparate an, sodass ein immunvermittelter Prozess vermutet wird[1-3]. In Spanien und Italien, wo die Leishmaniose endemisch ist, wurde mittels Polymerase-Chain-Reaction (PCR) und DNA-Sequenzierung in 20 von 35 Biopsien von Hunden, bei denen ursprünglich ein steriles Granulom- und Pyogranulom-Syndrom diagnostiziert worden war, *Leishmania* spp. nachgewiesen[4]. Dementsprechend ist es wichtig, Leishmanien und andere Infektionserreger auszuschließen, ehe man die Veränderungen als steril klassifiziert.

### KLINISCHES BILD
Die Veränderungen äußern sich als derbe, nicht pruriginöse (außer bei Katzen), behaarte bis haarlose Papeln, Knoten und Plaques, die häufig am Kopf und insbesondere am Nasenrücken und der Schnauze lokalisiert sind (**Abb. 83**). Seltener kann man die Läsionen an Pinna, Hals, Rumpf und Extremitäten finden (**Abb 84**)[1-3]. Das Syndrom kann bei jeder Rasse auftreten, jedoch gibt es eine Rasseprädiposition für Deutsche Dogge, Boxer, Golden Retriever, Collie und Weimaraner[1-3]. Bei Katzen gibt es keine Rasseprädispositionen[5].

### DIFFERENZIALDIAGNOSEN
- Neoplasie
- Reaktive Histiozytose
- Xanthom
- Fremdkörper
- Infektionen: *Leishmania* spp., *Nocardia* spp., *Actinomyces* spp., *Blastomyces* spp., *Coccidioides immitis*, *Histoplasma* spp., *Cryptococcus* spp., *Sporothrix* spp., *Basidiobolus* und *Conidiobolus* spp., *Pythium* und *Lagenidium* spp., schnell und langsam wachsende Mykobakterien

## DIAGNOSE

Die Diagnose basiert auf der Histopathologie, mit Spezialfärbungen zum Ausschluss von Infektionserregern und mikrobiellen Gewebskulturen zum Ausschluss anaerober und aerober Bakterien, Mykobakterien und Pilze. Serologie und PCR sind gleichfalls angezeigt, um Infektionen mit anderen Organismen auszuschließen.

## THERAPIE

Die Kombination von Tetracyclin und Nicotinamid (250 mg pro Wirkstoff p.o. 3-mal täglich bei Hunden unter 10 kg, bzw. 500 mg pro Wirkstoff bei Hunden über 10 kg) führt in vielen Fällen zum Abklingen der Veränderungen. Doxycyclin (10 mg/kg p.o. 1-mal täglich) kann anstelle von Tetracyclin eingesetzt werden. Sobald die Granulome abgeheilt sind (nach 6–8 Wochen), kann die Dosierung auf 2-mal täglich oder 1-mal täglich zur Erhaltung reduziert werden[6, 7]. Spricht der Hund auf Tetracyclin/Nicotinamid nicht an oder sind die Veränderungen groß und ausgedehnt, können Methylprednisolon (0,5–1 mg/kg p.o. 2-mal täglich) oder Prednison\*/ Prednisolon (1–2 mg/kg p.o. 2-mal täglich) verabreicht werden. Die Granulome bilden sich normalerweise innerhalb von 2–6 Wochen zurück. Dann kann die Dosis alle 2 Tage appliziert und über 8–10 Wochen weiter bis zur Erhaltungsdosis reduziert werden. In therapieresistenten Fällen kann zusammen mit den Glucocorticoiden Azathioprin\* gegeben werden (2 mg/kg p.o. 1-mal täglich oder alle 2 Tage)[3]. Die Azathioprin-Gabe erlaubt eine niedrigere Glucocorticoiddosis. Sobald die Veränderungen abgeheilt sind, sollte die Gabe auf alle 2 Tage reduziert werden, was auch die Nebenwirkungen minimiert. Azathioprin\* kann zur Knochenmarksuppression führen, sodass die Gabe sehr genau überwacht werden muss, u.a. indem man ein komplettes Blutbild 2-mal wöchentlich in den ersten 8 Wochen und später alle 3 Monate anfertigen lassen sollte. Einer der Autoren (TJN) hat auch sehr gute Erfahrungen mit Ciclosporin (nzA bei Katzen) gemacht (5 mg/kg p.o. 1-mal täglich bis zur Remission und danach bis zur Erhaltungsdosis reduziert).

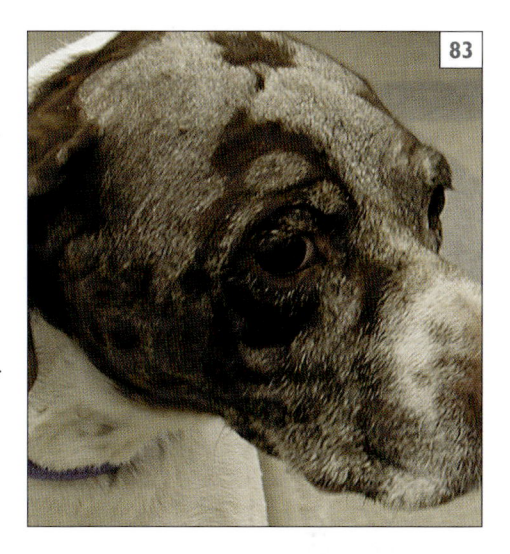

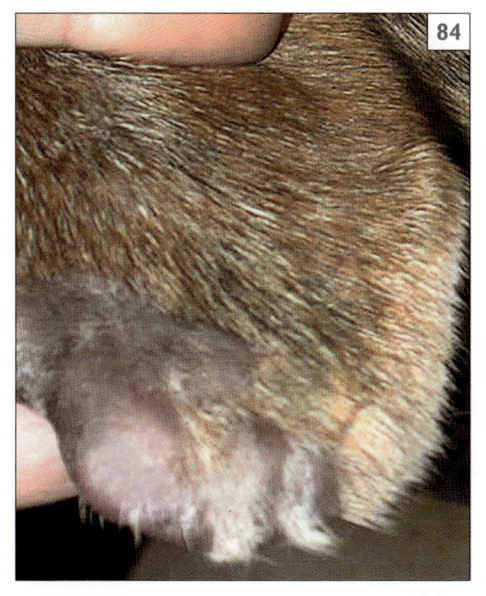

**Abb. 83, 84** Plaques am Kopf und Noduli an den Ohren von Tieren mit sterilem Granulom- und Pyogranulom-Syndrom.

## KEY POINT

- Im Allgemeinen spricht die Therapie gut an, doch ist die Kontrolle der Erkrankung wahrscheinlicher als die Heilung.

## 2.10 Histiozytäre proliferative Erkrankungen

### ÄTIOLOGIE UND PATHOGENESE
Die meisten histiozytären Erkrankungen beim Hund gehen von den dendritischen Zellen aus[1]. Verschiedene Manifestationen werden aufgrund von klinischem Bild, Morphologie und Zellphänotyp unterschieden. Sie werden als reaktive (kutane und systemische Histiozytose) und als neoplastische Formen (kutanes Histiozytom und histiozytäre Sarkome) klassifiziert. Die Ätiologie ist nicht bekannt, jedoch weisen Phänotyp und Ansprechen auf immunsuppressive Therapien bei den reaktiven Formen auf eine Dysregulation des Immunsystems hin, evtl. durch ein fehlendes Abschalten nach einer entzündlichen Reaktion auf Pathogene oder andere Auslöser. Die Inzidenz mancher Formen bei bestimmten Rassen lässt weiterhin an zugrunde liegende, noch unbekannte genetische Faktoren denken.

### KLINISCHES BILD
#### Kutane Histiozytose
Die kutane Histiozytose äußert sich meist in einem oder mehreren Noduli oder Plaques, die sich insbesondere an Kopf, Hals, Perineum und perigenitaler Haut sowie Extremitäten befinden (**Abb. 85, 86**). Sie können behaart oder haarlos und erythematös sein, sind aber normalerweise weder juckend noch schmerzhaft. Fortgeschrittenere Veränderungen können eine zentrale Nekrose und Narbenbildung aufweisen. Es gibt keine offensichtliche Altersprädisposition (reicht von 3–9 Jahren), ebenso fehlen Rasse- oder Geschlechtsprädispositionen[1]. Eine spontane Remission ist möglich, aber selten, die meisten Fälle verlaufen langsam progressiv.

#### Systemische Histiozytose
Die systemische Histiozytose tritt am häufigsten beim Berner Sennenhund auf, wurde aber auch bei anderen Rassen wie Golden und Labrador Retriever, Boxer und Rottweiler beschrieben. Gewöhnlich sind erwachsene Tiere betroffen (4–7 Jahre), eine Geschlechtsprädisposition gibt es nicht. Die Hautveränderungen ähneln denen der kutanen Histiozytose (s. dort), allerdings sind zusätzlich Konjunktiva, Sklera, retrobulbäres Gewebe, Nasenhöhle, Lymphknoten und innere Organe einschließlich Leber, Milz, Lunge und Knochenmark betroffen (**Abb. 87**).

#### Kutanes Histiozytom
Histiozytome sind häufige Tumoren, insbesondere bei Hunden unter 3 Jahren[2]. Gewöhnlich sind sie kleine, nicht schmerzhafte und nicht pruriginöse Noduli, die v.a. an Kopf, Ohren, Hals und Gliedmaßen lokalisiert sind (**Abb. 88**). Sie

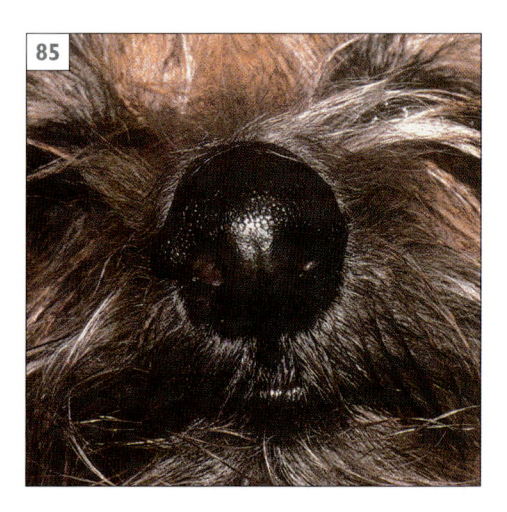

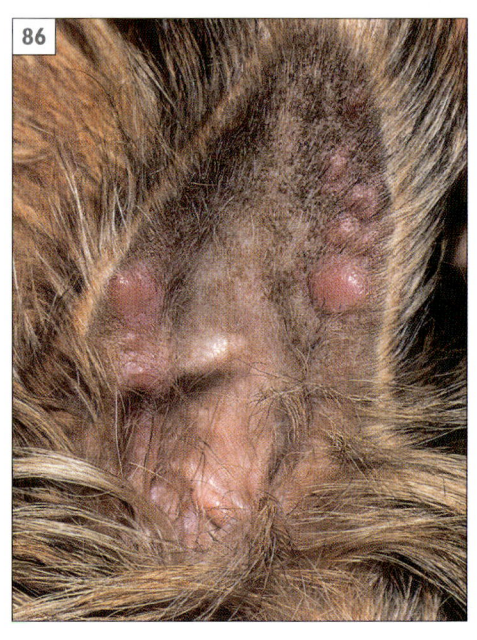

**Abb. 85, 86** Geschwollene Nase (**85**) und erythematöse Noduli an der Pinna (**86**) eines Yorkshire Terriers mit kutaner Histiozytose.

## 2.10 Histiozytäre proliferative Erkrankungen

**Abb. 87** Systemische Histiozytose: schlecht abgegrenzte verkrustete Papeln und Noduli, die mit dem Planum nasale noch verbunden sind, und Infiltration der Konjunktiva bei einem Berner Sennenhund.

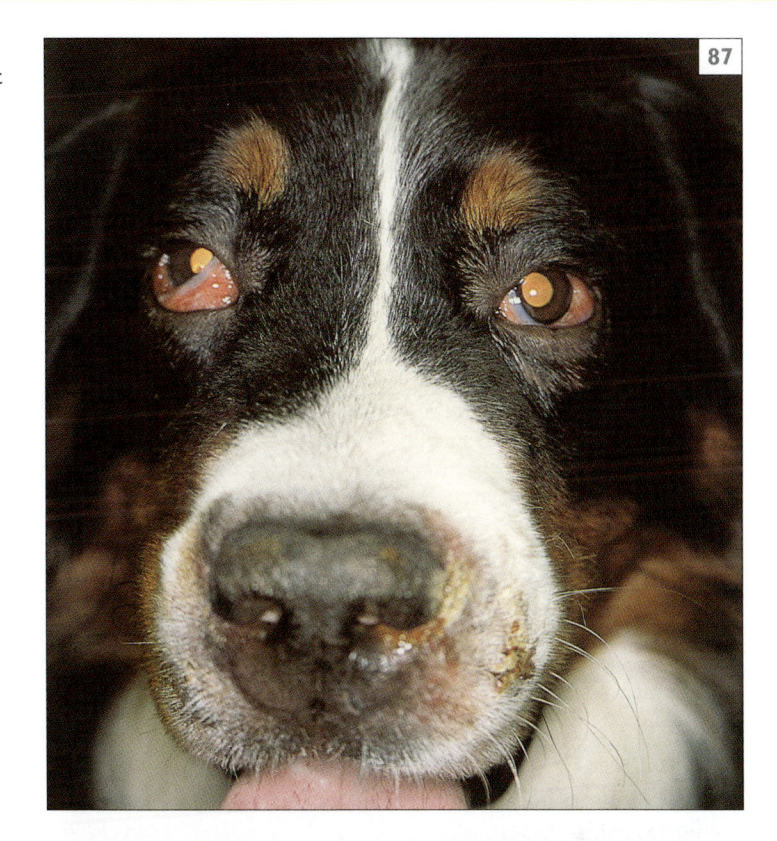

**Abb. 88** Histiozytom bei einem jungen Boxer. Die Erosionen und Krusten sind typisch für Knoten, die mit der Regression beginnen.

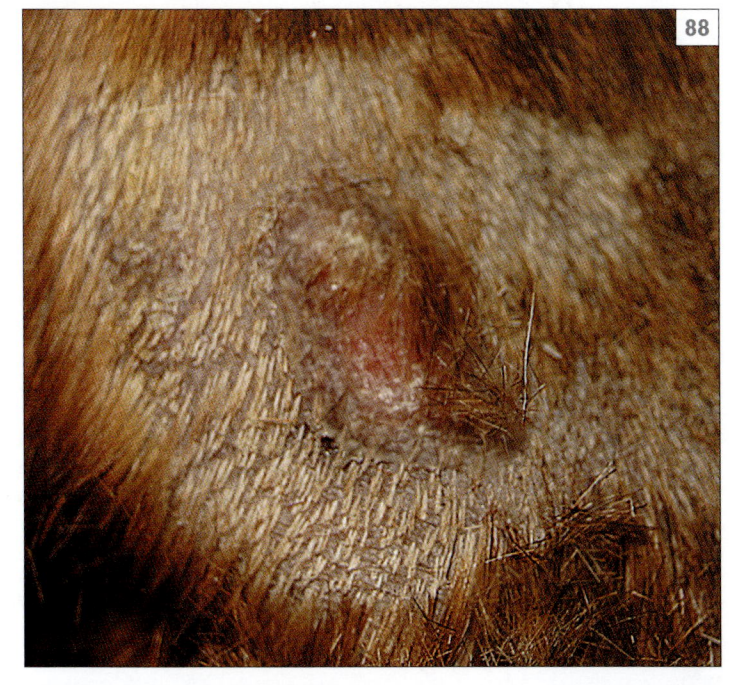

ulzerieren häufig, doch in der Mehrzahl der Fälle geschieht dies vor einer schnellen Resolution. Allerdings können sich ulzerierte Knoten infizieren oder zum Fokus für Selbsttraumatisierung werden. Multiple und/oder persistierende Tumoren wurden vor allem beim Shar Pei beschrieben. Die meisten Histiozytome verschwinden letztlich, doch kann es zu einer transienten Vergrößerung und Infiltration von Lymphknoten kommen.

### Lokalisiertes histiozytäres Sarkom
Lokalisierte histiozytäre Sarkome sind fokale, schnell wachsende und aggressive Tumoren. Sie werden v.a. beim Berner Sennenhund, Flat Coated, Labrador und Golden Retriever sowie Rottweiler gesehen, doch können auch andere Rassen betroffen sein. Es gibt keine Alters- oder Geschlechtsprädisposition[4]. Die Veränderungen finden sich vorwiegend an der Haut, der Subkutis und den tieferen Gewebsschichten der Extremitäten. Gelenksnahe Tumoren können Gelenkkapsel, Bänder, Sehnen und Muskeln mit befallen und wurden auch in Leber, Milz, ZNS und Lymphknoten beschrieben. Sie können fokale Nekrose und Ulzerationen entwickeln.

### Disseminiertes histiozytäres Sarkom (maligne Histiozytose)
Diese Form wurde fast ausschließlich beim Berner Sennenhund beschrieben[5], kommt aber auch bei anderen Rassen wie Golden und Labrador Retriever und Rottweiler vor. Jede Altersgruppe und jedes Geschlecht kann betroffen sein. Einer größeren Untersuchung zufolge gibt es einen polygenen Erbgang mit einer Hereditabilität von 0,298[6]. Disseminierte histiozytäre Sarkome bedeuten eine aggressive multisystemische Erkrankung, die entweder ein primäres multizentrisches Tumorgeschehen oder eines mit schneller und breit gestreuter Metastasierung bedeutet. Im Gegensatz zu den anderen histiozytären Erkrankungen ist die Haut nur selten betroffen, vielmehr sind die inneren Organe (Lunge, Leber, Milz, Nieren, Knochenmark, ZNS, Muskeln, Gastrointestinaltrakt, Lymphknoten und Herz in jeder Kombination) befallen. Die meisten Tiere werden vorgestellt mit anamnestisch akut einsetzendem Unwohlsein, Anorexie, Anämie und Gewichtsverlust und weiteren klinischen Symptomen je nach beteiligten Organen[4, 5, 7].

### DIFFERENZIALDIAGNOSEN
- Bakterielle, mykobakterielle und mykotische Granulome
- Andere kutane Neoplasien
- Fremdkörpergranulome
- Idiopathisches steriles Granulom- und Pyogranulom-Syndrom

### DIAGNOSTISCHE UNTERSUCHUNGEN
Die klinischen Symptome und die Anamnese sind bei histiozytären Erkrankungen bereits hochverdächtig. Zytologie und Histopathologie weisen dann meist die charakteristischen Histiozyten nach, die große, exzentrische, runde bis ovale Kerne mit Einkerbungen und vesikulären Nuklei bei der kutanen und systemischen Histiozytose aufweisen. Histiozytome bestehen im Regelfall aus großen aktivierten Langerhanszellen mit großen, exzentrischen, runden bis ovalen, eingekerbten, vesikulären Kernen, zahlreichen Mitosen und vereinzelten apoptotischen Zellen (**Abb. 89**)[3]. Histiozytäre Sarkome sind charakterisiert durch unterschiedliche gemischte Zellpopulationen aus Spindelzellen und pleomorphen Rundzellen mit einem histiozytenartigen Aussehen, multiplen, häufig bizarren Mitosen und mehrkernigen Riesenzellen mit deutlicher zellulärer Atypie[4]. Weitere Untersuchungen sind evtl. erforderlich, um eine systemische Beteiligung nachzuweisen. Spezialfärbungen und kulturen auf Mikroorganismen sind negativ[5].

### THERAPIE
Diese Erkrankungen können schwierig zu behandeln sein. Einzelne Knoten können bei der kutanen Histiozytose exzidiert werden, doch kommen meist an anderen Stellen neue hinzu. Immunsuppressive Glucocorticoid-Dosen mit oder ohne Azathioprin* zeigen unterschiedliche Wirkungen. Ciclosporin und Leflunomid* wurden in neuerer Zeit mit einigem Erfolg eingesetzt[1]. Die Therapie der systemischen Histiozytose ist ähnlich, jedoch ist die Prognose bei den meisten Tieren schlechter, sie erliegen letztlich den Folgen der systemischen Beteiligung.
Die meisten Histiozytome verschwinden spontan. Immunsuppressive Medikamente können die Regression stören und sollten daher vermieden werden. Die chirurgische Exzision ist gewöhnlich bei ulzerierten und/oder persistierenden Noduli kurativ. Persistierende maligne Histiozytome mit ausgedehnten Metastasen findet man bei wenigen Hunden, und für diese ist die Prognose infaust.

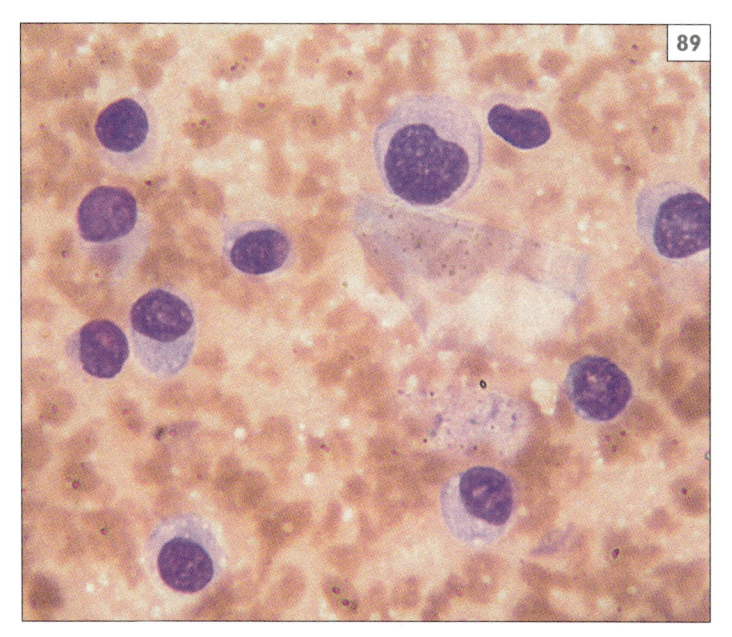

**Abb. 89** Aspirationszytologie eines Histiozytoms mit zahlreichen histiozytären Zellen (DiffQuik®, 1000-fache Vergrößerung).

Die Prognose für histiozytäre Sarkome ist schlecht, insbesondere dann, wenn eine Metastasierung in die lokalen Lymphknoten oder die inneren Organe stattgefunden hat. Eine radikale chirurgische Exzision und/oder Radiotherapie kann bei lokalisierten Tumoren kurativ sein[4, 5]. Chirurgische Exzision und Radiotherapie sind hingegen nicht geeignet für disseminierte histiozytäre Sarkome, und sie sprechen nur schlecht auf Chemotherapie an[4].

## HISTIOZYTÄRE PROLIFERATIVE ERKRANKUNGEN BEI KATZEN

Histiozytäre proliferative Erkrankungen bei Katzen sind sehr viel seltener und weniger gut charakterisiert als bei Hunden. Noduläre und plaqueartige Veränderungen vorwiegend an Kopf und Hals mit Infiltraten typischer histiozytärer Zellen wurden beschrieben. Die Veränderungen neigen zum Persistieren, können aber auf immunsuppressive Glucocorticoide, Vincristin* und Interferon ansprechen. Ein Syndrom ähnlich dem disseminierten histiozytären Sarkom und multiplen Histiozytomen wurde bei einigen älteren Katzen beschrieben[8].

**KEY POINTS**
- Es handelt sich um eine Gruppe schlecht definierter Erkrankungen.
- Biopsie und histopathologische Untersuchung sind für die Diagnose unverzichtbar.
- Die Prognose für kutane Histiozytose und Histiozytome ist gut.
- Die Prognose für systemische Histiozytose und histiozytäres Sarkom ist schlecht.

## 2.11 Pannikulitis

### DEFINITION
Als Pannikulitis bezeichnet man eine Entzündung des subkutanen Fetts.

### ÄTIOLOGIE UND PATHOGENESE
Lipozyten (Fettzellen) können durch zahlreiche Faktoren geschädigt werden, doch das Resultat unterschiedlichster Ätiologien ist immer das Freisetzen freien Fetts in den Extrazellularraum. Diese Lipide werden zu Fettsäuren hydrolysiert, die weitere entzündliche und granulomatöse Reaktionen initiieren können[1, 2]. Eine Pannikulitis kann durch unterschiedliche Ätiologien entstehen:
- Eine Post-Injektionspannikulitis tritt gelegentlich bei der Katze und selten beim Hund auf. Sie wird möglicherweise unterdiagnostiziert, weil ihre klinischen Symptome mitunter undeutlich sind oder nicht mit der Ursache in Zusammenhang gebracht werden. Zahlreiche Impfstoffe werden als Auslöser genannt[3], ebenso die Injektion anderer Medikamente einschließlich Antibiotika. Es wird vermutet, dass die Reaktion eine Kombination aus Fremdkörper- und allergischer Reaktion darstellt[3].
- Eine traumatische Pannikulitis entsteht nach stumpfem Trauma, chronischem Druck oder reduzierter Blutversorgung und daraus resultierender fokaler Ischämie[1].
- Eine infektiöse Pannikulitis entsteht durch Bakterien oder Erreger tiefer Mykosen, die sich im Pannikulus ansiedeln.
- Eine immunvermittelte Pannikulitis kann im Rahmen von immunvermittelten Gefäßveränderungen wie beim systemischen Lupus erythematosus auftreten. Auch als Überreaktion auf Medikamente, Infektionserreger oder bei malignen viszeralen Prozessen ist sie möglich[1, 2, 4]. Eine Erythema-nodosum-artige Pannikulitis ist eine septische Pannikulitis, die mit einer Gefäßschädigung im Rahmen systemischer Überempfindlichkeitsreaktionen einhergeht.
- Eine ernährungsbedingte Pannikulitis ist die feline Pansteatitis, die aus einem schweren absoluten oder relativen Vitamin-E-Mangel resultiert, häufig bei Fütterung großer Mengen fetthaltigen Fischs[5].
- Eine idiopathische Pannikulitis schließt sämtliche sterilen entzündlichen Erkrankungen des Fettgewebes ein, deren Ätiologie nicht bekannt ist. Beispiele sind die idiopathische sterile noduläre Pannikulitis und die sterile pedale Pannikulitis des Deutschen Schäferhundes[6, 7].

### KLINISCHES BILD
Die Veränderungen treten meist als einzelne Knoten auf[1]. Sie sind unterschiedlich derb und schmerzhaft, und in einer Untersuchung waren 35% der Knoten von Fistelgängen begleitet[1]. Am häufigsten sind sie am ventrolateralen Hals, an Brust und am Abdomen lokalisiert[1, 2]. Es gibt keine Alters- und Geschlechtsprädisposition, Dachshunde scheinen aber häufiger betroffen zu sein als andere Rassen. Tiere mit steriler nodulärer Pannikulitis haben mit höherer Wahrscheinlichkeit multiple Veränderungen (**Abb. 90, 91**). Die größeren Veränderungen bei diesen Tieren sowie die von Tieren mit der Erythema-nodosum-ähnlichen Pannikulitis tendieren zur Ulzeration und lassen eine ölige, klare bis gelblichbraune Flüssigkeit austreten[1, 2, 4].

Die sterile pedale Pannikulitis des Deutschen Schäferhundes zeigt gut demarkierte Fistelgänge mit leicht geschwollenen erythematösen Rändern[7, 8]. Sie treten vor allem dorsal der Mittellinie des Hauptballens auf, können sich aber auch an anderen Ballen zeigen. Die Fistelgänge enthalten eine geringe Menge seröser bis milchiger, visköser Flüssigkeit.

Die feline Pansteatitis manifestiert sich in Form von multiplen Noduli unterschiedlicher Härte im Bereich des subkutanen und mesenterialen Fetts[5]. Fistelbildung ist selten. Systemische Symptome wie Fieber, Unwohlsein und Schmerzen können vor oder zusammen mit der Bildung von Knoten auftreten.

### DIFFERENZIALDIAGNOSEN
- Abszess
- Kutane bakterielle oder mykotische Granulome
- Tiefe bakterielle Follikulitis und Furunkulose
- Kutane Mykobakterien-Infektion
- Tiefe Pilzinfektionen
- Kutane Zysten
- *Cuterebra*-spp.-Infestation
- Kutane Neoplasie
- Fremdkörperreaktionen

## 2.11 Pannikulitis

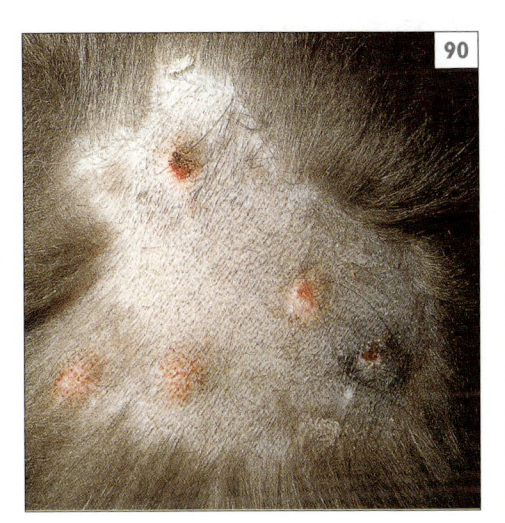

Abb. 90 Pannikulitis: mehrere erythematöse Noduli am lateralen Rumpf eines Hundes.

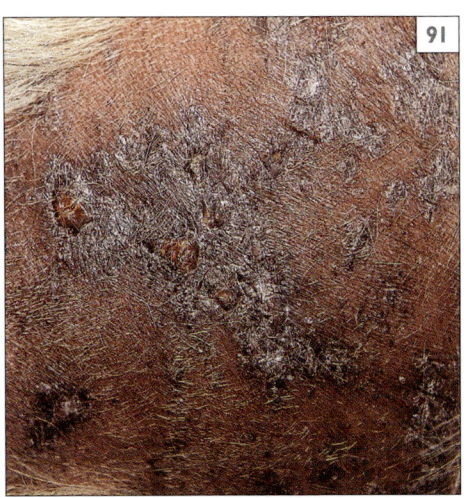

Abb. 91 Hyperpigmentierte Plaques und Sinusbildung in Verbindung mit einer Pannikulitis.

### DIAGNOSE
Eine Exzisions- oder spindelförmige Biopsie, bei der Proben sowohl zur histopathologischen Untersuchung als auch zur Kultur eingesendet werden, stellt die Minimalforderung für die Diagnose dar.

### THERAPIE
Eine Pannikulitis sekundär zu einer systemischen Erkrankung sollte sich zurückbilden, wenn eine adäquate Therapie eingeleitet wird. Einzelne Knoten können chirurgisch entfernt werden. Ist die Pannikulitis durch eine bakterielle oder mykotische Infektion hervorgerufen, sollte eine entsprechende Therapie dieses spezifischen Erregers eingeleitet werden, basierend auf den Ergebnissen der In-vitro-Kultur und des Resistenztests. Katzen mit Pansteatitis sollten eine ausgewogene Ernährung erhalten, und zumindest bis zu Beginn der Remission sollte Vitamin E gegeben werden (10 IU/kg/d). Tiere mit idiopathischer Pannikulitis sprechen gut auf systemische Glucocorticoide an[1,2]. Methylprednisolon (0,3–1 mg/kg p.o.) oder Prednisolon (2 mg/kg p.o.) können täglich gegeben werden, bis die Veränderungen verschwinden (i.d.R. nach 3–6 Wochen), dann wird die Dosis schrittweise reduziert.

Häufig tritt langfristige oder sogar permanente Remission auf. Die Kombination aus Tetracyclin und Nikotinamid (250 mg von jedem p.o. 3-mal täglich bei Hunden <10 kg und 500 mg von jedem p.o. 3-mal täglich bei Hunden >10 kg) kann evtl. zur Resolution führen oder als Erhaltungstherapie eingesetzt werden, wenn Glucocorticoide erfolgreich waren. Kommt es zum Rezidiv, ist evtl. eine länger andauernde Steroidtherapie alle 2 Tage zur Kontrolle erforderlich. Die tägliche Gabe von Vitamin E (300 IU) kann bei manchen Tieren einen steroidsparenden Effekt haben[8]. Einige Patienten benötigen auch eine Kombination aus Glucocorticoiden und zytotoxischen Medikamenten wie Azathioprin* zur Kontrolle ihrer Symptome (vgl. Pemphigus foliaceus, S. 155 für Einzelheiten). Ciclosporin (nzA bei Katzen) (5 mg/kg p.o. 1-mal täglich bis zur Remission und dann langsam reduziert) kann ebenfalls wirksam sein.

### KEY POINT
- Pannikulitis ist eine wichtige Differenzialdiagnose – alle Veränderungen mit Sinusbildung, die sicher keine Abszesse sind, sollten biopsiert werden.

## 2.12 Kryptokokkose

### DEFINITION
Die Kryptokokkose ist eine tiefe Pilzinfektion, hervorgerufen durch *Cryptococcus neoformans*.

### ÄTIOLOGIE UND PATHOGENESE
*Cryptococcus neoformans* ist ein saprophytärer, kleiner (1–7 µm), knospenbildender Hefepilz mit weltweiter Verbreitung. Er wird charakterisiert durch eine mukoide Polysaccharidkapsel, deren Größe von 1–30 µm variiert. Diese dient mit zum Schutz vor Austrocknung und verhindert zusätzlich das Erkennen des Erregers durch das Immunsystem des Säugetierwirts[1]. Obwohl der Erreger aus verschiedenen Quellen isoliert werden konnte (einschließlich Boden), tritt er doch am häufigsten zusammen mit Taubenkot und *Eucalyptus*-spp.-Blättern auf. Am wahrscheinlichsten erfolgt die Infektion durch die Inhalation von in der Luft befindlichen Erregern[1, 2]. Sie lagern sich dann in den oberen Atemwegen ab, was zur Bildung von nasalen Granulomen führt, können aber auch in die Alveoli vordringen und dann pulmonale Granulome hervorrufen. Eine Aussaat der Infektion vom Respirationstrakt aus kann über eine lokale Invasion durch die Laminae cribriformes zum ZNS oder über eine hämatogene oder lymphogene Verbreitung erfolgen[1, 3]. Eine kutane Infektion via traumatischer Inokulation wurde auch vermutet[4]. Konkommittierende immunsuppressive Erkrankungen wie FeLV- oder FIV-Infektionen bei der Katze und Ehrlichiose beim Hund wurden mit *Cryptococcus*-Infektionen in Zusammenhang gebracht. Allerdings sind zugrunde liegende Erkrankungen bei Tieren mit Kryptokokkose selten. *Cryptococcus* kann auch Menschen infizieren, doch verläuft der Infektionsweg normalerweise nicht über einen tierischen Wirt, sodass die Erkrankung nicht als Zoonose eingestuft wird.

### KLINISCHES BILD
#### Katze
Die Kryptokokkose ist die am häufigsten diagnostizierte tiefe Pilzinfektion bei der Katze. Es gibt keine Geschlechtsprädisposition, betroffene Tiere können 1–13 Jahre alt sein (durchschnittl. 5 Jahre)[2, 3]. Symptome der oberen Luftwege finden sich bei 55% der Tiere und äußern sich als mukopurulenter, seröser oder hämorrhagischer, uni- oder bilateraler chronischer Nasenausfluss. Fleischfarbene, polypöse Wucherungen im Bereich der Nasenöffnungen oder eine derbe, harte, subkutane Schwellung über den Nasenrücken (**Abb. 92**) finden sich bei 70% der Tiere mit Nasenausfluss. Hautveränderungen treten bei 40% der Tiere auf, diese bestehen aus 1–10 mm großen, fluktuierenden oder derben Papeln oder Noduli (**Abb. 93**). Größere Veränderungen ulzerieren häufig und lassen dann eine rohe Hautoberfläche mit serösem Exsudat zurück[2, 4]. Neurologische Symptome, wie Depression, Blindheit, Ataxie, Kreisbewegungen, Parese, Paralyse und Anfälle treten bei 25% der Tiere auf[1, 3]. Eine Mitbeteiligung des Auges ist möglich. Regionale Lymphknotenschwellungen, subfebrile Temperaturen, leichtes Fieber und Unwohlsein sind ebenfalls möglich[1].

#### Hund
Kryptokokkose wird beim Hund seltener als bei der Katze diagnostiziert. Am häufigsten sind hier klinische Symptome der Augen oder des ZNS[3]. Hautveränderungen äußern sich als Papeln, Knoten, Ulzera und Abszesse, und Fistelgänge treten in 25% der Fälle auf. Sie sind häufig an Nase, Zunge, Zahnfleisch, Lefzen, hartem Gaumen oder Krallenbetten zu finden[3].

### DIFFERENZIALDIAGNOSEN
- Tiefe Pyodermie und bakterielle Abszesse
- Andere tiefe Pilzinfektionen
- Kutane Neoplasie
- Histiozytäre Veränderungen und sterile noduläre Granulome und Pyogranulome (Hund)

### DIAGNOSE
Im zytologischen Präparat von Exsudat von Nase oder Haut, Liquor cerebrospinalis oder Gewebsaspirat findet man in der Regel pleomorphe (runde bis ellipsenförmige) Organismen von 2–10 µm Durchmesser, mit unterschiedlich dicker Kapsel, die einen klaren oder refraktilen Halo bildet (**Abb. 94**). Der Latex-cryptococcal-Antigen-Test (LCAT) ist ein serologisches Testverfahren zum Nachweis des Kapsel-Polysaccharid-Antigens in Serum, Urin und Liquor. Die Titer korrelieren mit dem Schweregrad der Infektion und können zur Therapiekontrolle genutzt werden[1]. Die histopathologische Untersuchung von exzidiertem Material oder Biopsien ist diagnostisch.

## 2.12 Kryptokokkose

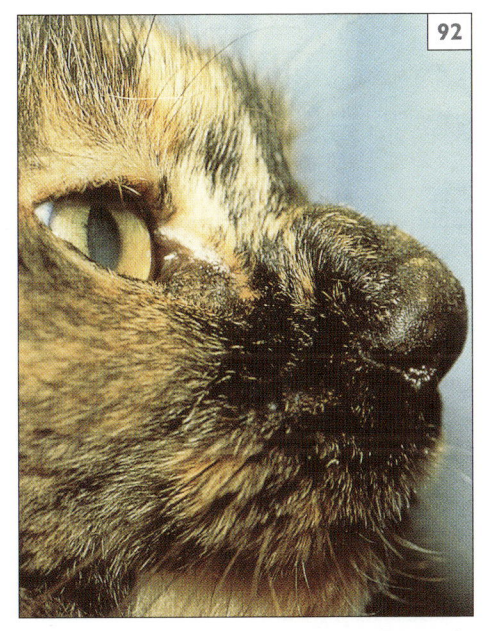

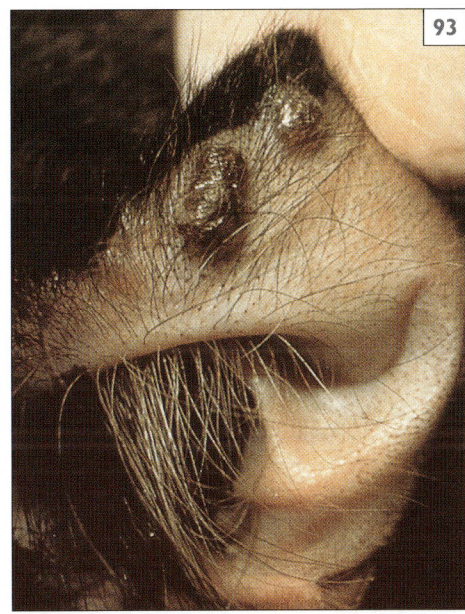

**Abb. 92–94**
Kryptokokkose: eine noduläre Veränderung im Gesicht einer Domestic-Shorthair-Katze mit Kryptokokkose (**92**); Papeln und Noduli an der Pinna einer Domestic-Shorthair-Katze mit Kryptokokkose (**93**); mikroskopische Aufnahme von *Cryptococcus* spp., bei der die refraktile, klar begrenzte Kapsel um den Hefepilz gut sichtbar ist (**94**).

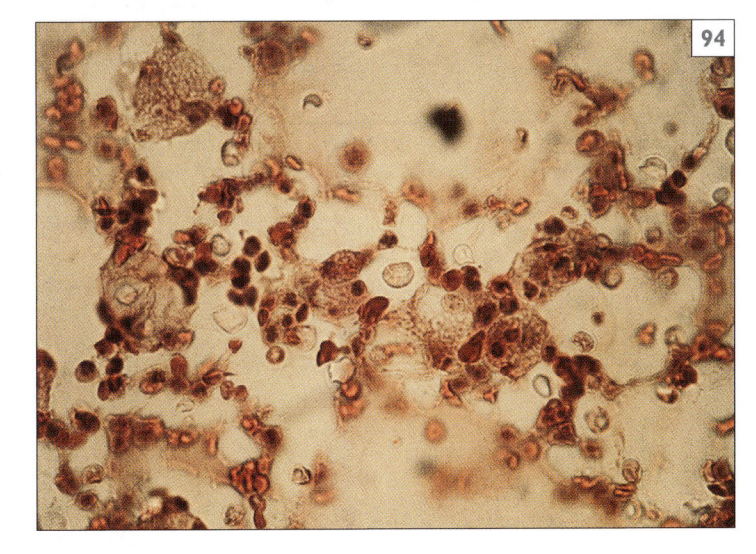

### THERAPIE
Fluconazol* (50 mg/Katze p.o. 2-mal täglich über 2–4 Monate) ist die Therapie der Wahl[5], die 1–2 Monate über die klinische Heilung hinweg oder bis zum negativen LCAT-Titer fortgesetzt werden sollte. Itraconazol (nzA für Hunde) (10 mg/kg p.o. 2-mal täglich) und Ketoconazol* (10 mg/kg p.o. 1-mal täglich) wurden ebenfalls als wirksam beschrieben[4–6].

### KEY POINT
- **Grundsätzlich** sollte eine histopathologische Untersuchung von allen knotigen Veränderungen von Katzen, die exzidiert oder biopsiert werden, durchgeführt werden. Zahlreiche kutane Noduli bei der Katze sind maligne, aber einige auch durch Kryptokokkose bedingt und damit therapierbar.

## 2.13 Phäohyphomykose

### DEFINITION
Phäohyphomykosen sind Infektionen, die durch dunkel pigmentierte Pilze hervorgerufen werden[1].

### ÄTIOLOGIE UND PATHOGENESE
Die Erreger der Phäohyphomykose sind ubiquitäre Saprophyten. Beispiele dieser dunkel pigmentierten Pilze, die als Ursache von Hauterkrankungen bei Tieren beschrieben wurden (v.a. bei Katzen) sind *Alternaria* spp.[2], *Bipolaris* spp., *Cladosporium* spp., *Curvularia* spp.[3], *Drechslera* spp.[4], *Exophiala* spp., *Moniliella* spp., *Ochroconis* spp., *Phialemonium* spp., *Phialophora* spp., *Pseudomicrodochium* spp., *Scolecobasidium* spp., *Staphylotrichum* spp., *Stemphyllium* spp., *Fonsecaea* spp. und *Cladophyalophora* spp.[3]. Subkutane Infektionen resultieren aus traumatischer Implantation und lokaler Infektion. Es entwickeln sich eine granulomatöse Entzündung und Noduli, ulzerative oder fistelnde Veränderungen können entstehen[2, 4].

### KLINISCHES BILD
Die Tiere werden mit indolenten kutanen Papeln oder subkutanen Knoten vorgestellt, die sich zu Fistelgängen entwickeln können. Die Veränderungen treten i.d.R. an den Pfoten oder Gliedmaßen auf (**Abb. 95**), können aber auch an Kopf und Rumpf lokalisiert sein. Eine lokale Lymphadenopathie ist möglich, eine Pyrexie besteht gewöhnlich nicht. Die Veränderungen sind gegenüber systemischen antibakteriellen Therapien refraktär. Eine Dissemination von der Inokulationsstelle aus kommt selten vor, ist aber bei Hund und Katze möglich[3] und kann mit Immunsuppression infolge Chemotherapie oder systemischen Erkrankungen in Zusammenhang stehen.

### DIFFERENZIALDIAGNOSEN
- Abszess infolge einer Bissverletzung
- Staphylokokken-Furunkulose
- Kutane Neoplasie
- Steriles noduläres Pyogranulom
- Granulom durch Arthropodenbiss
- Blastomykose und andere tiefe Pilzinfektionen
- Nokardiose und andere tiefe Infektionen durch Bakterien oder Mykobakterien

### DIAGNOSE
Die mikroskopische Untersuchung eines Präparats aus Exsudat oder betroffenem Gewebe mit 10%igem Kaliumhydroxid weist dunkel pigmentierte, septierte Hyphen nach (**Abb. 96**), von denen einige auch gelegentlich kolbige Auftreibungen zeigen können[5]. Braune, schwarze, grüne oder blaue Pilzelemente können auch in DiffQuik® gefärbten zytologischen Feinnadel- oder Abklatschpräparaten von fistelnden Veränderungen gefunden werden. Eine Pilzkultur auf dem entsprechenden Nährmedium erlaubt eine definitive Diagnose, jedoch bleibt diese mitunter spezialisierten mykologischen Laboren vorbehalten. Histopathologische Untersuchungen von betroffenem Gewebe weisen eine pyogranulomatöse Reaktion nach; evtl. können Hyphen identifiziert werden, doch ist eine definitive Diagnose nicht möglich. Mehrkernige Riesenzellen sind sowohl in der Zytologie als auch in der Histopathologie häufig zu sehen.

### THERAPIE
Die chirurgische Exzision des betroffenen Gewebes ist kurativ. In Bereichen, wo diese schwierig durchführbar ist (z.B. in der nasalen Region), können systemische antimykotische Präparate wie Ketoconazol\*, Flucytosin\* (50 mg/kg p.o. 4-mal täglich) oder Amphotericin B\* eingesetzt werden, obwohl über deren Erfolg unterschiedlich berichtet wird[2, 6]. Eine Infektion mit *Drechslera spicifera* bei einer Katze wurde von einem der Autoren (PJM) erfolgreich mit Itraconazol (nzA für Hunde) (10 mg/kg p.o. 1-mal täglich) über 8 Wochen behandelt. Fluconazol\* (5 mg/kg p.o. 2-mal täglich) über 6 Monate wurde erfolgreich zur Therapie einer Infektion mit *Cladophyalophora bantiana* eingesetzt. Terbinafin\* (30 mg/kg p.o. 1-mal täglich) zeigte bei einem Autor (TJN) Erfolg bei der Behandlung eines Hundes mit einer itraconazolrefraktären Infektion.

### KEY POINT
- Es handelt sich um eine seltene Infektion.

## 2.13 Phäohyphomykose

**Abb. 95, 96** Phäohyphomykose: ein verkrusteter Knoten an der distalen Gliedmaße einer Domestic-Shorthair-Katze (**95**); mikroskopische Aufnahme, bei der die dunkel angefärbten verzweigenden Hyphen gut zu sehen sind (**96**).

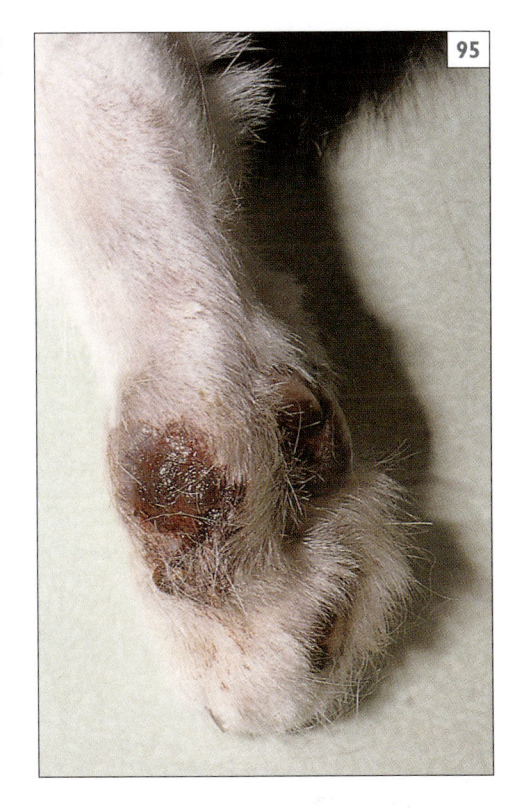

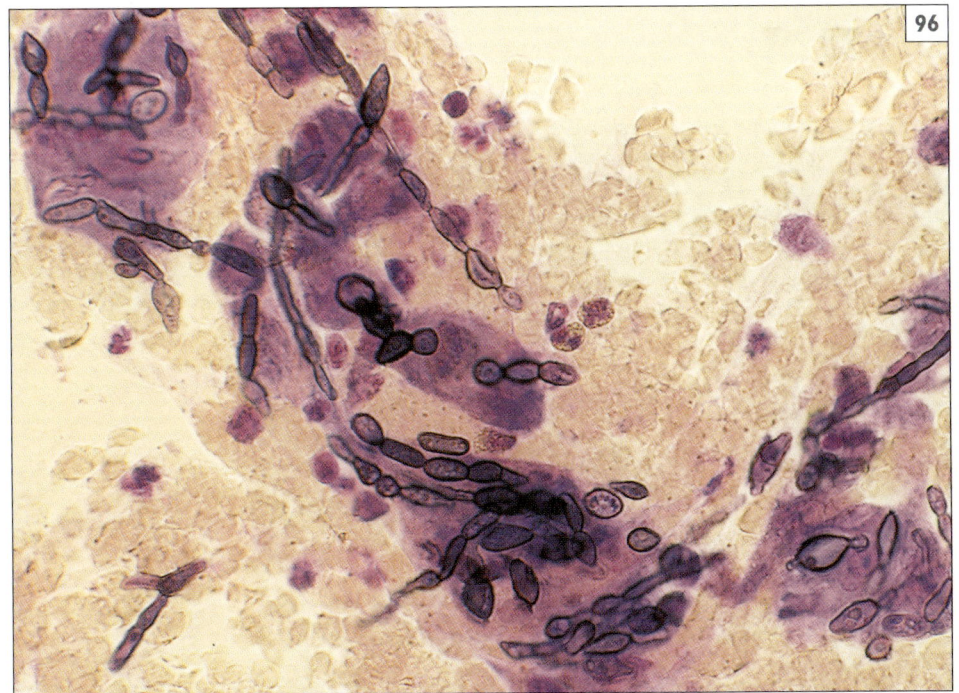

## 2.14 *Cuterebra*-spp.-Infestation

### DEFINITION
Es handelt sich um eine noduläre Hautveränderung, die durch die in Amerika auftretenden Larven der Dasselfliegen *Cuterebra* spp. hervorgerufen wird und meist Kaninchen und Nager befällt.

### ÄTIOLOGIE UND PATHOGENESE
Adulte *Cuterebra*-Fliegen sind groß und bienenartig; sie stechen und beißen nicht. Die Weibchen legen ihre Eier entlang von Kaninchenröhren und nahe an Erdlöchern von Nagetieren ab. Streift ein Wirt diese Eier, schlüpft die Larve 1 sofort und krabbelt in sein Fell[1, 2]. Von dort dringt sie in die natürlichen Körperöffnungen ein. Eine Migration in die Haut erfolgt, sie wird im 3. Stadium klinisch im subkutanen Fettgewebe sichtbar[1, 2]. Die Larven können auch in Gehirn, Pharynx, Nasenöffnungen und Augenlider fehlwandern[2–4].

### KLINISCHES BILD
Die Veränderungen treten im Spätsommer oder Herbst auf und zeigen sich als 1–2 cm große Noduli an Kopf, Hals und Rumpf (**Abb. 97**). Es bildet sich eine Fistel, durch die die Larve letztlich den Wirt verlässt.

### DIFFERENZIALDIAGNOSEN
- Drakunkulose
- Kutane Neoplasie
- Bakterielle oder mykotische Granulome
- Tiefe Pilzinfektionen
- Pannikulitis
- Fremdkörpergranulom
- Infizierte Wunde

### DIAGNOSE
Öffnet man eine Fistel, findet man die 2,5–4,5 cm große, dunkelbraune bis schwarze Larve mit kräftigen Stachelhaaren.

### THERAPIE
Die Therapie besteht in der Entfernung der Larve durch die erweiterte Fistelöffnung. Kann man sie nicht vollständig entfernen und bleiben Teile der Larve in dem Hohlraum zurück, kann es zu allergischen Reaktionen oder Irritationen kommen[1].

### KEY POINT
- Es handelt sich um eine seltene Dermatose.

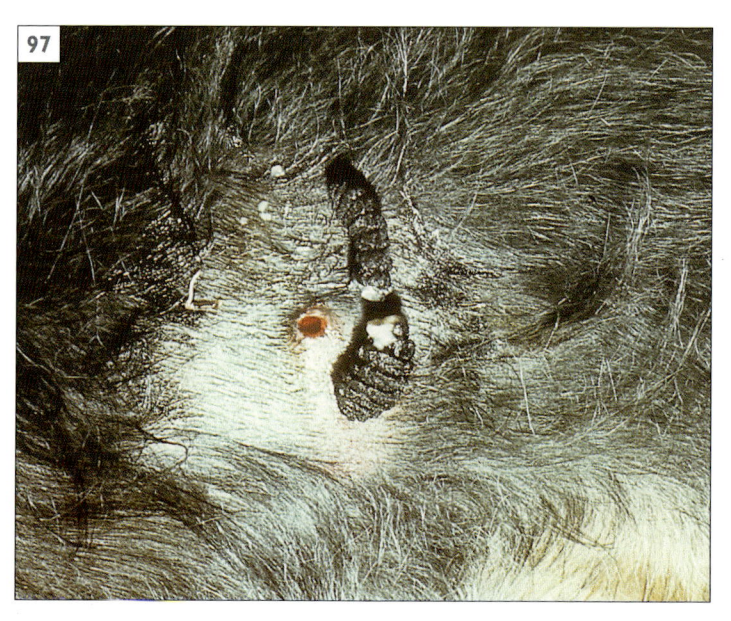

**Abb. 97**
Cuterebriasis: ein fistulierter Knoten im Inguinalbereich eines Welpen; die extrahierte Larve liegt neben der Veränderung.

## 2.15 Drakunkulose

### DEFINITION
Unter Drakunkulose versteht man eine noduläre Hauterkrankung, die durch die Entwicklung adulter *Dracunculus* spp. im subkutanen Gewebe hervorgerufen wird.

### ÄTIOLOGIE UND PATHOGENESE
*Dracunculus medinensis* (Guineawurm) wurde bei Menschen, Hunden, Katzen, Pferden, Kühen und anderen Tieren in Afrika und Asien beschrieben[1,2]. *Dracunculus insignis* parasitiert Hunde, Waschbären, Nerze, Füchse, Otter und Stinktiere in Nordamerika[2]. Als Zwischenwirte fungieren Ruderfußkrebse, die weltweit in Gewässern vorkommen[2]. Diese nehmen das 1. Larvenstadium auf, das ins Wasser abgegeben wird. In den Kleinkrebsen häuten sich die Larven zweimal innerhalb von 12–14 Tagen zum infektiösen 3. Larvenstadium. Tiere infizieren sich, wenn sie Wasser mit infizierten Kleinkrebsen trinken. Die Larve 3 wird beim Verdauungsprozess im Magen freigesetzt und wandert in das subkutane Gewebe, wo sich dann innerhalb von 8–12 Monaten Adulte entwickeln.

### KLINISCHES BILD
Die Tiere werden mit einzelnen oder multiplen Knoten vorgestellt, die entweder Fistelgänge entwickeln oder ulzerieren (**Abb. 98**). Urticaria, Pruritus, Schmerz, Inflammation und gelegentlich auch Pyrexie können auftreten[1]. Die Veränderungen finden sich i.d.R. im Bereich von Gliedmaßen, Kopf oder Abdomen.

### DIFFERENZIALDIAGNOSEN
- *Cuterebra*-spp.-Infestation
- Infizierte Wunde
- Fremdkörper
- Kutane Neoplasie
- Tiefe Mykose
- Pannikulitis

### DIAGNOSE
Im Abklatschpräparat vom Fistelinhalt oder von Ulzera kann die rhabdiforme Larve 1 nachgewiesen werden, die zwischen 500 und 760 µm lang ist. Führt man nach Vergrößerung der Öffnung eine Exploration der Fistel durch, kann man auch adulte Würmer finden (**Abb. 98**).

### THERAPIE
Therapie der Wahl ist die chirurgische Exzision mit Entfernung des adulten Wurms.

### KEY POINT
- Drakunkulose kann zwar in manchen Regionen gehäuft auftreten, ist aber insgesamt eher selten.

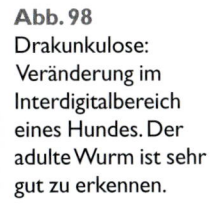

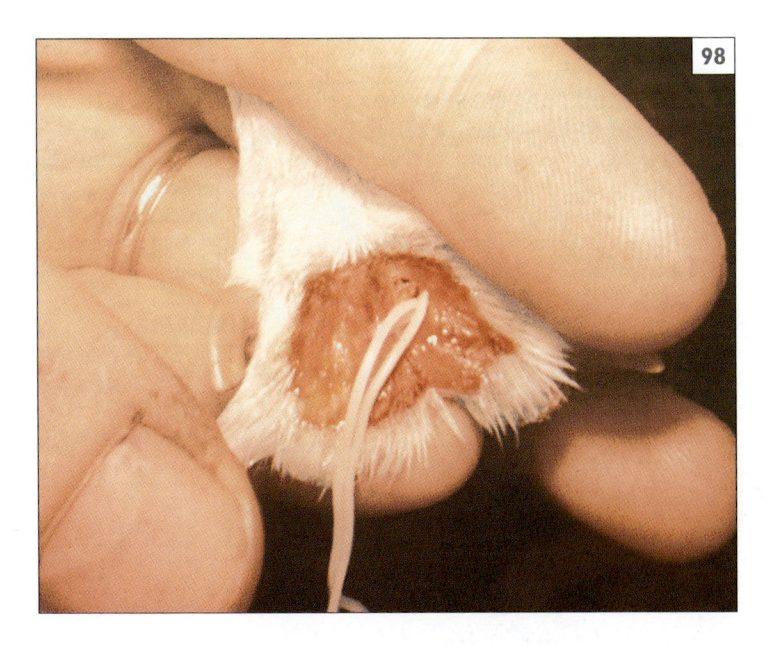

**Abb. 98** Drakunkulose: Veränderung im Interdigitalbereich eines Hundes. Der adulte Wurm ist sehr gut zu erkennen.

## 2.16 Calcinosis circumscripta

### DEFINITION
Eine Calcinosis circumscripta präsentiert sich in Form tumorähnlicher Knoten, die durch eine dystrophische Verkalkung hervorgerufen werden.

### ÄTIOLOGIE UND PATHOGENESE
Die Veränderungen entwickeln sich an Stellen mit wiederholter oder vorangegangener Traumatisierung, also an Druckpunkten, Pfotenballen oder Stellen mit Verletzungen[1-3]. Der spezifische Mechanismus dieser Kalziumsalzablagerung ist noch nicht bekannt. Bei den meisten Hunden besteht keine Hyperkalzämie.

### KLINISCHES BILD
Die Veränderungen treten vorwiegend bei jungen, schnell wachsenden Hunden auf, insbesondere Deutscher Schäferhund, Boston Terrier und Boxer sind prädisponiert[2]. Derbe, gut abgegrenzte einzelne Noduli von 0,5–7 cm Größe treten im subkutanen Gewebe im Bereich von Druckpunkten, Pfotenballen, Stellen mit chronischer Traumatisierung und Zunge auf (**Abb. 99**)[1-3]. Größere Veränderungen oder solche mit wiederholter Traumatisierung können ulzerieren. Die Veränderungen sind nicht schmerzhaft, mit Ausnahme solcher an den Ballen. Weißes, sandartiges oder salbenartiges Material kann aus den Veränderungen herausgedrückt werden[2].

### DIFFERENZIALDIAGNOSEN
- Metastatische Kalzifikation sekundär zu chronischem Nierenversagen. Diese ist eher bei älteren Hunden wahrscheinlich und betrifft multiple Pfotenballen.
- Calcinosis cutis im Zusammenhang mit Hyperadrenokortizismus oder systemischer Steroidtherapie. Allerdings neigen diese Veränderungen dazu, plaqueartig im Bereich des Rumpfs vorzukommen.
- Neoplasie
- Granulome ausgelöst durch Parasiten oder Fremdkörper

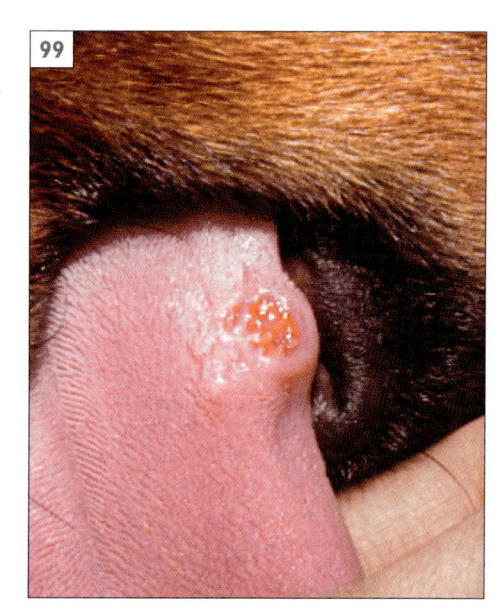

**Abb. 99** Ulzerierter Knoten an der Zunge eines Hundes mit Calcinosis circumscripta.

### DIAGNOSE
- Zytologie
- Biopsie
- Röntgenuntersuchung, falls erforderlich, um Kalziumablagerungen in den Noduli oder tief in Metakarpal- oder Metatarsalballen nachzuweisen
- Weiterführende Untersuchungen wie Hämatologie, Organprofile und Bestimmung von ionisiertem Kalzium können im Einzelfall erforderlich sein. Die Ergebnisse sind jedoch bei den meisten betroffenen Tieren unauffällig.

### THERAPIE
Chirurgische Exzision ist die Therapie der Wahl.

### KEY POINT
- Die chirurgische Exzision ist kurativ.

**KAPITEL 3**

# Ulzerative Hauterkrankungen

## Grundsätzliches
- Die empirische Anwendung von Steroiden ohne Stellung einer Diagnose sollte grundsätzlich vermieden werden.
- Die meisten Ulzera werden durch Infektionen, Neoplasien oder immunvermittelte Erkrankungen hervorgerufen.
- Biopsie und Histopathologie sind der Schlüssel zur Diagnose.
- Eine definitive Diagnose sollte in jedem Fall gestellt werden – Therapie und Prognose sind davon abhängig.

## Häufige Ursachen
- Feliner eosinophiler Granulom-Komplex
- Feline idiopathische ulzerative Dermatitis
- Pyodermie des Deutschen Schäferhundes
- Kutaner (diskoider) Lupus erythematosus
- Calcinosis cutis
- Dekubitalulkus (Kalluspyodermie)
- Plattenepithelkarzinom

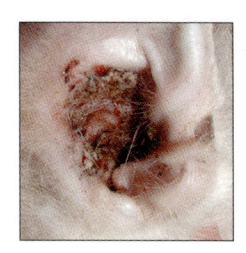

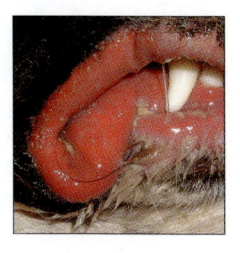

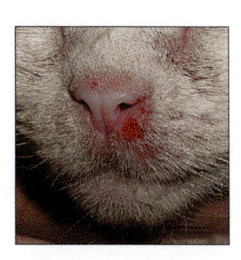

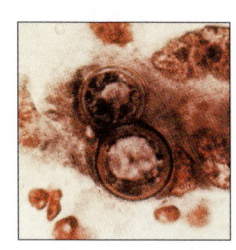

## 3.1 Pyodermie des Deutschen Schäferhundes

**DEFINITION**

Die Pyodermie des Deutschen Schäferhundes (DSH) ist eine idiopathische, chronische, rekurrierende ulzerative und exsudative Erkrankung, die vorwiegend beim DSH und DSH-Mischlingen auftrittf[1, 2]. Ob es sich um eine echte Pyodermie oder eine immunvermittelte Erkrankung handelt, wird kontrovers diskutiert.

**ÄTIOLOGIE UND PATHOGENESE**

Die DSH-Pyodermie ist eine spezielle Erkrankung, die getrennt von anderen Pyodermien sekundär zu flohallergischer Dermatitis (FAD), atopischer Dermatitis, adversen Hautreaktionen auf Futterbestandteile, Demodikose oder Hypothyreose auftritt[1–4]. Trotzdem wurden FAD, atopische Dermatitis, adverse Hautreaktionen auf Futterbestandteile, Hypothyreose und Ehrlichiose als Trigger für diese Erkrankung nachgewiesen[3–5].
*Staphylococcus pseudintermedius* ist der am häufigsten isolierte Keim, jedoch reagieren die betroffenen Tiere nicht allergisch auf Staphylokokkenantigene[6]. Obwohl immunologische Fehlreaktionen als prädisponierende Faktoren vermutet wurden, sind Chemotaxis, Killing-Kapazitäten der neutrophilen Granulozyten, Komplement- und Immunglobulinspiegel normal, mit Ausnahme eines evtl. erniedrigten IgA. In der veränderten Haut konnten auch keine spezifischen Immunglobulin- oder Komplementablagerungen gefunden werden[7–10]. Eine verringerte Zahl von T-Lymphozyten, ein verändertes CD4:CD8-Verhältnis und eine Abnahme von CD21⁺-B-Zellen wurden in der Haut betroffener Hunde im Vergleich zu gesunden Tieren nachgewiesen. Das legt den Verdacht nahe, dass eine immunologische Imbalance durch defekte T-Helfer-Zellen hervorgerufen werden könnte[7, 9–11]. Das histopathologische Bild betroffener Haut wird durch eine Infiltration mononukleärer Zellen dominiert. Es gibt auch die Hypothese, dass ein Defekt in der Hautbarriere und/oder des innaten Immunsystems Bakterien erlaubt, das Stratum corneum zu penetrieren, mit dem adaptiven Immunsystem in Kontakt zu kommen und eine massive zellvermittelte entzündliche Reaktion zu initiieren.

**KLINISCHES BILD**

Die DSH-Pyodermie kommt am häufigsten bei mittelalten Tieren vor, kann aber in jeder Altersgruppe auftreten[3]. Anscheinend gibt es keine Geschlechtsprädisposition. Die Veränderungen beginnen gewöhnlich im Flankenbereich und der dorsalen Lumbosakralregion, doch kann auch jede andere Körperregion befallen sein. Typische Veränderungen sind erythematöse bis violette Papeln, Pusteln, epidermale Colleretten, Furunkel, Erosionen, Ulzerationen, Krusten und Fistelöffnungen (**Abb. 100–102**), aus denen sich hämopurulentes Material ergießt[3, 4]. Unterschiedliche Grade von Alopezie und Hyperpigmentierung können auftre-

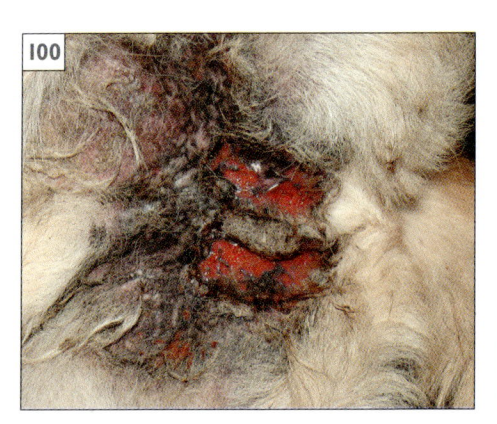

Abb. 100 DSH-Pyodermie mit Ulzeration, eitrigem Exsudat und Krustenbildung im Inguinalbereich.

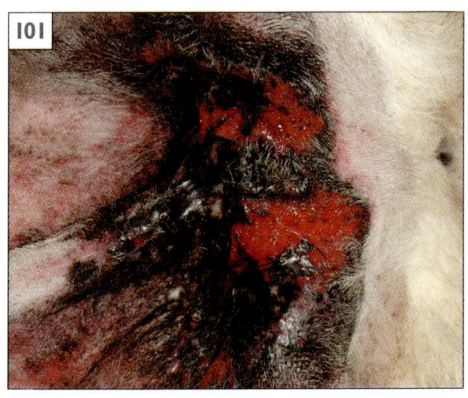

Abb. 101 Derselbe Hund wie in **Abb. 100**: Die Haare wurden geschoren, um das Ausmaß der Veränderungen deutlich zu machen. Beachtenswert sind schlechte Abgrenzung, Hyperpigmentierung und Narbenbildung.

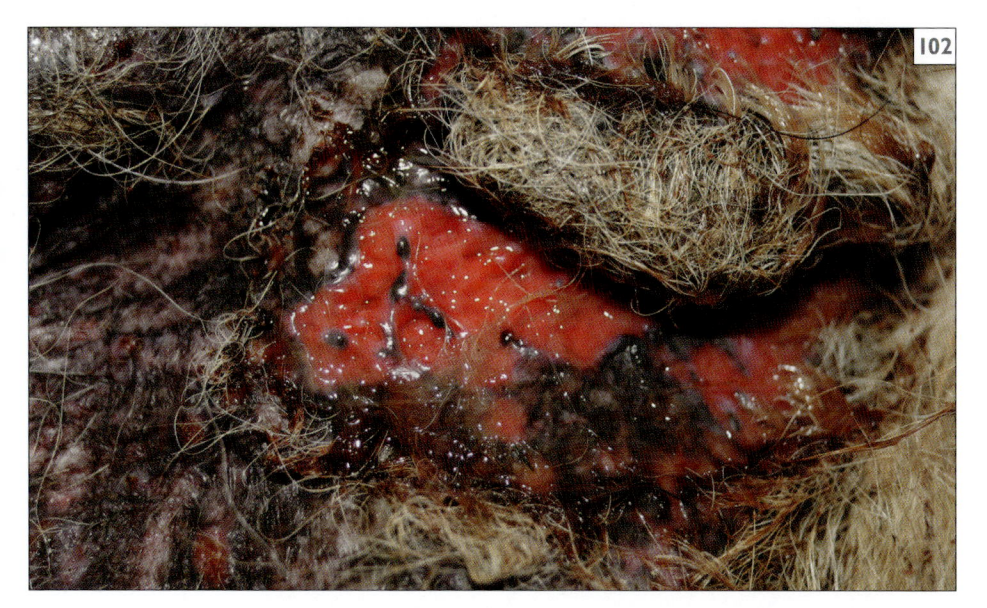

**Abb. 102** Nahaufnahme des Hundes von **Abb. 100**, bei der die typischen „einschmelzenden" Nekrosen und die Unterminierung der betroffenen Haut gut zu erkennen sind.

ten, und die peripheren Lymphknoten sind meist vergrößert. Die Veränderungen können pruriginös und/oder schmerzhaft sein. Betroffene Hunde können auch an einer analen Furunkulose (vgl. anale Furunkulose, S. 174) und/oder einer pedalen Pannikulitis (vgl. Pannikulitis, S. 88) leiden, sodass der Verdacht auf unterschiedliche klinische Manifestationen einer ähnlichen Ätiologie naheliegt.

## DIFFERENZIALDIAGNOSEN
- Demodikose
- Tiefe Pyodermie sekundär zu anderen Erkrankungen
- Kutane Infektionen sekundär zu systemischen Mykosen
- Kutane Infektionen mit subkutanen oder opportunistischen Pilzen oder Oomyceten
- Infektion mit opportunistischen Mykobakterien, filamentösen oder gramnegativen Bakterien
- Neoplasie
- Arzneimittelexanthem (Stevens-Johnson-Syndrom oder toxische epidermale Nekrolyse)

## DIAGNOSE
Anamnese und klinische Befunde sind hochverdächtig, aber nicht pathognomonisch. Hautgeschabsel, Zytologie, Biopsie und Histopathologie, Bakterien- und Pilzkultur und Resistenztest sollten durchgeführt werden, um die Diagnose zu sichern und Differenzialdiagnosen auszuschließen[3]. Flohkontrollprogramme, Ausschlussdiät und Allergietests können bei Hunden mit entsprechender klinischer Symptomatik einer FBH/FAD (vgl. Flohbissallergie, S. 38), adversen Hautreaktionen auf Futterbestandteile (vgl. adverse Hautreaktionen auf Futterbestandteile, S. 31) oder atopischen Dermatitis (vgl. canine atopische Dermatitis, S. 20) indiziert sein. Es ist wichtig, sämtliche möglichen Triggerfaktoren und zugrunde liegenden Erkrankungen zu identifizieren und zu therapieren[4].

## THERAPIE
Die traditionelle Therapie besteht in der intensiven antibiotischen Behandlung[3, 4, 12]. Diese muss gewöhnlich zur Remissionserhaltung dauerhaft durchgeführt werden. Gebräuchlich sind:
- Bakterizide Antibiotika, möglichst entsprechend den Ergebnissen von Kultur und Resistenztest. Die Therapie sollte mindestens 2 Wochen über die klinische Heilung hinweg fortgesetzt werden, d.h. 6–12 Wochen oder länger.
- Antibakterielle Shampoos und Waschungen, um die Bakterienbelastung zu reduzieren, Krusten zu entfernen, die Drainage puru-

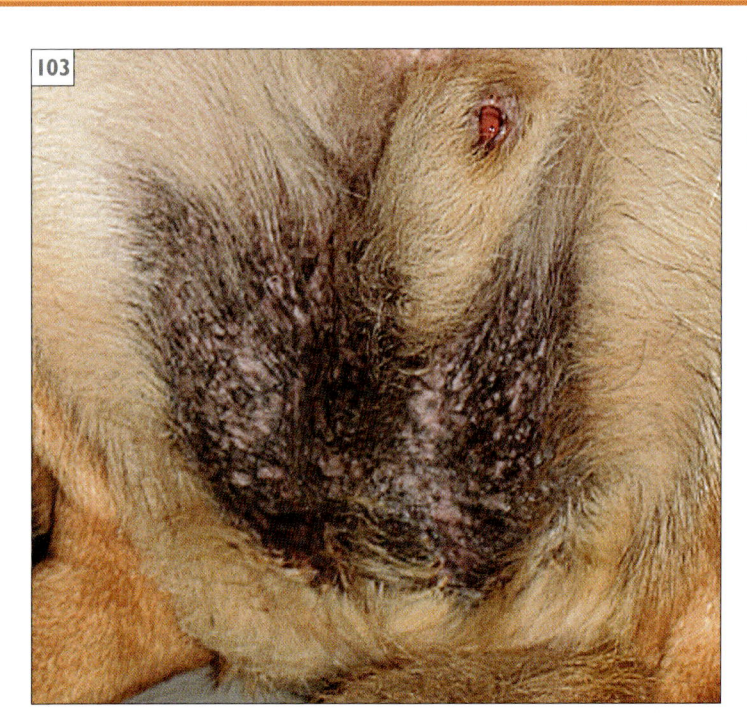

**Abb. 103** Derselbe Hund wie in **Abb. 100**: komplette Abheilung nach der Therapie mit Ciclosporin; die ausgedehnte Narbenbildung ist zu beachten.

lenten Materials zu verbessern und Schmerz und Pruritus zu lindern.
- In rekurrierenden Fällen Anwendung von Delmont´s Staphage Lysate (SPL)® (neD) oder alternativ autogener Vakzine (hier sollte das untersuchende bakteriologische Labor konsultiert werden, da die individuellen Erfordernisse und Protokolle unterschiedlich sein können).
- Einige Fälle benötigen eine antibiotische Pulstherapie. Hierfür sollte ein bakterizides Antibiotikum gewählt werden, das nicht für eine schnelle Resistenzentwicklung prädestiniert ist (z.B. potenziertes Amoxicillin, Cefalexin oder Fluochinolone). Behandlungsschemata für die Pulstherapie sind:
  - 1 Woche volle Dosis, X Wochen ohne
  - X Tage/Woche volle Dosis, Y Tage ohne
  - „Wochenendtherapie" (volle Dosis für 2–3 Tage jede Woche) – effektiv und beliebt, weil sie einfach und von hoher Besitzer-Compliance ist[13, 14]
- Es gibt keinen Grund für dauerhaft niedrige oder subtherapeutische Antibiotika-Dosen, diese sind nicht empfehlenswert.
- Evtl. werden bei der Dauerbehandlung mit Breitspektrum-Antibiotika diätetische Maßnahmen erforderlich, jedoch vertragen die meisten Hunde die Therapie gut.

(Vgl. oberflächliche Pyodermie, S. 146, für weitere Informationen über antibakterielle Therapieoptionen.)
Viele Patienten sprechen jedoch nicht auf die adäquate antibakterielle Therapie an. Einer der Autoren (TJN) verwendet routinemäßig Ciclosporin (5–7,5 mg/kg p.o. 1-mal täglich bis zur Remission und dann so häufig, dass die Remission erhalten bleibt) (**Abb. 103**). Die Verwendung dieser Substanz lässt vermuten, dass zumindest manche Fälle eine immunvermittelte Ätiologie haben, obwohl das Ansprechen auf Glucocorticoide und andere immunsuppressive Medikamente unterschiedlich ist.

**KEY POINTS**
- Die DSH-Pyodermie ist eine Erkrankung mit vielen ungeklärten Aspekten.
- Viele Patienten benötigen eine antibiotische Langzeittherapie.
- Ciclosporin sollte in Fällen, die nur schlecht auf antibakterielle Therapie ansprechen, erwogen werden.

## 3.2 Feline idiopathische ulzerative Dermatose

### DEFINITION
Die feline idiopathische ulzerative Dermatose ist eine seltene Erkrankung von Katzen, bei der es zur Bildung nicht-heilender Ulzera im Bereich von Nacken oder Rücken zwischen den Schulterblättern kommt.

### ÄTIOLOGIE UND PATHOGENESE
Ätiologie und Pathogenese sind ungeklärt[1,2]. Einige Fälle scheinen nach der Anwendung von topischen Spot-on-Produkten zur Flohkontrolle oder nach der Injektion von Vakzinen und Depot-Präparaten aufgetreten zu sein, jedoch kann in den meisten Fällen kein gesicherter Zusammenhang hergestellt werden.

### KLINISCHES BILD
Die Veränderung besteht in einem einzelnen, 2–5 cm großen Ulkus im kaudalen Nackenbereich oder zwischen den Schulterblättern (**Abb. 104**). Der Randbereich ist derb und erhaben, mit peripherer Schwellung und Erythem. Die Katzen traumatisieren den Bereich häufig selbst[1,2]. Ist das Selbsttrauma gering, bildet sich eine dicke Kruste über der Veränderung.

### DIFFERENZIALDIAGNOSEN
- Trauma
- Verbrennung
- Injektionsreaktion
- Fremdkörperreaktion
- Lokalisierte allergische Reaktion (Flöhe, adverse Hautreaktionen auf Futterbestandteile, Atopie)
- Eosinophiles Granulom
- Neoplasie

### DIAGNOSE
Das klinische Aussehen der Veränderung ist bereits hochverdächtig. Andere Differenzialdiagnosen sollten ausgeschlossen und mittels Histopathologie der Verdacht bestätigt werden.

### THERAPIE
Die Veränderungen erweisen sich oft als resistent gegenüber der konservativen Therapie, sind zu groß für die chirurgische Resektion oder kommen nach der Entfernung wieder. Folgende Behandlungsmethoden werden anekdotisch berichtet:
- Ciclosporin[3] (Mikroemulsion) (nzA): 5 mg/kg p.o. 1-mal täglich
- Topische Anwendung von Silbersulfadiazin* 2-mal täglich, anschließend mit Verband oder Shirt die Katze am Kratzen hindern
- Pentoxifyllin* 10 mg/kg p.o. 2-mal täglich
- Dexamethason 0,3 mg/kg p.o. 1-mal täglich
- Methylprednisolonacetat 4 mg/kg s.c. alle 2–3 Wochen bis zur Abheilung und dann alle 2–3 Monate zur weiteren Kontrolle
- Clomipramin 1,25–2,5 mg/kg p.o. 1-mal täglich
- Laserchirurgie zum Abtragen betroffenen Gewebes

### KEY POINT
- Man sollte damit rechnen, dass diese Veränderung häufig therapieresistent ist.

**Abb. 104** Verkrustetes Ulkus im Nackenbereich einer Katze mit feliner idiopathischer ulzerativer Dermatitis.

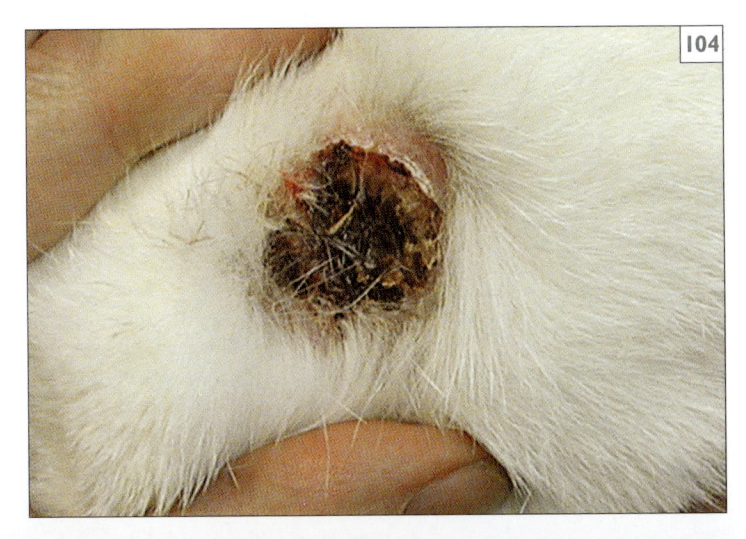

## 3.3 Feliner eosinophiler Granulom-Komplex

### ÄTIOLOGIE UND PATHOGENESE
Der eosinophile Granulom-Komplex (EGC) fasst 3 Hauptformen zusammen: eosinophiles oder kollagenolytisches Granulom, eosinophiles oder indolentes Ulkus und eosinophile Plaques[1, 2]. Diese haben unterschiedliche klinische und histologische Erscheinungsbilder. Beim EGC handelt es sich nicht zwangsläufig um eine spezifische Diagnose, und die Veränderungen können unterschiedliche Reaktionsmuster auf dieselbe zugrunde liegende Ursache darstellen. Manche Katzen sind nur zeitweise betroffen, andere entwickeln rezidivierende Veränderungen, und einige zeigen auch refraktäre Läsionen. Kombinationen oder unterschiedliche Veränderungen können an derselben Katze auftreten.

Die Ätiologie dieser Dermatosen ist unbekannt. Lokales, unkontrolliertes Rekrutieren von Eosinophilen führt zum Freisetzen potenter Entzündungsmediatoren, die die Entzündungsreaktion unterhalten[1, 3]. Eine Vielzahl zugrunde liegender Erkrankungen (s.u.) wurde mit EGC-Veränderungen in Zusammenhang gebracht, viele sind aber auch idiopathisch[2, 3]. EGC-Läsionen konnten auch bei spezifisch pathogenfreien Katzen festgestellt werden, bei denen atopische Dermatitis und adverse Reaktionen auf Futterbestandteile ausgeschlossen worden waren und keine zugrunde liegende Ursache gefunden werden konnten[4]. Norwegische Waldkatzen sind möglicherweise prädisponiert[5].

### KLINISCHES BILD
#### Eosinophiles oder kollagenolytisches Granulom
Sie sind die einzigen echten Granulome in diesem Komplex. Es gibt keine Rasse-, Alters- oder Geschlechtsprädispositionen, obwohl die lineare Form gehäuft bei Katzen unter 2 Jahren auftritt[1, 5]. Neuere Studien haben ergeben, dass das Kollagen unverändert bleibt, d.h. es handelt sich um echte eosinophile Veränderungen und die Bezeichnung kollagenolytisch sollte vermieden werden[3]. Häufig tritt gleichzeitig eine periphere Eosinophilie auf. Die Veränderungen können mit allergischen oder parasitären Erkrankungen assoziiert sein, möglicherweise gibt es in manchen Fällen auch eine genetische Grundlage, jedoch sind sie oft idiopathisch. Der Pruritus ist variabel. Die Veränderungen können einzeln oder in Gruppen, nodulär, linear oder papulär und überall am Körper auftreten. Lineare Veränderungen finden sich häufig im Bereich der medialen Vordergliedmaßen oder der kaudalen Hintergliedmaßen, was evtl. mit dem Putzverhalten zusammenhängt. Eine davon getrennte Form betrifft das Kinn und die Unterlippe (Fettkinn) und kann einen wechselnden Verlauf zeigen. Der dorsale Teil der Nase, Pinnae und Pfotenballen sind gleichfalls häufige Lokalisationen. Die Veränderungen sind gewöhnlich erythematös und haarlos, erhaben und nodulär bis länglich und perlschnurartig. Auch Erosion, Ulzeration und Nekrose mit deutlichen, blassen, sandartigen Foci sind möglich (**Abb. 105, 106**).

#### Stechmückenallergie
Hier handelt es sich um eine eigenständige, saisonale, pruriginöse Dermatitis, die mit Stechmückenstichen zusammen auftritt[6, 7]. Klinische Symptome sind eine papuläre, erosive bis ulzera-

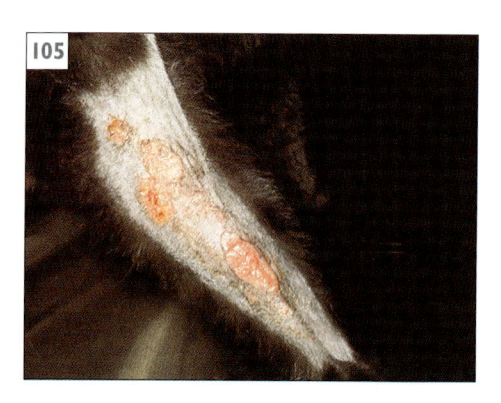

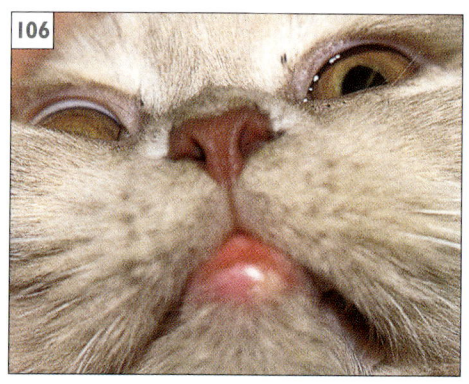

**Abb. 105, 106** Kollagenolytische (eosinophile) Granulome: die lineare Form (105) und die lokalisierte Form an der Mandibula einer Katze (106).

tive und krustöse Dermatitis im Bereich von Nase, Schnauze, Pinnae, präaurikularem Bereich, Flexor carpi und den Übergängen zwischen Ballen und behaarter Haut (**Abb. 107**). Chronische Veränderungen können depigmentiert sein. Betroffene Ballen können ulzeriert, geschwollen und hypopigmentiert sein. Eine periphere Eosinophilie und eine deutliche periphere Lymphadenopathie können vorliegen.

**Eosinophile Plaques**
Hierbei handelt es sich um gut umschriebene, ulzerierte, nässende Veränderungen, die sich im typischen Fall am ventralen Abdomen, den medialen Oberschenkeln oder dem kaudalen Rumpf befinden[1,2] (**Abb. 108**). Sie können auch an den Pfoten (**Abb. 109**) und, selten, an den Ohren auftreten (**Abb. 110**). Es gibt keine Rasse- oder Altersprädisposition, obwohl möglicherweise

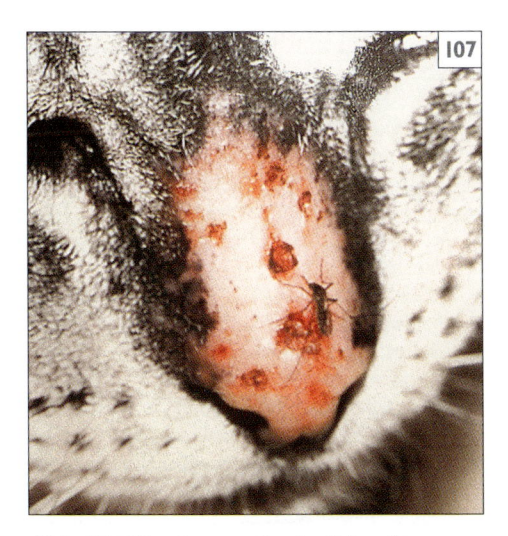

Abb. 107 Allergie gegen Stechmücken (Foto: K. Mason)

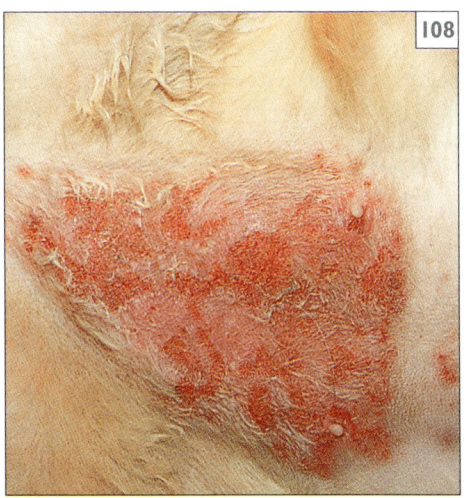

Abb. 108 Eosinophile Plaques am ventralen Abdomen einer Katze.

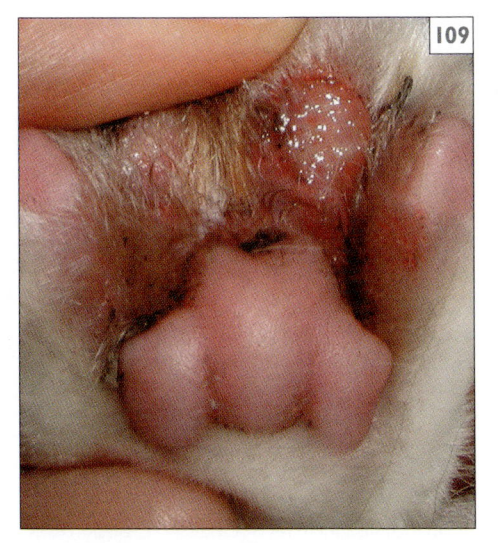

Abb. 109 Eosinophile Plaques im Bereich der Interdigitalhaut.

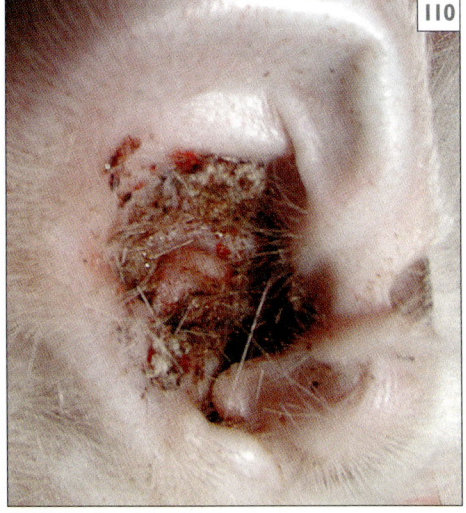

Abb. 110 Eosinophile Plaques, Erosionen und Krusten im vertikalen Gehörgang.

junge Tiere besonders häufig betroffen sind. Benachbarte Läsionen können konfluieren und sich dann als sehr große, plaqueartige Veränderungen zeigen. Eosinophile Plaques sind meist mit Pruritus verbunden, obwohl dies anamnestisch nicht immer berichtet wird.

**Eosinophile oder indolente Ulzera**
Hier handelt es sich um gut abgegrenzte uni- oder bilaterale Ulzera, die im Bereich des Philtrums der Oberlippe oder im Bereich des oberen Caninus zu finden sind[1, 2, 5] (**Abb. 111**). Ihr Randbereich ist erhaben und umgibt ein rosafarbenes bis gelbliches ulzeriertes Zentrum. Größere Veränderungen können sehr destruktiv und deformierend sein, doch scheinen sie weder pruriginös noch deutlich schmerzhaft zu sein. Im Gegensatz zu anderen Veränderungen des EGC sind hier die Eosinophilen nicht die dominierenden Zellen in der Zytologie oder Histopathologie, und eine periphere Eosinophilie ist selten.

## DIFFERENZIALDIAGNOSEN

Die möglichen Differenzialdiagnosen sind sehr unterschiedlich und richten sich nach der klinischen Präsentation[2], obwohl zahlreiche Veränderungen des EGC ein charakteristisches klinisches Aussehen zeigen. Mögliche Differenzialdiagnosen sind:

- Trauma
- Aktinische Dermatitis
- Kutane Neoplasien, insbesondere Plattenepithelkarzinom
- Dermatophytose
- Bisse von Nagern oder Katzen
- Infektion mit Kuhpocken
- Calici- oder Herpesvirus-Infektion
- Infektion mit Mykobakterien
- Tiefe Pilzinfektion
- Immunvermittelte Erkrankungen (Arzneimittelexantheme, Pemphigus foliaceus, kutaner Lupus)

Es ist gleichfalls wichtig, jede potenzielle Grunderkrankung zu eliminieren, bevor man die Veränderungen als idiopathisch klassifiziert. Mögliche Grunderkrankungen[2] sind:
- Adverse Hautreaktionen auf Futterbestandteile
- Atopische Dermatitis
- Flohbissallergie/Flohallergische Dermatitis
- Andere Ektoparasitosen
- Chronisches Selbsttrauma
- FeLV (ungewöhnlich, und ein Zusammenhang wird mittlerweile angezweifelt)
- Bakterielle Infektion (gewöhnlich sekundär, doch manche Tiere mit indolentem Ulkus sprechen auf Breitspektrum-Antibiotika an)

## DIAGNOSE

Die klinischen Symptome sind ausgesprochen charakteristisch, doch Zytologie, Biopsie und Histopathologie sind im Zweifelsfall diagnostisch. Die klinische Anamnese und Untersuchung engt die Zahl der möglichen Differenzialdiagnosen bereits ein. Hautgeschabsel, Flohkontrollprogramme und/oder weitere antiparasitäre Therapien (vgl. flohallergische Dermatitis, S. 38), Zytologie wegen mgl. bakterieller Infektionen (vgl. oberflächliche Pyodermie, S. 146), Trichogramm, Untersuchung mit der Wood-Lampe und Pilzkulturen (vgl. Dermatophytosen, S. 278) und Eliminationsdiäten (vgl. adverse Hautreaktionen auf Futterbestandteile, S. 31) sollten durchgeführt werden. Allergenspezifische Intrakutantests oder serologische Untersuchungen können zur Allergenidentifikation eingesetzt werden, sodass mögliche Allergene vermieden bzw. zur spezifischen Immuntherapie (vgl. canine atopische Dermatitis) eingesetzt werden können, obwohl deren Nutzen bei Katzen angezweifelt wird.

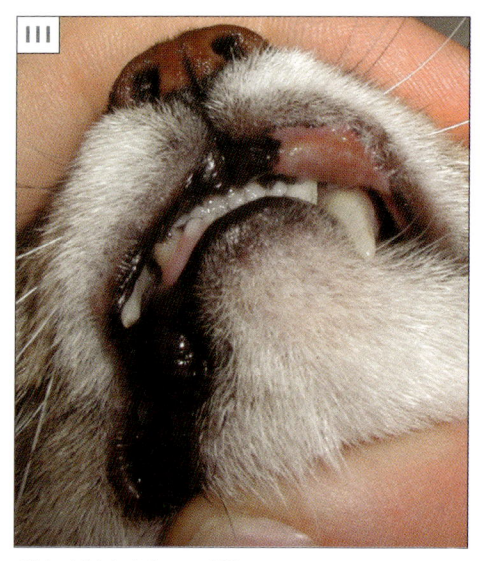

**Abb. 111** Indolentes Ulkus.

## THERAPIE

Die Prognose und die Langzeittherapie hängen von dem zugrunde liegenden Trigger ab. Jedoch sind viele Fälle idiopathisch und benötigen eine symptomatische Therapie. Diese kann auch erforderlich sein, um akute Exazerbationen bei Tieren unter Langzeittherapie zu kontrollieren. Manche Veränderungen, v.a. indolente Ulzera, können therapieresistent sein. Andere hingegen können spontan abheilen, besonders lineare Granulome bei jungen Katzen[1, 5]. Essenzielle Fettsäuren und Antihistaminika (vgl. canine atopische Dermatitis, S. 20) wurden als wirksam beschrieben, insbesondere wenn ein allergischer Trigger vermutet wird, obwohl möglicherweise anfangs eine potentere Therapie zur Induktion der Remission verabreicht werden muss.

Die meisten Fälle sprechen auf systemisches Prednisolon (2 mg/kg p.o. 1-mal täglich) oder Methylprednisolon (die 0,8-fache errechnete Prednisolondosis) an. Ist die Remission eingetreten, wird die Dosis bis zur Erhaltungsdosis alle 2 Tage weiter reduziert. Manche Katzen sprechen besser auf Dexamethason (0,15-fache Prednisolondosis) oder Triamcinolon* (0,25–0,8-fache Prednisolondosis) an, v.a. in der Anfangsphase der Therapie[1]. Die Therapie kann dann entweder in der Erhaltungsphase auf Prednisolon oder Methylprednisolon umgestellt werden oder bis zur Erhaltungsdosis reduziert werden, die dann jeden 3. Tag gegeben wird. Depot-Injektionen von Methylprednisolon (alle 2–4 Wochen bis zur Remission und dann alle 6–8 Wochen zur Erhaltung) sollten Katzen vorbehalten bleiben, die oral nicht zu therapieren sind. Intraläsionale Triamcinolon-Gaben* können bei solitären, gut abgegrenzten Veränderungen helfen[1].

Chirurgische Exzision, Kryochirurgie, Laserchirurgie und Bestrahlung wurden für einzelne, gut abgegrenzte Veränderungen empfohlen, die nicht auf die konservative Therapie ansprechen[1]. Diese Verfahren sind häufig erfolgreich, insbesondere beim indolenten Ulkus, jedoch sind Rezidivrate und die Wahrscheinlichkeit der Entstehung neuer Veränderungen hoch.

Immunmodulation mit rekombinantem, felinem Omega-Interferon (5 Millionen IU s.c. 3-mal wöchentlich über 3 Wochen) oder rekombinantem, humanem Alpha-Interferon* (30–60 IU/Katze p.o. 1-mal täglich über 30 Tage) wurden bei einer kleinen Fallzahl als erfolgreich beschrieben, allerdings traten die Veränderungen nach Therapieende wieder auf.

Ciclosporin (nzA) (5–7,5 mg/kg 1-mal täglich bis zur Remission, dann in größeren Intervallen) wurde bei einer Reihe von eosinophilen Hauterkrankungen der Katze mit Erfolg und guter Verträglichkeit eingesetzt[8]. Die Nebenwirkungen ähneln denen des Hundes (vgl. canine atopische Dermatitis, S. 20). Eine kleine Zahl Katzen hat nach der Therapie eine tödliche Toxoplasmose entwickelt[9]. Es scheint ein geringes Risiko für seronegative Katzen zu bestehen, sich zu infizieren, doch ist ein Ausbruch bei seropositiven Tieren wenig wahrscheinlich. Derzeit empfehlen die Autoren, vor einer Therapie eine serologische Untersuchung durchzuführen, die Risiken mit den Besitzern zu besprechen und die Fütterung auf Fertigfutter und -leckerli zu beschränken. Katzen unter Therapie im Haus zu halten ist nicht immer möglich. Ciclosporin ist derzeit nicht für die Anwendung bei der Katze zugelassen.

Andere medikamentöse Optionen[1, 2] für refraktäre Fälle mit oder ohne Glucocorticoide sind Chlorambucil* (0,1–0,2 mg/kg p.o. 1-mal täglich und dann jeden 2. Tag), Aurothioglucose (neD) (Goldsalz- oder Chrysotherapie; 1 mg/kg wöchentlich i.m. bis zur Remission und dann monatlich; **Cave:** Initial sollte eine Testdosis von 1 mg i.m. verabreicht und auf Knochenmarkssuppression und Hautveränderungen geachtet werden), und Progestagene wie Megestrolacetat*, die eine sehr potente Glucocorticoidwirkung haben (**Cave:** Langzeitgaben können zu Polydipsie/Polyurie, Hyperplasie und Neoplasie des Gesäuges, Diabetes mellitus und iatrogenem Hyperadrenokortizismus führen [einschließlich Alopezie des ventralen Abdomens], was das klinische Bild verändern kann. Einige der genannten Wirkungen können irreversibel sein).

Hydrocortisonaceponat erwies sich bei einer kleinen Zahl Katzen mit eosinophilen Plaques als gut wirksam und gut verträglich.

## KEY POINTS

- Beim EGC handelt es sich um eine klinisch gut bekannte, aber bislang wenig verstandene Erkrankung.
- Die Kontrolle der zugrunde liegenden Trigger ist wichtig.
- Viele Tiere benötigen eine symptomatische Therapie.

## 3.4 Arzneimittelexantheme

### ÄTIOLOGIE UND PATHOGENESE

Arzneimittelexantheme sind seltene Erkrankungen, bei denen pleomorphe Hautveränderungen mit oder ohne systemische Symptome nach Exposition gegenüber einer chemischen Verbindung auftreten. Die Veränderungen können immunologische oder nicht-immunologische Reaktionen darstellen[1]. Das Tier kann nach Sensibilisierung oder direkt auf Medikamente, Konservierungsstoffe oder auch Farbstoffe in Medikamenten oder Futter reagieren. Die Reaktionen können auf topische oder systemische Medikamente auftreten. Die meisten Arzneimittelexantheme führen zu ausgedehnten Veränderungen und verhalten sich unvorhersehbar. In seltenen Fällen kann es auch zu wiederholten Reaktionen an gleicher Stelle kommen (fixiertes Arzneimittelexanthem, **Abb. 112**)[1].

### KLINISCHES BILD

Es gibt keine Rasse-, Alters- oder Geschlechtsprädisposition für kutane Medikamentenunverträglichkeiten, allerdings sind Dobermänner prädisponiert für Sulfonamid-induzierte Reaktionen[2, 3]. Bestimmte Medikamente, insbesondere Penicilline und Sulfonamide[4, 5], scheinen (evtl. nur wegen ihrer häufigen Anwendung) häufige Auslöser zu sein, doch prinzipiell kann jedes Medikament ein Arzneimittelexanthem auslösen[1, 5]. Klinische Symptome können Urticaria und Angiödem (**Abb. 113**), Kontaktdermatitis,

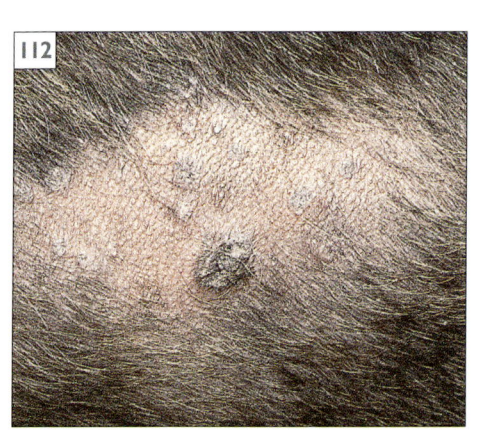

**Abb. 112** Fixiertes Arzneimittelexanthem an der lateralen Flanke eines Airedale Terriers.

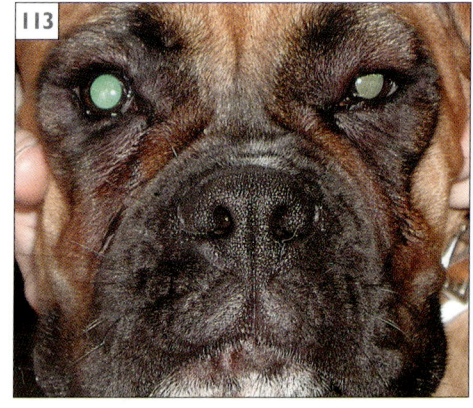

**Abb. 113** Urticaria und Angiödem bei einem Boxer nach Methadon-Gabe.

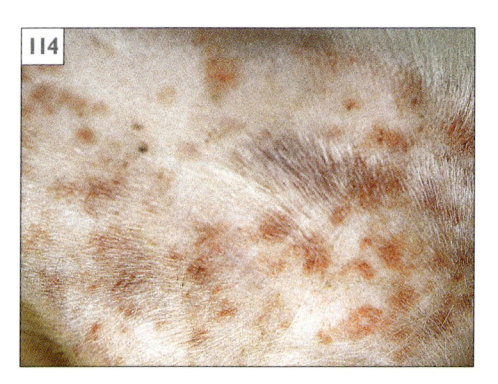

**Abb. 114** Erythematöse, teilweise sehr große Maculae nach Loperamid*(Imodium®)-Behandlung.

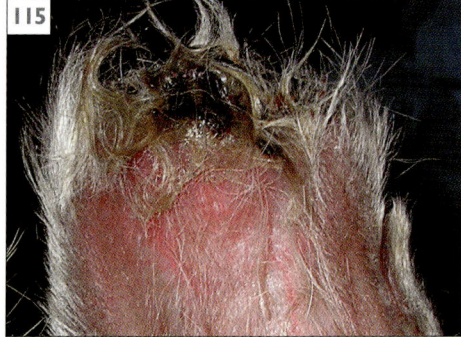

**Abb. 115** Ohrspitzennekrose bei einem West Highland White Terrier nach Fenbendazol-Behandlung.

## 3.4 Arzneimittelexantheme

**Abb. 116** Hochgradige Ulzeration der Schnauze und Nase bei einem Springer Spaniel mit Stevens-Johnson-Syndrom nach einer Sulfonamid-Trimethoprim-Behandlung.

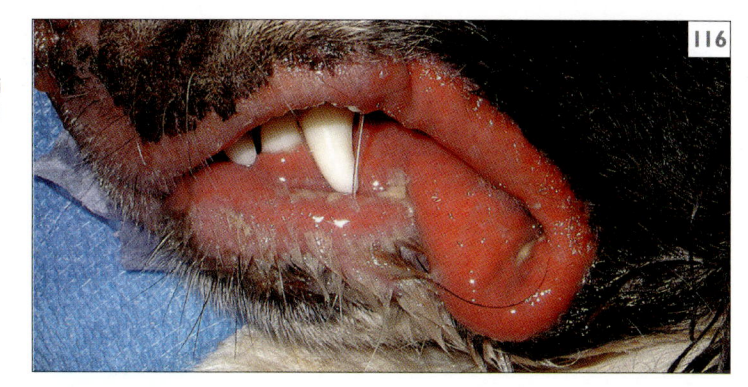

**Abb. 117** Toxische epidermale Nekrolyse sekundär zu einer Arzneimittelunverträglichkeit.

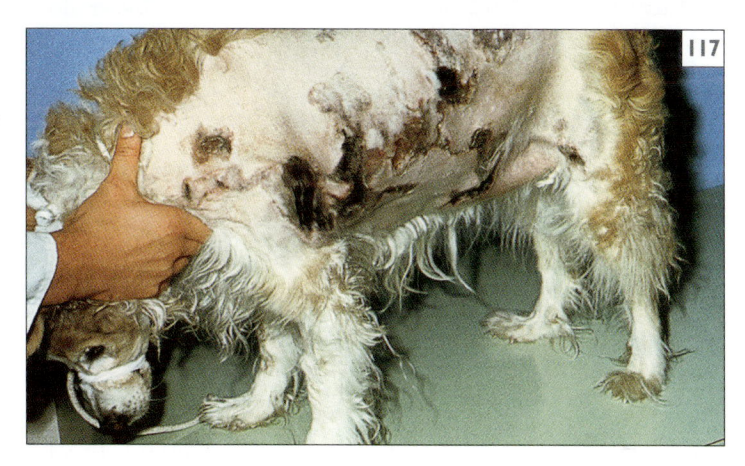

erythematöse Maculae (**Abb. 114**), Papeln oder verkrustete Vesikel, exfoliative Dermatitis, Vaskulitis und Vaskulopathie (**Abb. 115**), Pemphigus oder Pemphigoid und Stevens-Johnson-Syndrom (**Abb. 116**) sowie toxische epidermale Nekrolyse (**Abb. 117**) sein[1–9].
Pruritus fehlt in der Regel, kann in Einzelfällen aber massiv sein. Systemische Veränderungen können in Anämie, Thrombozytopenie, Knochenmarkssuppression, Hepatopathie, Pankreatitis, nephrotischem Syndrom, Keratoconjunctivitis sicca, Arthropathie, Uveitis und neurologischen Symptomen bestehen[1, 4, 5, 9, 10].

### DIFFERENZIALDIAGNOSEN
- Oberflächliche oder tiefe bakterielle Infektionen
- Kontaktirritation oder Kontaktdermatitis
- Pemphigus-Komplex, systemischer Lupus erythematosus und andere immunvermittelte Erkrankungen
- Kutane Neoplasien

### DIAGNOSE
Die Verdachtsdiagnose Arzneimittelexanthem kann bei bekannter Exposition gegenüber einem Medikament, passenden klinischen Symptomen, dem Vorliegen von kompatiblen histopathologischen Veränderungen in Biopsien und dem Abklingen der Symptome nach Absetzen des vermuteten Auslösers gestellt werden[1]. Eine definitive Diagnose ist allerdings erst nach einer erneuten Provokation zu stellen, was jedoch nicht zu verantworten ist, weil sie schwere systemische oder generalisierte Reaktionen hervorrufen kann.

### THERAPIE
Das Entfernen des Auslösers und eine adäquate unterstützende Therapie sind in Fällen mit nur mäßig ausgeprägten Symptomen ausreichend. Alle Medikamente sollten abgesetzt werden; falls eine Therapie unbedingt erforderlich ist (z.B. mit Antibiotika), sollte die Wahl auf ein Präparat fallen, das pharmakologisch von dem vermuteten Auslöser möglichst weit entfernt ist. Einer der

Autoren (TJN) sieht häufig Fälle, die allein auf das Absetzen des vermuteten Auslösers nicht ansprechen. Das kann auf eine persistierende Antigenstimulation zurückzuführen sein oder darauf, dass die einmal eingeleitete immunvermittelte Reaktion selbstunterhaltend wird. Therapieziele sind dann, den bestehenden Prozess zu stoppen und die verbleibenden Hautveränderungen zu therapieren (vgl. die entsprechenden Kapitel der Behandlung bestimmter immunvermittelter Syndrome). Intravenöses humanes Immunglobulin* (ivHIG; 0,5–1,5 g/kg i.v. über 6–12 Stunden) kann hilfreich sein bei einem bestehenden Stevens-Johnson-Syndrom oder einer toxischen epidermalen Nekrolyse[8] sein (vgl. Erythema-multiforme-Komplex, S. 194). Es wird gut vertragen, allerdings besteht das Risiko einer Sensibilisierung und Anaphylaxie bei wiederholter Anwendung.

Einige Fälle, v.a. solche mit ausgedehnten offenen Hautveränderungen oder toxischer epidermaler Nekrolyse, benötigen eine aggressive Flüssigkeitstherapie und Schockbehandlung. Bereiche mit nekrotischer Haut sollten mit topischer Silbersulfadiazin-Creme*, aktiviertem Silber* und anderen adäquaten Wundabdeckungen behandelt werden, um Infektionen vorzubeugen und die Heilung zu fördern. Die Gabe systemischer Glucocorticoide ist umstritten[11], da der Großteil der Schädigung irreversibel und zum Zeitpunkt der Diagnosestellung bereits vorhanden ist. Zudem sollte man auch bedenken, dass Unverträglichkeitsreaktionen auch auf Steroide und andere antiinflammatorische Mittel auftreten können und dass Tiere mit einer floriden Medikamentenunverträglichkeit für weitere Reaktionen prädestiniert sein können.

Die Prognose ist unterschiedlich. Sie ist prinzipiell bei leichten Hautveränderungen gut und wird bei schwereren Veränderungen und systemischer Beteiligung immer schlechter. In der Patientenakte sollte eine Medikamentenunverträglichkeit unter Auflistung der zu vermeidenden Medikamente eindeutig vermerkt sein.

### KEY POINTS
- Arzneimittelexantheme werden wahrscheinlich unterdiagnostiziert.
- Eine erneute Provokation mit dem vermuteten Auslöser zur Diagnosesicherung sollte unterbleiben.

## 3.5 Kutaner Lupus erythematosus
(diskoider Lupus erythematosus)

### DEFINITION
Der kutane Lupus erythematosus (CLE) ist eine Hautkrankheit, bei der lokalisierte, photoaggravierte Hautveränderungen entstehen.

### ÄTIOLOGIE UND PATHOGENESE
Die Ätiologie ist unklar. Es wurde vermutet, dass bei genetisch prädisponierten, empfänglichen Individuen eine inflammatorische Kaskade in Gang gesetzt wird, die dermale und epidermale Komponenten schädigt und eine lokalisierte, chronische, immunvermittelte Reaktion initiiert[1]. Die Entzündung führt zu Erythem, Schuppenbildung, Krustenbildung und Depigmentierung[2].

### KLINISCHES BILD
Es gibt keine Altersprädisposition, allerdings sind Hündinnen und bestimmte Rassen wie Shetland Sheepdog, Collie, Deutscher Schäferhund und Sibirean Husky prädisponiert[3,4]. Der kutane Lupus erythematosus ist äußerst selten bei Katzen[5]. Die häufigsten Lokalisationen sind Nase und Nasenspiegel[2,3] (**Abb. 118, 119**). Lefzen, Periorbitalbereich, Pinnae, Krallen und Skrotum sind ebenfalls in einigen Fällen betroffen[2,3]. Interessanterweise sind bei Katzen die Pinnae häufiger befallen[5]. Nur selten entwickeln sich an Scheide und Zehen Veränderungen[3]. Die Läsionen sind in der Regel haarlos und erythematös und entwickeln unterschiedlich starke Depigmentierungen. Bei aktiven Veränderungen kann es eine feine Schuppenbildung geben, evtl. mit kleinen, festhaftenden Krusten. Bei lange bestehenden Veränderungen kann es zur Narbenbildung kommen, hochgradige Veränderungen können auch ulzerieren. Mukokutane Veränderungen sind beim kutanen Lupus erythematosus sehr selten.

### DIFFERENZIALDIAGNOSEN
- Aktinische Dermatitis
- Dermatophytose
- Nasale Pyodermie
- Demodikose
- Pemphigus-Komplex
- Arzneimittelexanthem
- Systemischer Lupus erythematosus
- Uveodermatologisches Syndrom
- Mukokutane Pyodermie

- Proliferative nasale Arteriitis/Vaskulitis
- Parasympathetische nasale Dermatitis
- Idiopathische nasale Depigmentierung
- Proliferative Arteriitis des nasalen Philtrums

## DIAGNOSE

Anamnese und klinische Untersuchung ergeben, dass die Veränderungen lokalisiert sind und keine systemischen Symptome bestehen[3]. Die Schlüsselinformation zur Einengung der zahlreichen möglichen Differenzialdiagnosen ist die Frage, ob die Veränderung das Planum nasale mit erfasst oder nicht. Für andere Hauterkrankungen außer immunvermittelten ist es sehr ungewöhnlich, den Nasenspiegel mit zu betreffen: Sie verändern zwar die angrenzende behaarte Haut, überschreiten aber die Grenze nicht. Die histopathologische Untersuchung von Biopsien ist im Regelfall diagnostisch[3, 4], sodass Immunfluoreszenz selten erforderlich ist. Die antinukleären Antikörper sind immer negativ[3, 4].

## THERAPIE

Die Kombination von Tetracyclin und Nicotinamid (von jedem 250 mg p.o. 3-mal täglich bei Hunden <10 kg und 500 mg p.o. 3-mal täglich bei Hunden >10 kg Körpergewicht, alternativ Doxycyclin 10 mg/kg p.o. 1-mal täglich statt Tetracyclin) kontrollieren die Symptome bei der Mehrzahl der Fälle[6]. Topische 0,1%ige Tacrolimus-Creme* 2-mal täglich kann als unterstützende Therapie eingesetzt werden. In leichteren Fällen kann sie auch mit Erfolg als alleinige Therapie appliziert werden[7]. Systemisches Prednisolon führt zur Remission; niedrige Dosen alle 2 Tage halten die meisten Tiere in Remission[3, 4]. Topische Sunblocker sowie Vermeidung von Sonnenlicht helfen, die benötigte Dosis möglichst gering zu halten. Manche Tiere bleiben auch in Remission, wenn man topisches Hydrocortison oder potentere Glucocorticoide oder einen Sunblocker alleine benutzt. Megadosen von Vitamin E (400–800 IU täglich) wurden in einer begrenzten Zahl von Fällen als erfolgreich beschrieben, allerdings dauerte es 1–2 Monate bis zum Wirkungseintritt[3]. Ciclosporin (nzA bei Katzen) (5–7,5 mg/kg p.o. 1-mal täglich bis zur Remission und dann bis zur niedrigstmöglichen Erhaltungsdosis reduziert) ist ebenfalls gut wirksam bei Tieren mit schwereren oder ausgedehnteren Veränderungen.

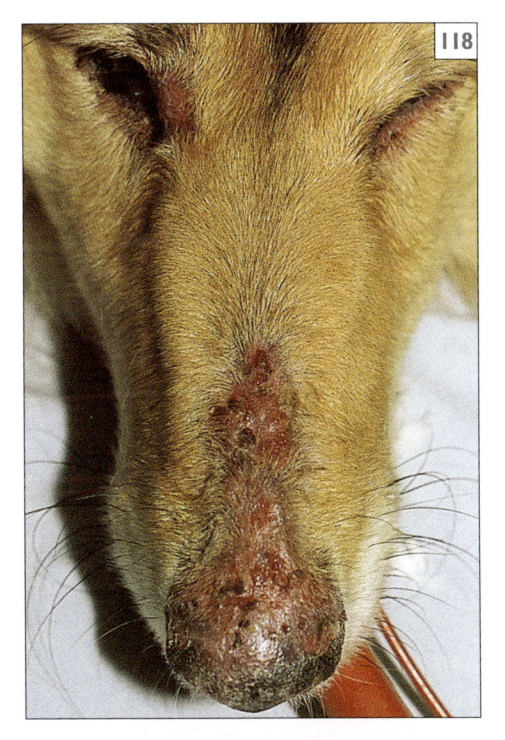

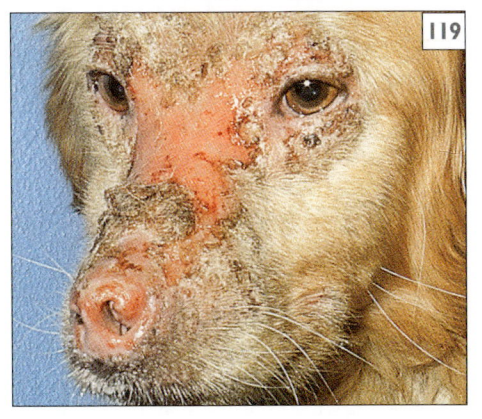

**Abb. 118, 119** Kutaner Lupus erythematosus: Veränderungen am rostralen Gesicht (118), ausgedehntere Läsionen im Gesicht (119).

### KEY POINTS
- Der kutane Lupus erythematosus ist die häufigste immunvermittelte Dermatose.
- Durch die Therapie dieses meist lokalisierten Problems sollten möglichst keine cushingoiden Veränderungen herbeigeführt werden.

## 3.6 Systemischer Lupus erythematosus

### ÄTIOLOGIE UND PATHOGENESE
Der systemische Lupus erythematosus (SLE) ist eine seltene, multisystemische immunvermittelte Erkrankung aus der Gruppe der Lupus-Erkrankungen. Zahlreiche der immunologischen Mechanismen konnten bereits entdeckt werden, doch die auslösenden Faktoren sind noch unbekannt. Genetische Faktoren, systemische Erkrankung, Neoplasie, Viren, Hormone, Medikamente und Umweltfaktoren (z.B. Exposition gegenüber Sonnenstrahlen) wurden vermutet[1–5]. Die primären immunologischen Abläufe sind möglicherweise mit einer fehlerhaften Funktion der T-Suppressor-Zellen verbunden[6], die zu einer polyklonalen Gammopathie und der unkontrollierten Produktion von Autoantikörpern führt, und zu einer T-Zell-Aktivierung mit einer verringerten $CD4^+$:$CD8^+$-Ratio[2].

Diese Reaktionen können zell- oder gewebespezifisch sein, sich gegen Erythrozyten, Thrombozyten und Leukozyten oder gegen ubiquitäre nukleäre Antigene richten[1]. Antinukleäre Antikörper (ANA) können sich mit freier DNA zu Immunkomplexen verbinden. Diese können in den Glomeruli abgelagert werden, wo sie eine membranöse Glomerulonephritis hervorrufen können; ferner in den Wänden der Arteriolen, wo sie eine lokale fibrinoide Nekrose und Fibrose initiieren; oder in der Synovia, was zu einer Arthritis führt. Die zell-/gewebsspezifischen und die unspezifischen Autoantikörper können getrennt voneinander oder zusammen vorkommen, was die diversen klinischen Präsentationen des SLE erklärt[1].

### KLINISCHES BILD
Der canine SLE tritt bei Tieren mittleren Alters auf. Collie, Shetland Sheepdog, Beagle, Afghane, Deutscher Schäferhund, Bobtail, Pudel und Irischer Setter gelten als prädisponiert[1, 7]. Es gibt keine Geschlechtsprädisposition, jedoch sind unkastrierte Hündinnen und Deutsche-Schäferhund-Rüden möglicherweise eher betroffen[7]. Die klinischen Symptome können plötzlich oder schleichend beginnen und oft wechselnde Verläufe zeigen, was die Diagnose erschwert[1]. Lahmheiten aufgrund von Polyarthritis und/oder Polymyositis sind das häufigste klinische Symptom, das bei 75–91% der Fälle auftritt[1, 7, 8]. Andere systemische Symptome sind Fieber unklarer Genese, Glomerulonephritis und Proteinurie, hämolytische Anämie, Thrombozytopenie, Neutropenie, Myokarditis, Thyroiditis, Splenomegalie, Lymphadenopathie und ZNS-Symptome[1, 3, 7]. Hautveränderungen treten in 50–60% der Fälle auf[1, 7] und können lokalisiert oder generalisiert sein. Lokalisationen sind Gesicht, Ohren, Gliedmaßen, Körper, mukokutane Übergänge und Schleimhäute. Die Veränderungen sind sehr variabel und unberechenbar, sie können sich als Alopezie, Erythem, Ulzeration, Krustenbildung, Narbenbildung, Leukoderma, Zellulitis, Pannikulitis und Furunkulose äußern[1, 3, 7] (**Abb. 120–123**). SLE wurde auch im Zusammenhang mit einer generalisierten bakteriellen Infektion berichtet[3].

Bei Katzen ist der SLE selten und äußert sich i.d.R. in einer autoimmunen hämolytischen Anämie. Andere klinische Symptome sind Fieber, Hautveränderungen (Alopezie, Erythem, Schuppenbildung, Krustenbildung und Narbenbildung, v.a. an Gesicht, Pinnae und Pfoten), ferner Thrombozytopenie und Nierenversagen[9, 10].

### DIFFERENZIALDIAGNOSEN (FÜR HAUTVERÄNDERUNGEN)
- Dermatophytose
- Demodikose
- Kutaner (diskoider) Lupus erythematosus (auch exfoliativer und vesikulärer CLE)
- Epitheliotropes Lymphom
- Nekrolytisches migratorisches Erythem
- Leishmaniose
- Erythema multiforme
- Dermatomyositis
- Stevens-Johnson-Syndrom und toxische epidermale Nekrolyse
- Arzneimittelexanthem
- Vaskulitis
- Infektiöse oder sterile (immunvermittelte) Pannikulitis
- Pemphigus vulgaris
- Bullöses Pemphigoid
- Epidermolysis bullosa

**Cave**: Einige diese Erkrankungen gelten als Triggerfaktoren und/oder klinische Manifestationen des SLE, was die Diagnose kompliziert[2, 4].

### DIAGNOSE
Die Diagnose des SLE ist wegen der unvorhersehbaren klinischen Symptome und der Ermangelung eines spezifischen diagnostischen Testverfahrens eine Herausforderung[8]. Die Diagnose beruht auf der Anamnese und den klinischen

## 3.6 Systemischer Lupus erythematosus

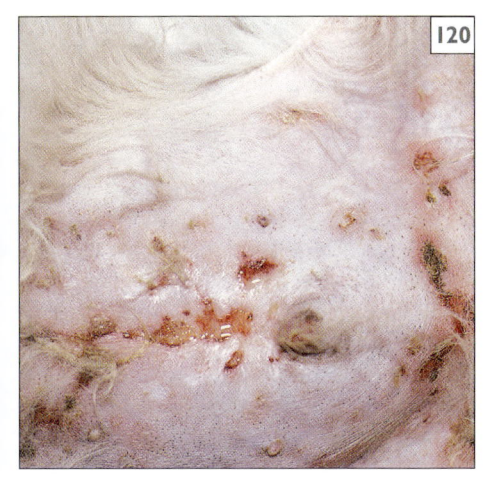

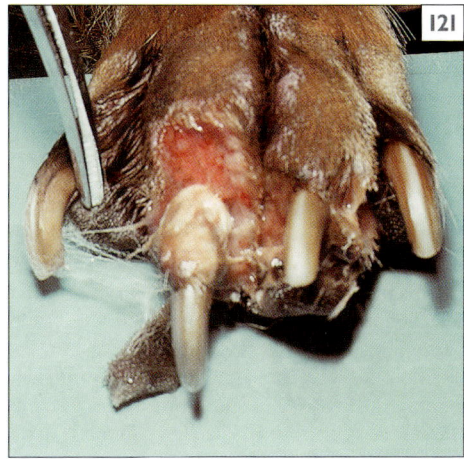

**Abb. 120, 121** Systemischer Lupus erythematosus: Ulzerationen und Fisteln am ventralen Abdomen (120) und Paronychie (121) bei einem Hund.

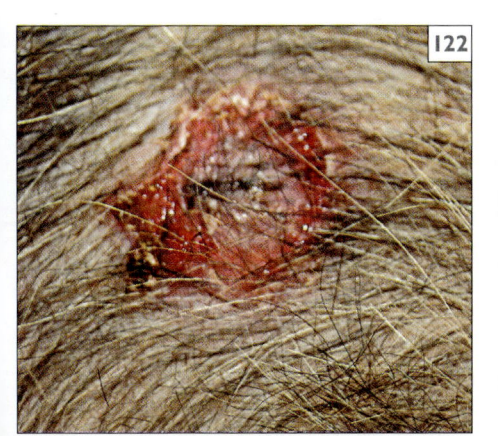

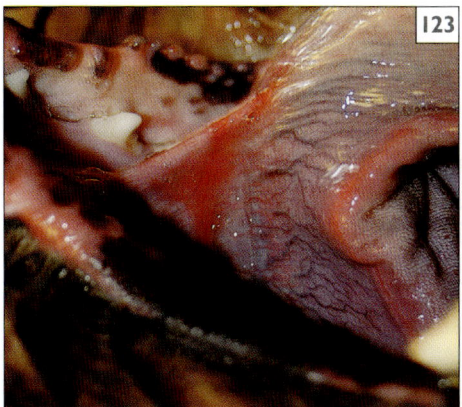

**Abb. 122, 123** Kutane (122) und orale (123) Ulzeration bei einem Hund mit systemischem Lupus erythematosus.

Symptomen, die auf eine multisystemische immunvermittelte Erkrankung hindeuten, und den unterstützenden Laborbefunden[2]. Die Routinehämatologie, Biochemie und Urinanalyse weisen evtl. Anämie (nicht-regenerativ oder hämolytisch), Thrombozytopenie, Leukopenie oder Leukozytose, Gammaglobulinämie, Hypoalbuminämie und Proteinurie auf[2]. Coombs-Test, Plättchenfaktor-3- und Anti-Thrombozyten-Antikörper-Tests sind variabel positiv.

### ANA-Test
Dieser Test ist ein indirekter Immunfluoreszenztest, der den Titer der spezifischen Serumantikörper auf nukleäre Antigene wie ANA, PCNA, Anti-Histon-, Anti-Doppel- und Anti-Einzelstrang-DNA-Antikörper misst[2, 3, 7, 8, 11–13]. Der ANA-Titer ist der spezifischste und sensitivste Test für SLE. Allerdings zeigen manche gesunde Hunde und Katzen, Hunde unter Therapie mit bestimmten Medikamenten (Griseofulvin*, Penicillin, Sulfonamide, Tetracycline, Phenytoin*, Procainamid*) und Hunde mit an-

deren immunvermittelten, infektiösen und neoplastischen Erkrankungen ebenfalls nachweisbare ANA[2, 9, 10]. Die definitive Diagnose eines SLE setzt einen positiven ANA-Titer voraus, er kann aber negativ sein, wenn die Tiere vorher Glucocorticoide erhalten haben.

### Biopsie und Histopathologie
Deren Ergebnis ist häufig unspezifisch, jedoch sind typische Befunde die einer Interface-Dermatitis mit Vakuolisation und Nekrose von Basalzellen mit der Bildung von Kolloid- oder Civatte-Körperchen. Die Veränderungen können auch die äußere Wurzelscheide des Haarfollikels betreffen. Lichenoide Entzündung der Dermis ohne Beteiligung der Basalzellen, Vaskulitis, atrophische Veränderungen und Nekrose können gleichfalls vorliegen[2]. Mittels direkter Immunfluoreszenz können Immunglobuline (IgA und/oder IgM) oder Complement (C3) in 50–90% der Fälle an der Basalmembranzone nachgewiesen werden, obwohl diese auch bei anderen Hauterkrankungen vorkommen können[2]. Die zytologische Untersuchung der Synovialflüssigkeit lahmender Tiere kann erhöhte Zahlen nichtdegenerierter Neutrophile und vereinzelte mononukleäre Zellen ergeben[2].

### LE-Zell-Test
LE-Zellen sind polymorphkernige Neutrophile mit phagozytierten Kernen von toten oder absterbenden Zellen. Das Vorliegen von LE-Zellen ist kein verlässliches Zeichen eines SLE, weil es sehr häufig falsch-positive und falsch-negative Resultate gibt[2].

### Haupt- und Nebensymptome
Wegen der schwierigen, eindeutigen Diagnosestellung wurde eine Gewichtung der diagnostischen Befunde vorgeschlagen (s. Tab. 4)[2, 7, 9, 10]. Die definitive Diagnose SLE benötigt entweder 2 Haupt- oder 1 Haupt- und 2 Nebensymptome zusätzlich zum entsprechenden serologischen Befund eines SLE. Die Verdachtsdiagnose SLE kann bei 1 Haupt- oder 2 Nebensymptomen zusammen mit positivem serologischem Befund gestellt werden. Andere Autoren sehen 4 klinische Symptome als Voraussetzung für die Diagnose an.

### THERAPIE
Systemische Cortikosteroide wie Prednison*, Prednisolon oder Methylprednisolon (2–4 mg/kg p.o. 1–2-mal täglich) sind die initiale Therapie der

**Tab. 4 Gewichtung der diagnostischen Befunde**

| Hauptsymptome | Nebensymptome |
|---|---|
| Nicht-erosive Polyarthritis | Fieber unklarer Genese |
| Dermatologische Veränderungen | ZNS-Symptome wie beispielsweise Krampfanfälle |
| Coombs-positive Anämie | Pleuritis (nicht infektiös) |
| Signifikante Thrombozytopenie | Perikarditis (nicht infektiös) |
| Glomerulonephritis (Proteinurie) | Veränderte $CD4^+$:$CD8^+$-Ratio |
| Polymyositis | Polymyositis |
| Deutliche Neutropenie | |
| Positive ANA | |

Wahl. Stellt sich innerhalb von 10 Tagen keine deutliche Besserung ein, sollte zusätzlich Azathioprin* verabreicht werden (1–2 mg/kg p.o. alle 1–2 Tage). Azathioprin* darf nicht bei Katzen gegeben werden, hier sollte man Chlorambucil* (0,2 mg/kg p.o. täglich, dann alle 2 Tage) wählen. Andere mögliche Medikamenten sind Cyclophosphamid* (50 mg/m² Körperoberfläche alle 2 Tage oder 4 konsekutive Tage/Woche), Chrysotherapie (Aurothioglucose [neD] 1 mg/kg i.m. wöchentlich), Nicotinamid/Tetracyclin (von jedem 250 mg p.o. 3-mal täglich bei Hunden <10 kg und 500 mg p.o. 3-mal täglich bei Hunden >10 kg Körpergewicht), und Levamisol[2, 7, 9, 10]. Gentherapie mit rekombinantem caninen CTLA-4 und IgA-Domänen regelten in einer Studie erfolgreich die Lymphozytenaktivierung herunter[14].
Sowie die klinische Kontrolle erreicht ist, sollte das Dosierungsschema zur niedrigstmöglichen Erhaltungsdosis reduziert werden. Die Prognose für SLE ist vorsichtig, da 40% der Tiere binnen eines Jahres sterben, entweder an der Erkrankung oder durch medikamentbedingte Komplikationen[2]. Die Prognose ist besser, wenn eine initiierende Erkrankung identifiziert und behandelt werden konnte.

### KEY POINT
- SLE ist eine Erkrankung, deren definitive Diagnose ausgesprochen schwierig zu stellen ist, insbesondere wenn der Patient vorher bereits eine Steroidtherapie erhalten hat.

## 3.7 Vesikulärer kutaner Lupus erythematosus von Shetland Sheepdog und Collie

### DEFINITION
Es handelt sich um ein autoimmunes Syndrom von Shetland Sheepdog und Collie mit Ulzerationen im Inguinal- und Axillarbereich, die undulierende serpiginöse Ränder aufweisen.

### ÄTIOLOGIE UND PATHOGENESE
Diese Erkrankung war früher unter dem Namen ulzerative Dermatose von Shetland Sheepdog und Collie bekannt[1]. Allerdings wurde nachgewiesen, dass betroffene Tiere in 82% der Fälle zirkulierende Antikörper gegen extrahierbare nukleäre Antigene aufweisen. Direkte Immunfluoreszenz zeigte in 50% der Fälle Ablagerungen von Immunglobulinen, die an die dermo-epidermale Verbindung gebunden sind[2]. Weiterhin besteht eine lymphozytenreiche Interface-Dermatitis. Diese Befunde korrelieren mit der vesikulären Variante des subakuten kutanen Lupus erythematosus beim Menschen[2].

### KLINISCHES BILD
Dieses Syndrom betrifft adulte Shetland Sheepdogs und Kurzhaarcollies und deren Mischlinge[1,2,3]. Die Veränderungen treten gewöhnlich erstmals in den Sommermonaten auf [3]. Vesikel und Bullae sind die primären Hautveränderungen, doch diese sind transient und möglicherweise nur in der histopathologischen Untersuchung früher Veränderungen nachweisbar. Ulzerationen bilden sich im Inguinal- und Axillarbereich sowie am ventralen Abdomen. In manchen Fällen sind auch die mukokutanen Übergänge und die konkaven Bereiche der Pinnae betroffen[1,3.] Die Ulzera können konfluieren und annulär erscheinen, doch sind sie viel häufiger polyzyklisch oder serpiginös (**Abb. 124**)[1,3].

### DIFFERENZIALDIAGNOSEN
- Bullöses Pemphigoid
- Epidermolysis bullosa acquisita
- Pemphigus vulgaris
- Systemischer Lupus eryrthematosus
- Erythema multiforme/toxische epidermale Nekrolyse
- Arzneimittelexanthem

### DIAGNOSE
Die Diagnose basiert auf Anamnese, klinischem Bild und kompatiblen histopathologischen Befunden. Die Routinebestimmung von ANA ist negativ. Allerdings können unter Forschungsbe-

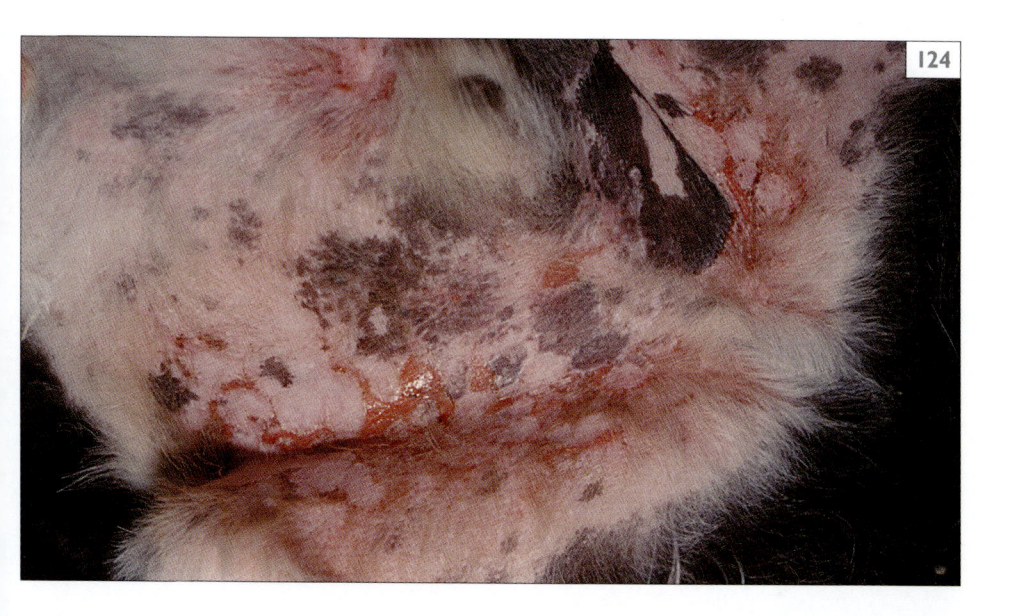

Abb. 124 Serpiginöse Ulzera am Abdomen eines Collies mit vesikulärem kutanem Lupus erythematosus.

dingungen mit speziellen Techniken in der Mehrzahl der Fälle zirkulierende Antikörper gegen extrahierbare nukleäre Antigene (ENA) nachgewiesen werden (keine Routineuntersuchung)[2].

## THERAPIE

Der erste Schritt in der Therapie ist die Beseitigung der klinischen Symptome; der zweite Schritt der Remissionserhalt. Die Suppression der klinischen Symptome wird mit immunsuppressiven Dosen von Methylprednisolon oder Prednisolon (1,1–2,2 mg/kg p.o. 2-mal täglich) erzielt[4]. Azathioprin* (1 mg/kg p.o. alle 2 Tage) wird prinzipiell in der Kombination mit einem Corticosteroid eingesetzt, um dessen benötigte Dosis zu reduzieren[4]. Sowie die klinischen Symptome abgeklungen sind, wird die tägliche Corticosteroiddosis in 3-Wochen-Schritten reduziert und dann alle 2 Tage verabreicht. Die Dosis wird dann so lange weiter reduziert, bis man die niedrigstmögliche Erhaltungsdosis gefunden hat, die ein Wiederauftreten der Symptome verhindert. Azathioprin* kann zu einer Knochenmarksuppression führen, dies sollte in 2-wöchigen Intervallen über die ersten 8 Wochen der Therapie, später dann alle 3 Monate, mit Hilfe eines kompletten Blutbilds überwacht werden (vgl. für weitere Einzelheiten und therapeutische Optionen Pemphigus foliaceus, S. 155, und andere immunvermittelte Erkrankungen).

Falls eine sekundäre bakterielle Infektion auftritt, sollte sie mit entsprechenden systemischen antibakteriellen Medikamenten behandelt werden.

Eine Vermeidung von Sonneneinwirkung wird empfohlen, obwohl die exakte Rolle von Sonnenlicht in der Pathogenese der Erkrankung nicht bekannt ist[5].

Es gibt anekdotische Berichte und eine Fallbeschreibung über den Einsatz von Ciclosporin (5 mg/kg p.o. 1-mal täglich) als gut wirksame, therapeutische Alternative[5, 6].

## KEY POINT

- Man sollte darauf vorbereitet sein, dass es sich um eine unheilbare Erkrankung handelt. Auch die Kontrolle ist in manchen Fällen schwierig.

## 3.8 Pemphigus vulgaris

### ÄTIOLOGIE UND PATHOGENESE

Der Pemphigus vulgaris (PV) ist eine seltene vesikuläre und ulzerative Erkrankung von Haut und Schleimhäuten. Man geht davon aus, dass IgG-Antikörper an Plakine und Desmoglein 3 (dsg3) binden, die Bestandteile der desmosomalen Zellverbindungen der basalen Epidermis sind[1, 2]. Die Zerstörung der Desmosomen verursacht einen Kohäsionsverlust der Keratinozyten und Akantholyse[1]. Die Primärveränderungen sind Vesikel, die aber schnell rupturieren und ulzerieren.

### KLINISCHES BILD

Es gibt keine Rasse-, Alters- oder Geschlechtsprädisposition[1, 3]. Die meisten Tiere werden mit mukokutanen und oralen Ulzera vorgestellt und entwickeln systemische Symptome wie Pyrexie, Depression und Anorexie. Hautveränderungen bestehen in Erosionen und Ulzeration (**Abb. 125, 126**), insbesondere im Achsel- und Inguinalbereich sowie an Krallenbett und Planum nasale[3–5]. Die Veränderungen bei Katzen konzentrieren sich auf Mundhöhle und Kopf, systemische Symptome sind deutlich seltener. Ein positives Nikolsky-Zeichen kann vorliegen.

### DIFFERENZIALDIAGNOSEN

- Bullöses Pemphigoid (BP)
- Epidermolysis bullosa (EB)
- Arzneimittelexanthem
- Stevens-Johnson-Syndrom und toxische epidermale Nekrolyse
- Systemischer Lupus erythematosus (SLE)
- Kutane Neoplasie
- Mukokutane Candidiasis

### DIAGNOSE

Die klinischen Symptome sind hochverdächtig für eine immunvermittelte Erkrankung. Anamnestisch können evtl. eine Medikamentengabe oder Symptome einer multisystemischen Erkrankung (z.B. SLE) eruiert werden. Eine Abklatschzytologie frischer Veränderungen beim PV kann akantholytische Zellen nachweisen, die bei BP oder EB nicht zu erwarten sind. Zytologisch kann allerdings auch lediglich eine unspezifische Entzündungsreaktion mit Sekundärinfektion gefunden werden. Biopsie und Histopathologie sind gewöhnlich diagnostisch[1, 3, 5], in manchen Fällen kann auch eine Immunhistochemie notwendig werden. Anders als bei BP und EB findet sich die Spaltbildung oberhalb der Basalmembran, sodass isolierte anhängende Basalzellen verbleiben („cling-ons" oder „tombstones" [Grabsteine] genannt, gleichbedeutend mit suprabasaler Akantholyse)[1, 3].

**THERAPIE**
Die Prognose bei PV ist vorsichtig. Ziel der Therapie ist es, möglichst schnell eine Remission zu erreichen. Hohe Dosen von Prednisolon (2–4 mg/kg p.o. 1–2xtäglich, bei Katzen das Doppelte) sind der Eckstein der meisten Therapieprotokolle. Dexamethason (0,15-fache Prednisolondosis) oder Triamcinolon* (0,8-fache Predniso- londosis) können bei Tieren hilfreich sein, die nicht auf Prednisolon oder Methylprednisolon reagieren, insbesondere Katzen. Bei schweren Fällen kann auch eine Glucocorticoid-Pulstherapie gewählt werden (11 mg/kg i.v. in Kochsalz-Lösung über 1–3 Stunden für 1–3 Tage). Allerdings zeigt diese Dosierung eine hohe Inzidenz von Nebenwirkungen, sodass Magenschutz mit Sucralfat*, H2-Blockern* und Omeprazol* anzuraten sind.

Zeigt sich binnen 7–14 Tagen keine klinische Verbesserung, sollten andere immunsuppressive Medikamente benutzt werden. Zahlreiche Dermatologen favorisieren zytotoxische Substanzen in Verbindung mit Prednisolon von Anfang an. Die gebräuchlichste ist Azathioprin* (1–2 mg/kg p.o. alle 2 Tage, nicht bei Katzen). Es kann allerdings 2–6 Wochen dauern, bis der volle klinische Effekt sichtbar wird. Andere Therapieoptionen sind Chlorambucil* (0,1–0,2 mg/kg 1-mal täglich), Cyclophosphamid* (50 mg/m² Körperoberfläche alle 2 Tage oder an 4 konsekutiven Tagen der Woche), Chrysotherapie (Aurothioglucose [neD] 1 mg/kg i.m. wöchentlich), Dapson* (1 mg/kg 2–3-mal täglich), Sulfasalazin* (22–44 mg/kg 3-mal täglich) und Tetracyclin/Nicotinamid (Hunde <10 kg jeweils 250 mg 3-mal täglich, Hunde >10 kg jeweils 500 mg 3-mal täglich p.o.)[3, 5]. Mycophenolatmofetil* (22–39 mg/kg p.o. auf 3 Dosen täglich aufgeteilt) wurde zusammen mit Glucocorticoiden erfolgreich zur Therapie des PV beim Menschen[6] und mit einer Besserung um 50% bei Hunden mit Pemphigus foliaceus in einer kleinen Fallzahl eingesetzt (vgl. Pemphigus foliaceus, S. 155, für die allgemeinen Prinzipien der zytotoxischen Therapie und Nebenwirkungen). Eine antimikrobielle Therapie während der initialen Behandlungsphase mit Immunsuppressiva verbessert die Prognose beim caninen Pemphigus foliaceus, beim Pemphigus vulgaris liegen entsprechende Daten nicht vor[7].

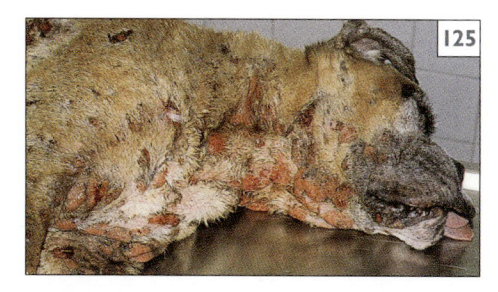

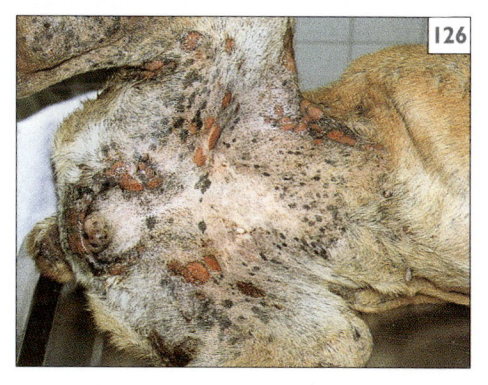

**Abb. 125, 126** Pemphigus vulgaris: Erosionen, Ulzera und Krusten des ventralen Halsbereichs (125) und des Abdomens (126) bei einem Boxer.

Sowie die Remission erreicht ist, werden die Dosierungen der Medikamente langsam zur niedrigstmöglichen Dosis, mit der die Remission erhalten werden kann, reduziert. Prednisolon und Methylprednisolon sind besser für die Langzeittherapie geeignet als Triamcinolon* und Dexamethason, die eine längere Wirkungsdauer haben und somit mit höherer Wahrscheinlichkeit einen iatrogenen Hyperadrenokortizismus induzieren, selbst wenn sie alle 48–72 Stunden verabreicht werden. Die Euthanasie kann erforderlich sein, wenn eine akzeptable Remission nicht erzielt werden kann und/oder inakzeptable Nebenwirkungen auf die Therapie auftreten.

**KEY POINTS**
- Es handelt es sich um eine potenziell lebensgefährliche Erkrankung, die einer aggressiven Therapie bedarf.
- In der Regel ist die Prognose vorsichtig bis schlecht.

## 3.9 Bullöses Pemphigoid

### DEFINITION
Das bullöse Pemphigoid ist eine seltene, vesikobullöse und ulzerative Erkrankung, die Haut und orale Mukosa betrifft. Es ist die am besten bekannte und erforschte subepidermale blasenbildende Erkrankung, jedoch wurden zahlreiche Fälle als bullöses Pemphigoid fehldiagnostiziert, bevor beim Tier Krankheiten wie Epidermolysis bullosa acquisita und vesikulärer kutaner Lupus erythematosus beschrieben wurden[1, 2].

### ÄTIOLOGIE UND PATHOGENESE
Die Ätiologie ist nicht bekannt, obgleich eine genetische Empfänglichkeit für umweltbedingte Triggerfaktoren und adverse Medikamentenreaktionen ein wichtiger Faktor sein könnte. Die Erkrankung wird charakterisiert durch Autoantikörper gegen das 180-kDa-XVII-Kollagen (BP 180, BPAg2) und/oder das 230-kDa-Plakin in der hautspezifischen Isoform BPAg1-e (BP 230) in den Hemidesmosomen und möglicherweise im Bereich der Basalmembran von Haut und Schleimhäuten[2, 4, 5]. Das Mucous Membrane oder zikatrikale Pemphigoid ist eine Variante, bei der speziell Kollagen XVII in der Basalmembran der Schleimhäute und der mukokutanen Übergänge attackiert wird[1]. Das Resultat ist eine Zerstörung der dermo-epidermalen Kohäsion, Separation und die Bildung subepidermaler Vesikel. Diese rupturieren schnell, sodass die meisten Tiere mit Ulzera und Krusten vorgestellt werden[4]. Die Erkrankung wurde bei Hund und Katze beschrieben[5].

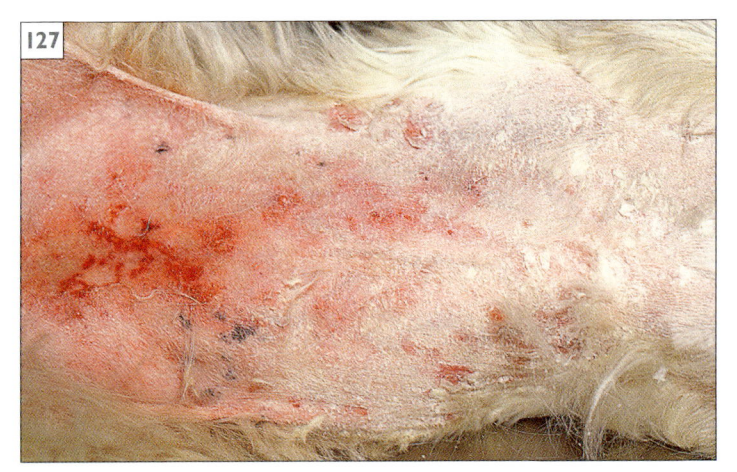

**Abb. 127, 128** Bullöses Pemphigoid: Ulzerationen und Erosionen am ventralen Abdomen (127) und in der Mundhöhle (128).

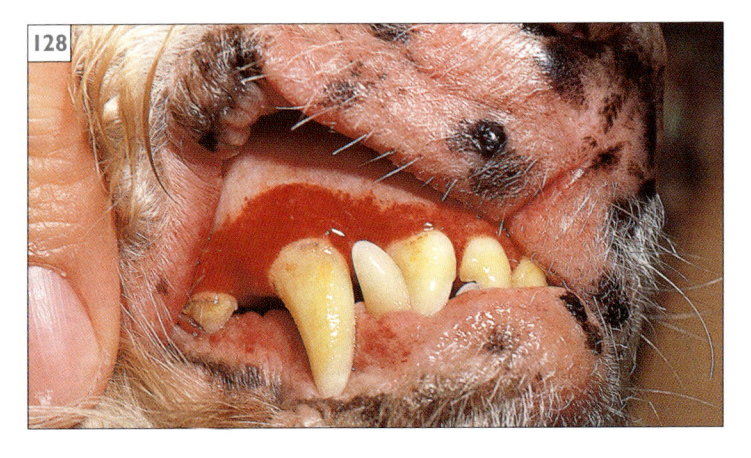

## KLINISCHES BILD
Collierassen scheinen prädisponiert zu sein, allerdings gibt es nur wenige Fallbeschreibungen dieser seltenen Erkrankung. Die meisten Tiere werden mit schneller oder akuter Bildung von Ulzera und Erosionen (**Abb. 127**) vorgestellt, die konfluieren und sehr großflächig sein können[4, 5]. Prädilektionsstellen dieser Veränderungen sind mukokutane Übergänge, Axillar- und Inguinalbereich[1, 5]. Die meisten Tiere weisen Ulzerationen in der Mundhöhle auf (**Abb. 128**). Pyrexie, Septikämie, Bakteriämie, Dehydratation und Schock sind in akuten Fällen mit ausgedehnten Ulzera möglich. Die betroffenen Tiere zeigen gewöhnlich Anorexie und Depression. Gelegentlich tritt auch ein eher chronischer Verlauf auf, bei dem eher Krusten als Ulzera vorherrschen.

## DIFFERENZIALDIAGNOSEN
- Pemphigus vulgaris
- Epidermolysis bullosa acquisita
- Systemischer Lupus erythematosus
- Vesikulärer kutaner Lupus erythematosus
- Arzneimittelexanthem (Stevens-Johnson-Syndrom und toxische epidermale Nekrolyse)
- Kutane Neoplasie

## DIAGNOSE
Die klinischen Symptome sind hochverdächtig für eine subepidermale, ulzerative immunvermittelte Erkrankung. Der Vorbericht kann auf ein Arzneimittelexanthem hinweisen, und die polysystemische Erkrankung kann einen systemischen Lupus erythematosus vermuten lassen. Bei der klinischen Untersuchung fehlt das Nikolsky-Zeichen und bei der zytologischen Untersuchung von Abklatschpräparaten die Akantholyse. Definitiv kann die Diagnose allerdings i.d.R. erst durch die histopathologische Untersuchung von Biopsien gestellt werden[4, 5]. Die Routine-Histopathologie kann jedoch lediglich eine subepidermale Erkrankung diagnostizieren, die erst mit immunologischen Techniken weiter differenziert werden kann[1, 5].

## THERAPIE
Ziel der Behandlung ist das möglichst schnelle Erreichen der Remission. Hohe Dosen Prednisolon (2–4 mg/kg p.o. 1–2-mal täglich) sind Eckpfeiler der meisten Therapieprotokolle[4]. Die hohe Inzidenz schwerer Nebenwirkungen bei diesen Dosen bedeutet, dass andere adjunktive Therapeutika verwendet werden sollten, wenn sich binnen 7–14 Tagen keine Besserung der klinischen Symptome eingestellt hat, damit die Prednisolondosis reduziert werden kann. Klassisch wird Azathioprin* eingesetzt (1–2 mg/kg p.o. 1-mal täglich oder alle 2 Tage, nicht bei Katzen), auch wenn dessen volle klinische Wirksamkeit erst nach 2–6 Wochen sichtbar werden kann. Andere Optionen sind Chlorambucil* (0,1–0,2 mg/kg 1-mal täglich), Cyclophosphamid* (50 mg/m² Körperoberfläche alle 2 Tage oder an 4 konsekutiven Tagen pro Woche), Chrysotherapie (Aurothioglucose [neD] 1 mg/kg i.m. wöchentlich), Dapson* (1 mg/kg 2–3-mal täglich), Sulfasalazin* (22–44 mg/kg 3-mal täglich) und Tetracyclin/Nicotinamid (Hunde <10 kg jeweils 250 mg 3-mal täglich, Hunde >10 kg jeweils 500 mg 3-mal täglich p.o., alternativ Doxycyclin 10 mg/kg p.o. 1-mal täglich statt Tetracyclin)[6–8]. Mycophenolatmofetil (22–39 mg/kg p.o. auf 3 Dosen täglich aufgeteilt) wurde zusammen mit Glucocorticoiden erfolgreich zur Therapie des PV beim Menschen eingesetzt[9] und reduzierte die Veränderungen um 50% in einer kleinen Gruppe von Hunden mit Pemphigus foliaceus, sodass diese Möglichkeit in therapieresistenten Fällen durchaus eine Überlegung wert ist (vgl. Pemphigus foliaceus, S. 155, für die allgemeinen Prinzipien der zytotoxischen Therapie und Nebenwirkungen).
Sowie die Remission erzielt ist, werden die Medikamentendosen langsam bis zur niedrigstmöglichen Erhaltungsdosis reduziert, bei der die Remission noch erhalten bleibt. Die betroffene Haut heilt oft unter Narbenbildung ab. Die Prognose für das bullöse Pemphigoid ist vorsichtig, und in manchen Fällen ist die für die Remission erforderliche Erhaltungsdosis immer noch so hoch, dass die Nebenwirkungen nicht akzeptabel sind und daher das Tier euthanasiert werden muss.

## KEY POINTS
- Das bullöse Pemphigoid ist eine seltene, aber potenziell verheerende Erkrankung.
- Sie benötigt eine aggressive Therapie, doch trotzdem ist die Prognose mehr als vorsichtig.

## 3.10 Epidermolysis bullosa acquisita

### DEFINITION
Die Epidermolysis bullosa acquisita (erworbene Epidermolysis bullosa) ist eine blasenbildende Autoimmunerkrankung.

### ÄTIOLOGIE UND PATHOGENESE
Bei der Epidermolysis bullosa acquisita attackieren zirkulierende Antikörper vom Typ IgG und IgA die globuläre aminoterminale NC1-Domäne von Kollagen VII in den Ankerfibrillen, die an die Basalmembranzone binden[1]. Das Resultat ist eine dermo-epidermale Spaltbildung. Diese Erkrankung wurde immer für selten gehalten, aber neueren immunologischen Untersuchungen zufolge stellt sie 25% der subepidermalen blasenbildenden Erkrankungen[2]. In der Vergangenheit wurden viele dieser Fälle als bullöses Pemphigoid fehldiagnostiziert.

### KLINISCHES BILD
Die Veränderungen stellen sich als erythematöse Maculae und Urticaria-artige Plaques dar, aus denen sich sehr kurzlebige Vesikel entwickeln und sehr rasch rupturieren, was zu Ulzera führt. Die Lokalisationen sind Mundhöhle, mukokutane Übergänge und Bereiche mit Falten oder Friktion, also Gesicht, Achseln und Abdomen[2, 3]. In seltenen Fällen sind auch Planum nasale und Ballen mit betroffen (**Abb. 129**), und es kann zu einem Verlust der Krallen kommen[3]. Betroffene Hunde können febril und lethargisch werden. Deutsche Doggen scheinen prädisponiert zu sein, häufig sind die Tiere jünger als 15 Monate.

### DIFFERENZIALDIAGNOSEN
- Bullöses Pemphigoid
- Vesikulärer kutaner Lupus erythematosus des Collies und Shetland Sheepdogs
- Pemphigus vulgaris
- Erythema multiforme
- Bullöse Arzneimittelexantheme
- Hereditäre Epidermolysis bullosa

### DIAGNOSE
Die Dermatohistopathologie kann verdächtig sein, ist aber nicht spezifisch. Erst mit direkter Immunfluoreszenz und mit Antigen-Immunomapping mit Kollagen-IV-spezifischen monoklonalen Antikörpern zum Nachweis des spezifischen Bereichs der Spaltbildung kann die Diagnose gesichert werden[1].

### THERAPIE
Es gibt keine Therapieprotokolle, jedoch sind die bei den immunvermittelten Erkrankungen beschriebenen (vgl. Pemphigus foliaceus, S. 155) hilfreich. Jegliche Traumatisierung der Haut ist zu vermeiden. Adäquate systemische Antibiotika sollten bei Vorliegen von Sekundärinfektionen verabreicht werden. Leichtere Fälle sind mit dem Leben zu vereinbaren, bei schwereren ist die Prognose ungünstig.

### KEY POINT
- Es handelt sich um eine ulzerative Hauterkrankung, die evtl. schwer von anderen, zu Ulzerationen führenden autoimmunen Hauterkrankungen zu differenzieren sein kann.

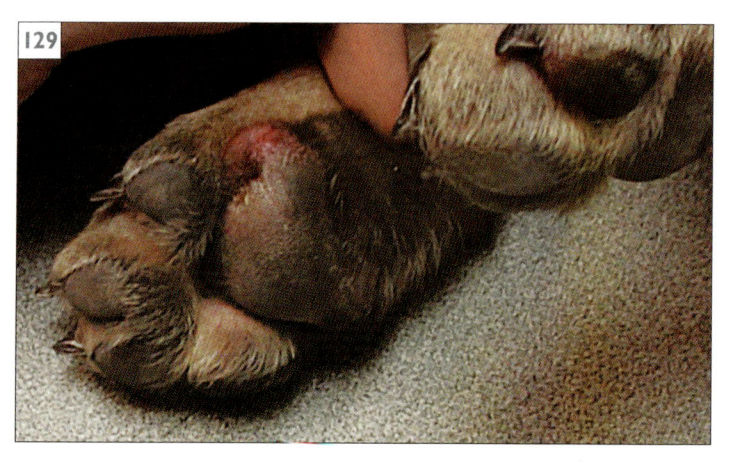

**Abb. 129** Ulzeration des Ballens bei einem Hund mit Epidermolysis bullosa acquisita.

# 3.11 Plasmazell-Pododermatitis der Katze

## DEFINITION
Die Plasmazell-Pododermatitis ist eine seltene Erkrankung der Katze, bei der es zur Infiltration eines oder mehrerer Ballen mit Plasmazellen kommt[1].

## ÄTIOLOGIE UND PATHOGENESE
Die Ursache der Erkrankung ist nicht bekannt, allerdings sprechen das Vorliegen erhöhter Serum-Globulin-Konzentrationen, Lymphozytose, Beteiligung von Plasmazellen und Ablagerung von Immunkomplexen am dermo-epidermalen Übergang für ein immunvermitteltes Geschehen[2,3]. Die allmähliche Akkumulation von Plasmazellen und Granulationsgewebe führt zu einer weichen, schlecht begrenzten Schwellung des betroffenen Ballens. Meist folgen Ulzeration und Sekundärinfektion des vorgewölbten Gewebes.

## KLINISCHES BILD
Es gibt keine Rasse-, Alters- oder Geschlechtsprädisposition. In der Regel ist nur ein einziger Ballen betroffen, im typischen Fall der zentrale metatarsale oder metakarpale[1]. Gelegentlich sind auch die Zehenballen oder mehrere Ballen beteiligt[1,2]. Anfangs bemerkt man eine weiche, schmerzlose Schwellung des betroffenen Ballens (**Abb. 130**), begleitet von hyperkeratotischen, netzartigen Striae. Auch eine blassblaue bis violette Verfärbung kann auftreten. Falls der Ballen ulzeriert, wölbt sich hämorrhagisches Granulationsgewebe vor. Eine lokale Lymphadenopathie ist möglich, aber Unwohlsein und Schmerzen sind selten. Sekundärinfektionen können in manchen Fällen beobachtet werden[1], mitunter treten auch signifikante Blutungen auf[2]. Betroffene Katzen sind i.d.R. FeLV- und FIV-negativ, mit Ausnahme einer Untersuchung, in der 50% der Katzen FIV-positiv waren[4]. Bei einigen Katzen entwickelt sich auch eine Schwellung über dem Nasenrücken.

## DIFFERENZIALDIAGNOSEN
Das klinische Erscheinungsbild ist einzigartig. Andere Ursachen, an die man denken sollte, sind:
- Bakterielles oder mykotisches Granulom
- Kollagenolytisches Granulom
- Plattenepithelkarzinom
- Respiratorische Infektion mit felinem Herpes- oder Calicivirus

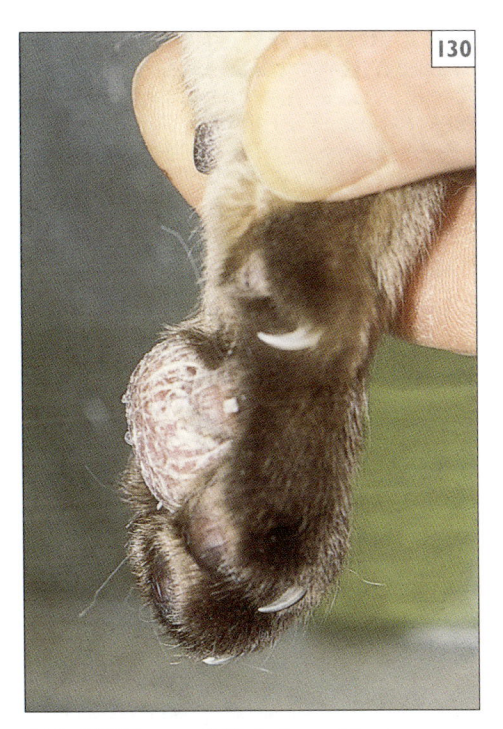

**Abb. 130** Plasmazell-Pododermatitis: ein geschwollener zentraler Pfotenballen unmittelbar vor der Ulzeration.

## DIAGNOSE
Gefärbte Abklatschpräparate können Plasmazellen nachweisen, eine histopathologische Untersuchung von Biopsien ist diagnostisch.

## THERAPIE
Doxycyclin (5 mg/kg p.o. 3-mal täglich über 4–8 Wochen) führt in der Mehrzahl der Fälle zur Heilung[5]. Zahlreiche andere Therapien werden beschrieben, z.B. systemische antibakterielle Substanzen, Glucocorticoide, chirurgische Exzision, Verbände, Chlorambucil* und Chrysotherapie[1-3]. Sie alle sind allerdings nicht so sicher wirksam wie Doxycyclin.

## KEY POINT
- Das Aussehen der plasmazellulären Pododermatitis ist schon fast pathognomonisch.

## 3.12 Idiopathische Ohrrandvaskulitis
(proliferative thrombovaskuläre Nekrose der Pinna)

### DEFINITION
Die idiopathische Ohrrandvaskulitis ist eine seltene Erkrankung, die durch ulzerative Veränderungen im Bereich der Ohrränder charakterisiert ist.

### ÄTIOLOGIE UND PATHOGENESE
Die Pathogenese dieser Erkrankung ist ungeklärt. Es handelt sich möglicherweise um eine immunvermittelte Vaskulitis durch eine Immunkomplex-Erkrankung (Typ-III-Allergie)[1, 2].

### KLINISCHES BILD
Dachshunde sind für die Erkrankung prädisponiert, doch können auch andere Rassen betroffen sein. Es gibt zu wenige dokumentierte Fälle, um Aussagen zu Alters- oder Geschlechtsprädisposition zu machen. Die betroffenen Tiere zeigen zunächst eine Alopezie entlang der Ohrränder. Dann wird die Haut in fokalen Bereichen (0,2–2 cm) im äußersten Randbereich der Pinnae dunkler, verdickt sich leicht und entwickelt sich zu Nekrosen und Ulzera (**Abb. 131**). Im Regelfall sind beide Ohren betroffen, und jedes zeigt 1–8 Veränderungen. Gelegentlich treten auch Ulzera (0,2–0,5 cm) im Bereich der Innenseite der Ohrmuschel auf. Die Veränderungen scheinen weder schmerzhaft, noch pruriginös, und es gibt keine weiteren Hautsymptome oder systemischen Symptome. Bleiben sie unbehandelt, nehmen die Ulzera langsam zu.

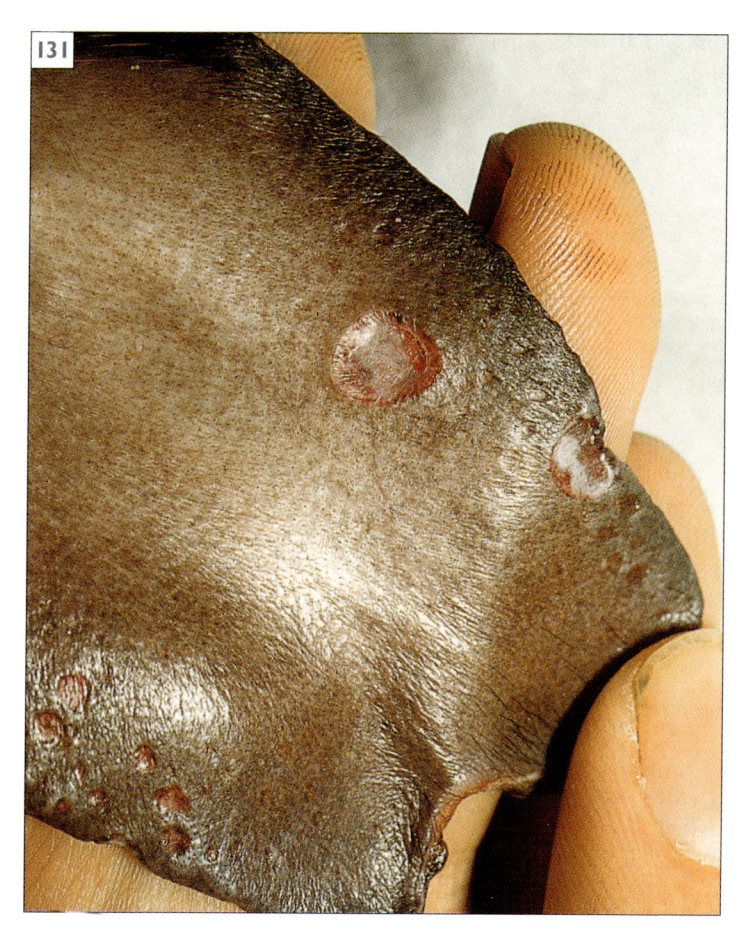

**Abb. 131** Idiopathische Ohrrandvaskultis: fokale, gut demarkierte, wie ausgestanzt wirkende Läsionen im Bereich der Pinnae.

# 3.12 Idiopathische Ohrrandvaskulitis (proliferative thrombovaskuläre Nekrose der Pinna)

## DIFFERENZIALDIAGNOSEN
- Erfrierung
- Septische Vaskulitis
- Immunvermittelte Vaskulitis sekundär zu anderen Erkrankungen
- Disseminierte intravasale Gerinnung
- Kälteagglutininerkrankung
- Kryoglobolinämie
- Ischämische Nekrose assoziiert mit Toxinen
- Arzneimittelexanthem

## DIAGNOSE
Die Diagnose basiert auf Anamnese, klinischem Bild und histopathologischer Untersuchung von Biopsien. Zahlreiche Biopsien können erforderlich sein, um das klassische leukozytoklastische Muster einer Vaskulitis nachweisen zu können.

## THERAPIE
Folgende Medikamente werden zur Therapie der Ohrrandvaskulitis eingesetzt:
- Sulfasalazin* (10–20 mg/kg p.o. 3-mal täglich). Sowie die Symptome unter Kontrolle sind, kann die Dosis auf 2- oder 1-mal täglich reduziert werden. (**Cave:** Nebenwirkungen dieses Medikaments sind u.a. Keratoconjunctivitis sicca und Hepatotoxizität; daher sollten Tiere unter dieser Therapie regelmäßig mittels Schirmer-Tränentest und Leberwertkontrolle überwacht werden.) Einer der Autoren (PJM) bevorzugt diese Therapieoption.
- Tetracyclin/Nicotinamid (Hunde <10 kg jeweils 250 mg 3-mal täglich, Hunde >10 kg jeweils 500 mg 3-mal täglich p.o., alternativ Doxycyclin 10 mg/kg p.o. 1-mal täglich statt Tetracyclin). Nicotinamid kann gelegentlich Übelkeit hervorrufen.
- Pentoxifyllin* (10–40 mg/kg p.o. 2–3-mal täglich). Kann gelegentlich Übelkeit hervorrufen. Einer der Autoren (TJN) präferiert diese Therapieoption mit oder ohne Prednison*.
- Prednison*, Prednisolon oder Methylprednisolon (1–4 mg/kg p.o. 2-mal täglich) kann auch zum Abheilen der Veränderungen führen.
- Dapson* (1 mg/kg p.o. 3-mal täglich) stoppt die Progression der Veränderungen, sodass eine Reepithelialisierung erfolgen kann. Sowie die Läsionen unter Kontrolle sind, kann die Häufigkeit der Anwendung bis zur niedrigstmöglichen Erhaltungsdosis reduziert werden. Blutdyskrasien, Thrombozytopenie und Hepatotoxizität können unter Dapson* auftreten, allerdings sprechen manche Tiere ausschließlich auf dieses Medikament an[3]. Daher sollten vollständige Blutbilder und Organprofile alle 2 Wochen während der ersten 6 Therapiewochen und danach monatlich durchgeführt werden. Toxische Veränderungen sind im Regelfall reversibel, wenn das Medikament abgesetzt wird.
- Andere zytotoxische Präparate können in therapierefraktären Fällen erwogen werden (vgl. Pemphigus foliaceus, S. 155).

Nach erfolgter Nekrose füllt sich das Gewebe nicht wieder auf, daher zeigen die Ohrränder selbst bei erfolgreicher Therapie weiter die wie ausgestanzt wirkenden Defekte. In den meisten Fällen wird die Erkrankung eher kontrolliert als geheilt. Mitunter ist eine chirurgische Entfernung des nekrotischen Gewebes nötig, und einer der Autoren (PJM) sah Fälle, die erst abheilten, nachdem die Ohren kupiert wurden.

## KEY POINT
- Es handelt sich um eine seltene Erkrankung, bei der eine erfolgreiche Behandlung schwierig sein kann.

## 3.13 Proliferative Arteriitis des Philtrum nasale

### DEFINITION
Die proliferative Arteriitis des nasalen Philtrums ist eine Erkrankung, die zu dessen Ulzeration führt und von starken Blutungen begleitet sein kann.

### ÄTIOLOGIE UND PATHOGENESE
Die Ätiologie der Arteriitis ist nicht bekannt. Es wird vermutet, dass die Entzündung der arteriellen Gefäßwände zu deren progressiver Verdickung führt, was einen partiellen Verschluss, lokale Gewebsischämie, Nekrose und Ulzeration nach sich zieht[1].

### KLINISCHES BILD
In einer Arbeit waren 4 von 5 Hunden Bernhardiner und einer ein Riesenschnauzer[1]. Auch bei einem Neufundländer wurde die Erkrankung beschrieben[2]. Lineare Ulzera von 3–5 cm Länge und 2–5 mm Breite verunstalten das Philtrum (**Abb. 132**). Arterielle Blutungen aus den Ulzera sind häufig und können so gravierend sein, dass sie chirurgischer Intervention bedürfen.

### DIFFERENZIALDIAGNOSEN
- Die Veränderungen sind eindeutig, doch im frühen Stadium können sie denen des diskoiden Lupus erythematosus oder einer parasympathischen nasalen Dermatitis, die auf das nasale Philtrum beschränkt ist, ähneln.
- Trauma

### DIAGNOSE
Die Diagnose beruht auf Anamnese und klinischen Symptomen.

### THERAPIE
Einer der Autoren (PJM) behandelte derartige Fälle mit Tetracyclin/Nicotinamid (Hunde >15 kg jeweils 500 mg 3-mal täglich p.o., alternativ Doxycyclin 10 mg/kg p.o. 1-mal täglich statt Tetracyclin) und Tacrolimus* 2-mal täglich. Auch Prednison* (1,1 mg/kg p.o. 2-mal täglich) mit oder ohne topische Therapie mit Flucinolon in DMSO (neD; Anm. d. Übers.: alternativ kann Dexamethason in DMSO versucht werden) wurde eingesetzt[2]. Fälle, die auf die genannten Therapien nicht ansprechen, können mit topischem Tacrolimus* zusammen mit zytotoxischen systemischen Medikamenten wie Azathioprin* und Prednison*/Prednisolon erfolgreicher behandelt werden (spezifische Dosierung vgl. Pemphigus foliaceus, S. 155). Eine chirurgische Intervention kann erforderlich sein, wenn es starke Blutungen gibt. In manchen Fällen ist auch die Entfernung der Veränderung kurativ.

### KEY POINT
- Die arterielle Blutung des ulzerierten Bereichs kann sehr stark sein.

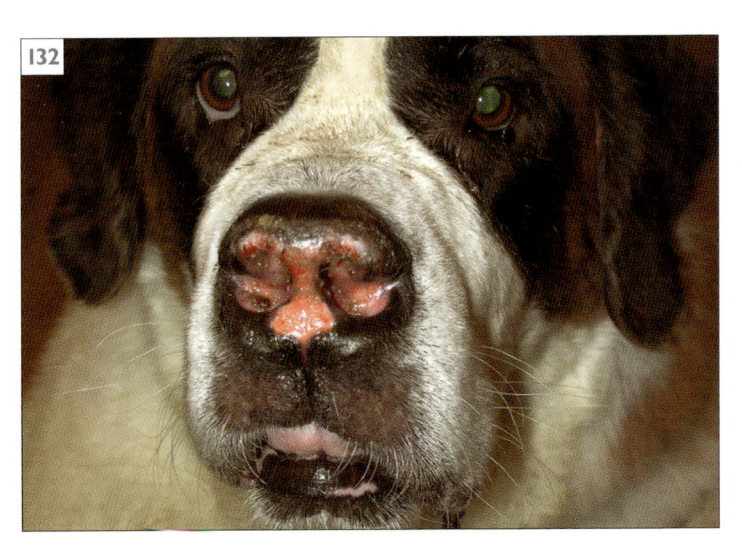

Abb. 132 Ulzeration der Nase bei einem Bernhardiner mit proliferativer Arteriitis des Philtrum nasale.

# 3.14 Vaskulopathie des Greyhounds

## DEFINITION
Die Vaskulopathie des Greyhounds (kutane und renale glomeruläre Vaskulopathie, „Alabama Rot", „Greenetrack Disease") ist eine Erkrankung, die durch ulzerative Hautveränderungen und Nierenerkrankung charakterisiert wird.

## ÄTIOLOGIE UND PATHOGENESE
Es wird angenommen, dass die Pathogenese von einem Shiga-ähnlichen Toxin verursacht wird, das von *Escherichia coli* produziert wird[1], möglicherweise ähnlich wie bei der *E.-coli*-0157-Infektion beim Menschen.

## KLINISCHES BILD
Die Vaskulopathie des Greyhounds tritt vorwiegend bei jung-adulten Greyhounds aus Rennlinien auf, die oft rohes Fleisch erhalten. Allerdings wurde sie auch bei einer Deutschen Dogge beschrieben[2]. Die Mehrzahl der Veränderungen betrifft die Hintergliedmaßen, doch auch Vordergliedmaßen, Rumpf und Inguinalbereich können betroffen sein[1]. Das erste Symptom ist ein Ödem der Haut, gefolgt von einem Erythem[1]. Die erythematöse Haut wird dunkler und schließlich schwarz, wenn die Nekrose eintritt. Das Abstoßen der Haut führt zu tiefen Ulzera, die einen Durchmesser von 1–5 cm haben können[1]. Die renale Mitbeteiligung ist unterschiedlich stark, ebenso die konkommittierenden klinischen Symptome Lethargie, Unwohlsein, Fieber, Polydipsie, Polyurie, Vomitus und Diarrhö[1].

## DIFFERENZIALDIAGNOSEN
- Rasse, Anamnese, klinisches Bild und renale Beteiligung machen diese Diagnose eindeutig.
- Arzneimittelexanthem
- Erythema multiforme
- Immunvermittelte Vaskulitis und andere immunvermittelte ulzerative Erkrankungen
- Biss einer Giftschlange oder -spinne

## DIAGNOSE
Die Diagnose basiert auf Anamnese und klinischen Befunden. Mit biochemischen Serumprofilen lässt sich die Nierenfunktion überprüfen und mittels Blutbild können Thrombozytopenie und Anämie nachgewiesen werden. Auch eine Biopsieentnahme kann erfolgen.

## THERAPIE
Exsudat oder Krusten sollten mit warmem Wasser oder einer Lösung mit Chlorhexidin (oder einem anderen antimikrobiellen Zusatz) abgebadet werden. Silbersulfadiazin-Creme* kann 2-mal täglich aufgetragen werden, bis die Heilung eingetreten ist. Adäquate systemische Antibiose wird zur Kontrolle von Sekundärinfektionen verabreicht, und auch eine unterstützende Flüssigkeitstherapie ist anzuraten. Bei Tieren mit renaler Beteiligung ist die Prognose ungünstig[1].

## KEY POINT
- Die Vaskulopathie des Greyhounds ist eine ulzerative Hauterkrankung dieser Rasse, bei der oft eine konkommittierende Nierenerkrankung auftritt.

## 3.15 Feline Kuhpocken-Infektion

### ÄTIOLOGIE UND PATHOGENESE
Die Kuhpocken-Infektion der Katze ist eine Infektion mit einem Orthopox-Virus, das nicht vom Kuhpocken-Virus zu unterscheiden ist. Man geht davon aus, dass das Virus in einer Reservoirpopulation kleiner wild lebender Säugetiere vorhanden ist[1]. Katzen infizieren sich vorwiegend über Bisswunden, und es gibt eine lokale Virusmultiplikation am Inokulationsort. Anschließend kommt es zur Virämie, bei der sich multiple, generalisierte, papulokrustöse Veränderungen über die folgenden 7–10 Tage entwickeln. Diese Veränderungen bilden sich schrittweise zurück, und normalerweise kommt es bei den Katzen zur vollständigen Heilung[2]. Eine tödlich endende Variante mit fulminanter generalisierter Infektion und Vaskulitis wurde kürzlich beschrieben[3].

### KLINISCHES BILD
Es gibt keine Alters-, Rasse- oder Geschlechtsprädisposition, doch jagende Katzen haben natürlich das höchste Infektionsrisiko[1]. Die meisten Fälle treten im Spätsommer und Herbst auf. Die Primärveränderung in Form eines Papulovesikels findet sich in der Regel an Kopf oder Vordergliedmaßen und kann sich sekundär infizieren. Multiple (gewöhnlich >10) sekundäre Veränderungen folgen, vorwiegend lokalisiert an Kopf und Rumpf[1, 2]. Diese beginnen als kleine, derbe Papeln, die sich zu flachen, verkrusteten, haarlosen Veränderungen von 0,5–2 cm Durchmesser vergrößern (**Abb. 133**). Gelegentlich sind diese Sekundärveränderungen auch erythematös und exsudativ[1, 2]. Bei den meisten Tieren heilen die Läsionen binnen 4 Wochen ab. Die Primärveränderung kann etwas irritiert sein, doch besteht bei dieser Erkrankung selten Pruritus.
Systemische Komplikationen sind selten, es sei denn, die Tiere werden mit systemischen Glucocorticoiden oder anderen Immunsuppressiva therapiert[4] und/oder sind systemisch immunsupprimiert (z.B. durch FIV)[5], obwohl fulminante und tödliche Verlaufsformen in Großbritannien beschrieben wurden[3]. Eine systemische Beteiligung kann Lungenveränderungen (**Abb. 134**), weit ausgedehnte Vaskulitis und sekundäre bakterielle Infektionen (**Abb. 135**) umfassen[6].

### DIFFERENZIALDIAGNOSEN
- Abszess nach Katzenbiss
- Flohbissallergie
- Dermatophytose
- Oberflächliche Pyodermie
- Mykobakterien-Infektion (feline Lepra)
- Miliare Dermatitis
- Eosinophiles Granulom
- Systemische Mykose

### DIAGNOSE
Anamnese, klinisches Bild und das Wissen um lokale Besonderheiten sind hochverdächtig, und die Diagnose kann mittels Biopsie und Histopathologie, Serologie, Elektronenmikroskopie und Virusisolation bestätigt werden[4, 7, 8].

### THERAPIE
Die Therapie erfolgt symptomatisch und umfasst Flüssigkeitsgabe, Unterstützung der Ernährung und Antibiose[1, 4, 5]. Kuhpocken sind Erreger von Zoonosen, daher sollten entsprechende Schutzmaßnahmen getroffen werden[9].

### KEY POINTS
- Katzen mit dieser Erkrankung dürfen nicht mit Corticosteroiden behandelt werden.
- Es handelt sich um eine potenzielle Zoonose.

## 3.15 Feline Kuhpocken-Infektion

**Abb. 133** Weiche, erodierte und krustöse Veränderung („Pocke") bei einer Katze mit Kuhpocken-Infektion.

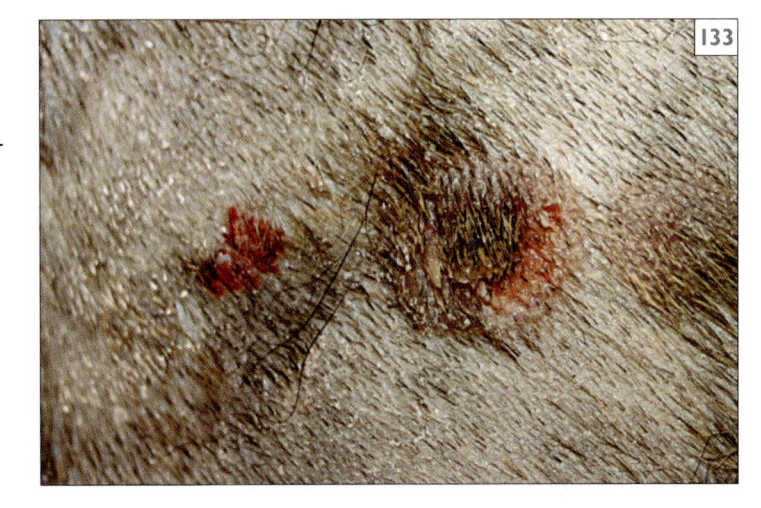

**Abb. 134** Lungenveränderungen bei der Katze von **Abb. 133**.

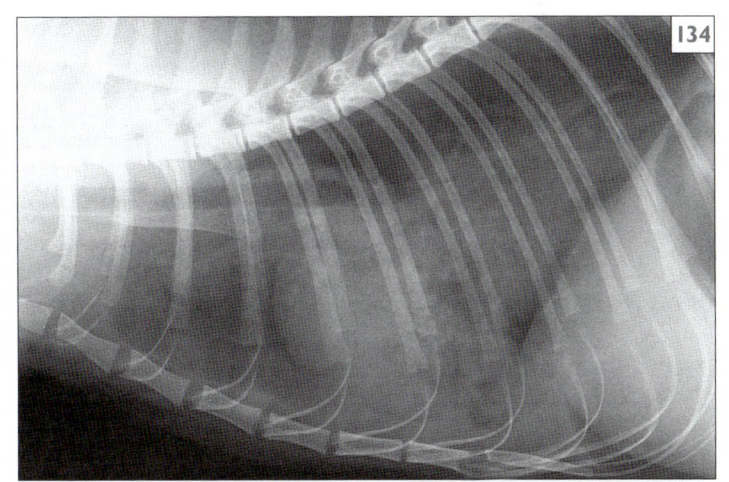

**Abb. 135** Schwere Sekundärinfektion, Zellulitis und Ödem bei einer Katze mit einer hochvirulenten, fulminanten Form der Kuhpocken.

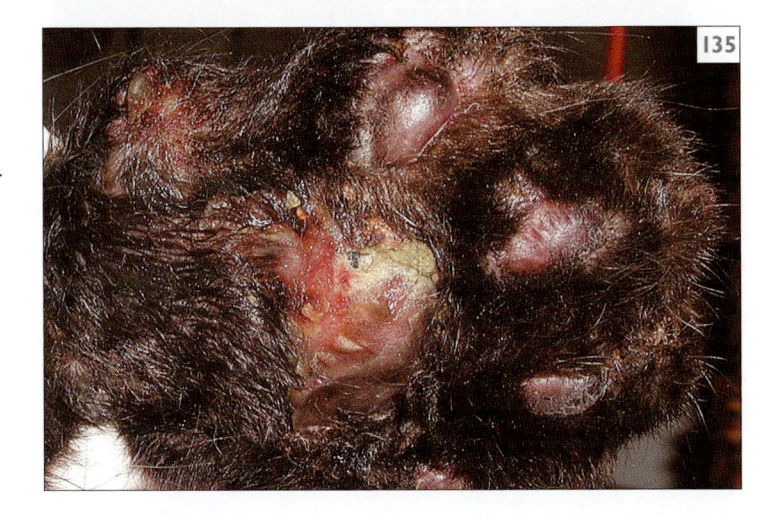

## 3.16 Feline kutane Herpes- und Calicivirus-Infektionen

### ÄTIOLOGIE UND PATHOGENESE
Das feline Herpesvirus (felines virales Rhinotracheitis-Virus/FHV) und das feline Calicivirus (FCV) rufen normalerweise Infektionen der oberen Atemwege, Keratitis und orale Ulzera hervor[1,2]. Gelegentlich entwickeln Katzen mit einer gerade bestehenden oder nur kurz zurückliegenden Infektion Hautveränderungen, aus denen dann Viruspartikel isoliert werden können[1]. Ob das Virus beim Putzen inokuliert wird, als Sekundärbesiedler bei Ulzerationen auftritt oder auf hämatogenem oder neurogenem Weg übertragen wird, ist unbekannt. Es multipliziert sich aber in der lokalen Epidermis und ist wohl kein Kontaminant[3,4]. Immunsuppression durch einen schlechten Allgemeinzustand, Stress, FeLV oder FIV, Steroide oder andere immunsuppressive Therapien können diese Tiere für generalisierte Veränderungen mit kutaner Mitbeteiligung prädisponieren[1]. Hochgradig virulente, systemische Stämme wurden kürzlich im Zusammenhang mit Ödem, Ulzerationen der Haut und einer hohen Mortalität beschrieben[2,4].

### KLINISCHES BILD
Katzen, die entweder mit Herpes- oder Calicivirus infiziert sind, können Ulzera in der Mundhöhle und/oder Infektionen der oberen Atemwege haben[1,2,5]. Die Veränderungen treten gewöhnlich an den distalen Gliedmaßen (**Abb. 136**) sowie am Kopf auf (**Abb. 137, 138**), insbesondere im periokulären Bereich. Die häufigsten Hautveränderungen sind schlecht begrenzte nässende Ulzera, jedoch kann man mitunter auch diskretere krustöse Veränderungen sehen[4–6]. Vor allem im Frühstadium besteht leichter Pruritus. Eine örtliche Lymphadenopathie ist möglich.

### DIFFERENZIALDIAGNOSEN
- Kontaktirritation
- Abszess durch Katzenbiss
- Feline Kuhpocken-Infektion
- Eosinophiler Granulom-Komplex

### DIAGNOSE
Das Vorliegen einer Virusinfektion der Mundhöhle oder der oberen Atemwege mit gleichzeitiger Ulzeration der Haut, insbesondere nach einer Behandlung mit Glucocorticoiden und/oder Stress in jeglicher Form ist hochverdächtig. Die betroffenen Tiere sollten auf eine FeLV- und FIV-Infektion untersucht werden. Die histopathologische Untersuchung von Biopsien kann die für eine Virusinfektion typischen, zytopathischen Veränderungen nachweisen[4,5]. Durch Isolation des Virus aus dem veränderten Gewebe, das vor der Entnahme desinfiziert werden sollte, kann ein aktives virales Geschehen und nicht nur eine simple Kontamination nachgewiesen werden[1,2,4]. Immunhistochemie, In-vitro-Hybridisierung und PCR können zum Nachweis von FHV-Antigen und DNA in der betroffenen Haut herangezogen werden[3,5,6].

### THERAPIE
Systemische Glucocorticoide sollten bei betroffenen Katzen vermieden werden. Zum Schutz vor bakterieller Sekundärinfektion sollten sie systemische Breitspektrum-Antibiotika erhalten. Die Tiere sollten hochwertig ernährt und soweit wie möglich stressfrei gehalten werden. Die topische Applikation einer Idoxuridin-Lösung (neD) kann bei Tieren mit Herpesvirus-Infektion hilfreich sein. Lysin (500 mg 1-mal täglich) kann die Replikation von Herpesviren verhindern, ist sehr sicher und leicht zu verabreichen, vermag aber nicht, das Virus abzutöten und die Infektion zu beenden[7]. Interferon-Omega (1,5 Millionen IU aufgeteilt auf periläsionale und subkutane Applikation 1–2-mal wöchentlich) hat zu einer Abheilung einer FHV-Gesichtsdermatitis bei einer Katze geführt[8]. Andere unbewiesene Therapieoptionen sind topisches Acyclovir* oder sublinguales rekombinantes humanes Interferon-α* (30 IU)[7]. Dosis und Wirksamkeit von systemischem Acyclovir* sind durch seine Nephrotoxizität limitiert. Neue antivirale Substanzen sind möglicherweise wirksamer und besser verträglich[7]. Die betroffenen Katzen können persistierende Virusträger werden[1]. Immunsuppression oder Stress können rekurrierende Infektionen auslösen.

### KEY POINT
- Katzen mit Ulzera der Haut sollten keine Steroide verabreicht werden.

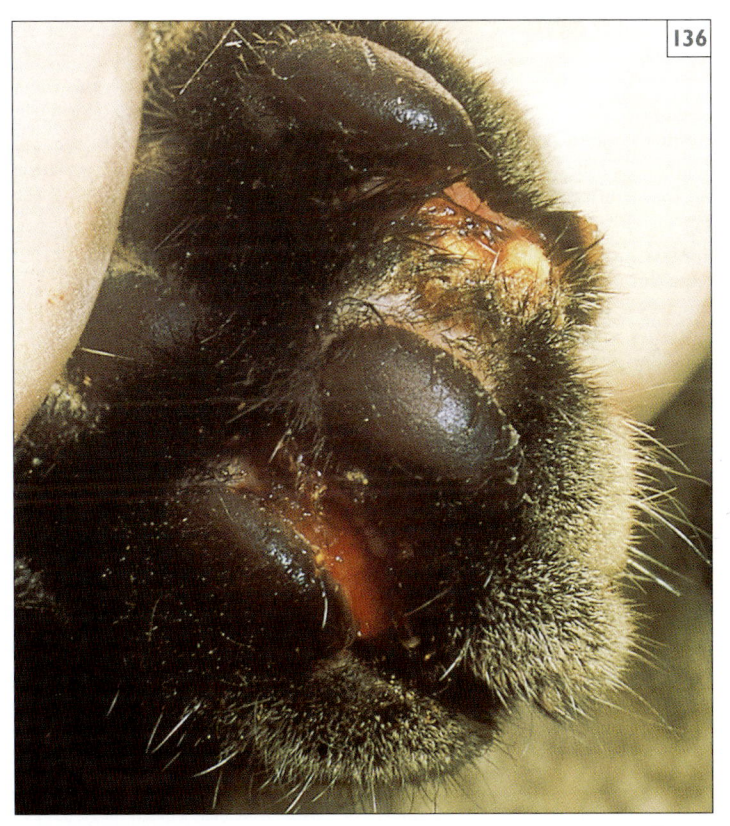

## 3.16 Feline kutane Herpes- und Calicivirus-Infektionen

**Abb. 136** Interdigitale Erosionen verusacht durch eine Infektion mit dem felinen Calicivirus.

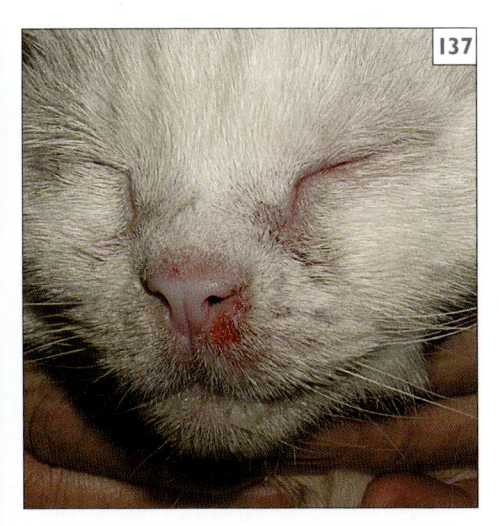

**Abb. 137** Ulzeration des Gesichts und Photophobie durch das feline Herpesvirus.

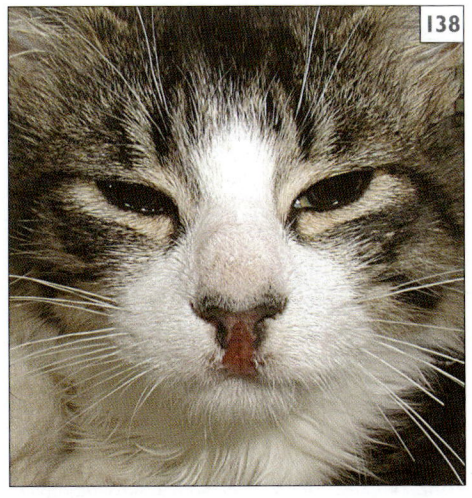

**Abb. 138** Ulzeration des Philtrum nasale durch das feline Calicivirus.

## 3.17 Mukokutane Pyodermie

### DEFINITION
Unter mukokutaner Pyodermie versteht man ein Syndrom, bei dem eine bakterielle Infektion der mukokutanen Übergänge auftritt.

### ÄTIOLOGIE UND PATHOGENESE
Die Pathogenese der mukokutanen Pyodermie konnte noch nicht bestimmt werden. Das Ansprechen auf systemische und topische antibakterielle Therapie spricht allerdings für eine ätiologische Beteiligung der bakteriellen Infektion.

### KLINISCHES BILD
Die Veränderungen treten am häufigsten im Bereich von Lefzen und periolaler Haut auf, können aber auch perianal, am Planum nasale, an Augenlidern, Vulva und Präputium zu finden sein (**Abb. 139, 140**). Sie äußern sich als Erythem, Schwellung und Krustenbildung, die bilateral symmetrisch auftreten (an den Nasenöffnungen auch unilateral)[1]. In schweren Fällen können sich Fissuren, Erosionen, Ulzerationen und Krusten bilden. Eine Depigmentierung ist häufig und kann sehr ausgeprägt sein[2]. Die Veränderungen können schmerzhaft sein, eine Selbsttraumatisierung ist möglich. Es gibt keine nachgewiesenen Alters- oder Geschlechtsprädispositionen, aber Deutsche Schäferhunde und ihre Mischlinge scheinen prädisponiert zu sein[1].

### DIFFERENZIALDIAGNOSEN
- Lefzenfaltenpyodermie (allerdings sind deren Veränderungen gewöhnlich im Bereich der dreieckigen Falte auf beiden Seiten der Unterlippe lokalisiert)
- Kutaner (diskoider) Lupus erythematosus und andere immunvermittelte Erkrankungen
- Atopische Dermatitis (falls die Veränderungen auf die Lefzen beschränkt bleiben)
- Zinkreaktive Dermatose
- Lokalisierte Demodikose (wobei bei Demodikose die Veränderungen meist die behaarte Haut betreffen)
- Malassezien-Dermatitis
- Epitheliotropes Lymphom
- Metabolische epidermale Nekrose

### DIAGNOSE
Die Diagnose basiert auf Anamnese, klinischem Bild, dem Ausschluss von Differenzialdiagnosen und dem Ansprechen auf die Antibiotikatherapie.

### THERAPIE
- Vorsichtiges Abbaden von Exsudat oder Krusten mit warmem Wasser oder verdünnter Chlorhexidin-Lösung
- Applikation topischer Antibiotika (z.B. Mupirocin*, Polymyxin B, Fusidinsäure*) 2-mal täglich bis zur Abheilung, dann an 3 Tagen pro Woche oder dem Verlauf angepasst
- Falls die Veränderungen hochgradig sind oder nicht auf die Mupirocin-Creme* ansprechen, sollte wie bei der oberflächlichen Pyodermie eine systemische antibakterielle Therapie eingeleitet werden (vgl. oberflächliche Pyodermie, S. 146). Möglicherweise muss diese Therapie an 2 oder 3 aufeinanderfolgenden Tagen in der Woche fortgeführt werden, um die Erkrankung unter Kontrolle zu halten.

### KEY POINT
- Man sollte davon ausgehen, dass diese Erkrankung meist kontrolliert, aber nicht geheilt werden kann.

**Abb. 139** Exkoriation im Bereich der Lippenkommissur bei einem Hund mit mukokutaner Pyodermie.

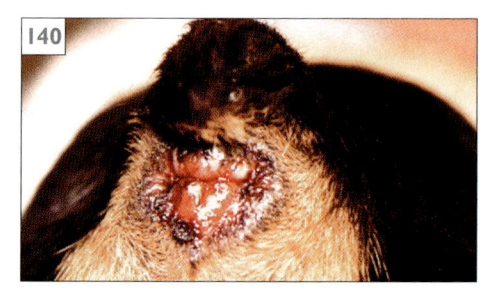

**Abb. 140** Ulzeration des Anus bei einem Hund mit mukokutaner Pyodermie.

## 3.18 Nokardiose

### DEFINITION
Unter Nokardiose versteht man eine pyogranulomatöse Infektion durch *Nocardia*-spp.-Organismen.

### ÄTIOLOGIE UND PATHOGENESE
*Nocardia* spp. sind saprophytische aerobe Bakterien, die in den Körper durch mit Erde kontaminierte Wunden, Inhalation oder Ingestion eindringen[1, 2]. Grannen können gleichfalls den Eintritt ins Gewebe ermöglichen. Immunsuppression kann die Tiere für eine Infektion prädisponieren. Die aus Veränderungen bei Hund und Katze isolierten *Nocardia*-Spezies sind *N. asteroides*, *N. brasiliensis* und *N. caviae*[1]. Mit Ausnahme von *N. brasiliensis* sind sie weltweit verbreitet; diese Art ist auf Mexiko, Zentral- und Südamerika beschränkt[1]. *N. asteroides* ist die häufigste bei Veränderungen von Hund und Katze nachgewiesene Spezies.

### KLINISCHES BILD
Kutane Infektionen entwickeln sich typischerweise, nachdem eine Wunde mit Erde kontaminiert wurde. Die häufigsten klinischen Befunde sind dann Fistelgänge, Ulzera, Abszesse und subkutane Noduli (**Abb. 141, 142**). Als weitere Symptome können Fieber, Schwäche, Lethargie, Pyothorax und Dyspnoe hinzukommen. Die Flüssigkeit aus Fisteln, Ulzera und Abszessen kann von serosanguinös bis sanguinopurulent reichen und wird oft als „tomatensoßenfarben" beschrieben. *Nocardia* spp. können auch orale Veränderungen hervorrufen.

### DIFFERENZIALDIAGNOSEN
- Tiefe Pyodermie
- Pyodermie sekundär zu anderen Erkrankungen
- Hautinfektionen mit systemischen Pilzen
- Hautinfektionen mit opportunistischen Pilzen oder Algen
- Infektionen mit opportunistischen Mykobakterien
- Penetrierende Fremdkörper
- Pannikulitis

### DIAGNOSE
Eine Verdachtsdiagnose kann durch den Nachweis grampositiver, partiell säurefester, verzweigter, filamentöser Stäbchen im Abklatschpräparat oder in der histopathologischen Untersuchung von Biopsiematerial gestellt werden. Die endgültige Diagnose erfolgt kulturell, was aber sehr schwierig sein kann[1]. Das untersuchende Labor sollte auf die mögliche Differenzialdiagnose *Nocardia* spp. hingewiesen werden, da für sie spezielle Kulturen erforderlich sind.

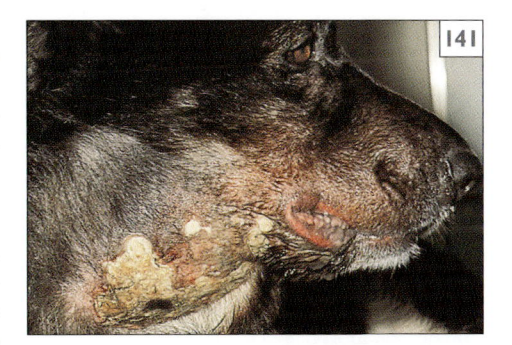

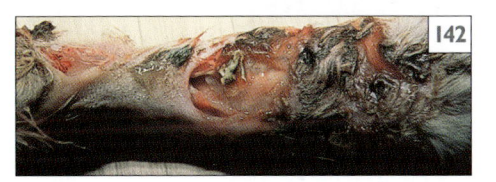

**Abb. 141, 142** Nokardiose: Veränderungen im ventralen Gesichts- und Halsbereich bei einem Hund (141) und an der Vordergliedmaße bei einer Katze (142).

### THERAPIE
Bei allen Veränderungen sollte eine Drainage gewährleistet werden. Die In-vitro-Empfänglichkeit von *Nocardia* spp. stimmt nicht zwangsläufig mit der in vivo überein[1]. In der Mehrzahl der Fälle ist Sulfadiazin (80 mg/kg p.o. 3-mal täglich) wirksam. Alternativen hierzu sind Minocyclin\* (5–25 mg/kg p.o. 2-mal täglich), Erythromycin (10 mg/kg p.o. 3-mal täglich), Clindamycin (11 mg/kg p.o. 2-mal täglich) und Ampicillin (20–40 mg/kg p.o. 4-mal täglich). Amikacin\* (8–12 mg/kg i.m. oder s.c. 3-mal täglich) ist gleichfalls hervorragend wirksam[1]. Die Therapiedauer beträgt prinzipiell 6 Wochen und sollte 1 Monat über die klinische Heilung hinaus fortgesetzt werden. Die Halter sollten darauf hingewiesen werden, dass manche Tiere nicht auf die Therapie ansprechen und dass Rezidive möglich sind.

### KEY POINT
- Katzen mit therapieresistenten Abszessen sollten auf FeLV-Infektionen untersucht werden. Zusätzlich sollten Proben zur kulturellen Untersuchung und zum Resistenztest eingesandt werden (sowohl aerobe als auch anaerobe Kulturen).

## 3.19 Nordamerikanische Blastomykose

### DEFINITION
Die nordamerikanische Blastomykose entsteht als Folge einer Infektion mit dem Pilz *Blastomyces dermatidis*.

### ÄTIOLOGIE UND PATHOGENESE
Die Hautveränderungen bilden sich meist infolge einer hämatogenen Ausbreitung nach Inhalation der Pilzsporen[1,2]. Dementsprechend entwickeln die meisten Tiere zusätzlich zu den kutanen Symptomen innere Granulome, vorwiegend in der Lunge. Nach Inokulation des Erregers in Wunden kann allerdings auch eine primäre kutane Infektion entstehen[1,2]. Große, erwachsene, unkastrierte Jagd- oder Sporthundrüden sind prädisponiert für die Blastomykose[3], vermutlich wegen des erhöhten Risikos einer traumatischen Inokulation. Der Erreger ist vermutlich ein Saprophyt im Boden, der eher in feuchtem, saurem oder sandigem, mit Totholz, Tierkot oder anderem organischen Material angereichertem Boden zu finden ist[4]. Die Erkrankung ist geographisch innerhalb der Flusstäler in Südkanada und dem Mittleren Westen der USA verbreitet. Menschen können sich an den gleichen Infektionsquellen wie Tiere infizieren, eine Ansteckung nach Exposition gegenüber tierischem Gewebe ist eher selten, sodass die Blastomykose nicht als echte Zoonose angesehen wird.

### KLINISCHES BILD
Die meisten klinischen Symptome entwickeln sich langsam und mit wenig Anzeichen von Schmerzen außer evtl. Lahmheit. Die Symptome variieren je nach Grad der systemischen Beteiligung und den beteiligten Organen. Pulmonale Symptome sind allerdings bei 65–85% der Tiere zu bemerken. Eine weite Disseminierung in Lymphknoten, Haut, orale und nasaler Mukosa, Gastrointestinaltrakt, Knochen und ZNS tritt nur bei einer geringen Anzahl der Tiere auf[1,2], und diese zeigen erwartungsgemäß Gewichtsverlust, Anorexie und Lethargie zusätzlich zu den Symptomen der jeweils betroffenen Organe. Die kutanen Symptome bestehen in subkutanen Knötchen und Zubildungen, Fistelgängen und rekurrierenden Abszessen (**Abb. 143**)[1,2].

### DIFFERENZIALDIAGNOSEN
- Penetrierende Fremdkörper
- Demodikose
- Pannikulitis
- Feline Lepra und Infektionen mit atypischen Mykobakterien
- Andere subkutane Mykosen
- *Cuterebra*-spp.-Infestation oder Drakunkulose
- Kutane Neoplasien
- Histiozytäre Läsionen
- Sterile noduläre Granulome und Pyogranulome

### DIAGNOSE
Die Diagnose wird gewöhnlich durch die zytologische Untersuchung von Exsudat oder Aspirat gestellt, bei der 5–20 μm große, refraktile, doppelwandige, knospenbildende Pilzzellen mit breiter Basis nachgewiesen werden (**Abb. 144**), oder durch histopathologische Untersuchung exzidierten Materials und durch serologische Untersuchungen[1,2], wobei die Diagnose allein auf Basis der Serologie nicht empfehlenswert ist. Die Untersuchung von Urin hingegen, in dem *Blastomyces*-Antigen per Enzym-Immunassay nachgewiesen werden kann, hat eine Sensitivität von 95,5%[5]. Auf Röntgenaufnahmen des Thorax sind häufig generalisierte interstitielle bis noduläre Infiltrate sichtbar[4].

### THERAPIE
Systemische Mykosen bedürfen systemischer Medikation, die Behandlungsdauer kann sich über mehrere Monate erstrecken. Amphotericin B* (vgl. Leishmaniose, S. 198), allein oder in Kombination mit Flucytosin* oder Ketoconazol*, wurde zur Therapie empfohlen[1,2,6]. Amphotericin B* ist nephrotoxisch und Flucytosin* myelosuppressiv, daher sollte man die einschlägige Literatur sehr genau studieren, falls man diese Substanzen therapeutisch einsetzen möchte. Derzeit ist Itraconazol (nzA für Hunde) die Therapie der Wahl (10 mg/kg p.o. 1-mal täglich). Die Therapie sollte einen Monat über die klinische und radiologische Abheilung hinaus fortgeführt werden.

### KEY POINT
- Falls man diese Erkrankung diagnostiziert, sollte man sehr genau auf systemische Veränderungen untersuchen und die Blastomykose nicht nur als Hauterkrankung therapieren.

## 3.19 Nordamerikanische Blastomykose

**Abb. 143, 144** Blastomykose: ein Fistelgang, aus dem Flüssigkeit austritt, und noduläre Veränderungen im Innenschenkelbereich eines Labrador Retrievers, hervorgerufen durch Blastomykose (143); ein mikroskopisches Bild von *Blastomyces* spp., auf dem man die refraktile, spheroide Form deutlich sehen kann (144).

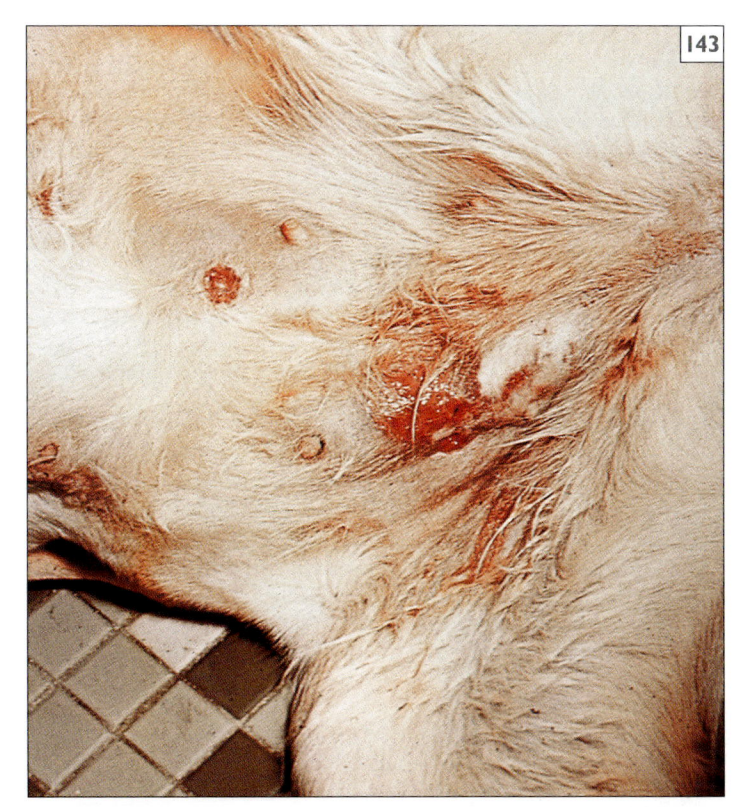

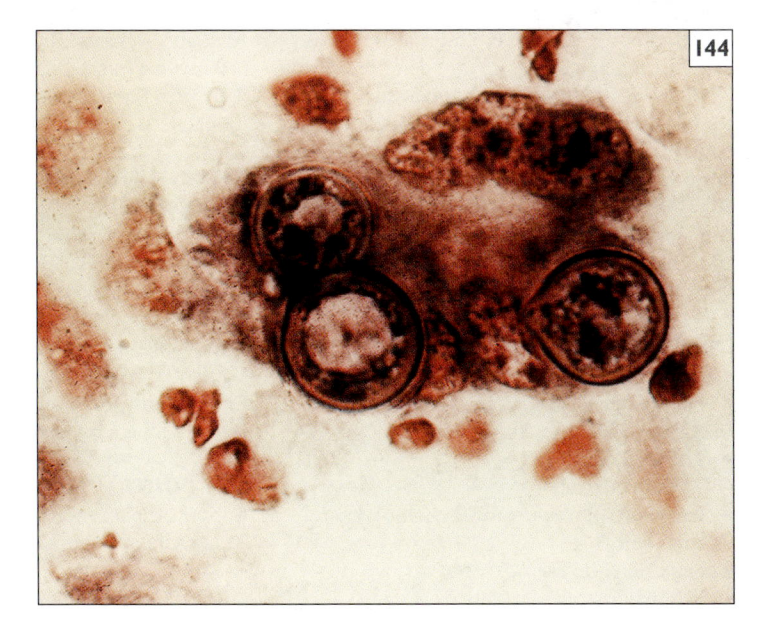

## 3.20 Sporotrichose

### DEFINITION
Die Sporotrichose ist eine subakute oder chronische pyogranulomatöse Infektionskrankheit von Hunden und Katzen, die durch den dimorphen Pilz *Sporothrix schenckii* hervorgerufen wird.

### ÄTIOLOGIE UND PATHOGENESE
Der Erreger ist weltweit verbreitet und wächst als saprophytischer myzelbildender Pilz in feuchtem organischem Debris[1]. Die Infektion erfolgt via Inokulation des Erregers in die Haut (mit Dornen oder ähnl. Pflanzenmaterial) oder über die Kontamination von Wunden oder nicht-intakter Haut mit Exsudaten von infizierten Tieren[1]. Im Wirt breitet sich der dimorphe Pilz hefeförmig aus. Die Zahl der Erreger in Fistelflüssigkeit ist bei Katzen sehr viel größer als bei allen anderen Tieren, was das Risiko der Übertragung auf andere Tiere oder Menschen erhöht[2]. Bewegliche Organismen können nachweislich auch intakte menschliche Haut durchdringen[3].

### KLINISCHES BILD
Die typischen Veränderungen entwickeln sich als papuläre oder noduläre Schwellungen 3–5 Wochen nach der Inokulation[1]. Die Veränderungen werden haarlos, verkrusten, ulzerieren und entleeren eine rotbraune serosanguinöse Flüssigkeit[2]. Sie treten häufiger im dorsalen Bereich von Kopf und Rumpf auf, doch können auch die Extremitäten betroffen sein (**Abb. 145, 146**). Eine regionale Lymphadenopathie ist häufig, die entsprechenden Lymphknoten können auch fisteln. Gelegentlich breiten sich die Läsionen entlang der Lymphgefäße aus oder streuen in Knochen, Augen, Gastrointestinaltrakt und andere Viszeralorgane sowie ZNS[1].

### DIFFERENZIALDIAGNOSEN
- Hautinfektionen mit systemischen Pilzen
- Subkutane Mykosen oder Infektionen mit Algen
- Demodikose
- Tiefe Pyodermie
- Infektion mit opportunistischen Mykobakterien
- Penetrierende Fremdkörper
- Pannikulitis
- Histiozytäre Veränderungen oder Veränderungen des sterilen Pyogranulom- oder Granulom-Syndrom-Komplexes

### DIAGNOSE
Abklatschpräparate oder Biopsien weisen den runden, ovalen oder zigarrenförmigen Pilz in der Hefeform nach, der extrazellulär oder in den Makrophagen oder Entzündungszellen zu finden ist. Die Zahl der Erreger ist häufig gering, sodass er mit den Routinefärbungen mitunter nur schwer nachzuweisen ist. Vorzugsweise sollten Spezialfärbungen wie PAS oder GMS zum Erregernachweis eingesetzt werden. Fluoreszierende Antikörper sind ebenfalls beim Erregernachweis hilfreich. Auch kulturell oder über die Inokulation in Labortiere kann die Diagnose gestellt werden.

### THERAPIE
Kalium- oder Natriumiodid* ist die Therapie der Wahl. Beim Hund wird Natriumiodid-Lösung* (44 mg/kg einer 20%igen Lösung p.o. 3-mal täglich) über 7–8 Wochen oder 1 Monat über die klinische Heilung hinweg verabreicht[1]. Bei der Katze wird die Dosis reduziert (22 mg/kg 2–3-mal täglich), wegen der bekannten Überempfindlichkeit dieser Tierart gegenüber Iodverbindungen[1]. Zeichen einer Iodtoxizität sind Fieber, Ptyalismus, Augen- oder Nasenausfluss, Anorexie, Übererregbarkeit, trockenes Fell mit extremer Schuppenbildung, Vomitus oder Diarrhö, Depression, Zittern, Hypothermie und Herz-Kreislauf-Versagen. Itraconazol (nzA für Hunde) (10 mg/kg p.o. 1-mal täglich) wurde bei Hunden[4] und Katzen mit Erfolg eingesetzt und ist möglicherweise von Beginn an vorzuziehen.

### BEDEUTUNG FÜR DIE VOLKSGESUNDHEIT
Es gibt dokumentierte Fälle von Menschen, auf die durch Kontakt mit ulzerierenden Wunden oder aus Läsionen austretender Flüssigkeit Sporotrichose übertragen wurde. Daher sollte man beim Umgang mit infizierten Tieren extreme Vorsicht walten lassen, ebenso beim Umgang mit Exsudat und kontaminiertem Material. Bei Katzen besteht ein höheres Infektionsrisiko.

### KEY POINT
- Sporotrichose ist eine Erkrankung mit zoonotischem Potenzial.

3.20 Sporotrichose **133**

**Abb. 145, 146** Sporotrichose: generalisierte Hautveränderungen bei einem Hund (145); noduläre Form im Gesicht einer Katze (146).

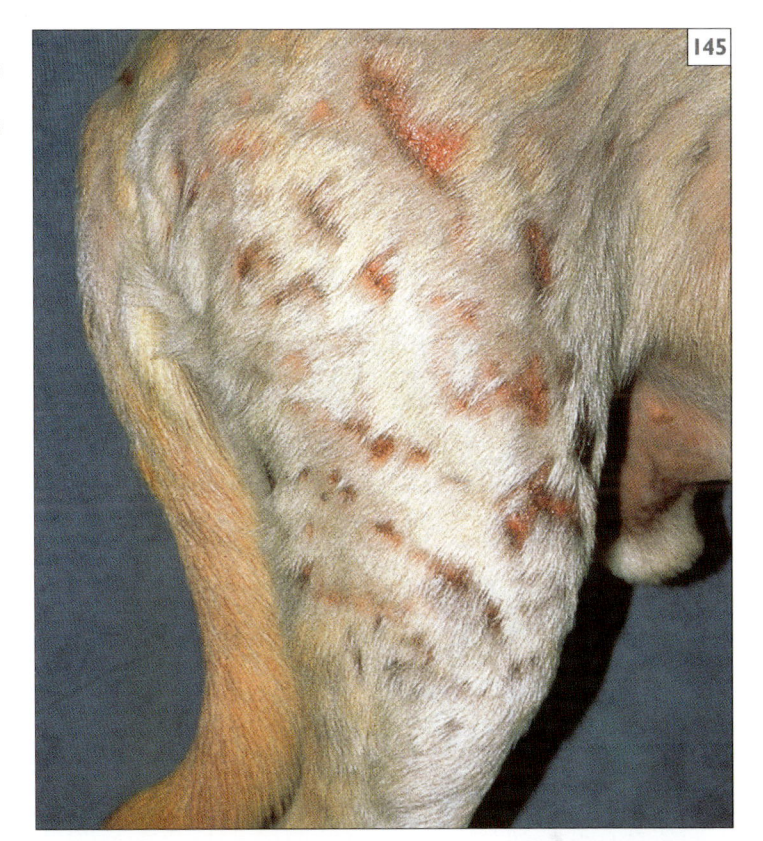

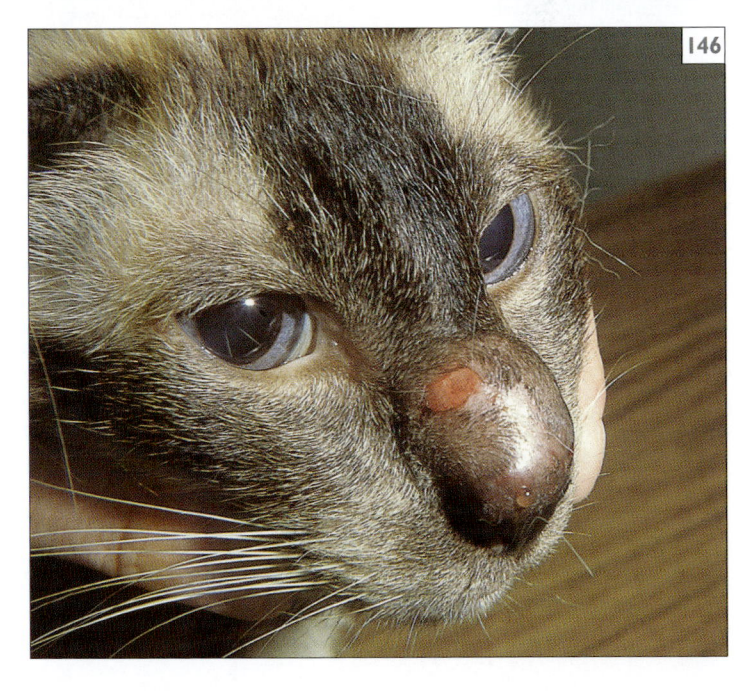

## 3.21 Calcinosis cutis

### DEFINITION
Die Calcinosis cutis entsteht aufgrund einer dystrophischen Verkalkung von Elastin und Kollagenfasern in der Dermis und den Adnexen und ist praktisch pathognomonisch für Hyperadrenokortizismus (vgl. Hyperadrenokortizismus, S. 237)[1].

### ÄTIOLOGIE UND PATHOGENESE
Bei Katzen wurde die Calcinosis cutis bisher nicht beschrieben. Der Mechanismus, der letztlich zur Ablagerung von löslichen Kalzium- und Phosphationen auf die Kollagen- und Elastinmatrix führt, ist nicht bekannt, jedoch sind steroidinduzierte Änderungen im Parathormonmetabolismus mit beteiligt. Eine chronische, granulomatöse, inflammatorische Reaktion wird häufig durch die Mineralisation ausgelöst[1]. Die Calcinosis cutis wird häufiger bei iatrogenem als bei spontanem Hyperadrenokortizismus diagnostiziert[2]. Die Ursache hierfür ist unbekannt. Eine Calcinosis cutis tritt in einer unterschiedlichen Anzahl der Fälle auf (1,7–40%[3, 4]), was vermutlich die unterschiedliche Anzahl der iatrogenen und spontanen Erkrankungsfälle in den einzelnen Studien widerspiegelt. In seltenen Fällen entsteht eine Calcinosis cutis idiopathisch oder sekundär zu entzündlichen Erkrankungen.

### KLINISCHES BILD
Meist ist die Calcinosis cutis am Rücken, im Axillar- oder Inguinalbereich lokalisiert[4]. Die Hunde werden normalerweise mit erosiven, krustigen, ulzerierten und sich sandartig anfühlenden erythematösen Flecken und erythematösen oder verkrusteten Papeln vorgestellt (**Abb. 147, 148**). Sie kann sich auch in gelblichpinkfarbenen, harten, plaqueartigen Veränderungen äußern. Bei der genaueren Untersuchung kann man evtl. eine helle Kalkanreicherung in intakten Veränderungen beobachten. Die betroffenen Bereiche sind häufig sekundär infiziert, insbesondere wenn der Kalk langsam durch die Haut ausgeschieden wird. Diese Fälle sind dann extrem pruritisch und sprechen weder auf systemische antibakterielle Therapie noch auf Glucocorticoidtherapie an.

### DIFFERENZIALDIAGNOSEN
- Pyotraumatische Dermatosen
- Oberflächliche oder tiefe Pyodermie
- Andere Ursachen dystrophischer oder metastatischer Kalzifikation
- Kontaktirritation
- Kutane Neoplasien

### DIAGNOSE
Der Grad des Pruritus ist häufig der erste Hinweis darauf, dass es sich hier nicht um eine simple Pyodermie handelt. Viele, aber nicht alle Hunde haben andere Symptome, die auf eine innere Erkrankung hindeuten (wie Polyurie/Polydipsie, Muskelabbau und Leistungsrückgang) und einen Hyperadrenokortizismus vermuten lassen. Eine genaue Adspektion und Palpation der Veränderungen erlaubt vielfach bereits den Nachweis einer Mineralisation. Dies wird noch klarer, wenn Hautgeschabsel und Biopsien entnommen werden. Die histopathologische Untersuchung von Biopsien kann erforderlich sein, um die Diagnose zu sichern. Sobald die Diagnose gesichert ist, sollte nach der Ursache geforscht werden.

### THERAPIE
Die Ursache für die Mineralisation muss erkannt und behandelt werden. Ist sie iatrogen, sollte die Glucocorticoidtherapie beendet werden. Eine komplette Heilung ist zu erwarten, wenn das zugrunde liegende Problem zu therapieren ist. Es gibt anekdotische Berichte, dass die Applikation von DMSO 2-mal täglich auf die veränderten Stellen die Resolution beschleunigt. Trägt man DMSO auf ausgedehnte Bereiche auf, sollte der Blutkalziumspiegel überwacht werden, da die Mobilisation von Kalzium aus der Haut eine Hyperkalzämie hervorrufen kann. Einer der Autoren (TJN) hat verschiedene Fälle von Calcinosis cutis gesehen, die sich entweder nach dem Absetzen der Glucocorticoidtherapie oder der effektiven chirurgischen oder medikamentellen Behandlung eines spontanen Hyperadrenokortizismus verschlimmerten oder dann erst auftraten. In diesen Fällen verschwanden die Veränderungen letztendlich auch.

### KEY POINT
- Der Pruritus, der mit dieser Hautveränderung einhergeht, kann steroidrefraktär sein.

## 3.21 Calcinosis cutis

**Abb. 147** Calcinosis cutis, die Ulzeration, Krusten- und Papelbildung im Inguinalbereich und im Bereich der medialen Hintergliedmaßen eines Hundes mit iatrogenem Hyperadrenokortizismus hervorruft.

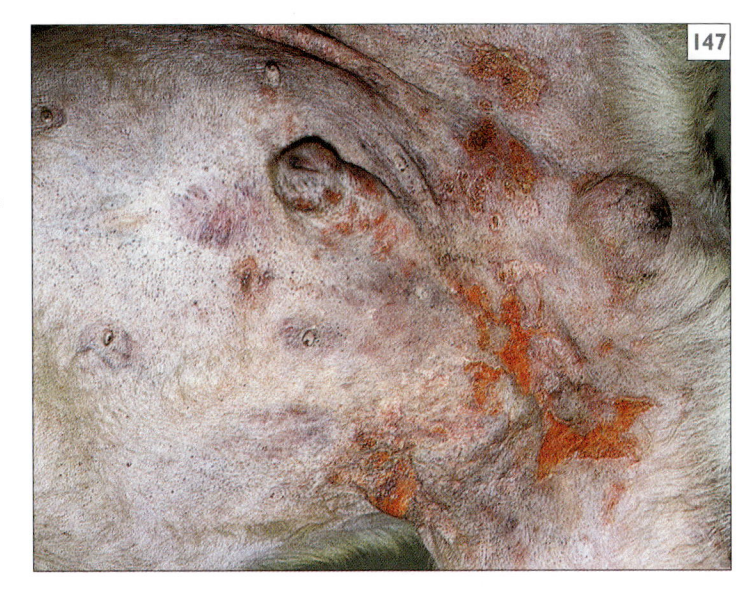

**Abb. 148** Weiße Papeln und Plaques bei Calcinosis cutis.

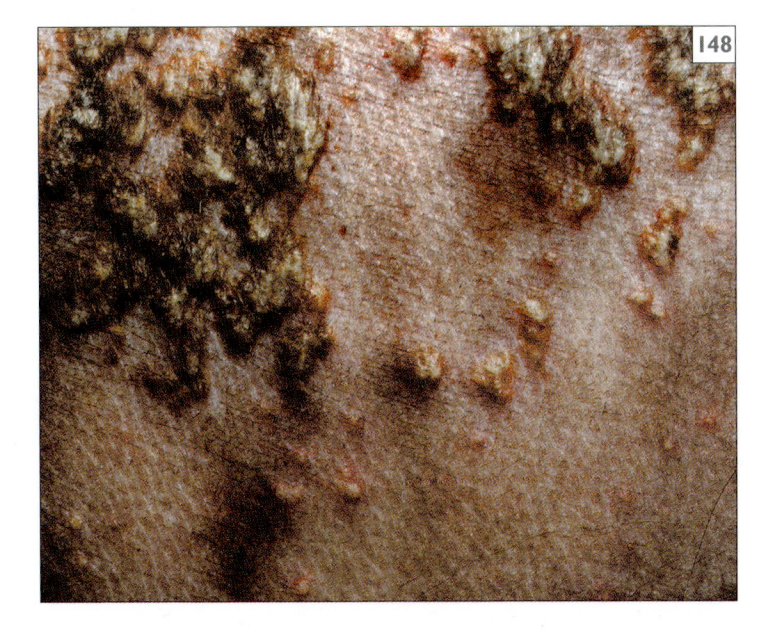

## 3.22 Plattenepithelkarzinom

### ÄTIOLOGIE UND PATHOGENESE
Plattenepithelkarzinome („squamous cell carcinomas", SCCs) sind häufige, maligne Neoplasien von Hund und Katze, die von den epidermalen Keratinozyten ausgehen. Eine Langzeitexposition gegenüber aktinischen Strahlen ist ein bedeutender Risikofaktor, speziell bei wenig pigmentierter Haut[1-4]. UVB-Strahlung ist onkogen und lokal immunsuppressiv, da sie die lokalen Immunreaktionen verhindert[2]. Weitere Faktoren, die zur Pathogenese beitragen, sind aber zweifellos nicht direkt auf die aktinische Strahlung zurückzuführen[3]. SCCs wurden im Zusammenhang mit chronischen entzündlichen Erkrankungen und anderen epithelialen Tumoren beschrieben[1,5]. Multizentrische SCCs in situ („Bowen´s-like disease") wurde in Verbindung mit chronischer Immunsuppression durch Prednisolon und Ciclosporin bei einem Hund[6] und bei Katzen mit FIV[7] beschrieben. SCCs bilden sich in der Epidermis, sind lokal invasiv, haben aber ein geringes metastatische Potenzial[3,4].

### KLINISCHES BILD
SCCs kommen vorwiegend bei älteren Tieren vor. Dalmatiner, Bullterrier, Boxer und Katzen mit weißem Fell sind prädisponiert[3]. Frühsymptome einer aktinischen Schädigung exponierter Stellen sind Erythem, Lichenifikation, Schuppenbildung und Hauthörner. Bei Hunden treten SCCs eher an Rumpf und Gliedmaßen auf (**Abb. 149, 150**) als am Kopf, während bei Katzen der Kopf, insbesondere die Pinnae (**Abb. 151**), eine prädisponierte Lokalisation darstellt[3,4]. Klinisch scheint es 2 Formen zu geben: eine proliferative, vegetative Form, die häufig ulzeriert (**Abb. 152**) und eine seltenere, erosive ulzerierende Form[3,4]. Pedale SCCs sind generell aggressiver und metastasieren früh[8]. Schwarze Königspudel sind prädisponiert für digitale SCCs am Übergang zwischen Haut und Kralle[8]. Mehr als eine Zehe und mehrere Pfoten können betroffen sein. Digitale SCCs werden gerade im Frühstadium leicht mit Paronychien verwechselt[8] (vgl. Erkrankungen der Krallen, S. 268).

### DIFFERENZIALDIAGNOSEN
- Traumatische Schädigung
- Lokalisierte Pyodermie
- Dermatophytose
- Demodikose
- Subkutane Infektionen mit Mykobakterien, filamentösen Bakterien und Pilzen
- Andere kutane Neoplasien

### DIAGNOSE
Die klinischen Symptome sind bereits hochverdächtig, insbesondere wenn aktinische Schädigungen vorliegen. Abklatschpräparate können irreführend ausfallen, da sie eine unspezifische oberflächliche Entzündung und bakterielle Kontamination ergeben können. In repräsentativen Abklatschproben von abgeschabtem Material oder nach Entfernung von Schuppen und kutanen Hörnern finden sich aber durchaus neoplastische Keratinozyten[9]. Biopsie und Histopathologie sind diagnostisch und helfen den Grad und die Invasivität des Tumors einzuschätzen.

### THERAPIE
Vor der Therapie sollte unbedingt ein Staging der SCCs auf lokale Invasion und Fernmetastasen erfolgen[4,8]. Eine chirurgische Exzision mit weiten Rändern ist gewöhnlich kurativ[3,4,10,11]. Bei digitalen SCCs ist die Amputation der Zehe oder Extremität zu empfehlen, sie neigen jedoch relativ früh zu Metastasierung in die lokalen Lymphknoten und in die Lunge[8]. Adäquate chirurgische Resektion und Rekonstruktion bei Veränderungen im Gesicht kann hingegen äußerst schwierig sein, insbesondere bei Katzen[3,11]. Photodynamische Therapie mit topischer El-Aminolevulinsäure*-Salbe und Exposition mit rotem Licht von 635 nm[12] oder Aluminiumphthalozyanintetrasulfonat* mit Bestrahlung von 100 mW/cm$^2$ und Energiedichten von 100 J/cm$^2$,[13] scheinen bei Katzen wirksam zu sein. Radiotherapie mit Megavoltage-Strahlung[10], hypofraktionierte Bestrahlung[14] oder Strontium 90[15] sind in speziellen Fällen, wo keine Beteiligung der lokalen Lymphknoten vorliegt, ebenfalls wirksam. Lasertherapie und Kryochirurgie sollten frühen, flachen Veränderungen vorbehalten bleiben, da es schwierig ist, sämtliche neoplastische Zellen in weiter fortgeschrittenen Tumoren adäquat abzulösen[8].

### KEY POINTS
- Eine therapieresistente ulzerative Veränderung sollte biopsiert werden.
- Die meisten SCCs sind lokal invasiv, metastasieren aber nicht; grundsätzlich sollte trotzdem vor Therapiebeginn ein Staging erfolgen.

## 3.22 Plattenepithelkarzinom

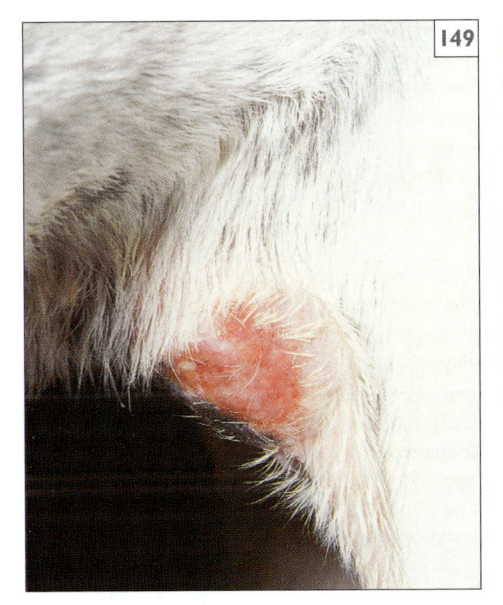

**Abb. 149** Plattenepithelkarzinom in der Kniefalte eines Hundes.

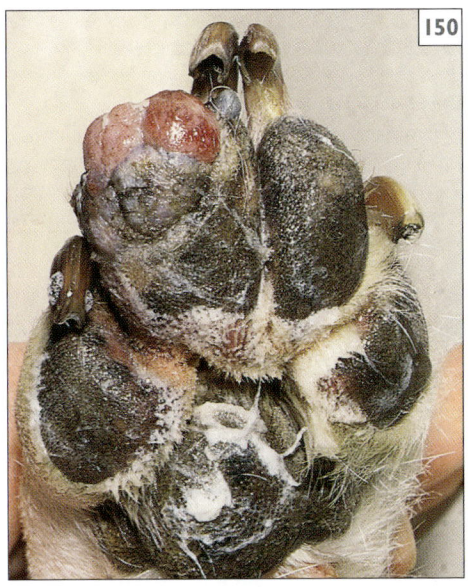

**Abb. 150** Ulzerierter Knoten eines Plattenepithelkarzinoms an der Zehe eines Hundes.

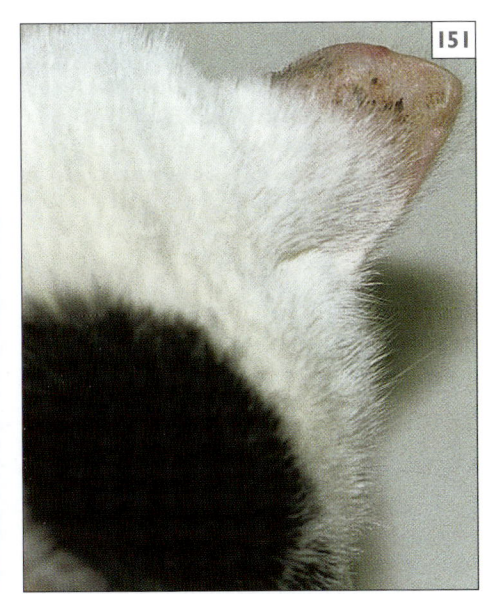

**Abb. 151** Plattenepithelkarzinom an der Pinna einer Katze.

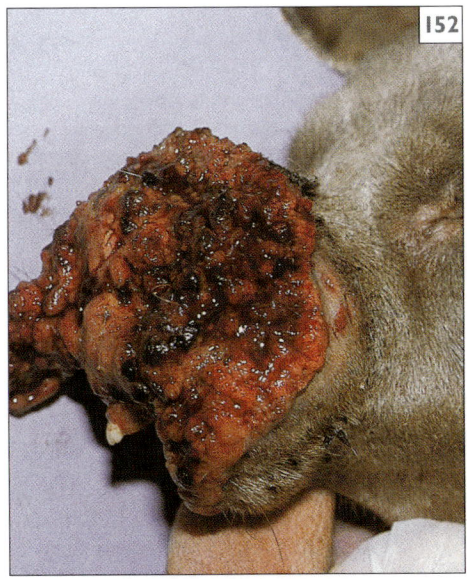

**Abb. 152** Plattenepithelkarzinom im Gesicht eines Weimaraners: Die ausgesprochen proliferative Natur dieses Tumors ist zu beachten.

## 3.23 Metabolische epidermale Nekrose

### DEFINITION
Die metabolische epidermale Nekrose ist eine seltene Hauterkrankung, die auch als diabetische Dermatopathie, hepatokutanes Syndrom, nekrolytisches migratorisches Erythem und superfizielle nekrolytische Dermatitis bekannt ist.

### ÄTIOLOGIE UND PATHOGENESE
Die metabolische epidermale Nekrose tritt im Zusammenhang mit einer metabolischen Erkrankung auf, z.B. Hepatopathie, Diabetes mellitus und glukagonproduzierenden Pankreastumoren (Glukagonome)[1-4]. Bei Hunden[1] ist die Erkrankung selten und bei Katzen[5] äußerst selten. Beim Menschen geht dieses Syndrom generell mit einer Hyperglukagonämie aufgrund eines glukagonproduzierenden Tumors der Inselzellen des Pankreas einher[1, 4]. Obwohl dies auch beim Hund beschrieben ist[2, 6], hat die Mehrzahl der Patienten keinen Pankreastumor. Veränderungen der Leber, charakterisiert durch mäßige bis starke Vakuolisierung der Hepatozyten, parenchymalen Kollaps und noduläre Regeneration, sind in der Mehrzahl der Fälle nachzuweisen[4, 7]. Allerdings leiden die meisten Tiere mit Lebererkrankungen nicht an einer metabolischen epidermalen Nekrose. Dies lässt vermuten, dass an der Pathogenese eher eine spezifische zugrunde liegende metabolische Dysfunktion als eine primäre Lebererkrankung beteiligt ist. In einer Untersuchung standen 44% der Fälle in Zusammenhang mit einer Phenobarbitaltherapie[7]. Erhöhte Plasma-Glukagonspiegel könnten beteiligt sein, obwohl die Werte bei daraufhin untersuchten Hunden immer normal waren[4, 6], was aber evtl. mit einer geringen Sensitivität und Spezifität des verwendeten Assays, einer schlechte Korrelation der Plasma-Glukagonspiegel und einer erhöhten pankreatischen Sekretion oder einer nicht-immunreaktiven enteralen Form von Glukagon erklärt werden könnte. Hyperglykämie und Diabetes mellitus sind vermutlich nicht an der Pathogenese beteiligt, da sie zwar häufig bei betroffenen Hunden auftreten, doch meist erst nach Leber- oder Hautproblemen[4]. Die meisten Tiere haben deutlich reduzierte Plasma-Aminosäurespiegel, was zum epidermalen Proteinmangel und zur Nekrolyse führen kann[4, 7, 8]. Andere potenziell involvierte Faktoren sind niedrigere Spiegel oder veränderte Metabolismen von Zink und essenziellen Fettsäuren.

### KLINISCHES BILD
Die metabolische epidermale Nekrose ist eine Erkrankung älterer Hunde, und die Hautveränderungen gehen normalerweise der systemischen Erkrankung voraus. Eine Geschlechtsprädisposition ist nicht bekannt[1, 4, 7], die Erkrankung tritt häufiger bei West Highland White Terriern und Shetland Sheepdogs auf[8]. Bei manchen Hunden besteht anamnestisch Gewichtsverlust. Hyperkeratose, Schuppenbildung, Krustenbildung und „crackling" der Zehenballen (tiefe schmerzhafte Fissuren und Rhagaden) sind die verdächtigsten klinischen Befunde (**Abb. 153, 154**)[1, 4, 6, 7] die auch die Lahmheiten erklären können.
Die Schuppen sind gewöhnlich groß, dick und festhaftend. Erythem, Schuppenbildung, Erosionen und Ulzerationen sowie Krusten (**Abb. 155**) finden sich im Bereich der Schnauze, der mukokutanen Übergänge, Ohren, an Druckpunkten (Ellbogen, Sprunggelenke, Hüften und Kniegelenke), Genitalien, Abdomen und Axillen[1, 4, 6, 7, 9]. Auch Ulzerationen in der Mundhöhle treten gelegentlich auf. Teilnahmslosigkeit, Inappetenz und Polyurie/Polydipsie können in fortgeschrittenen Stadien hinzukommen, mit offensichtlichem Leberversagen und/oder Diabetes mellitus. Selten werden auch Tiere in einer ketoazidotischen Krise vorgestellt. Sekundäre Pyodermien und Malassezien-Dermatitiden sind häufig[1].

### DIFFERENZIALDIAGNOSEN
- Pemphigus foliaceus
- Kutaner oder systemischer Lupus erythematosus
- Zinkreaktive Dermatose
- Oberflächliche bakterielle oder mykotische Infektionen
- Epitheliotropes Lymphom
- Primäre Keratinisierungsstörungen
- Demodikose

### DIAGNOSE
Die Anamnese und die klinischen Symptome sind bereits hochverdächtig. Die Histopathologie von Hautbiopsien zeigt das charakteristische „rot/weiß/blaue" Muster aus Parakeratose und parakeratotischen Krusten, Akanthose mit prominentem intrazellulärem Ödem in der mittleren Epidermis und einem lichenoiden Infiltrat mononukleärer Zellen[1, 6, 7, 9]. Zahlreiche Biopsien sind erforderlich, da die Befunde variabel und inkonstant in einer einzelnen Probe sein können. Hä-

## 3.23 Metabolische epidermale Nekrose

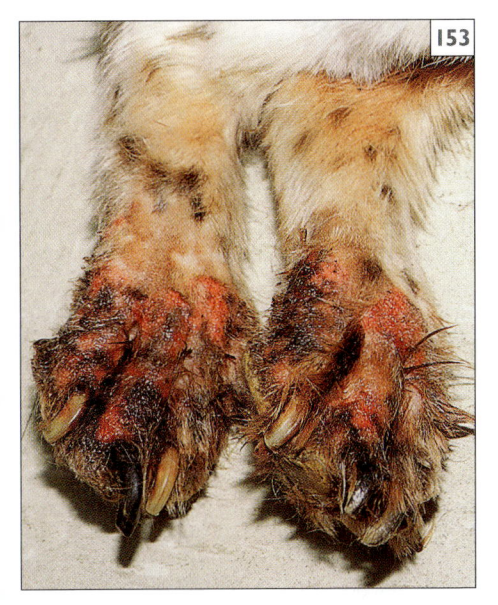

**Abb. 153** Metabolische epidermale Nekrose: Erythem, Erosionen, Krusten und Alopezie an den distalen Gliedmaßen eines Springer Spaniels.

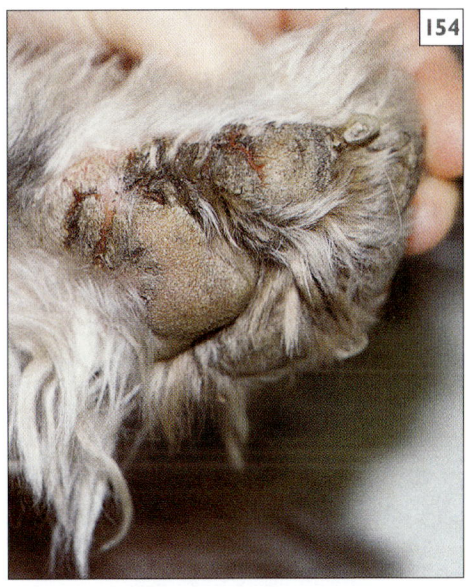

**Abb. 154** Metabolische epidermale Nekrose: Pfotenveränderungen mit hochgradiger Krustenbildung der Ballen.

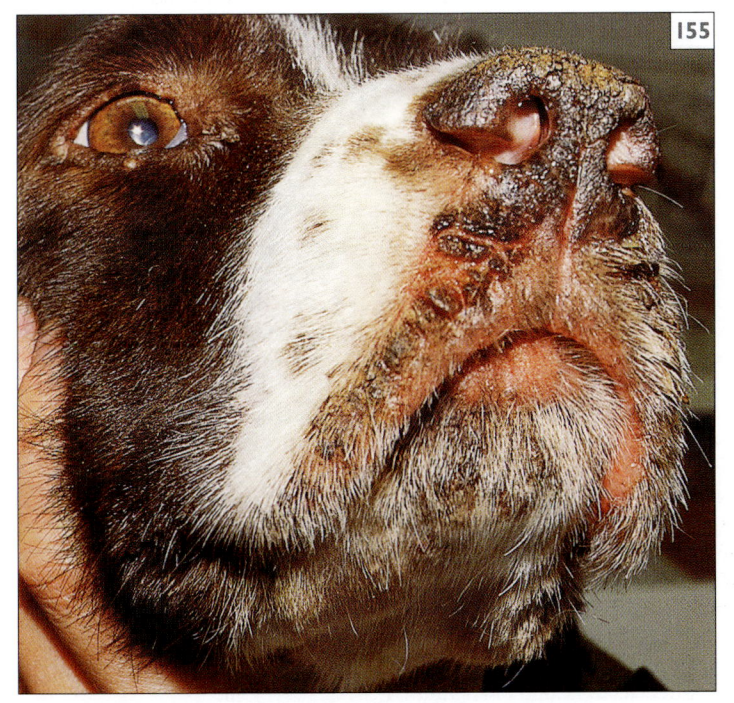

**Abb. 155** Metabolische epidermale Nekrose: Erythem, Erosionen, Krusten und Alopezie im Gesicht eines Springer Spaniels (Foto: S. Torres).

matologie und Biochemie ergeben normalerweise eine erhöhte Glukose, AP und ALT und einen veränderten Gallensäure-Stimulationstests[1]; die meisten Tiere haben allerdings kein offensichtliches Leberversagen[7]. Besagte Parameter können auch normal sein. Die Plasma-Aminosäuren können erniedrigt[6–8,] und die Plasma-Glukagonspiegel erhöht sein, falls ein Glukagonom vorliegt[2, 6]. Die Röntgenbefunde sind unspezifisch. In der Ultraschalluntersuchung hingegen haben veränderten Lebern ein charakteristisches gemischtes hypo- und hyperechogenes, „wabenartiges" Aussehen[7, 9]. Weiterführende Untersuchungen bestehen in ultraschallgestützten Leberbiopsien, die bestätigen, dass die Leberveränderungen auch zum hepatokutanen Syndrom passen (parenchymale Nekrose und noduläre Regeneration). In manchen Fällen besteht auch eine Leberzirrhose[9]. Weitere Untersuchungen sind evtl. zum Nachweis eines Glukagonoms oder Diabetes mellitus erforderlich.

## THERAPIE

Die metabolische epidermale Nekrose ist, falls sie nicht auf einem Glukagonom beruht, mit einer gravierenden inneren Erkrankung vergesellschaftet, und die Prognose ist ungünstig: Die meisten Hunde sterben oder werden binnen 5 Monaten nach Entwicklung der kutanen Symptome euthanasiert[1, 7]. Trotzdem kann eine aggressive Therapie bei manchen Hunden zu einer längeren Überlebenszeit von einem Jahr oder sogar mehr führen[9].

Die Anzeichen eines veränderten Metabolismus von Protein, Zink und/oder essenziellen Fettsäuren legen nahe, dass eine Unterstützung bei der Ernährung wirksam sein könnte. Diäten zur Intensivtherapie oder leberspezifische Diäten mit hochwertigen Proteinen[9] können als alleiniges Futter angeboten werden, falls der Patient eine Futterumstellung akzeptiert. Qualitativ hochwertige Proteinergänzungen sind beispielsweise 3–6 Eigelbe, Caseinpulver oder adäquate Aminosäurenkombinationen[9]. Zink*- (vgl. zinkreaktive Dermatose, S. 204) und EFA-Zugaben sind gleichfalls möglich[9]. Intravenös applizierte Aminosäuren wurden bei einigen Hunden mit großem Erfolg eingesetzt. Die meisten Protokolle sehen 8–10%ige Lösungen in einer Dosierung von 25 ml/kg über einen Zeitraum von 6–8 Stunden unter Verwendung eines Jugularkatheters vor. Einer der Autoren (TJN) bevorzugt routinemäßig den Zugang in der V. cephalica oder saphena. Die Hunde sollten auf Anzeichen einer hepatischen Enzephalopathie überwacht werden; falls möglich, sollte auch der Plasma-Ammoniakspiegel alle 2–4 Stunden kontrolliert werden. Ebenso sind Therapien für Lebererkrankungen sinnvoll, beispielsweise S-Adenosylmethionin* und Ursodeoxycholsäure*, obgleich deren Nutzen vorwiegend anekdotisch beschrieben ist. Colchicin kann Hunden mit Leberzirrhose helfen[9].

Falls ein Glukagonom diagnostiziert wurde, ist die chirurgische Entfernung die Therapie der Wahl, obwohl der Eingriff schwierig und mit einer signifikanten postoperativen Mortalität behaftet ist[2, 6]. Das Somatostatin-Analog Octreotid*, das die Glukagonfreisetzung hemmt, kann vorübergehend die klinischen Symptome bessern, falls eine Operation nicht möglich ist oder bereits Metastasen vorhanden sind.

Die Haare über den nässenden Veränderungen sollten geschoren werden, um Matten- und Krustenbildung zu verhindern. Vorsichtiges Shampoonieren mit antiseborrhoischen und/oder antimikrobiellen Shampoos erleichtert die Abheilung von Sekundärinfektionen und offenen Veränderungen. Keratolytische und rückfettende Produkte können bei der Reduktion von Schuppen- und Fissurbildung helfen. Systemische antimikrobielle Präparate sind in manchen Fällen erforderlich, doch sollte man unbedingt Substanzen vermeiden, die einer Metabolisation und Exkretion durch die Leber unterliegen.

## KEY POINTS

- Anamnese und klinisches Bild reichen in vielen Fällen bereits, um die Verdachtsdiagnose zu stellen, doch sollte sie unbedingt über die histopathologische Untersuchung von Biopsien abgesichert werden.
- Die Prognose ist ungünstig bis schlecht, doch kann mit aggressiver Therapie eine verlängerte Überlebenszeit erzielt werden.

## 3.24 Dekubitalulzera
(Druckgeschwür)

### DEFINITION
Dekubitalulzera treten vorwiegend über Knochenvorsprüngen auf, da dort ein kontinuierlicher lokalisierter Druck auf die Haut einwirkt.

### ÄTIOLOGIE UND PATHOGENESE
Tiere, die aufgrund neurologischer Defizite oder muskuloskeletalen Problemen nicht aufstehen können, sind prädisponiert für Dekubitalulzera. Die Kompression der Haut und des subkutanen Gewebes führt zum Kollabieren der Blutgefäße mit nachfolgender Ischämie, Nekrose und schließlich Ulzeration. Lazeration, Friktion, Verbrennungen durch Heizkissen, Irritation durch Kot oder Urin, Fehlernährung aufgrund nichtadäquater Fütterung, Anämie und Hypoproteinämie können gleichfalls zur Entstehung beitragen[1]. Eine Atrophie der Haut aufgrund eines spontanen oder iatrogenen Hyperadrenokortizismus, einschließlich topischer Präparate, vermag ebenfalls für Ulzera zu prädisponieren.

### KLINISCHES BILD
Das erste Symptom ist Hyperämie. Wird der Druck nicht beseitigt, folgen Gewebsnekrose und ulzeration. Die Veränderungen finden sich am häufigsten in der Haut über dem Acromion scapulae, dem lateralen Condylus des Humerus, dem Tuber ischii, dem Trochanter major des Femur und dem lateralen Condylus der Tibia (**Abb. 156**), ferner den lateralen Seiten der fünften Zehen von Vorder- und Hintergliedmaßen. Sekundäre bakterielle Infektionen können zur Unterminierung der Haut und der Randbereiche des Ulkus führen. Eine Osteomyelitis des Knochens unter dem Ulkus ist möglich.

### DIFFERENZIALDIAGNOSEN
- Kutane Neoplasie
- Pyodermie
- Tiefe Infektion mit Pilzen oder Mykobakterien

### DIAGNOSE
Die Diagnose beruht auf den klinischen Symptomen und der histopathologischen Untersuchung von Biopsien. Entsprechende weiterführende Untersuchungen auf eine zugrunde liegende Ursache sollten, falls vermutet, eingeleitet werden.

### THERAPIE
Im Idealfall sollten Dekubitalulzera bereits vermieden werden, indem das festliegende Tier häufig (alle 2 Stunden) gedreht und auf einer weichen Unterlage wie beispielsweise einem Wasserbett gebettet wird. Eine adäquate Ernährung und das Sauberhalten der Haut durch 2-mal-täglich Baden, wenn möglich im Whirlpool, ist gleichfalls wichtig, insbesondere bei länger hospitalisierten Patienten. Insbesondere sollte die Haut vor Urinkontakt geschützt werden. Dies kann durch Verwendung eines Gestells im Käfig und das Auftragen von schützenden Substanzen auf die Hautbereiche, die wahrscheinlich mit Urin in Kontakt kommen, erreicht werden[2]. Haben sich Ulzera gebildet, können sie entweder konservativ oder chirurgisch behandelt werden. Die konservative Therapie besteht in Wundspülungen und topischer antibakterieller Therapie beispielsweise mit Silbersulfadiazin[2]. Ringpolster über das Ulkus oder Verbände in Achtertouren können den direkten Druck auf die Wunde vermeiden. Die chirurgische Therapie besteht in einer Entfernung von nekrotischem und infiziertem Gewebe und einem Wundverschluss, damit es zu einer Heilung per primam kommt[1]. Die erwähnten präventiven Maßnahmen müssen natürlich auch bei chirurgischer Intervention befolgt werden.

### KEY POINT
- Mit dem Auftreten von Dekubitalulzera sollte bei hospitalisierten Patienten gerechnet werden.

**Abb 156** Dekubitalulzera über den Knochenvorsprüngen am lateralen Knie- und Sprunggelenk eines Hundes.

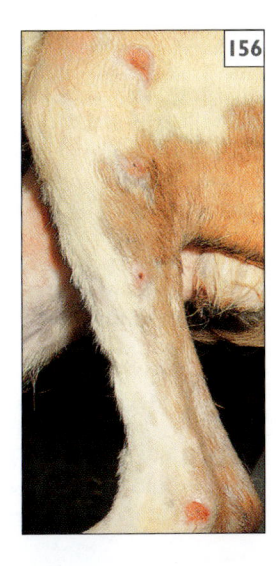

## 3.25 Ehlers-Danlos-Syndrom
(kutane Asthenie, Dermatosparaxis)

### DEFINITION
Das Ehlers-Danlos-Syndrom fasst eine erbliche Gruppe kongenitaler Bindegewebsdysplasien zusammen, die durch lose, übermäßig dehnbare, abnorm fragile Haut charakterisiert sind und bei denen die Haut bereits beim kleinsten Trauma reißt.

### ÄTIOLOGIE UND PATHOGENESE
Verschiedene Formen dieses Syndroms mit unterschiedlichen klinischen, genetischen und biochemischen Veränderungen wurden bei Hund, Katze, Mensch, Rind und Schaf beschrieben[1]. Die gemeinsame Basis all dieser Formen ist die Tatsache, dass sie von einer Bindegewebsschwäche durch Veränderungen in der Biosynthese von Kollagen oder Modifikationen nach dessen Translation begleitet sind[1]. Die hauptsächliche Form des Ehlers-Danlos-Syndroms beim Hund ist ein dominant vererbter Defekt in der Kollagenanordnung, der durch fokale oder diffuse Bezirke von hochgradig desorganisierten Fasern mit zahlreichen abnorm großen Fibrillen charakterisiert ist[1]. Die Zugfestigkeit der veränderten Haut beträgt 4% der gesunden Haut[1]. Bei der Katze wurden zwei Formen des Syndroms beschrieben: eine dominante Form ähnlich der Kollagenanordnungsstörung beim Hund und eine rezessive Form, die durch einen Mangel des Enzyms N-Prokollagen-Peptidase hervorgerufen wird, was dazu führt, dass das Kollagen in Form gedrehter Streifen statt zylindrischer Fibrillen und Fasern vorliegt[2, 3].

### KLINISCHES BILD
Das Ehlers-Danlos-Syndrom wurde bei Beagle, Boxer, English Setter, English Springer Spaniel, Greyhound, Irish Setter, Wolfsspitz, Bernhardiner, Deutschem Schäferhund, Manchester Terrier, Welsh Corgi, rotem Australian Kelpie, Irish Soft Coated Wheaten Terrier, Toy Pudel, Garafiano Schäferhund, Fila Brasileiro und Mischlingshunden sowie Himalaya- und Domestic-Short- und Longhair-Katzen beschrieben[4]. Einer der Autoren (TJN) konnte das Syndrom auch bei einem Staffordshire Bullterrier und einem Mastino Neapolitano diagnostizieren. Fragile, extrem dehnbare und sackartige oder lose Haut seit der Geburt sind die charakteristischsten klinischen Befunde (**Abb. 157**). Die Tiere können mit multiplen Narben oder Rissen in der Haut vorgestellt werden (**Abb. 158**). Lockere Gelenke sind bei manchen Tieren ein Zusatzbefund und können zu Osteoarthritis führen.

### DIFFERENZIALDIAGNOSEN
Das Syndrom ist beim Hund eindeutig. Bei der Katze gibt es Erkrankungen, die zu fragiler Haut führen können, insbesondere spontaner oder iatrogener Hyperadrenokortizismus, Diabetes mellitus, exzessive Anwendung von Megestrolacetat* und das „feline acquired skin fragilitiy syndrom"[5].

### DIAGNOSE
Die Diagnose basiert auf Anamnese, klinischem Bild, Biopsien zur licht- und elektronenmikroskopischen Untersuchung, Zellkultur und biochemischen Studien des Kollagens.

### THERAPIE
Sämtliche Risswunden in der Haut sollten genäht werden. Die Lebensbedingungen des Tieres sollten so gestaltet werden, dass eine Traumatisierung der Haut möglichst minimiert wird. Betroffene Tiere sollten von der Zucht ausgeschlossen werden.

### KEY POINT
- Eine seltene angeborene Erkrankung, die durch erhöhte Fragilität und Dehnbarkeit der Haut charakterisiert ist.

## 3.25 Ehlers-Danlos-Syndrom (kutane Asthenie, Dermatosparaxis)

**Abb. 157** Übermäßige Dehnbarkeit der Haut bei einer Katze mit kutaner Asthenie.

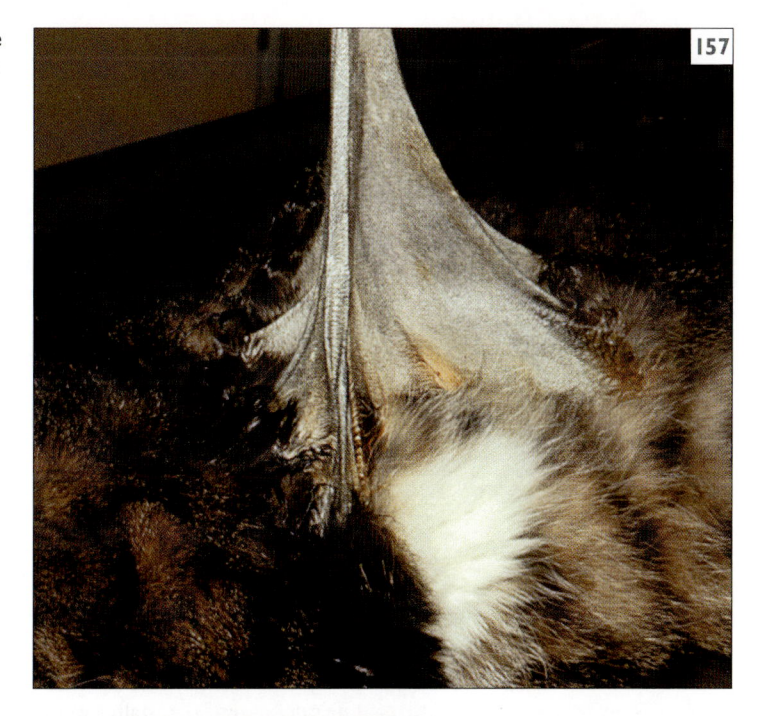

**Abb. 158** Krusten und Ulzera, die durch leichtes Trauma der fragilen Haut einer Katze mit kutaner Asthenie entstanden sind.

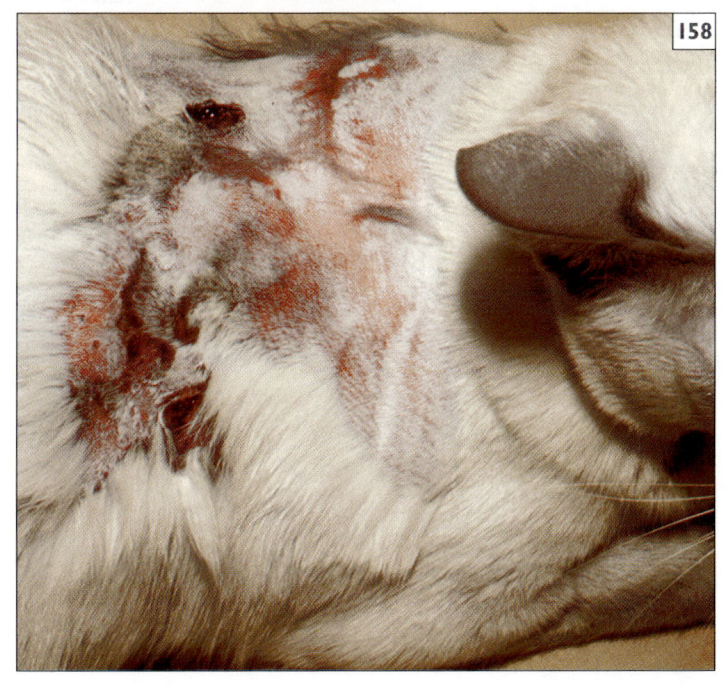

# KAPITEL 4
# Papuläre und pustulöse Hauterkrankungen

## Grundsätzliches
- Diese Erkrankungen kommen oft vor, doch sind intakte Pusteln bei Hunden und Katzen eher selten zu sehen.
- Eine oberflächliche Pyodermie ist häufig, wird aber auch regelmäßig fehldiagnostiziert.
- Multiple Pusteln und Krusten in Bereichen in für Pyodermien untypischen Bereichen lassen einen Pemphigus foliaceus vermuten.
- Pusteln können auch bei Demodikose, Dermatophytose, tiefer Pyodermie, Calcinosis cutis, Arzneimittelexanthem und den seltenen immunvermittelten sterilen pustulösen Erkrankungen auftreten.

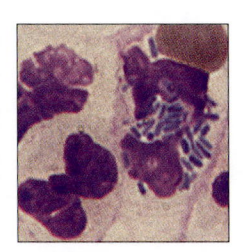

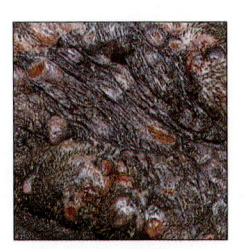

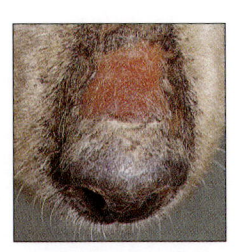

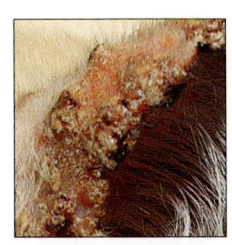

## 4.1 Oberflächliche Pyodermie

### ÄTIOLOGIE UND PATHOGENESE

Die oberflächliche Pyodermie beschreibt eine bakterielle Infektion der Haut, die auf das Stratum corneum der interfollikulären Haut sowie die Haarfollikel beschränkt ist. Die normale Haut von Hund und Katze wird von einer Vielzahl residenter Bakterien und Pilze besiedelt. Diese sind größtenteils nicht pathogen und helfen die Kolonisation mit pathogenen Arten zu verhindern, indem sie deren Nischen besetzt halten. Potenziell pathogene Keime wie Koagulase-positive Staphylokokken kolonisieren häufig die mukokutanen Übergänge und werden von dort über Lecken und Putzen auf die Haut verteilt. Die Reservoire auf der Schleimhaut sind daher eine wichtige Quelle für transiente Kontamination und potenzielle Infektion[1]. Die Infektion mit gramnegativen Keimen kann von oro-fäkaler Kontamination oder Kontamination aus der Umgebung herrühren[2].

Die meisten Hautinfektionen entstehen, wenn eine Kombination aus Virulenzfaktoren und Veränderungen des kutanen Mikroklimas den Mikroorganismen erlaubt, die physikalischen, chemischen und immunologischen Abwehrmechanismen der Haut zu überwältigen (**Tab. 5**). Eine primäre oder idiopathische rekurrierende oberflächliche Pyodermie ist selten, die meisten rekurrierenden Pyodermien treten vielmehr sekundär zu kutanen oder systemischen Erkrankungen wie Ektoparasitosen, Allergien, Endokrinopathien und Keratinisierungsstörungen auf[3]. Das Phänomen des Quorum sensing ermöglicht jedoch den Staphylokokken beim Erreichen einer bestimmten Populationsdichte Virulenzfaktoren anzuschalten (einschl. Koagulase, Superantigenen, Protein A und Hämolysinen). Dies führt zur Schädigung der Epidermis, Entzündung und Veränderungen im Mikroklima, die eine weitere bakterielle Kolonisierung und Proliferation erlauben[4, 5]. Staphylokokken und Malassezien können auch Wachstumsfaktoren produzieren, die sich gegenseitig in der Vermehrung fördern.

Die große Mehrheit der caninen Pyodermien wird von Koagulase-positiven Staphylokokken hervorgerufen. Die häufigste Art ist *Staphylococcus pseudintermedius*, obwohl speziell in Nordamerika auch *S. aureus*, *S. hyicus* und *S. schleiferi* isoliert wurden[6–8]. Möglicherweise werden diese Arten unterdiagnostiziert, da manche Labore bei Hunden isolierte Koagulase-positive Staphylokokken nicht weiter spezifizieren. Oberflächliche Pyodermien sind bei der Katze deutlich seltener und sind dort auch mit einem breiteren Spektrum an Erregern verbunden, wie *S. pseudintermedius*, *S. felis*, *S. aureus*, *Pasteurella multocida* und Anaerobier (obgleich letztere vorwiegend in Abszessen gefunden werden)[9].

**Tab. 5** Primärursachen für Hautinfektionen

| Zugrunde liegende Erkrankung | Ätiologie |
|---|---|
| Allergische, pruriginöse und entzündliche Hauterkrankungen | Durch Selbsttraumatisierung geschädigte Hautbarriere; erhöhte Hautfeuchtigkeit und -temperatur; Verschleppen von Staphylokokken und Malassezien durch Lecken; erhöhte Adhärenz der Staphylokokken an atopische Keratinozyten; immunsuppressive Therapie |
| Keratinisierungsstörungen und Seborrhö | Ungeordnete Desquamation und geschädigte Hautbarriere; verändertes Sebum; follikuläre Hyperkeratose und Obstruktion |
| Endokrinopathien und metabolische Erkrankungen | Immunsuppression; Keratinisierungsstörungen |
| Immunsuppression | Kongenitale oder erworbene Immundefizienz; anti-inflammatorische oder immunsuppressive Therapie |
| Anatomie | Körperfalten; dichtes Fell etc. erhöhen Temperatur und Feuchtigkeit |
| Iatrogen | Zu häufiges Baden entfernt Sebum und mazeriert die Haut; Mangelernährung betrifft Haut, Haar, Sebum und Immunität; schmutzige Umgebung |

**Abb. 159** Bullöse Impetigo bei einem Hund mit Hyperadrenokortizismus.

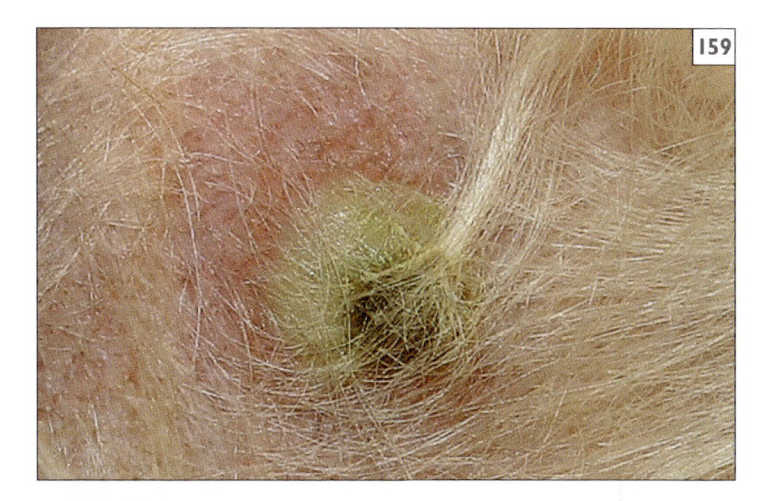

**Abb. 160** Erythematöse Papeln, Pusteln und epidermale Colleretten bei einem Hund mit bakterieller Follikulitis.

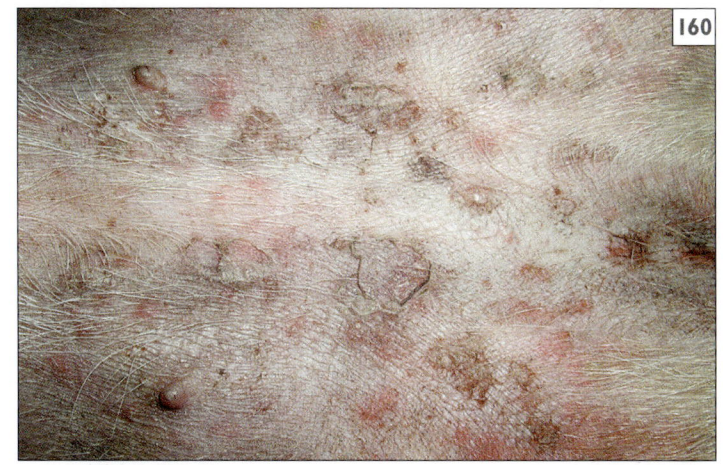

Methicillinresistente Arten einschließlich *S. pseudintermedius*, *S. aureus* und *S. schleiferi* wurden kürzlich bei Hunden und Katzen isoliert[10–12]. Die beiden letztgenannten waren eher mit tieferen, opportunistischen Infektionen assoziiert als *S. pseudintermedius*[13].

## KLINISCHES BILD
Oberflächliche Pyodermien gehen mit Pruritus, Erythem, Papeln, Pusteln, epidermalen Colleretten und multifokaler Alopezie (besonders auffällig bei Kurzhaarrassen) einher.

### Impetigo
Impetigo (**Abb. 159**) verursacht nicht-follikuläre Pusteln mit sekundären epidermalen Colleretten und Schuppenbildung insbesondere bei jungen, vernachlässigten und heranwachsenden Hunden. Die bullöse Impetigo, charakterisiert durch große, schlaffe, nicht-follikuläre Pusteln, findet sich bei älteren Tieren mit Immunsuppression (z.B. durch Hypothyreose, Hyperadrenokortizismus, Diabetes mellitus oder Chemotherapie). Die Impetigo ist üblicherweise nicht pruriginös.

### Follikulitis
Die Follikulitis (**Abb. 160**) ist die häufigste Form der Pyodermie. Die Papeln und Pusteln sind klein und mit einem Haarfollikel assoziiert. Oft zeigen kurzhaarige Hunde zusammenklebende, ausfallende Haarbüschel, die kleine, ovale, kahle Stellen mit Hyperpigmentierung und schuppigem

Randbereich zurücklassen (**Abb. 161**). Eine bakterielle Follikulitis ist eine seltene Ursache für die miliare Dermatitis bei Katzen[14].

### Superficial spreading Pyoderma
Für diese Form (**Abb. 162**) ist das Fehlen von Pusteln charakteristisch; es finden sich vielmehr große, sich ausbreitende Colleretten mit einem erythematösen, nässenden Rand. Bei manchen Formen bilden sich auch große Bereiche mit Erythem und Exfoliation ähnlich wie beim „staphylococcal scalded skin syndrome" bei Mensch und Schwein[15].

### Mukokutane Pyodermie
Mukokutane Pyodermien treten beim Deutschen Schäferhund und gelegentlich bei anderen Rassen auf, sie gehen mit Erythem, Exsudation, Ulzeration und Krustenbildung im Bereich der Lippen und andere mukokutaner Übergänge einher.

Sie können mit immunvermittelten Erkrankungen oder epitheliotropem Lymphom verwechselt werden, aber im Gegensatz zu diesen heilen sie unter antibiotischer Therapie vollständig ab.

### DIFFERENZIALDIAGNOSEN
- Demodikose
- Dermatophytose
- Malassezien-Dermatitis
- Pemphigus foliaceus (und andere seltene immunvermittelte pustulöse Erkrankungen)
- Zinkreaktive Dermatose
- Dermatophilose

**Cave:** Viele dieser Erkrankungen können eine zusätzliche sekundäre Pyodermie triggern.

### DIAGNOSE
Die klinischen Symptome sind hochverdächtig, aber nicht spezifisch. Abklatschpräparat, Klebe-

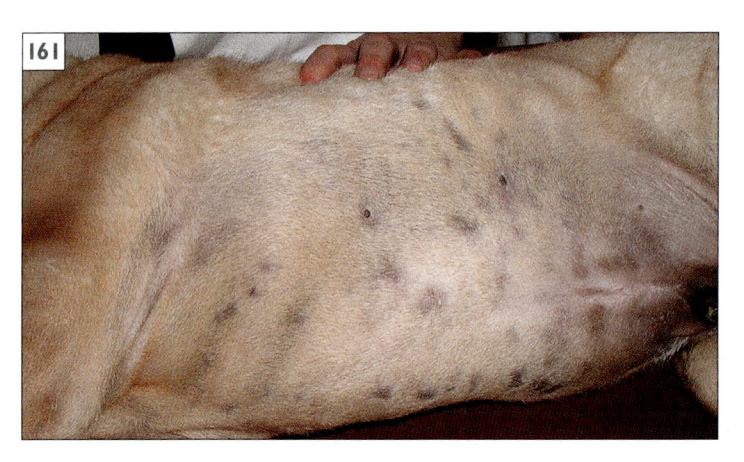

**Abb. 161** Fleckige Alopezie bei einem Mastiff mit oberflächlicher Pyodermie.

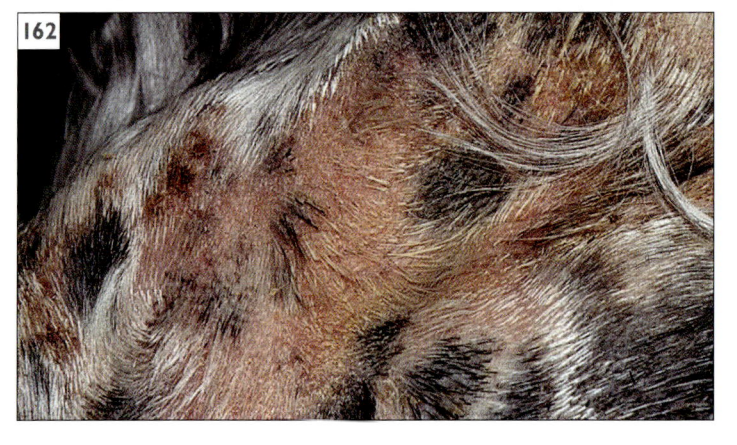

**Abb. 162** „Superficial spreading pyoderma" bei einem Cocker Spaniel mit primärer Keratinisierungsstörung.

band und Aspirationszytologie weisen die degenerierten Neutrophilen mit intrazellulären Kokken nach (**Abb. 163, 164**). Färbungen wie Diff-Quik® sind in der Praxis bequem zu nutzen und färben die meisten Mikroorganismen dunkelblauviolett, differenzieren aber nicht zwischen grampositiven und -negativen Organismen.

Mittels Biopsie und Histopathologie können gleichfalls Infektionen nachgewiesen und so zugrunde liegende Erkrankungen ausgeschlossen oder bestätigt werden. Eine kulturelle Untersuchung ist nicht in allen Fällen erforderlich, da die meisten Staphylokokken ein vorhersehbares Resistenzmuster haben[16]. Sie sollte aber erwogen werden falls:

- zytologisch Stäbchen nachgewiesen werden, deren Empfindlichkeit unvorhersehbar und oft eingeschränkt ist,
- die empirische Antibiotika-Gabe nicht zum Abheilen der Infektion führt und Zytologie oder Kultur ergibt, dass Staphylokokken beteiligt sind,
- bereits multiple antibiotische Vorbehandlungen erfolgten,
- es nicht-heilende Wunden gibt,
- postoperative oder potenziell lebensbedrohliche Infektionen vorliegen.

Proben für die kulturelle Untersuchung können mittels Watteträger von der Haut oder der Unterseite der Krusten gewonnen werden, obgleich diese Proben evtl. nur nicht-repräsentative oberflächliche Kontaminanten nachweisen. Repräsentativere Proben werden durch die sterile Eröffnung intakter Pusteln oder Furunkel oder durch Biopsieentnahme gewonnen. Das Reinigen der Oberfläche mit Alkohol kann die Kontamination reduzieren, er kann allerdings in oberflächliche Veränderungen eindringen und das Keimwachstum hemmen. Auch Formalindämpfe können das Bakterienwachstum inhibieren.

Werden Lokalanästhetika bei der Biopsie verwendet, kann das Bakterienwachstum an der Entnahmestelle ebenso gehemmt werden. Daher sollte ein Ringblock, ein lokaler Nervenblock oder eine Allgemeinanästhesie verwendet werden.

Kultur und Resistenztest können ein gemischtes Keimwachstum ergeben, v.a. bei Anreicherungsverfahren. Die intrazellulär vorliegenden Mikroorganismen und die relative Zahl und Keimdichte können zytologisch bereits bestimmt werden, die relevantesten Keime lassen sich so identifizieren. Die Resultate des Resistenztests werden entweder als Kirby-Bauer-Disk-Ergebnis (was die Erreger als resistent, sensibel oder intermediär sensibel ausweist) oder als minimale Hemmstoffkonzentration (MIC) angegeben, die den Grad der Resistenz anzeigt und mit deren Hilfe eine adäquate Dosis ausgerechnet werden kann.

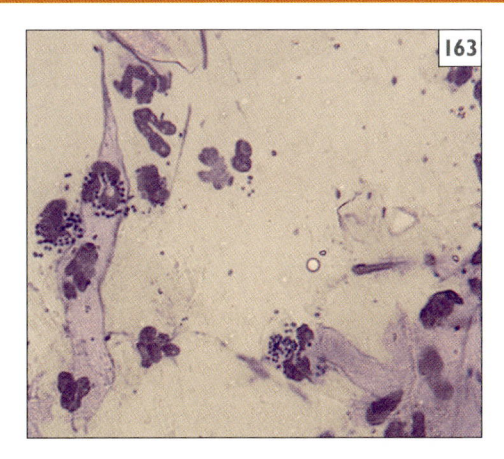

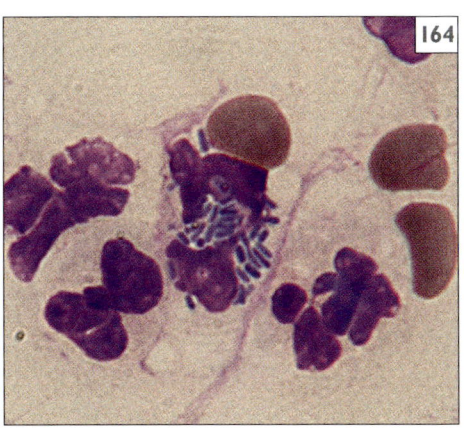

**Abb. 163, 164** Degenerierte Neutrophile mit extra- und intrazellulären Kokken (163) und Stäbchen (164). (DiffQuik®-gefärbte Abklatschpräparate, 1000-fache Vergrößerung).

## THERAPIE
### Topische Therapie
Mit der topischen Therapie[17, 18] werden Krusten aufgeweicht und entfernt, Schmerz und Pruritus gemildert und eine periphere Vasodilatation erreicht, was Heilung und Antibiotikaverteilung in der Haut fördert. Dennoch ist die topische Therapie allein selten ausreichend, außer bei sehr

leichten Oberflächeninfektionen, kann aber gut zur Rezidivprophylaxe eingesetzt werden. Die Einwirkzeit beträgt 5–15 Minuten, anfangs mind. 2–3-mal wöchentlich, bei Besserung wird schrittweise auf 2–4-mal monatlich reduziert. Mikroverkapselte Produkte und Produkte, die nicht abgewaschen werden, bringen die aktiven Inhaltsstoffe effektiver in die Haut und zeigen verlängerte Residualwirkung (s. **Tab. 6**).

### Topische Antibiotika

Topische Antibiotika sind bei fokalen Veränderungen angezeigt, obwohl diese Patienten sorgfältig auf eine generalisiertere Erkrankung untersucht werden sollten. Evtl. müssen Ohren, mukokutane Übergänge und Pfoten mitbehandelt werden, weil sie sie mögliche Erregerreservoire darstellen. Cremes und Salben sollten gut einmassiert werden, um die Aufnahme zu steigern. Die Tiere müssen am Ablecken der Medikamente gehindert werden. Gels sind empfehlenswert, da sie schnell absorbiert werden, nicht okklusiv sind und die Haare nicht verkleben.

2%iges Mupirocin* hat eine exzellente Wirkung gegen Staphylokokken und dringt gut in entzündete Haut ein. Es sollte 2–3 Wochen lang täglich und dann allmählich bis zur Erhaltungsdosis reduziert werden. Manche europäischen Länder haben bereits den Einsatz bei Tieren eingeschränkt. Fusidinsäure* oder Fusidat ist ebenfalls wirksam. Das tiermedizinisch zugelassene dermatologische Präparat enthält auch Betamethason, es gibt jedoch eine ophthalmologische Zubereitung sowie mehrere dermatologische Humanpräparate ohne Glucocorticoidzusatz.

### Systemische Antibiotika

Es sprengt den Rahmen dieses Buches, einen vollständigen Überblick über die derzeit erhältlichen Antibiotika zu liefern. Die Wahl des Wirkstoffs hängt von Tierart, Alter und Rasse des Patienten, Zielorganismus, Art der Veränderung sowie vom Einverständnis des Tierhalters, Verfügbarkeit des Mittels und rechtlichen Aspekten ab. Bevor systemische Antibiotika eingesetzt werden, sollte die Diagnose einer Infektion mittels klinischer Symptome, Zytologie und Kultur gesichert sein. Leichte, lokalisierte Infektionen müssen nicht immer behandelt werden. Eine leichte fokale Pyodermie bei einem atopischen Hund wird z.B. möglicherweise abheilen, sobald die atopische Entzündung unter Kontrolle ist. Generelle Prinzipien bei der Auswahl eines Antibiotikums sind:

**Tab. 6 Geeignete Shampoos**

| Inhaltsstoff | Vorteile | Anmerkungen |
|---|---|---|
| 2,5% Benzoylperoxid | Exzellent antibakteriell wirksam; entfettend; keratolytisch und „follikelspülend"; antibakterielle Residualwirkung | Kann austrocknend und irritierend wirken (kann mit einer rückfettenden Spülung kombiniert werden); bleichende Wirkung bei dunklem Fell möglich; Kontaktsensibilisator; toxisch für Katzen |
| 10% Ethyllactat | Exzellente antibakterielle und keratoplastische Wirkung | Deutlich weniger austrocknend; sicher auch bei Katzen |
| 2% Miconazol/2% Chlorhexidin | Exzellente antibakterielle und antimykotische Wirkung; Residualaktivität | Kann austrocknend und irritierend wirken (kann mit einer rückfettenden Spülung kombiniert werden); sicher bei Katzen |
| 3% Chlorhexidin | Gute antibakterielle und antimykotische Wirkung; Residualaktivität | Kann austrocknend und irritierend wirken; sicher bei Katzen |
| 2% Schwefel/2% Salicylsäure | Antibakterielle, antimykotische, keratolytische, keratoplastische und antipruriginöse Wirkung | Wird bei Langzeitanwendung gut vertragen; sicher bei Katzen |
| Triclosan | Antimikrobielle Wirkung | Gute Verträglichkeit |
| Pirocton-Olamin | Balancierende Wirkung auf Mikroorganismen | Nicht austrocknend; sicher bei Katzen |
| 1% Selensulfid | Gut antimykotischer, antiparasitärer und keratolytischer Wirkstoff | Kann austrocknend und irritierend wirken; sicher bei Katzen |

- Es sollte gegen *S. pseudintermedius* wirksam sein. Die meisten Stämme produzieren β-Laktamase, was sie resistent gegenüber Penicillinen macht. Weitverbreitet ist auch eine Resistenz gegenüber Tetracyclinen, und eine gegen Makrolide kann sich entwickeln[7, 8, 16].
- Es sollte die Haut in adäquater Konzentration erreichen. Ideal ist es, den 8–10-fachen MIC-Wert im Zielgewebe anzustreben. Der MIC kann benutzt werden, eine adäquate Dosis zu berechnen, wenn die Spitzenwerte im Plasma und die Gewebekonzentration bekannt sind (oft über die Produktinformationen zu erfahren), als Beispiel:

  MIC = 0,05 µg/ml  
  Konzentration im Zielgewebe  
  (8–10-fach MIC) = 0,4–0,5 µg/ml  
  Spitzenwert im Plasma  
  bei der Dosierung von  
  10 mg/kg = 0,3 µg/ml  
  Hautkonzentration  
  in % der Plasma-  
  konzentration = 80% = 0,24 µg/ml  
  Benötigte Dosis = 20 mg/kg

- Die Häufigkeit der Anwendung richtet sich danach, ob das Antibiotikum konzentrationsabhängig (z.B. Fluochinolone) oder zeitabhängig (z.B. Penicilline) wirkt. Die Wirksamkeit konzentrationsabhängiger Medikamente baut auf die pulsartige Freisetzung der 8–10-fachen MIC 1-mal täglich. Zeitabhängige Medikamente benötigen Konzentrationen über der MIC in mindestens 50% des Dosisintervalls, müssen also je nach Halbwertszeit alle 8–12 Stunden gegeben werden. Die Compliance mit dem Dosierungsschema ist daher äußerst wichtig, damit die klinische Wirksamkeit sichergestellt ist und Resistenzen vermieden werden.
- Im Idealfall sollten bakterizide Antibiotika verwendet werden, obwohl bakteriostatische wie Makrolide und Lincosamide genauso wirksam sind, vorausgesetzt, das Immunsystem ist kompetent.
- Medikamente, die in Makrophagen akkumulieren (wie Fluochinolone, Lincosamide und Makrolide), töten intrazelluläre Bakterien und penetrieren in entzündetes Gewebe. Eiter und nekrotischer Debris können Trimethoprim-Sulfonamid-Kombinationen (TMPS), Makrolide, Lincosamide und Aminoglykoside inaktivieren. Fluochinolone und Rifampicin* penetrieren gut in chronisch entzündete und fibrosierte Haut.
- Antibiotika mit einem engen Wirkungsspektrum (z.B. Erythromycin, Lincomycin, Clindamycin, Oxacillin und Cloxacillin) sollten gegenüber Breitspektrum-Antibiotika bevorzugt werden, da diese auch die Darmflora schädigen können. In der Praxis ist dies bei Hunden und Katzen eher ungewöhnlich.
- Bedenken Sie jede potenzielle Interaktion zwischen der zugrunde liegenden Erkrankung und der derzeitigen Therapie einschl. aller Nebenwirkungen (z.B. Sulfonamide beim Dobermann).
- Regelmäßige Kontrolluntersuchungen sind erforderlich, um zu gewährleisten, dass die Infektion auch wirklich abgeheilt ist, ehe die Therapie beendet wird. Die meisten oberflächlichen Pyodermien heilen in 2–3 Wochen ab, die tiefen benötigen 4–6 Wochen oder länger (vgl. **Tab. 7**).

**Methicillinresistente Staphylokokken**
Diese sind potenziell resistent gegenüber zahlreichen Antibiotika, doch wirksam sind Fluochinolone, Tetracycline (einschließlich Doxy- und Minocyclin*) und Rifampicin*; der MIC muss kontrolliert und die effektive Dosis berechnet werden. Betroffene Patienten müssen evtl. auch für Wundbehandlung, Gelenkdébridement etc. hospitalisiert werden. Tierkliniken sollten strikte Vorschriften zur Kontrolle infektiöser Erkrankungen einführen, um Infektionen vorzubeugen und/oder sie einzudämmen[11, 12].

**Antibiotika-Resistenz**
Die Verwendung von Antibiotika selektiert zwangsläufig auf Resistenzen. Makrolide und Lincosamide (z.B. Linco-, Erythro-, Clinda- und Clarithromycin*) neigen zur Bildung von Kreuzresistenzen und sollten nicht für die Langzeitbehandlung eingesetzt werden. Rifampicin* muss mit einem bakteriziden Antibiotikum kombiniert werden (außer Fluochinolonen), um eine schnelle Entwicklung von Resistenzen zu verhindern. Eine induzierbare Clindamycin-Resistenz ist häufig bei MRSA, und wiederholte Gaben von Breitspektrum-Antibiotika sind Risikofaktoren für die Bildung einer MRSA-Kolonisation und/oder -Infektion.

## Tipps zur Einschränkung von Antibiotika-Resistenzen

Die Faktoren, die die Prävalenz von Resistenzen beeinflussen, sind wie folgt:
- Inadäquate Fallselektion
- Ungeeignetes Medikament
- Schlechte Compliance
- Niedrige Dosis
- Seltene Behandlung
- Kurze Therapiezyklen
- Schlechte Wirksamkeit

Eine Rangliste der Medikamente in First-, Second- und Third-Line-Medikamente bietet sich an, allerdings hängt die Entscheidung auch von der Art der Praxis, dem Fallaufkommen, der Tierart, dem Zielgewebe und der Art des Bakteriums ab (eine durchschnittliche Praxis wird sich vermutlich von einer Überweisungsklinik unterscheiden, respiratorische Erkrankungen ebenfalls von dermatologischen).

First-Line-Medikamente sind die älteren Antibiotika und/oder Substanzen mit einem engen Wirkungsspektrum, beispielsweise einfache Penicilline, Tetracycline und Sulfonamide, wobei ihr Einsatz bei Pyodermien oft durch die häufigen Resistenzen von Staphylokokken gegen sie limitiert wird. Man sollte sich immer bewusst sein, dass sie unter den richtigen Umständen keineswegs weniger potent als andere Antibiotika sind.

**Tab. 7 Geeignete Antibiotika für oberflächliche Pyodermien**

| Antibiotikum | Dosierung | Nebenwirkungen |
|---|---|---|
| TMPS (auch Ormetoprim- und Baquiloprim-potenzierte Medikamente) | 15–30 mg/kg p.o. 2-mal täglich | Kann Keratoconjunctivitis sicca, Euthyroid-Sick-Syndrom und kutane Arzneimittelreaktionen hervorrufen (v.a. beim Dobermann) |
| Erythromycin | 10–20 mg/kg p.o. 3-mal täglich | Kann gelegentlich Unwohlsein und Vomitus hervorrufen |
| Lincomycin | 15–30 mg/kg p.o. 2–3-mal täglich | |
| Clindamycin | 5,5–33 mg/kg p.o. 2-mal täglich<br>11 mg/kg p.o. 1-mal täglich | |
| Cefalexin | 15–30 mg/kg p.o. 1–2-mal täglich | Kann gelegentlich Unwohlsein und Diarrhö hervorrufen |
| Cefadroxil* | 10–20 mg/kg p.o. 2-mal täglich | |
| Cefpodoximproxetil* | 5–10 mg/kg p.o. 1-mal täglich | |
| Cefovecin | 8 mg/kg s.c. alle 2 Wochen | |
| Clavulansäure-potenziertes Amoxicillin | 12,5 mg/kg p.o. 2–3-mal täglich<br>25 mg/kg p.o. 2-mal täglich | |
| Oxacillin, Cloxacillin (neD) | 20 mg/kg p.o. 3-mal täglich | |
| Enrofloxacin | 5–20 mg/kg p.o. 1-mal täglich | Kann Knorpelschädigungen bei Hunden <12 Monaten hervorrufen (<18 Monaten bei Riesenrassen); neurologische Symptome bei hohen Dosen und Blindheit bei Katzen (insbesondere bei Verwendung der Enrofloxacin-Injektionslösung). Verursacht gelegentlich Anorexie, Vomitus und Diarrhö. |
| Marbofloxacin | 2–5,5 mg/kg p.o. 1-mal täglich | |
| Difloxacin | 5–10 mg/kg p.o. 1-mal täglich | |
| Orbifloxacin | 2,5–7,5 mg/kg p.o. 1-mal täglich | |
| Rifampicin* | 5–10 mg/kg p.o. 1-mal täglich | Anorexie, Vomitus, Diarrhö, Hepatopathie, hämolytische Anämie, Tod |

* nicht für die Anwendung bei Tieren zugelassen

Second-Line-Medikamente können neuere Produkte mit breiterer Wirksamkeit einschließen, die von größerer Bedeutung für den Einsatz bei Mensch und Tier insgesamt sind und daher eher für die Entwicklung von Resistenzen prädisponiert sind (z.B. Breitspektrum-β-Laktamase-resistente Penicilline, Cephalosporine und Makrolide). Diese sollten eingesetzt werden, wenn Kultur und Resistenztest oder gute empirische Anhaltspunkte dafür sprechen, dass First-Line-Präparate unwirksam sind.

Die Third-Line-Präparate (Fluochinolone und humanmedizinische zugelassenen Antibiotika wie Anti-*Pseudomonas*-Penicilline\*, Ceftazidim\* und Imipenem\*) sind die, die ausgesprochen wichtig für Mensch und Tier sind, insbesondere gegen multiresistente gramnegative Erreger. Sie sollten nur dann zum Einsatz kommen, wenn Kultur und Resistenztest belegen, dass sie indiziert sind. Medikamente, die wichtig für die Volksgesundheit sind (z.B. Vancomycin\* und Teicoplanin\*), sollten am besten gar nicht beim Tier eingesetzt werden.

## THERAPIE REKURRIERENDER PYODERMIEN

Idiopathische rekurrierende Pyodermien sind selten, doch manche atopischen Hunde, die an rekurrierenden Infektionen leiden, profitieren von einer antibiotischen Langzeitbehandlung. Antibakterielle Shampoos (alle 3–14 Tage je nach Wirkung) können zusätzlich helfen, und topische Antibiotika können an fokalen Veränderungen ebenfalls effektiv sein. Die Therapie der Schleimhautoberflächen kann die Population und die Kolonisation auf der Haut verringern.

Manche Tiere benötigen eine Pulstherapie mit systemischen Präparaten als Langzeittherapie. Ein bakterizides Antibiotikum, das gut verträglich ist, sollte hierfür entsprechend Kultur und Resistenztest gewählt werden; Cephalosporine und Clavulansäure-potentiertes Amoxicillin haben sich als gute Wahl erwiesen. Das Protokoll sollte auf jeden Hund abgestimmt werden. Allgemeine Richtlinien sind:

Wenn Rezidive früher als alle 2 Monate auftreten, sollte man jede Infektion mit einem kompletten Antibiotikazyklus behandeln.

Wenn Rezidive seltener als alle 2 Monate auftreten, sollte man die volle Dosierung nach folgendem Plan wählen: entweder 1 Woche Antibiotika/1 Woche Pause, 1 Woche Antibiotika/2 Wochen Pause oder jede Woche für 2–3 konsekutive Tage Therapie und danach Pause bis zur darauffolgenden Woche („Wochenendtherapie")[19].

Immunstimulanzien wie Staphage Lysate (neD) und autogene Vakzinen[20] können bei idiopathischer rekurrierender Pyodermie eingesetzt werden. Sie werden prinzipiell 2-mal wöchentlich über 10–12 Wochen gegeben, danach alle 7–30 Tage als Erhaltungstherapie. Nebenwirkungen sind selten, es kann aber zu Reaktionen an der Injektionsstelle, Pyrexie, Malaise und Anaphylaxie kommen.

## ZOONOTISCHE INFEKTIONEN

Die meisten Staphylokokken sind wirtsspezifisch (z.B. ist *S. aureus* der wichtigste pathogene Keim beim Menschen, *S. pseudintermedius* beim Hund)[21]. Die Übertragung von Keimen zwischen Tier und Mensch wurde beschrieben, sie wurde möglicherweise unterschätzt. Jüngsten Untersuchungen zufolge sind bis zu 45% der Besitzer von Hunden mit Pyodermie mit *S. pseudintermedius* kolonisiert. Etwa 10% der Tierärzte auf Kleintierkongressen sind mit MRSA kolonisiert[23]. MRSA wurde auch bei 12% der tierärztlichen Mitarbeiter und bei 5% der Besitzer nachgewiesen, die mit MRSA-infizierten Tieren in Kontakt standen. In einer kanadischen Untersuchung wurde eine gleichzeitige Kolonisation von Mensch und Tier in 20% der Haushalte mit *S. aureus*-positiven Menschen und in 67% mit *S. psendintermedius*-positiven Menschen gefunden[24]. Eine simple Kolonisation bedeutet ein sehr geringes Gesundheitsrisiko für gesunde Menschen, doch Menschen mit Immunsuppression, offenen Wunden oder Implantaten etc. sind anfälliger gegenüber den Erregern.

## KEY POINTS

- Die Erkrankung ist unterdiagnostiziert.
- Man sollte eine adäquate Therapie wählen und die klinische Entwicklung überwachen.
- Steroide sollten vermieden werden, es sei denn, sie sind für die zugrunde liegende Erkrankung erforderlich.
- Rezidivierende Pyodermien benötigen eine vollständige Aufarbeitung; die meisten sind sekundär zu einer zugrunde liegenden Erkrankung.

## 4.2 Canine Akne
(Follikulitis und Furunkulose an Schnauze und Kinn)

### DEFINITION
Die canine Akne ist eine papuläre und/oder pustulöse Hauterkrankung, die mit dilatierten hyperkeratotischen Follikeln, Furunkulose und para-(peri-)follikulärer Entzündung einhergeht.

### ÄTIOLOGIE UND PATHOGENESE
Die genaue Ätiologie und Pathogenese sind unbekannt. Das Verstopfen der Follikel und eine perifolliculäre Entzündung können für eine Ruptur des Follikels prädisponieren. Diese bewirkt eine Fremdkörperreaktion und resultiert in manchen Fällen in einer bakteriellen Sekundärinfektion. Die Erkrankung klingt bei manchen Tieren spontan ab, wenn sie erwachsen werden, bei manchen bleibt sie zeitlebens bestehen. Bei einigen Hunden sind die Veränderungen mit einer zugrunde liegenden Erkrankung verbunden, z.B. Hypothyreose, atopische Dermatitis, adverse Reaktionen auf Futterbestandteile oder Lebensbedingungen, die zu einem Trauma der betroffenen Haut führen.

### KLINISCHES BILD
Die canine Akne zeigt sich am häufigsten im Bereich von Kinn und Lefzen von jungen Hunden der Kurzhaarrassen, beispielsweise Dobermann, Englische Bulldogge, Deutsche Dogge, Weimaraner, Rottweiler, Boxer und Deutsch Kurzhaar. Die Veränderungen bestehen in follikulären Papeln und/oder Pusteln, die ulzerieren und fisteln können und dann ein serosanguinöses bis seropurulentes Material sezernieren (**Abb. 165**). Die Follikel können rupturieren (Furunkulose) und, wenn die begleitende Fremdkörperreaktion ausgedehnt ist, kleine fibröse Noduli entwickeln. Die Tiere sind nicht beeinträchtigt, wenn die Veränderungen klein bleiben, während ausgedehnte betroffene Bereiche empfindlich oder schmerzhaft und leicht pruriginös sein können. Die betroffenen Hunde sollten sorgfältig auf jegliche Symptome einer primären Erkrankung untersucht werden.

### DIFFERENZIALDIAGNOSEN
- Demodikose
- Dermatophytose
- Fremdkörperreaktion
- Leichte juvenile Zellulitis

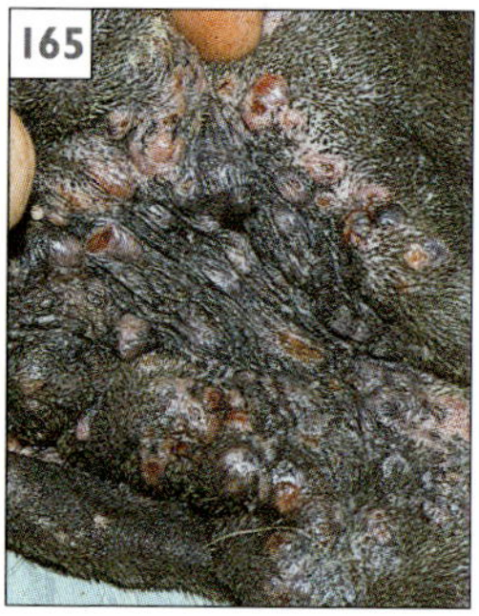

**Abb. 165** Canine Akne: fibrogranulomatöse, zystische und papuläre Veränderungen, hervorgerufen durch die canine Akne.

### DIAGNOSE
Signalement und klinische Symptome sind hochverdächtig. Hautgeschabsel sollten zum Ausschluss einer Demodikose entnommen werden. Bakteriologische und mykologische Untersuchungen mit Resistenztest sind in den Fällen indiziert, die nicht auf die empirische Therapie ansprechen. Entsprechende weiterführende Untersuchungen können je nach vermuteter Primärerkrankung angeschlossen werden.

### THERAPIE
Die betroffenen Bereiche sollten täglich mit Benzoylperoxid-Shampoo oder -Gel* gesäubert werden, um den Debris von den Haarfollikeln zu entfernen und die Zahl der Bakterien auf der Hautoberfläche zu reduzieren. Das Shampoo sollte sorgfältig ausgespült werden, da Benzoylperoxid in manchen Fällen irritierend wirken kann. Leichtere Formen sprechen auf Reinigung und topische Antibiose mit Mupirocin*, Fusidinsäure* oder Polymyxin B in Cremeform an. In schwereren Fällen kann auch ein topisches Glucocorticoid 2-mal täglich aufgetragen werden. Glucocorticoide können dabei helfen, die Fibrose zu mildern und die Entzündung zu reduzieren, doch wird ihr Einsatz bei aktiven Infektionen kontrovers gesehen. Sind die Veränderungen ausgedehnt, sollten systemische Antibiotika für 3–6 Wochen verordnet werden (vgl. oberflächliche Pyodermie, S. 146). Zugrunde liegende Erkrankungen sollten behandelt und die Haltungsbedingungen verbessert werden, falls erforderlich. Eine geringe Zahl der Patienten benötigt lebenslang eine kontinuierliche oder episodische Behandlung.

### KEY POINT
- Eine Erkrankung, die leicht überdiagnostiziert wird. Man sollte niemals die Differenzialdiagnosen außer Acht lassen.

## 4.3 Pemphigus foliaceus

**DEFINITION**

Beim Pemphigus foliaceus handelt es sich um eine Autoimmunerkrankung, bei der Antikörper gegen Bestandteile der Epidermis produziert werden, was zur Akantholyse und Bildung subkornealer Pusteln führt.

**ÄTIOLOGIE UND PATHOGENESE**

Autoantikörper (IgG) werden gegen Desmoglein 1 (Dsg 1) produziert, einen Bestandteil der Desmosomen, der hauptsächlichen interzellulären Verbindungen zwischen den Keratinozyten, die verantwortlich für die Zell-zu-Zell-Kohäsion sind[1]. Der exakte Pathomechanismus, der zur Zellseparation oder Akantholyse führt, ist nicht bekannt. Die Bindung der Autoantikörper an Dsg 1 führt allerdings zur Aktivierung intrazellulärer Abläufe, die letzten Endes im Verlust der Kohäsion zwischen den Keratinozyten resultiert. Die hiermit verbundenen Veränderungen führen zur Akantholyse (dem Abrunden einzelner Keratinozyten) und anschließender Pustelbildung. Diese Primärveränderungen sind transient, bedingt durch das dünne Stratum corneum bei Hund und Katze. Eine Pemphigus-foliaceus-ähnliche Erkrankung kann durch medikamentöse Behandlung hervorgerufen werden[2]. Verschwindet die Erkrankung mit dem Absetzen des Medikaments, nennt man sie „Pemphigus-foliaceus-ähnliche Medikamentenreaktion", persistiert sie weiter, heißt sie „medikamenteninduzierter Pemphigus foliaceus"[3]. Bei Hunden hat man allgemein Sulfonamid-Trimethoprine hierfür verantwortlich gemacht, es gibt aber auch einen Fallbericht auf Cephalexin[2]. Bei Katzen wurden Doxycyclin, Ampicillin, Cimetidin und Methimazol beschrieben[2, 3].

**KLINISCHES BILD**

Pemphigus foliaceus ist die häufigste Pemphigusform[4–6], und Bearded Collie, Akita, Chow Chow, Neufundländer, Schipperke, Dobermann, English Springer Spaniel, Shar Pei und Collie sind prädisponiert[3]. Gewöhnlich ist der Beginn der Erkrankung schleichend, sie zeigt sich als vesikulobullöse oder pustulöse Dermatose mit sekundärem Erythem, Schuppenbildung, Alopezie, Erosion und massiver Krustenbildung. Epidermale Colleretten sind häufig[7]. Pemphigus foliaceus ist beim Hund unterschiedlich pruriginös und nur selten von systemischen Symptomen begleitet, selbst wenn generalisierte Veränderungen vorliegen[6, 8, 9]. Normalerweise ist ausschließlich die Haut betroffen, Veränderungen an den mukokutanen Übergängen oder in der Mundhöhle sind selten[8]. In den meisten Fällen sind die Veränderungen symmetrisch und beginnen im dorsalen Bereich der Schnauze[7] (**Abb. 166**), Gesicht und Pinnae (**Abb. 167**), ehe sie langsam genera-

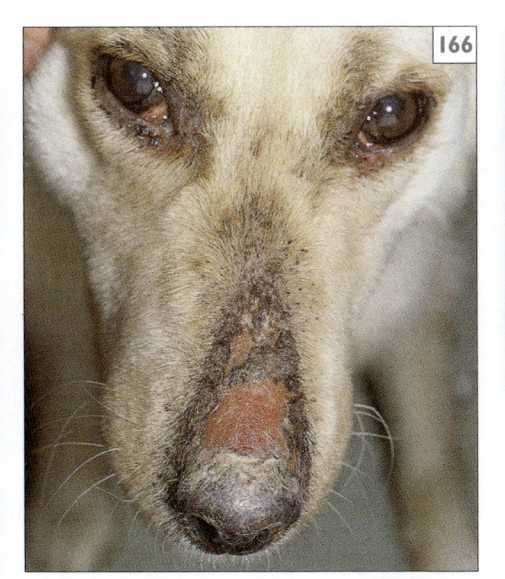

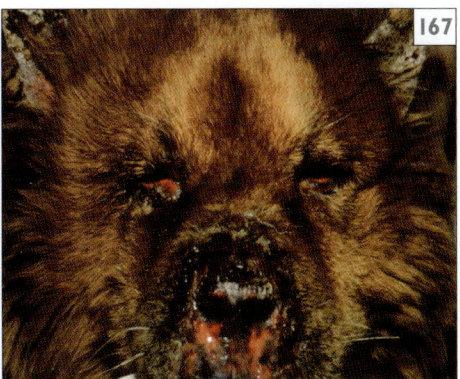

**Abb. 166, 167** Pemphigus foliaceus: lokalisierte Veränderungen im Gesicht eines Deutschen Schäferhundes (166); Erosionen, Ulzera und Krusten im Bereich von Fang, Augen und Ohren eines Hundes mit Pemphigus foliaceus (167).

lisieren. In Ausnahmefällen bleiben die Veränderungen auch auf kleine Bereiche beschränkt, z.B. die Pinnae (**Abb. 168**). Die Ballen können hyperkeratotisch werden (**Abb. 169**) und an ihren Rändern Eritheme aufweisen[7]. In seltenen Fällen kann das Epithel der Ballen auch abgestoßen werden, und in Ausnahmefällen können die Veränderungen auch auf die Ballen beschränkt bleiben[6, 7, 10]. Auch die Krallen können betroffen, in seltenen Fällen auch ausschließlich betroffen sein, wenn die Hunde sub- oder intraunguale Pusteln entwickeln, die dann zur Onychomadesis führen[11]. Onychoschisis und -gryposis wurden ebenfalls beschrieben[11]. Pemphigus foliaceus kommt bei Katzen seltener vor. Bei ihnen sind die Veränderungen eher lokalisiert und betreffen vorwiegend Schnauze, Planum nasale, Pinnae, perimammillären Bereich, Ballen und Krallenfalz, der oft ein graugelbliches käsiges Exsudat enthält. Allgemeinstörungen, Anorexie und Fieber sind möglich[12].

**DIFFERENZIALDIAGNOSEN**
- Demodikose
- Oberflächliche Pyodermie
- Zinkreaktive Dermatose
- Dermatophytose
- Aktinische Dermatose
- Epitheliotropes Lymphom
- Arzneimittelexanthem
- Diskoider Lupus erythematosus

**DIAGNOSE**
Anamnese und klinische Symptome lassen zusammen mit der Untersuchung von Hautgeschabseln bereits Demodikose und Dermatophytose ausschließen. Das Vorliegen von Primärveränderungen (Pusteln) ist von höchster Signifikanz, sie sind mit der größten Wahrscheinlichkeit an der konkaven Seite der Pinna zu finden. Sind Pusteln vorhanden, sollte der Inhalt nach steriler Eröffnung mit einer 25-Gauge-Kanüle auf einen Objektträger abgeklatscht werden. Auch Abklatschpräparate von der Unterseite einer Kruste sind diagnostisch wertvoll. Bei der mikroskopischen Untersuchung von zytologischen Präparaten finden sich normalerweise zahlreiche neutrophile Granulozyten und unterschiedlich viele

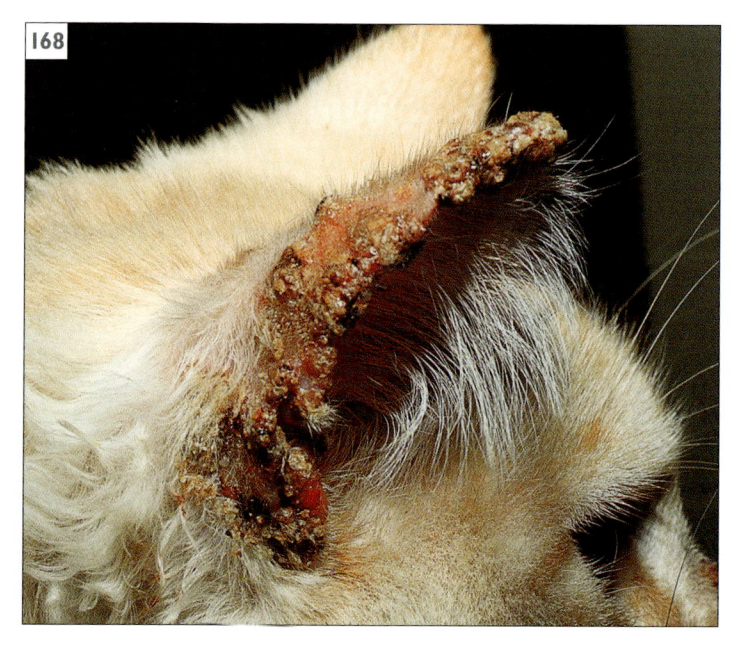

**Abb. 168** Veränderungen bei einer Katze mit Pemphigus foliaceus, die auf die Pinnae beschränkt sind.

abgerundete Keratinozyten (Akanthozyten, **Abb. 170**) und nur vereinzelte oder wenige Bakterien. Akanthozyten sind zwar hochverdächtig für Pemphigus, können aber auch bei oberflächlicher Pyodermie und bei Dermatophytose auftreten. In Einzelfällen kann auch ein positives Nikolsky-Zeichen ausgelöst werden: Seitlicher Druck mit dem Finger auf die Haut ruft Erosionen hervor. In mehr als 80% der Fälle ist die histopathologische Untersuchung von Biopsien diagnostisch und schließt darüber hinaus fast alle Differenzialdiagnosen aus. In Fällen, in denen die histopathologischen Routineuntersuchungen nicht diagnostisch sind, können direkte Immunfluoreszenz oder Peroxidase-/Immunperoxidase-Färbung herangezogen werden.

## THERAPIE

Die Therapie des Pemphigus foliaceus verfolgt 2 Ziele: die Suppression der klinischen Symptome und die Erhaltung der klinischen Remission. Die Suppression der klinischen Symptome wird über immunsuppressive Prednisolon-Dosen erreicht. Initial gibt man 1–2 mg/kg p.o. 2-mal täglich. Falls sich binnen 10–14 Tagen keine Besserung zeigt, wird die Dosis erhöht (auf 2 oder sogar 3 mg/kg p.o. 2-mal täglich) und steroidsparende Therapieprotokolle erwogen[6, 13]. Die Tiere sollten während der Induktionsphase sorgfältig auf Nebenwirkungen kontrolliert werden. Sobald die Remission erreicht ist, wird die Dosis langsam reduziert (auf 0,25–1 mg/kg p.o. alle 2 Tage). In einer Untersuchung konnten 42% der Hunde auf Prednisolon alle 2 Tage in der Erhaltungsphase bleiben[6]. Methylprednisolon kann nach dem gleichen Therapieschema wie Prednisolon eingesetzt werden (0,8-fache Dosis). Im Allgemeinen zeigen Hunde unter Methylprednisolon seltener Nebenwirkungen wie Polyurie und Polydipsie[14]. Manche Tiere sprechen besser auf Methylprednisolon an[14]. Der Großteil der Katzen spricht gut auf Prednisolon an und ist hiermit auch gut in Remission zu halten[6, 11]. Einige Hunde, die nicht tolerierbare Nebenwirkungen auf Prednisolon oder Methylprednisolon entwickeln, können mit Dexamethason alle 2 oder sogar 3 Tage kontrolliert werden (0,1 mg/kg oder 0,15-fache Prednisolondosis p.o.). Allerdings spricht ein beachtlicher Prozentsatz der Hunde auf die Glucocorticoid-Protokolle nicht an oder zeigt inakzeptable Nebenwirkungen[6], sodass Möglichkeiten zum Glucocorticoidsparen oder alternative Therapien erwogen werden müssen[3–5].

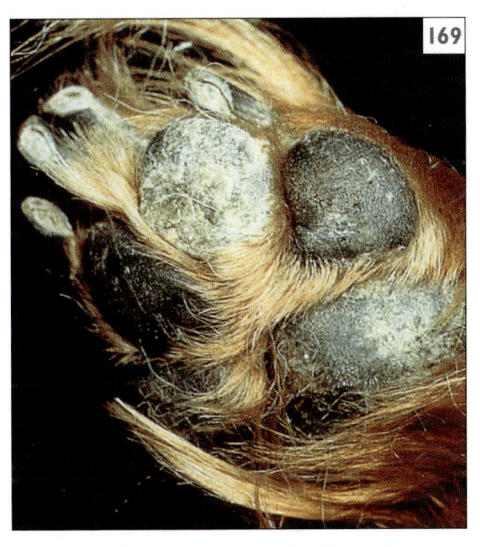

**Abb. 169** Veränderungen an der Pfote eines Hundes mit Pemphigus foliaceus.

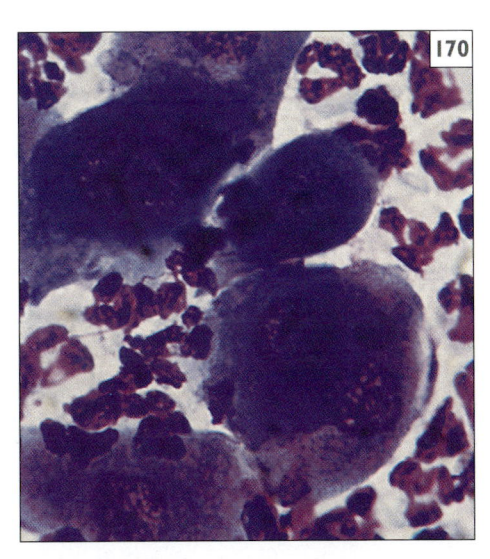

**Abb. 170** Akanthozyten (abgerundete Keratinozyten) mit Clustern aus Neutrophilen aus der Pustel eines Patienten mit Pemphigus foliaceus.

Azathioprin* ist die häufigste zum Corticoidsparen oder als Unterstützung in der Behandlung von Autoimmunerkrankungen eingesetzte Substanz [13]. Seine positive Wirkung ist möglicherweise in den ersten 3–5 Wochen nicht feststellbar. Therapieziel ist, Azathioprin* im Wechsel mit Prednisolon in der niedrigstmöglichen Dosis zum Remissionserhalt zu verwenden. Dosierungen von 1–2 mg/kg p.o. 1-mal täglich oder alle 2 Tage werden normalerweise vom Hund gut vertragen[6]. Bei Katzen ist Azathioprin* kontraindiziert. Myelosuppression und gastrointestinale Nebenwirkungen sind möglich, daher sollten die Tiere die ersten 8–12 Behandlungswochen alle 2 Wochen engmaschig mit Blutbildkontrollen überwacht und später, falls sich keine Abweichungen ergeben, alle 6 Monate kontrolliert werden[13, 14]. Einer der Autoren (PJM) beginnt routinemäßig seine Therapie mit einer Kombination aus Methylprednisolon (0,5–1,1 mg/kg p.o. 2-mal täglich) und Azathioprin* (2,2 mg/kg p.o. alle 2 Tage). Sind die Symptome unter Kontrolle, wird die Methylprednisolon-Dosis auf 1-mal täglich reduziert.

Wird mit dieser Dosierung über 3 Wochen die Symptomatik weiter kontrolliert, wird solange weiter reduziert, bis man die niedrigstmögliche Erhaltungsdosis zur Kontrolle der Symptome ermittelt hat. Die Dosis sollte sehr viel langsamer reduziert werden als bei der atopischen Dermatitis, denn die Konsequenzen eines Rezidivs sind sehr viel ernster. Einer der Autoren (TJN) reduziert die Dosis bei Gabe alle 2 Tage im Wochenabstand um 20–25% langsam bis zur niedrigstmöglichen Erhaltungsdosis alle 2 oder 3 Tage.

Chlorambucil* (0,1–0,2 mg/kg p.o. alle 1–2 Tage) kann gleichfalls bei Hunden und Katzen zum Einsparen von Glucocorticoiden genutzt werden. Bei Katzen, die nicht auf Glucocorticoide ansprechen oder sie nicht vertragen, kann die Substanz auch zur Monotherapie eingesetzt werden[14]. Eine mögliche Nebenwirkung ist Myelosuppression, und so sollten komplette Blutbildkontrollen wie bei Azathioprin* beschrieben erfolgen.

Aurothioglucose (neD) (Goldsalztherapie) wurde ebenfalls als steroidsparende Substanz und als begleitende Therapie beschrieben und wurde einer Studie zufolge[6] bei 23% der Hunde und bei 40% der Katzen mit Erfolg eingesetzt. Natriumaurothiomalat* wird initial in einer Dosis von 1 mg (Hunde <10 kg und Katzen) bzw. 5 mg (Hunde >10 kg) intramuskulär verabreicht. Treten innerhalb von 7 Tagen keine Nebenwirkungen auf, wird die Dosis verdoppelt. Treten weiterhin keine Nebenwirkungen auf, wird die Therapie wöchentlich in einer Dosis von 1 mg/kg fortgeführt[13]. Die Tiere sollten genau auf Nebenwirkungen untersucht werden, insbesondere auf renale, hämatologische oder kutane Veränderungen. Kürzlich wurde eine orale Goldmedikation (Auranofin, neD) beschrieben[6]. Deren Dosierung liegt bei 0,05–0,2 mg/kg 2-mal täglich, und ihre Nebenwirkungen scheinen deutlich seltener zu sein als die mit parenteral verabreichter Goldtherapie.

Andere mögliche immunsuppressive Medikamente, die nicht routinemäßig eingesetzt werden, sind Cyclophosphamid* (50 mg/m² Körperoberfläche p.o. alle 2 Tage oder an 4 konsekutiven Tagen in der Woche; Cave: kann eine hämorrhagische Zystitis hervorrufen), Dapson* (1 mg/kg p.o. 2-mal täglich; Cave: kann Lebererkrankungen hervorrufen), Sulfasalazin* (22–44 mg/kg p.o. 3-mal täglich) und Tetracyclin/Nicotinamid (Hunde <10 kg 250 mg und Hunde >10 kg 500 mg von jeder Substanz 3-mal täglich p.o.; Tetracyclin kann durch Doxycyclin 10 mg/kg 1-mal täglich ersetzt werden)[15]. Mycophenolatmofetil* (22–39 mg/kg p.o. auf 3 Tagesdosen verteilt) wurde zusammen mit Glucocorticoiden zur erfolgreichen Therapie von Pemphigus vulgaris beim Menschen eingesetzt[16] und wurde auch mit Erfolg bei einer kleinen Zahl Hunde mit Pemphigus foliaceus angewendet. Über die Vorteile von Ciclosporin (nzA bei Katzen) kann man diskutieren, aber es mehren sich anekdotische Berichte über seine fehlende Wirksamkeit.

Eine neuere Untersuchung ergab, dass der gleichzeitige Einsatz von Antibiotika während der initialen Behandlungsphase die Remissionsrate und die Langzeit-Überlebensrate signifikant verbesserte[17].

### KEY POINT
- Die Schwierigkeiten bei der Behandlung dieser Erkrankung sollten keinesfalls unterschätzt werden. Manche Tiere sind ausgesprochen therapieresistent.

## 4.4 Canine juvenile Zellulitis
(juvenile sterile granulomatöse Dermatitis und Lymphadenitis, juvenile Pyodermie, „puppy strangles")

### DEFINITION
Die canine juvenile Zellulitis ist eine granulomatöse Erkrankung von Welpen, die die Haut im Gesichtsbereich, im Bereich der Pinnae und der submandibularen Lymphknoten erfasst.

### ÄTIOLOGIE UND PATHOGENESE
Ätiologie und Pathogenese dieser Erkrankung sind unbekannt. Eine immunologische Fehlreaktion ist wohl mitbeteiligt, da die Glucocorticoidtherapie zum Verschwinden der Veränderungen führt. Es gibt einige Anhaltspunkte für einen erblichen Faktor, da manche Rassen und auch manche Linien innerhalb einer Rasse prädisponiert sind[1, 2].

### KLINISCHES BILD
Die Erkrankung kommt bei Welpen von 3–16 Wochen vor. Am häufigsten sind Golden Retriever, Dachshunde, Labrador Retriever, Lhasa Apsos und Gordon Setter betroffen[1-4]. Die Welpen zeigen gewöhnlich Fieber, Allgemeinstörungen und Anorexie. Eine akute Schwellung von Fang, Lippen und Lidern tritt auf (**Abb. 171**), und in der Haut dieser Bereiche sowie der Innenseite der Ohrmuscheln entwickeln sich häufig sterile Pusteln. Nach deren Ruptur bilden sich kleine Ulzera, Fistelgänge, seropurulentes Exsudat und Krusten. Eine Lymphadenopathie der Submandibularlymphknoten entsteht, gelegentlich auch eine Abszedierung und Ruptur. Noduli im Bereich von Rumpf, Präputium und Perinealbereich wurden bei einigen Tieren beschrieben, hervorgerufen durch eine pyogranulomatöse Pannikulitis, ebenso eine sterile suppurative Arthritis. Bei ausgedehnten Veränderungen können dauerhaft Areale mit Alopezie und Narbenbildung zurückbleiben.

### DIFFERENZIALDIAGNOSEN
- Angiödem durch eine Insektenstichreaktion oder Vakzination
- Demodikose
- Pyodermie
- Pemphigus foliaceus
- Arzneimittelexanthem

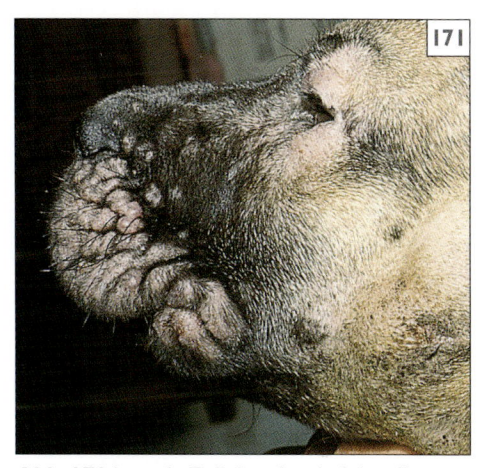

**Abb. 171** Juvenile Zellulitis: faziale Schwellung bei einem Welpen.

### DIAGNOSE
Signalement und klinisches Bild sind bereits mehr als hinweisend. Hautgeschabsel sowie die zytologische Untersuchung des Inhalts einer intakten Pustel helfen bei der Diagnose einer Demodikose bzw. einer bakteriellen Follikulitis. Eine kulturelle Untersuchung des Inhalts einer intakten Pustel ist wichtig, da gramnegative Keime im Gegensatz zu grampositiven sekundär pathogen sein können.

### THERAPIE
Prednisolon (1–2 mg/kg p.o. 1–2-mal täglich) über 14–21 Tage je nach Rückbildung der klinischen Symptome. In der Mehrzahl der Fälle kommt es zu einer signifikanten Besserung innerhalb der ersten 24–48 Stunden nach Therapiebeginn. Sowie die Veränderungen abgeklungen sind, sollte die Dosis auf jeden 2. Tag reduziert werden, um Rezidiven vorzubeugen[3]. Warme Kompressen mit verdünnter PVP-Iod- oder Chlorhexidin-Lösung 2-mal täglich können dabei helfen, die betroffenen Bereiche sauber zu halten und der Bildung von Krusten vorzubeugen. Vermutet man eine sekundäre bakterielle Infektion, sollte man zusätzlich mit systemischen bakteriziden Antibiotika behandeln.

### KEY POINT
- Diese Patienten benötigen eine Steroidtherapie, sodass eine Demodikose sicher ausgeschlossen sein muss.

# KAPITEL 5
# Erkrankungen mit Fistelbildung

## Grundsätzliches
- Es handelt sich bei diesen Erkrankungen größtenteils um ungewöhnliche bis seltene Dermatosen.
- Die Diagnose basiert auf Biopsie und Histopathologie.
- Biopsien sollten gleichzeitig zur mikrobiellen Kultur eingesandt werden, und zwar auf Aerobier, Anaerobier, Mykobakterien und/oder Pilze.
- Zum Nachweis von Fremdkörpern müssen evtl. bildgebende Verfahren mit Kontrastdarstellung eingesetzt werden.

## Häufige Erkrankungen
- Bisswunden
- Fremdkörperbedingte Fisteln
- Tiefe Pyodermie
- Anale Furunkulose (Perianalfisteln)

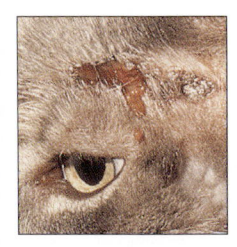

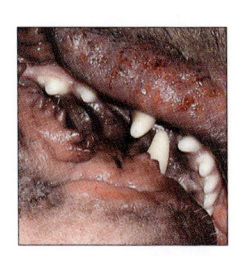

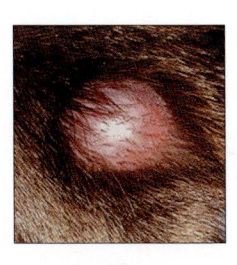

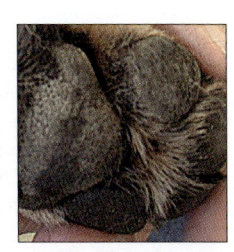

## 5.1 Bisswunden

### ÄTIOLOGIE UND PATHOGENESE
Bisswunden entstehen nach einer Penetration der Haut, gewöhnlich erfolgt dabei eine Inokulation der oralen bzw. epidermalen Flora in die Subkutis. Die Quetschung, die die Wunde begleitet, und die fehlende Drainage des Sekrets durch die kleinen Penetrationsöffnungen ermöglichen eine Abszessbildung. Die in Hundebisswunden typischerweise nachgewiesenen Keime sind *Staphylococcus pseudintermedius*, Koagulase-negative Staphylokokken, Enterokokken und *Escherichia coli*. Bei durch Katzen verursachten Wunden finden sich hingegen meist *Pasteurella multocida*, *Bacteroides* spp. und β-hämolysierende Streptokokken[1]. Anaerobier wie *Bacillus*, *Clostridium* und *Corynebacterium* spp. werden häufig aus abszedierten Bisswunden isoliert[1,2]. In einer Beschreibung von subkutaner Abszessbildung und konkommittierender Arthritis in einer Katzenkolonie waren die Erreger Bakterien der L-Form[3]. In einer anderen Untersuchung waren aus 65% der Bisswunden positive aerobe, aus 15% positive anaerobe und aus 33% negative Kulturen zu gewinnen[2].

### KLINISCHES BILD
Bei Hunden verursachen Bissverletzungen meist Abszesse, die häufig an Gliedmaßen, Kopf und Hals zu finden sind. Katzen werden meist an Kopf (**Abb. 172**), distalen Bereichen der Gliedmaßen und Schwanzbasis gebissen. Nach dem Biss liegt im Gewebe um die Punktionsstelle meist eine Quetschung vor, teilweise begleitet von serösem Ausfluss, gedrehtem Gewebe, Blutung und Krustenbildung. Gravierende Hundebisse können zu einer ausgedehnten Zertrümmerung und Schädigung tieferer Gewebeschichten und Organe sowie zu Frakturen führen und lebensbedrohlich sein. Weitere mögliche Komplikationen sind Lymphangitis und Lymphadenitis, septische Arthritis, Tenosynovitis, Osteomyelitis, Pneumothorax, Pyothorax und Peritonitis[3,4].
Hundebisse sind häufig groß genug, um eine adäquate Drainage zu gewährleisten, sodass eine Abszessbildung ungewöhnlich ist. Die kleinen Punktionswunden bei Katzenbissen hingegen schließen sich oft und präsentieren sich dann 2–4 Tage später als Abszess[3] (**Abb. 173**). Die betroffenen Tiere können lethargisch und inappetent sein und Schmerzen haben. Auch Pyrexie ist möglich. Eine weiche, unterschiedlich schmerzhafte Schwellung entwickelt sich, die, wenn sie nicht eröffnet wird, platzt. Die Haut über dem Abszess kann nekrotisch werden und abgestoßen werden. Katzen entwickeln nach einer Bissverletzung evtl. auch eine Zellulitis. Diese tritt im typischen Fall an einer Gliedmaße auf und wird durch eine subkutane Schwellung charakterisiert, die zu Schmerz und Lahmheit führt. Bei einer sorgfältigen Untersuchung des betroffenen Gebiets kann man kleine Krusten finden, die die Punktionswunden bedecken.

### DIFFERENZIALDIAGNOSEN
- Penetrierender Fremdkörper
- Tiefe Pyodermie
- Demodikose
- Pannikulitis
- Feline Lepra und Infektion mit atypischen Mykobakterien
- Nokardiose
- Dermatophytose
- Subkutane und tiefe Mykosen
- Leishmaniose
- *Cuterebra*-spp.-Infestation oder Drakunkulose
- Neoplasie
- Lymphödem und andere Ursachen eines peripheren Ödems

### DIAGNOSE
Die klinischen Symptome sind normalerweise hochverdächtig, selbst wenn die ursprünglichen Bisswunden bei Katzen nicht unbedingt sofort sichtbar sind. Daher ist die klinische Anamnese besonders wichtig. Eine Abszedierung nach Bisswunden ist beim Hund meist gut dokumentiert. Bei Katzen hingegen ist eine eindeutige Anamnese nicht so einfach zu erstellen, hier sind Lebensbedingungen und die Lokalisation des Abszesses hinweisend für die Diagnose. Zytologisch können die purulente und infektiöse Natur der Veränderung bestätigt werden, dies hilft bei der Auswahl des Antibiotikums, obwohl bei Mischinfektionen eine kulturelle Bestimmung der beteiligten Arten und ihrer Resistenzlage erforderlich sind[3,4]. In einer Untersuchung waren sämtliche getesteten Antibiotika oder Antibiotika-Kombinationen nicht gegen alle nachgewiesenen Erreger wirksam[2]. Rekurrierende Abszessbildungen müssen sehr sorgfältig untersucht werden, um die Ursache zu ermitteln. Jegliche immunsuppressive Therapie oder Erkrankung, metabolische Erkrankungen

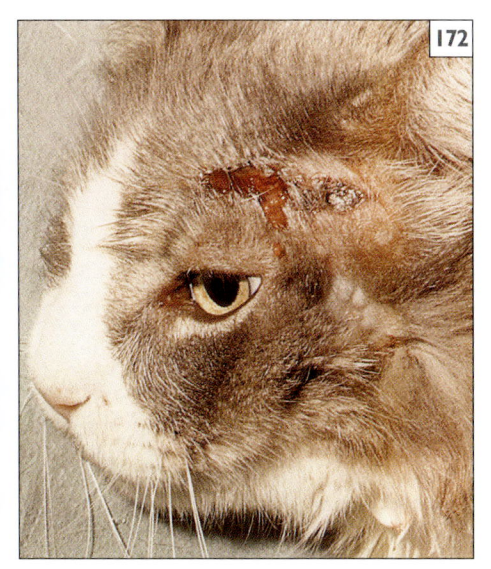

**Abb. 172** Bisswunde am Kopf einer Katze.

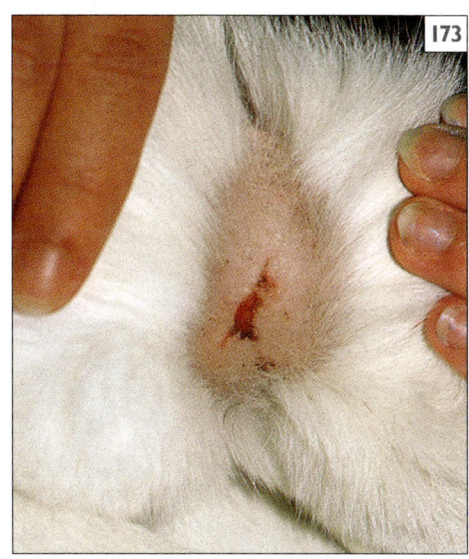

**Abb. 173** Abszedierter Katzenbiss am Hals.

(z.B. Malnutrition und/oder Hypoproteinämie) oder Endokrinopathie sollte mit entsprechenden Untersuchungsverfahren ermittelt werden. Bei Katzen ist eine Untersuchung auf FeLV und FIV wichtig. Die zytologische Untersuchung des Ausflusses, die histopathologische Untersuchung veränderten Gewebes, die kulturelle Untersuchung des Ausflusses oder Gewebes auf Bakterien (aerob und anaerob), Mykobakterien und Pilze sowie leishmanienspezifische Serologie oder PCR können zur Diagnosestellung erforderlich sein.

## THERAPIE

Eine adäquate Therapie schließt sowohl die Prävention als auch die Reduktion der Kontamination ein: adäquate Therapie mit Antibiotika, Entfernung des Debris mittels Irrigation und Drainage, Débridement je nach Stadium, adäquate Wundbehandlung sowie Stimulation der Wundheilung, sodass ein geeigneter Wundverschluss durchgeführt werden kann[1, 4]. Das Wundmanagement scheint einen höheren Stellenwert in der erfolgreichen Behandlung von Bisswunden zu haben als die Antibiotikatherapie per se[1]. Die Wunden sollten offen, sauber und mit entsprechendem Abfluss gehalten werden, bis sich ein Bett aus Granulationsgewebe gebildet hat, das sekundären Wundverschluss oder eine Sekundärheilung ermöglicht. Breitspektrum-Antibiotika mit anti-anaerober Wirkung wie z.B. Amoxicillin werden meistens eingesetzt (**Cave:** Penicillinaseresistente Breitspektrum-Antibiotika sollten bei Hundebissen eingesetzt werden[1]). Die Therapie chronischer oder rekurrierender Infektionen richtet sich nach der Grunderkrankung.

## KEY POINTS

- Bisswunden sind meist kontaminiert.
- Die kontaminierenden Bakterienarten variieren, es können Mischinfektionen vorliegen.
- Falls es nicht zu einer schnellen Besserung kommt, sollten schleunigst weitere diagnostische und therapeutische Schritte eingeleitet werden.

## 5.2 Fistulierender Fremdkörper

### DEFINITION
Fremdkörper, die in die Dermis inokuliert werden, rufen dort eine heftige entzündliche Reaktion hervor, die zur Fistelbildung führen kann.

### ÄTIOLOGIE UND PATHOGENESE
Fremdkörpergranulome und Fistelbildung entstehen, wenn der Auslöser nicht durch Phagozytose eliminiert wird[1]. Die Liste möglicher Ursachen ist lang, jedoch sind Pflanzenteile wie Grannen der Mähnengerste (*Hordeum jubatum*, urspr. aus Nordamerika) und weitere *Hordeum*-, *Stipa*- und *Setaria*-Arten (weltweit verbreitet) für den Großteil der Fälle verantwortlich (**Abb. 174**)[2]. Andere exogene Fremdkörper sind Nahtmaterial, Adjuvanzien von Vakzinen, Holzsplitter, Mundwerkzeuge oder Stacheln von Insekten, Dornen und Schrotkugeln. Endogene Fremdkörper sind Keratin, versprengte Haarschäfte, freie Fettsäuren, Kalziumsalze sowie Uratablagerungen. Der Fistelgang kann zunehmend länger werden, wenn das inokulierte Agens entlang von Gewebespalten wandert.

### KLINISCHES BILD
Knoten und ein Fistelgang sind typisch (**Abb. 175**). Die häufigste Lokalisation für einen penetrierenden exogenen Fremdkörper sind die dorsalen Interdigitalräume (**Abb. 176**) sowie die distalen Bereiche der Extremitäten. Eine lokale Lymphadenopathie ist häufig, doch sind systemische Symptome selten, es sei denn, eine weite oder tiefe Wanderung (möglicherweise in Körperhöhlen) hat stattgefunden und zu Fistelgängen geführt. Sekundärinfektionen mit Bakterien (Actinomyceten, *Nocardia* spp. oder opportunistischen Mykobakterien), Dermatophyten und saprophytischen Pilzen können durch den Fremdkörper hervorgerufen werden[2]. Zu Beginn werden oft nur ein Erythem und eine Schwellung bemerkt. Wenn der Fremdkörper aber nach innen wandert und Entzündungsreaktionen auslöst, können sich Papeln, Noduli, Abszesse und Fistelgänge entwickeln.

### DIFFERENZIALDIAGNOSEN
- Demodikose
- Pannikulitis
- Feline Lepra und Infektion mit atypischen Mykobakterien
- Nokardiose
- Subkutane und tiefe Mykosen
- *Cuterebra*-spp.-Infestation und Drakunkulose
- Akrales Granulom
- Neoplasie

### DIAGNOSE
Die Berücksichtigung von Anamnese und klinischen Symptomen führt bereits zur Einengung der Diagnose, und mit entsprechenden Laboruntersuchungen können auch Infektionserreger ausgeschlossen werden. Eine chirurgische Exploration sowie eine Röntgen-Kontrastdarstellung können in Fällen mit tiefer Penetration oder Migration indiziert sein. Biochemische Untersuchungen der Leber- und Nierenfunktion sowie der endokrinen Funktionen sind angezeigt, wenn ein endogener Fremdkörper auf eine metastatische Verkalkung oder die Ablagerung von Urat hindeutet.

### THERAPIE
Drainage und falls erforderlich auch Débridement sind bei exogenen Fremdkörpern angezeigt[1]. Es muss berücksichtigt werden, dass Pflanzenteile (insbesondere Grannen) von einer Körperhöhle in die nächste wandern können, was die Exploration der Gänge zur potenziell größten Aufgabe bei der Chirurgie werden lässt. In den meisten Fällen ist eine systemische antibakterielle Therapie angezeigt. Endogene Fremdkörper erfordern gewöhnlich eher eine konservative Therapie als simple chirurgische Entfernung, obgleich auch diese möglich ist.

## 5.2 Fistulierender Fremdkörper

**Abb. 174** Granne der Mähnengerste.

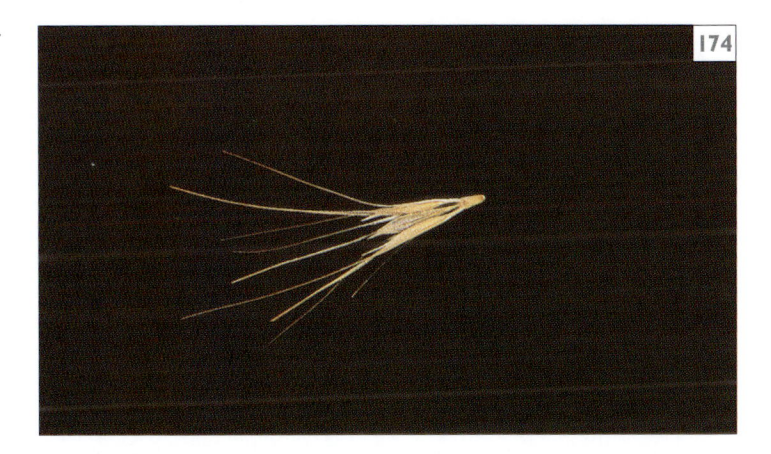

**Abb. 175** Fistelöffnung bei Fremdkörper: Die geschwollenen, erythematösen Ränder rund um die Fistelgänge sind zu beachten.

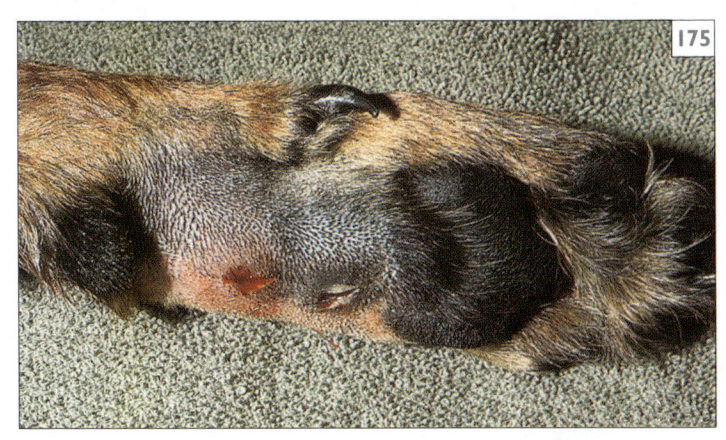

**Abb. 176** Penetration eines Fremdkörpers (Mähnengerste) in die Interdigitalregion.

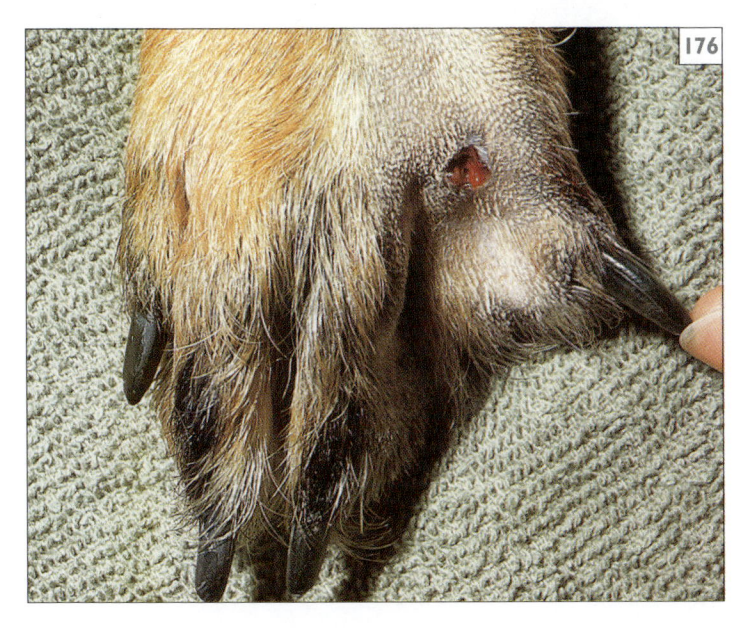

## 5.3 Tiefe Pyodermie

### ÄTIOLOGIE UND PATHOGENESE
Eine tiefe Pyodermie entsteht, wenn sich die Infektion unterhalb der Basalmembran (also in der Dermis und/oder im subkutanen Gewebe) abspielt. Sie kann als Folge einer oberflächlichen (oder pyotraumatischen) Pyodermie entstehen, wenn sich die Infektion durch rupturierte Wände der Haarfollikel weiter ausdehnt (Furunkulose). Allerdings ist die häufigste Ätiologie die direkte Inokulation entweder von kontaminierten Bisswunden oder penetrierenden Fremdkörpern, v.a. bei Katzen. Manche Fälle sind idiopathisch, aber gerade bei Hunden sollte eine tiefe Pyodermie bis zum Beweis des Gegenteils als sekundär zu einer zugrunde liegenden Ursache angesehen werden, v.a. zu Demodikose, Endokrinopathien oder Immunsuppression[1–3].

Wie bei den übrigen Formen der Pyodermie (vgl. oberflächliche Pyodermie, S. 146) ist der hauptsächlich aus den Veränderungen isolierte Keim *Staphylococcus pseudintermedius*, doch auch andere, mitunter methicillinresistente Staphylokokken wie *S. schleiferi* und *S. aureus* können vorkommen[4–6]. Weniger häufig werden gramnegative Keime, v.a. *Pseudomonas*, isoliert[7, 8]. Kultur und Resistenztest sind bei tiefen Pyodermien zwingend erforderlich.

### KLINISCHES BILD
Die klinischen Veränderungen einer tiefen Pyodermie sind eindeutig gravierender als bei oberflächlicheren Infektionen, und sie sind prinzipiell eher schmerzhaft als pruriginös[3]. Klinische Symptome sind Erythem, Schwellung, hämorrhagische Bullae, Fistelbildung, Ulzeration, Krusten, Abszesse und Zellulitis (**Abb. 177, 178**). Zahlreiche unterschiedliche klinische Varianten der tiefen Pyodermie sind bekannt:
- Lokalisierte tiefe Follikulitis und Furunkulose
- Nasale Pyodermie
- Fistulierender Fremdkörper (vgl. S. 164)
- Canine Akne (vgl. S. 154)
- Kallusbildung (vgl. S. 178)
- Interdigitale Pyodermie oder Furunkulose („interdigitale Zysten")
- Anale Furunkulose (vgl. S. 174)
- Bisswunden mit anschließender Abszessbildung (vgl. S. 162)
- Pyodermie des Deutschen Schäferhundes (vgl. S. 98)
- Akrale Leckdermatitis (vgl. S. 62)

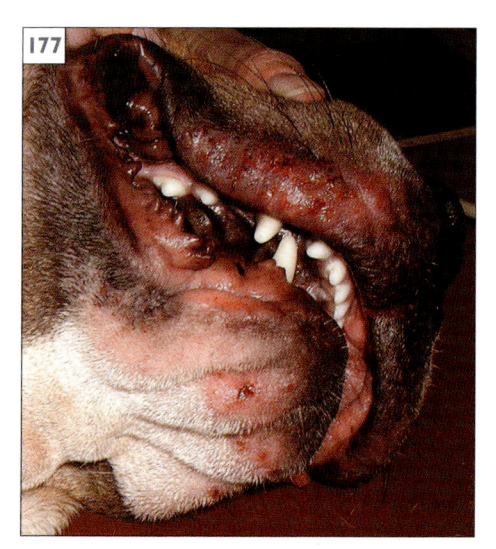

**Abb. 177** Schnauze eines Mastiff-Mischlings mit Schwellung, Erythem, Blutung, Follikulitis, Furunkulose, Ulzera, Fistelgängen und Krusten – typisch für eine tiefe Pyodermie.

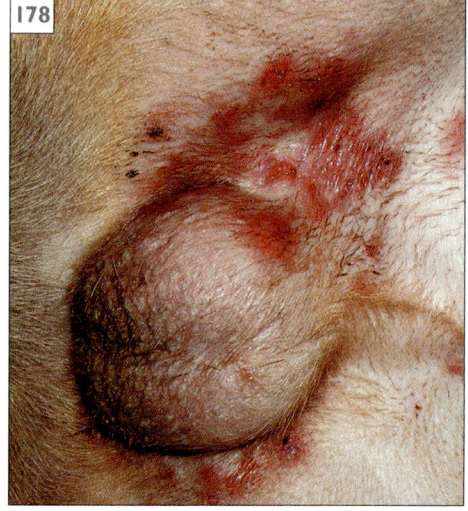

**Abb. 178** Skrotum und Inguinalbereich des Hundes von **Abb. 177**.

**Abb. 179** Lokalisierte Follikulitis und Furunkulose am Kopf eines Golden Retrievers.

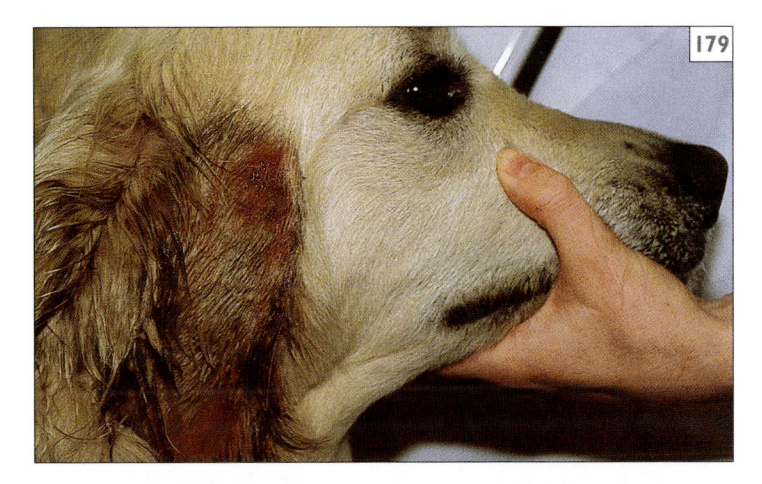

**Abb. 180** Nasale Pyodermie: Die Krustenbildung auf der Nase spart das Planum nasale aus. Dies ist ein entscheidendes Merkmal, um Pyodermien von immunvermittelten Erkrankungen abzugrenzen.

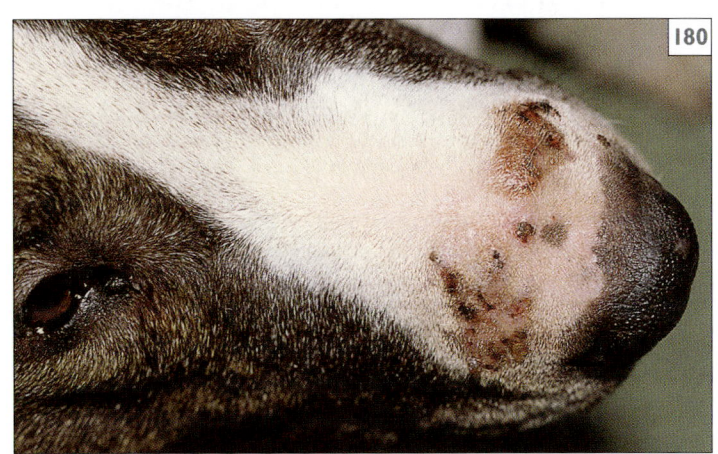

### Lokalisierte tiefe Follikulitis und Furunkulose

Es wird vermutet, dass es sich hierbei um eine Komplikation einer pyotraumatischen Dermatitis oder einer oberflächlichen Pyodermie handelt. Die betroffenen Tiere zeigen einen pruriginösen, exsudativen, erythematösen, verdickten umschriebenen Hautbereich (**Abb. 179**). Die wichtigste Differenzialdiagnose ist die pyotraumatische Dermatitis (vgl. S. 18). Die lokalisierte Follikulitis und Furunkulose kann klinisch durch die palpierbare Verdickung der Haut sowie durch das Vorliegen von Satellitenefloreszenzen mit Fistelgängen von ihr abgegrenzt werden; beide Befunde sind bei pyotraumatischer Dermatitis sehr ungewöhnlich. Eine lokalisierte tiefe Pyodermie kann ebenfalls Folge einer fokalen Demodikose, Dermatophytose sowie eines physikalischen oder chemischen Fremdkörpers sein.

### Nasale Pyodermie

Sie betrifft den dorsalen Bereich der Schnauze, nicht aber das Planum nasale. Die perakute Form äußert sich in entzündeten Papeln, die schnell konfluieren und zu einer erythematösen, erodierten, granulomatösen, proliferativen Plaque mit extremer Schmerzhaftigkeit fortschreiten. Chronische Infektionen sind durch verkrustete

Papeln und gelegentlich durch Fistelbildung charakterisiert (**Abb. 180**). Diese Veränderungen werden meist mit Graben in Zusammenhang gebracht, bei dem möglicherweise durch das Trauma Haare in die Haut gepresst werden, die dann Fremdkörpergranulome auslösen. Die eosinophile Follikulitis und Furunkulose wurde auch mit Arthropodenbissen und -stichen in Zusammenhang gebracht (vgl. Bienenstiche und Spinnenbisse, S. 220). Auch eine faziale Dermatophytose (vgl. Dermatophytose, S. 278) kann eine sekundäre tiefe Pyodermie hervorrufen, v.a. wenn *Trichophyton mentagrophytes* die Ursache ist.

### Interdigitale Pyodermie

Sie ist eine häufige Erkrankung und wird durch rekurrierende Furunkulose und Fistelbildung im Bereich der digitalen und interdigitalen Haut (oft irrtümlich als „interdigitale Zysten" bezeichnet) charakterisiert (**Abb. 181, 182**). Klinisch imitieren sie kleine Fremdkörperabszesse. Die interdigitale Pyodermie tritt am häufigsten bei Kurzhaarrassen auf, wo sie mit der Bildung von Haargranulomen nach Selbsttrauma oder externen Traumata einhergehen kann. Häufige ursächliche Erkrankungen sind atopische Dermatitis und Endokrinopathien.

Kürzlich wurde eine offensichtlich immunvermittelte lymphozytär-plasmozytäre Pododermatitis beschrieben[9,10]. Klinisch ähnelt sie sehr stark der tiefen Pyodermie, verläuft aber oft viel heftiger, mit stark geschwollenen und extrem schmerzhaften Pfoten (**Abb. 183**). Anders als eine echte Pyodermie spricht diese Erkrankung schlecht auf Antibiotika, aber besser auf Ciclosporin- oder (weniger empfehlenswert) Glucocorticoidbehandlung an.

### DIFFERENZIALDIAGNOSEN

- Demodikose
- Tiefe oder oberflächliche Pilzinfektion
- Infektion mit Mykobakterien
- Nokardiose und Aktinobazillose
- Immunvermittelte Erkrankungen (z.B. Vaskulitis, kutaner oder systemischer Lupus erythematosus, Pemphigus foliaceus, Pemphigus vulgaris und subepidermale blasenbildende Erkrankungen)
- Pannikulitis

### DIAGNOSE

Unbedingt sollte eine sorgfältige Suche nach einer Grunderkrankung erfolgen. Eine Demodikose sollte so lange in Erwägung gezogen werden, bis sie durch die Untersuchung tiefer Hautgeschabsel, ausgedrückten Materials oder von Trichogrammen ausgeschlossen werden kann. Andere Ursachen wie Hypothyreose und Hyperadrenokortizismus sollten gleichfalls erwogen werden. Abusus von Glucocorticoiden oder zytotoxischen Medikamenten zur sympto-

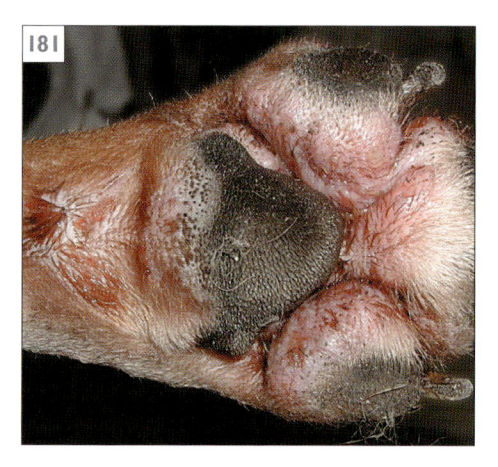

**Abb. 181** Hochgradiges Erythem, Schwellung, Ulzeration und Fistelbildung bei einem Hund mit pedaler tiefer Pyodermie.

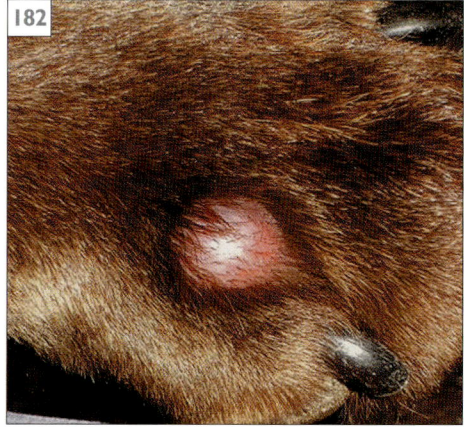

**Abb. 182** Interdigitale Furunkulose („Zysten") bei einem Bullterrier mit atopischer Dermatitis.

matischen Therapie pruriginöser Dermatosen wie atopischer Dermatitis, innere Erkrankungen wie muskuloskeletale Probleme, immunvermittelte Erkrankungen sowie Chemotherapie können ebenfalls zu diesen Problemen beitragen. Zytologische Untersuchungen von intakten Furunkeln oder frischen, fistelnden Veränderungen ergeben meist eine pyogranulomatöse Entzündung mit degenerierten Neutrophilen, aktivierten Makrophagen, Lymphozyten und Plasmazellen. Bakterien können schwer zu finden sein, doch bei sorgfältiger Untersuchung lassen sich in den meisten Fällen intrazelluläre Erreger nachweisen. Histopathologisch lässt sich der klinische Verdacht einer Furunkulose bestätigen. Freie Haarfragmente und/oder Primärfaktoren wie *Demodex*, Pilzelemente oder andere Mikroorganismen können zytologisch wie histopathologisch nachgewiesen werden. Bakteriologische Untersuchung und Resistenztest sind zwingend erforderlich, mykologische oder mykobakteriologische Untersuchungen sind bei entsprechendem Verdacht indiziert.

## THERAPIE

Die betroffenen Bereiche sollten geschoren werden, um das Ausmaß der Veränderungen zu überschauen, den therapeutischen Zugang zu verbessern und um dem Verkleben der Haare vorzubeugen. Bei generalisierten Veränderungen an langhaarigen Hunden kann es erforderlich sein, den ganzen Hund zu scheren. Bäder im Whirlpool sind anzuraten, wenn ein solcher zur Verfügung steht. Antibakterielle Shampoos mit Benzoylperoxid und Chlorhexidin haben eine sehr positive Wirkung. Eine systemische Therapie gemäß Resistenztest ist solange notwendig, bis die Veränderungen abgeheilt sind. Das bedeutet konkret meist eine Therapiedauer von 8–12 Wochen. Häufig sieht man eine dramatische Verbesserung innerhalb der ersten 2–4 Wochen, doch bedarf die vollständige Abheilung einer längeren Therapie, da sämtliche fibrosierten Pyogranulome abheilen müssen (vgl. oberflächliche Pyodermie, S. 146, für weitere Einzelheiten topischer und systemischer antibakterieller Behandlungen).

Die Prognose ist prinzipiell gut, falls man die primäre Ursache identifizieren und managen kann. Rezidive in idiopathischen Fällen sind allerdings häufig und bedürfen einer antibakteriellen Langzeitstrategie (vgl. oberflächliche Pyodermie, S. 146).

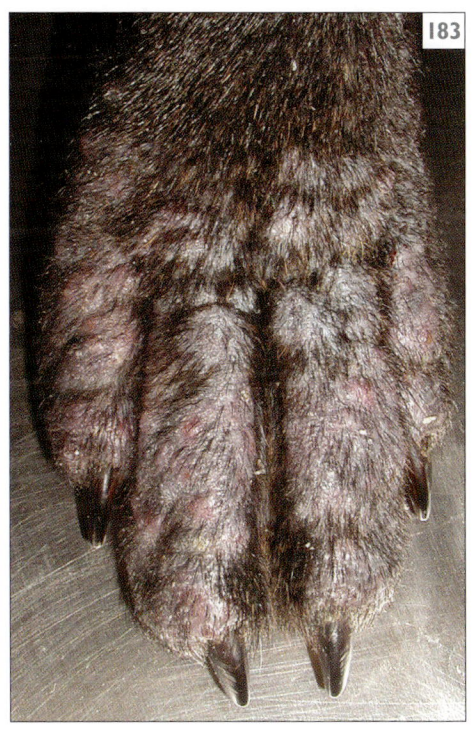

**Abb. 183** Hochgradiges Erythem, Furunkulose, Narbenbildung und Alopezie bei einem Staffordshire Bullterrier mit idiopathischer steriler lymphozytär-plasmozytärer Pododermatitis.

## KEY POINTS

- Kulturelle Untersuchung und Resistenztest sind zwingend erforderlich.
- Nach der zugrunde liegenden Ursache sollte unbedingt gesucht werden.
- An eine Demodikose sollte immer gedacht werden.

## 5.4 Infektionen mit opportunistischen (atypischen) Mykobakterien

### ÄTIOLOGIE UND PATHOGENESE
Infektionen mit opportunistischen (früher bekannt als atypischen) Mykobakterien stehen meist im Zusammenhang mit schnell wachsenden saprophytären und in der Regel apathogenen Arten, z.B. *Mycobacterium-fortuitum/peregrinium*-Gruppe, *M. chelonae/abscessus*, *M. phlei*, *M. genavese*, *M. simiae*, *M. thermoresistible*, *M. xenopi*, *M. smegmatis* und der *M.-terrae*-Komplex[1-3]. Die Verbindung einzelner Arten mit speziellen klinischen Bildern ist nicht eindeutig, und kürzlich wurde vermutet, dass die unterschiedlichen klinischen Präsentationen feliner Hautinfektionen mit Mykobakterien mit einer Vielzahl unterschiedlicher Mykobakterienarten und Nicht-Mykobakterien zusammenhängen könnte[4,5].

Diese Arten kommen ubiquitär im Boden, in Wasser und verrottendem Material vor. Infektionen entstehen meist nach traumatischen Wunden, insbesondere im Fettgewebe (z.B im ventralen Abdomen und im Inguinalbereich)[1,3]. Infektionen von Gastrointestinal- und Respirationstrakt sind ausgesprochen selten. Katzen sind sehr viel häufiger betroffen als Hunde, v.a. Freigänger[1,6]. Obwohl die Erreger weltweit vorkommen, sind diese Infektionen in subtropischen und tropischen Klimaten häufiger. Ein Zusammenhang mit einer Immunsuppression scheint nicht zu bestehen.

### KLINISCHES BILD
Die meisten Veränderungen werden am ventralen Abdomen, den Flanken und der Rutenbasis gefunden. Am häufigsten äußern sie sich als Pannikulitis mit multiplen punktförmigen Ulzera und Fistelgängen[1,7]. Andere klinische Symptome sind ulzerierte, fistelnde Knoten und subkutane Granulome (**Abb. 184**)[2]. Der betroffene Bereich kann bei der Palpation auffallend derb sein. Die Schmerzhaftigkeit ist unterschiedlich, kann aber sehr stark sein. Im Frühstadium sind die systemischen Symptome minimal, doch können in chronischen Fällen Depression, Pyrexie, Lymphadenopathie, Anorexie und Gewichtsverlust auftreten. Wunddehiszenz und Nekrose, die die Veränderungen deutlich verschlimmern, sind nach chirurgischer Therapie häufig. Oft treten oberflächliche Sekundärinfektionen des ulzerierten Gewebes auf, jedoch sollten die klinischen Symptome und das schlechte Ansprechen auf Antibiotika signalisieren, dass hier ein zugrunde liegendes Problem besteht.

### DIFFERENZIALDIAGNOSEN
- Penetrierender Fremdkörper
- Demodikose
- Pannikulitis
- Feline Lepra und andere Infektionen mit Mykobakterien
- Nokardiose
- Infektionen mit resistenten Bakterien (z.B. MRSA)
- Subkutane und tiefe Mykosen
- *Cuterebra*-spp.-Infestation und Drakunkulose
- Neoplasie

### DIAGNOSE
Die Verdachtsdiagnose sollte erwogen werden, da die chronische Vorgeschichte, die Resistenz gegenüber systemischer antibakterieller Therapie und der fehlende Nachweis eines Fremdkörpers darauf hinweisen. Die zytologische Untersu-

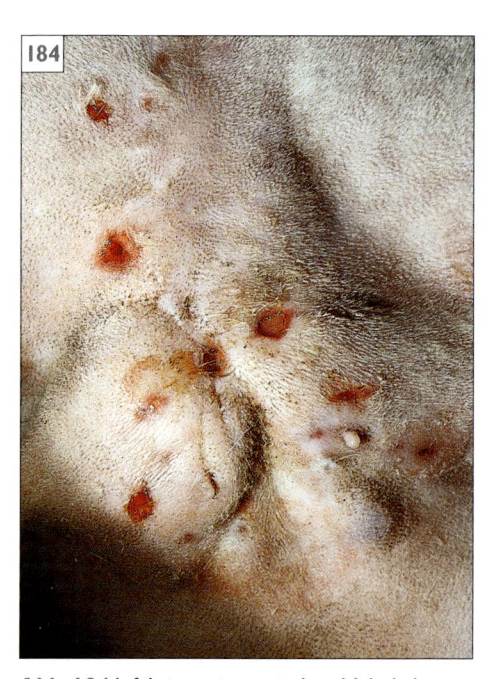

**Abb. 184** Infektion mit atypischen Mykobakterien: pyogranulomatöse Pannikulitis im Bereich von Leiste und Bauch, hervorgerufen durch *Mycobacterium smegmatis*.

chung von frischem Exsudat oder tiefem Gewebe ergibt normalerweise eine pyogranulomatöse Entzündung. In den meisten Praxen steht kein Zugang zur Ziehl-Neelsen-Färbung zur Verfügung, die erwähnten Arten sind aber ohnehin häufig nicht säurefest. Aktivierte Makrophagen haben oft multiple, feine, runde bis ovale Vakuolen (**Abb. 185**), welche vermutlich den Erreger enthalten[1, 7]. Ähnliche Vakuolen sind mitunter im amorphen Hintergrund des Präparats zu finden.

In derartigen Fällen sind Biopsien zur histopathologischen Untersuchung zwingend erforderlich[1, 7]. Auch wenn die Organismen häufig nicht säurefest sind, sollten Spezialfärbungen veranlasst werden. Kulturelle Untersuchung und Resistenztest sollte ein Speziallabor übernehmen, das diese Erreger „handeln" und identifizieren kann[3, 7, 8]. Dies kann einige Wochen dauern, obgleich in letzter Zeit Fortschritte auf dem Gebiet der PCR-Techniken erzielt wurden, die die Identifikation in Zukunft deutlich beschleunigen dürften[4, 9].

Die betroffenen Tiere sollten sorgfältig auf systemische Erkrankungen und mögliche immunsuppressive Faktoren wie andere Krankheiten, FeLV oder FIV untersucht werden. Die genannten Mykobakterien sind normalerweise keine Zoonoseerreger, jedoch sollte das gesamte Praxispersonal und die Tierbesitzer sorgfältig entsprechende Hygienemaßnahmen treffen und sich vor der Inokulation in tieferes Gewebe schützen.

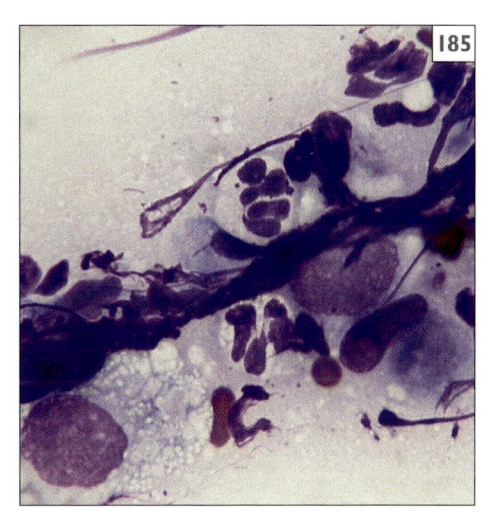

**Abb. 185** Pyogranulomatöse Entzündung bei einer Katze mit einer Infektion mit atypischen Mykobakterien: Die Makrophagen enthalten zahlreiche runde bis ovale Vakuolen. Ähnliche Gebilde sind auch im Hintergrundmaterial zu sehen (Abklatschpräparat, DiffQuik®-Färbung, 1000-fache Vergrößerung).

## THERAPIE

Bis zur Bestätigung der Verdachtsdiagnose sind Fluochinolone angebracht[1, 2, 8]. Chirurgisches Ausräumen des Bereichs zusammen mit systemischer antibakterieller Therapie bietet die besten Erfolgsaussichten[1, 8, 10]. Der chirurgische Eingriff sollte nach Möglichkeit erst dann ausgeführt werden, wenn die Diagnose bestätigt ist und das Ergebnis des Resistenztests vorliegt. Bei dem Eingriff sollte dann radikal so viel infiziertes Gewebe wie möglich entfernt werden. In vielen Fällen ist eine Operation nicht ausreichend.

Die antibakterielle Behandlung sollte auf dem Ergebnis des Resistenztests beruhen, da Mykobakterien in ihrer Sensibilität variieren (z.B. ist *M. smegmatis* der empfindlichste Keim, *M. fortuitum* spricht nur auf Amikacin* und Fluochinolone an, und *M. chelonae* ist häufig nur gegenüber Clarithromycin* und Amikacin* sensibel)[3]. Eine Doppel- oder Dreifachtherapie ist oft erforderlich[1-3, 8]. Die Therapie sollte 6–12 Wochen durchgeführt werden. Potenziell wirksame Medikamente sind Enrofloxacin (5 mg/kg p.o. 1-mal täglich), Marbofloxacin (2 mg/kg p.o. 1-mal täglich), Rifampicin* (10–20 mg/kg p.o. 1–2-mal täglich), Clarithromycin* (5–10 mg/kg p.o. 1–2-mal täglich), Azithromycin* (7–15 mg/kg p.o. 1-mal täglich) und Doxycyclin (5–10 mg/kg p.o. 2-mal täglich).

Die Prognose ist vorsichtig bis schlecht. Manche Fälle heilen nie ab, andere können in Remission gehen und dann rezidivieren, sobald die Therapie abgesetzt wird. Eine missglückte Operation verschlechtert die Prognose.

## KEY POINTS

- Diese Infektionen sind in manchen Ländern häufiger als in anderen, das Wissen um die lokalen Besonderheiten ist wichtig.
- Man sollte die klinischen Symptome richtig deuten und dann möglichst früh Zytologie, Biopsie und kulturellen Nachweis anschließen.

## 5.5 Feline Lepra

### DEFINITION
Bei der felinen Lepra handelt es sich um eine Infektion der Haut, die vorwiegend durch *Mycobacterium lepraemurium* hervorgerufen wird[1]. Allerdings wurden auch *Mycobacterium visibilis*[2], *Mycobacterium szulgai*[3], *Mycobacterium kanasii*[4] sowie eine bisher namenlose Art isoliert[4].

### ÄTIOLOGIE UND PATHOGENESE
Der Erreger der Rattenlepra, *M. lepraemurium*, führt zu einer tuberkuloiden Form mit wenigen oder mäßig vielen Erregern[5]. In Australien wurde eine lepromatöse oder erregerreiche Form der felinen Lepra, hervorgerufen durch eine andere, noch namenlose Mykobakterienart, beschrieben[1]. In Kanada und Kalifornien wurde bei Katzen mit lepromatöser Lepra *M. visibilis* isoliert[4]. Da die Veränderungen vorwiegend an Kopf und Hals auftreten, geht man von einer Übertragung durch die Bisse von Ratten oder anderen Katzen aus[6]. Das saisonale Auftreten der Fälle (die meisten treten im Herbst oder Winter auf) und die Tatsache, dass Arthropoden Mykobakterien übertragen können, legt den Verdacht auf ein Insekt als Vektor nahe[7]. Der natürliche Wirt ist nicht bekannt. Der Immunstatus der Katze und die Art der Reaktion des Wirts auf den Erreger bestimmen den klinischen Verlauf und die Symptome der Erkrankung[6,7].

### KLINISCHES BILD
Es gibt regionale Unterschiede in der saisonalen Häufigkeit der felinen Lepra, obwohl die Erkrankung weltweit auftritt[6,7]. Jung-adulte Katzen sind prädisponiert[6]. Die häufigsten betroffenen Regionen sind Kopf, Hals und Gliedmaßen. Die klinischen Symptome variieren, es können einzelne oder multiple kutane Knoten auftreten (**Abb. 186**), die auch ulzerieren können[6]. Gelegentlich tritt eine regionale Lymphadenopathie auf.

### DIFFERENZIALDIAGNOSEN
- Penetrierender Fremdkörper
- Demodikose
- Pannikulitis
- Nokardiose
- Subkutane und tiefe Mykosen
- *Cuterebra*-spp.-Infestation und Drakunkulose
- Neoplasie

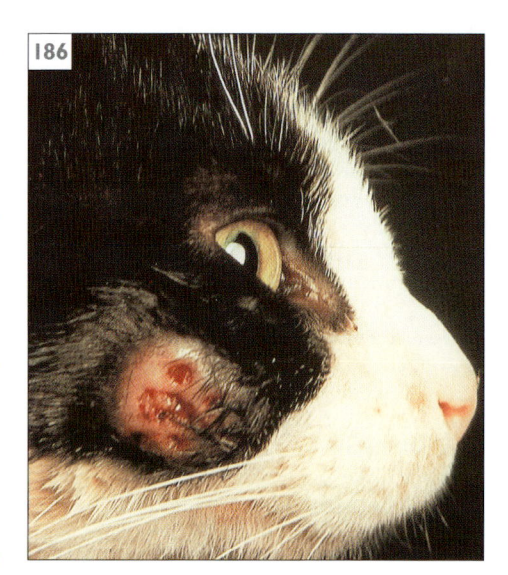

**Abb. 186** Feline Lepra: ein gut abgegrenzter, erythematöser Knoten im lateralen Gesichtsbereich bei einer Katze.

### DIAGNOSE
Die Diagnose wird aufgrund der histopathologischen Untersuchung mit granulomatöser Reaktion zusammen mit dem Nachweis säurefester Stäbchen[6] sowie kulturell gestellt.

### THERAPIE
Die chirurgische Exzision der Knoten ist, falls durchführbar, in vielen Fällen kurativ[8]. Ist eine chirurgische Intervention nicht möglich, wurde Clofazimin* als wirksam in der Therapie dieser Erkrankung beschrieben[9]. Ein Behandlungszyklus mit diesem antibakteriellen Medikament (8 mg/kg p.o. 1-mal täglich über 6 Wochen, gefolgt von der Gabe 2-mal wöchentlich über weitere 6 Wochen oder 2–3 mg/kg p.o. 1-mal täglich über 5–8 Monate) induzierte bei 3 Katzen die Remission[9]. Andere als erfolgreich beschriebene Medikamente sind Rifampicin* (15 mg/kg p.o. 1-mal täglich) und Clarithromycin* (5 mg/kg p.o. 2-mal täglich)[9].

### KEY POINT
- Feline Lepra ist eine seltene Infektionskrankheit.

## 5.6 Dermoidsinus

### ÄTIOLOGIE UND PATHOGENESE
Ein Dermoidsinus stellt eine persistierende kongenitale Verbindung zwischen der Dura und der Haut im Bereich der dorsalen Mittellinie dar. Er entsteht aus der unvollständigen Trennung von Ektoderm und Neuralleiste während der Embryogenese[1]. Der Sinus reicht normalerweise von der Dura bis zur Haut der dorsalen Mittellinie durch die Ligamenta interarcuata, kann aber auch gelegentlich durch einen Defekt im dorsalen Bogen führen. Selten bilden sich ähnliche Zysten und Verbindungen auch im Bereich des Schädels, wo sie über einen Schädeldefekt mit der Dura verbunden sind. Eine Akkumulation von keratinösem Debris und Sebum kann zur Entzündung und zur bakteriellen Sekundärinfektion führen[2]. Neurologische Symptome können die Entzündung oder Infektion begleiten.

### KLINISCHES BILD
Es gibt keine Geschlechtsprädisposition, aber Rhodesian Ridgebacks sind prädisponiert, der Erbgang ist autosomal dominant[1, 3]. Selten sind auch andere Rassen wie Boxer, Shih Tzu, Bullterrier, Golden Retriever, Husky, Springer Spaniel und Yorkshire Terrier betroffen[2, 4–6]. Die klinischen Symptome können minimal sein und z.B. nur aus einem Haarwirbel im Bereich der dorsalen Mittellinie bestehen. Manchmal sieht man aber auch Haare oder sogar Ausfluss aus dem Sinus austreten (**Abb. 187**). Geschlossene Sinusgänge können auch nicht schmerzhafte, weiche bis fluktuierende Knoten im Bereich der Rückenlinie formen. Neurologische Symptome reichen von fehlend bis dramatisch.

### DIFFERENZIALDIAGNOSEN
- Penetrierender Fremdkörper
- Spritzenreaktion
- Sterile oder infizierte Pyogranulome
- Neoplasien, insbesondere Keratoakanthome oder folliculäre Tumoren
- Zysten
- Nävi

### DIAGNOSE
Die klinischen Symptome sind hochverdächtig, insbesondere dann, wenn neurologische Symptome vorliegen. Röntgenuntersuchungen ohne und mit Kontrast können erforderlich sein, um die Wände des Sinus exakt darzustellen und die Diagnose zu sichern[2].

### THERAPIE
Therapie der Wahl ist die chirurgische Entfernung des Fistelgangs und des damit verbundenen Debris[2].

### KEY POINT
- Es handelt sich beim Rhodesian Ridgeback um eine pathognomonische Veränderung.

**Abb. 187** Dermoidsinus: ein leicht erkennbares und gut abgegrenztes Haarbüschel, das aus dem Sinus in der dorsalen Mittellinie hervorragt.

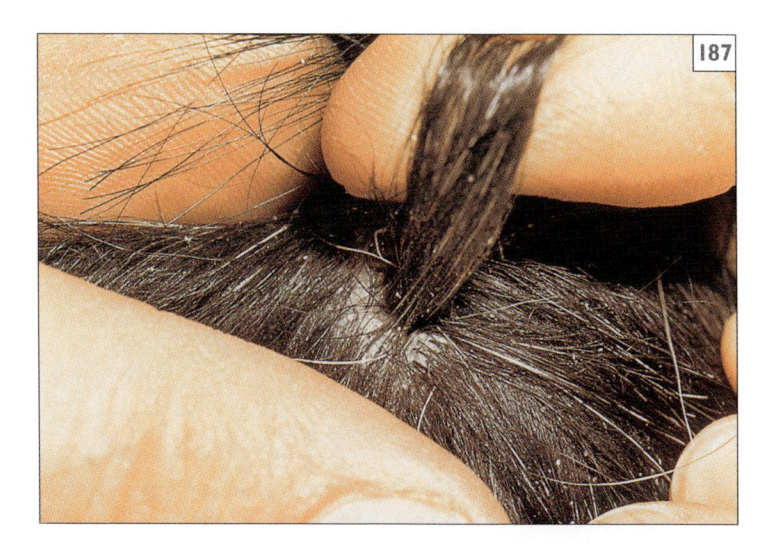

## 5.7 Anale Furunkulose
(Perianalfisteln)

**DEFINITION**
Eine anale Furunkulose ist durch chronische Fistelbildungen, die das perianale und perirektale Gewebe erfassen, charakterisiert.

**ÄTIOLOGIE UND PATHOGENESE**
Die Ursache der analen Furunkulose ist nicht bekannt. Die meisten betroffenen Tiere haben eine Rute mit breiter Basis und tragen sie niedrig. Es wurde die Hypothese aufgestellt, dass dies die Ventilation im Analbereich reduziert und zu einem Kotfilm über dem Perianalbereich führt. Dies wiederum prädisponiere dann für Infektionen und Abszesse der Zirkumanaldrüsen und Haarfollikel im Perianalbereich und führe letztlich zur Fistelbildung[1]. Day wies 1993[2] eine Infiltration von Eosinophilen in das Gewebe der Ausführungsgänge sowie Aggregate von T-Lymphozyten tief im Gewebe nach, was für eine Beteiligung komplexer immunologischer Prozesse bei den betroffenen Hunden sprach.

**KLINISCHES BILD**
Diese Erkrankung tritt am häufigsten beim Deutschen Schäferhund auf, wurde aber auch beim Irish Setter, Labrador Retriever, Bobtail, Border Collie und Bulldoggen sowie bei jeweils einem English Setter, Dandie Dinmont Terrier und bei Mischlingen beschrieben[3, 4]. Anamnestisch sind die häufigsten Beschwerden des Besitzers Tenesmus oder Anstrengung beim Kotabsatz. Dyschezie (schmerzhafte Defäkation), Gewichtsverlust, Verkleben von Haaren um den Anus, fauliger Geruch, Diarrhö oder häufiges Lecken im Analbereich können ebenfalls auftreten. Das Perineum ist oft sehr schmerzhaft, und viele Tiere müssen sediert werden, damit man sie adäquat untersuchen und das Ausmaß der Veränderungen beurteilen kann. Bei der klinischen Untersuchung ist

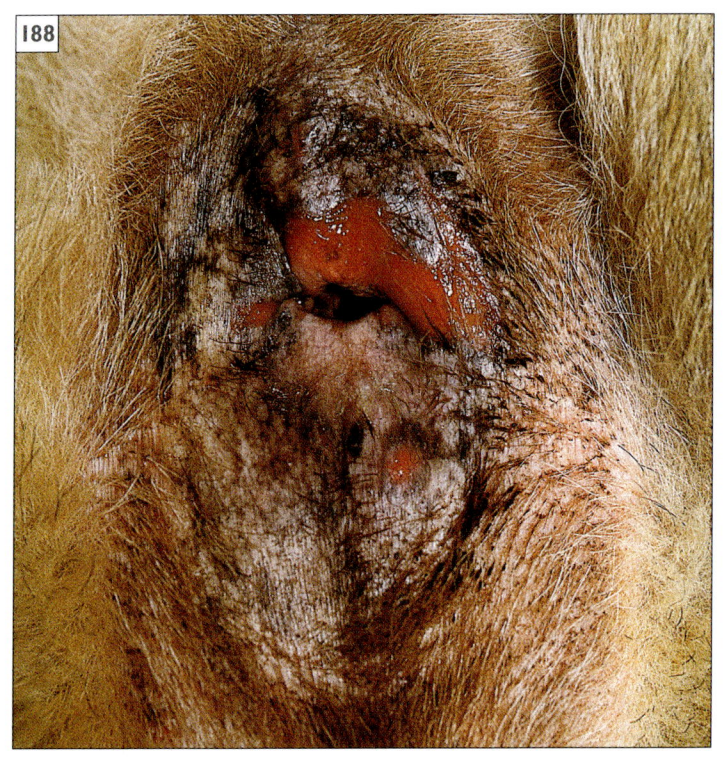

Abb. 188 Perianalfisteln: abgegrenzte Foci mit Erosion und Ulzeration rund um den Analring bei einem Deutschen Schäferhund.

der Perianalbereich häufig mit einem faulig riechenden Material und mit Kotbestandteilen bedeckt. Erytheme und eine variierende Zahl flacher Ulzera und Fistelgänge können auftreten (**Abb. 188**). In schweren Fällen kann es zu einer vollständigen ringförmigen Ulzeration des Perianalbereichs kommen[5].

## DIFFERENZIALDIAGNOSEN
- Erkrankungen der Analbeutel
- Anale oder rektale Neoplasien
- Rektale Fremdkörper
- Analer Pruritus sekundär zu *Malassezia pachydermatis*, atopischer Dermatitis oder adversen Hautreaktionen auf Futterbestandteile

## DIAGNOSE
Die Diagnose basiert auf der Anamnese und den klinischen Befunden.

## THERAPIE
Ciclosporin (5 mg/kg p.o. 2-mal täglich) führte zur klinischen Besserung bei 100% der Tiere und bei 83–100% zur Abheilung der Veränderungen[6–9]. In der Regel bessert sich der Zustand in den ersten 2 Wochen, doch kann es bis zu 20 Wochen dauern, bis die Veränderungen abgeheilt sind. Ein Rezidiv der Veränderungen trat bei 17–40% der Tiere nach Absetzen der Medikamente auf. Ketoconazol* kann mit Ciclosporin kombiniert werden und dessen benötigte Dosis reduzieren, da es den Metabolismus von Ciclosporin in der Leber über die kompetitive Bindung an Cytochrom P450 hemmt. In einer Untersuchung wurden 10 mg/kg Ketoconazol* p.o. 1-mal täglich mit 1 mg/kg Ciclosporin p.o. 2-mal täglich über 16 Wochen kombiniert, was zum Abheilen der Läsionen in 93% der Fälle führte[10]. Jedoch kam es nach Absetzen der Therapie in 50% der Fälle zum Rezidiv. Wegen dieser hohen Rezidivneigung kann eine individuelle Erhaltungsdosis erforderlich sein. Alternativ kann auch 0,1%ige Tacrolimus-Creme* 2-mal täglich aufgetragen werden, um Rezidive zu verhindern. Als alleinige Therapie, um die Veränderungen in Remission zu bringen, ist sie aber ungeeignet.
Da die Kosten einer Ciclosporintherapie nicht von allen Besitzern aufgebracht werden können, hat einer der Autoren (PJM) das folgende an der Michigan State University entwickelte Protokoll erfolgreich an einer kleinen Zahl Patienten eingesetzt:

- Fütterung: Die Tiere werden auf eine konsequente Ausschlussdiät mit einem neuen Protein gesetzt (Fisch und Kartoffeln, PJM bevorzugt eine hydrolysierte Diät). Andere Belohnungen, Leckerli mit Fleisch oder tierischen Nebenprodukten sind nicht gestattet.
- Sulfasalazin* wird in einer Dosis von 1 g p.o. 3-mal täglich über mindestens 4 Monate bzw. 1 Monat über das Absetzen von Prednisolon hinaus verabreicht; die Therapiedauer richtet sich nach dem Abheilen der Veränderungen.
- Prednisolon wird in einer Dosierung von 1 mg/kg p.o. 1-mal täglich solange verabreicht, bis die Veränderungen abgeheilt sind, danach wird die Dosis für weitere 6–8 Wochen auf 0,5 mg/kg p.o. 1-mal täglich reduziert.
- 0,1%ige Tacrolimus-Creme* wird 2-mal täglich auf die veränderten Bereiche aufgetragen.
- Die Tiere werden 1-mal monatlich solange untersucht, bis die Veränderungen unter Kontrolle sind. Ziel der Therapie ist die Erhaltung mit Diät plus Tacrolimus-Creme* oder Diät plus Tacrolimus-Creme* plus Sulfasalazin*.

## KEY POINTS
- Es handelt sich um eine Erkrankung mit pathognomonischer Präsentation.
- Es ist wahrscheinlicher, diese Erkrankung zu kontrollieren, als sie zu heilen.

## 5.8 Metatarsalfisteln des Deutschen Schäferhundes

### DEFINITION
Die Metatarsalfisteln des Deutschen Schäferhundes sind verhältnismäßig selten und durch die Bildung von Fistelgängen im Bereich der plantaren Metatarsalhaut gekennzeichnet.

### ÄTIOLOGIE UND PATHOGENESE
Die Pathogenese der Erkrankung ist nicht geklärt, jedoch wurden bei manchen betroffenen Hunden zirkulierende Antikörper auf Kollagen vom Typ I und II nachgewiesen[1].

### KLINISCHES BILD
Die Erkrankung wurde beim Deutschen Schäferhund (DSH), dessen Mischlingen[2] und gelegentlich bei anderen Rassen beschrieben. Die initialen Veränderungen bestehen in weichen Schwellungen der Haut, die sich zu gut abgegrenzten, einzelnen oder multiplen Fistelgängen mit serosanguinöser Flüssigkeit weiterentwickeln und im Bereich der metatarsalen Haut, unmittelbar über den Metatarsalballen, lokalisiert sind. Bakterielle Sekundärinfektionen sind möglich, sobald es zur Fistelbildung kommt. Bei chronischen Veränderungen kann die Haut vernarben (**Abb. 189**). Die Schmerzhaftigkeit ist variabel, doch bei den meisten Tieren eher gering. Die Veränderungen können gleichzeitig mit der DSH-Pyodermie auftreten.

### DIFFERENZIALDIAGNOSEN
- Fremdkörper
- Punktionswunde
- Blastomykose oder andere subkutane Mykosen

### DIAGNOSE
Die Diagnose basiert auf Anamnese, klinischem Bild und dem Ausschluss anderer Differenzialdiagnosen.

### THERAPIE
Die topische Applikation von 0,1%iger Tacrolimus-Creme* 2-mal täglich in Kombination mit jeweils 500 mg Tetracyclin und 500 mg Nicotinamid p.o. 3-mal täglich (alternativ 10 mg/kg Doxycyclin p.o. 1-mal täglich statt Tetracyclin) hilft in vielen Fällen. Alternativ kann auch Prednisolon eingesetzt werden (1,1–2,2 mg/kg p.o. 1-mal täglich und dann bis zur niedrigstmöglichen Erhaltungsdosis reduzieren). Auch topische Glucocorticoide können als unterstützende Therapie hilfreich sein. Obgleich die Autoren keine Erfahrungen mit dem Einsatz von Ciclosporin bei dieser Erkrankung haben, sollte erwartungsgemäß eine Dosierung von 5 mg/kg p.o. 1-mal täglich bei dieser Indikation wirksam sein. Allerdings hat einer der Autoren (TJN) das Auftreten dieser Erkrankung bei einem DSH mit atopischer Dermatitis unter der Behandlung mit 5 mg/kg Ciclosporin p.o. 1-mal täglich bis alle 2 Tage erlebt.

### KEY POINT
- Bedenken Sie, dass diese Erkrankung in der Regel kontrolliert, aber nicht geheilt werden kann.

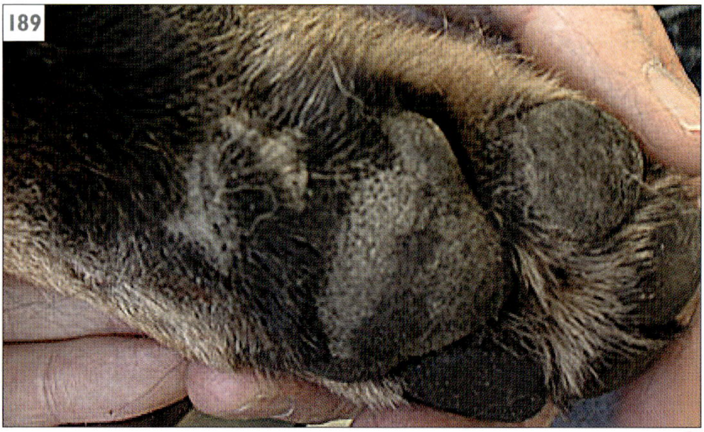

**Abb. 189** Vernarbte Fistelgänge bei einem Deutschen Schäferhund mit Metatarsalfisteln.

**KAPITEL 6**

# Erkrankungen mit Krusten- und Schuppenbildung

## Grundsätzliches
- Krusten und Schuppen sind häufige, aber sekundäre und oft unspezifische Hautveränderungen.
- Krusten bestehen aus getrocknetem Exsudat, Schuppen sind Akkumulationen von Keratinozyten.
- Eine eingehende Anamnese und eine sorgfältige klinische Untersuchung sind zur Einengung der Differenzialdiagnosen sehr zu empfehlen.
- Die Symptome sollten zunächst einer Gruppe von Differenzialdiagnosen zugeordnet werden (z.B. Ektoparasitosen, Allergien, Infektionen, Endokrinopathien, metabolischen Erkrankungen, Ernährungsfehlern, immunvermittelten Erkrankungen, kongenitalen oder hereditären Erkrankungen, anderen Ursachen), bevor man sich einzelnen Erkrankungen zuwendet.

## Häufige Erkrankungen
- Kallusbildung
- Aktinische Dermatose
- Feline Akne
- Sebadenitis
- Idiopathische (primäre) Keratinisierungsstörungen (Seborrhö)
- Vitamin-A-reaktive Dermatose
- Leishmaniose

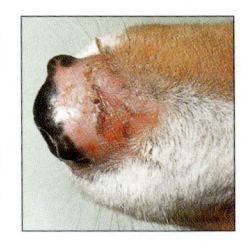

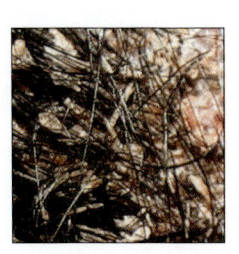

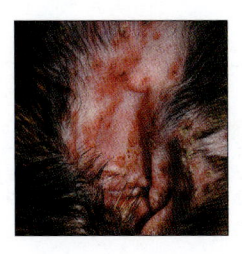

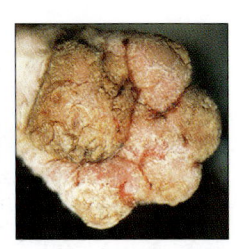

## 6.1 Kallusbildung

**ÄTIOLOGIE UND PATHOGENESE**
Ein Kallus ist ein abgegrenzter, mitunter lichenifizierter Bereich mit Hyperkeratose, der typischerweise über Knochenvorsprüngen auftritt. Hyperkeratose und Verdickung der Haut resultieren aus der Irritation, die durch den Reibungskontakt der Außenseite der Haut, Druck durch den darunter liegenden Knochenvorsprung und eine harte Bodenfläche entsteht.

**KLINISCHES BILD**
Kallusbildung entsteht gehäuft bei großen, kurzhaarigen Hunderassen, die auf harten Oberflächen schlafen, wie Beton, Holz, Zement oder Fels. Die Veränderungen entstehen meist auf der lateralen Seite von Ellbogen oder Sprunggelenken (**Abb. 190**). Sie tritt auch im Bereich des Sternums bei Rassen mit tiefem Brustkorb oder kurzen Beinen auf, bei denen das Sternum häufig Objekte (z.B. Stufen) berührt. Kallusse zeigen sich als fokale Bereiche mit Alopezie, Hyperkeratose und Lichenifikation mit einer hellgrauen Oberfläche. Einspießen von Haaren und/oder Sebum in den Kallus kann zu einer Fremdkörperreaktion mit Fistelbildung und Sekundärinfektion führen (**Abb. 191**). Fissuren und Sekundärinfektionen können schmerzhaft sein. Bei Hunden mit Primärerkrankungen wie Hyperadrenokortizismus kann der Kallus auch erodieren, ulzerieren und sich zur nicht-heilenden Wunde entwickeln. Ein Kallus mit darunter liegendem subkutanem Hygrom manifestiert sich als fluktuierende, verschiebliche Masse.

**DIFFERENZIALDIAGNOSEN**
- Demodikose
- Neoplasie
- Dermatophytose
- Tiefe Pyodermie
- Zinkreaktive Dermatose

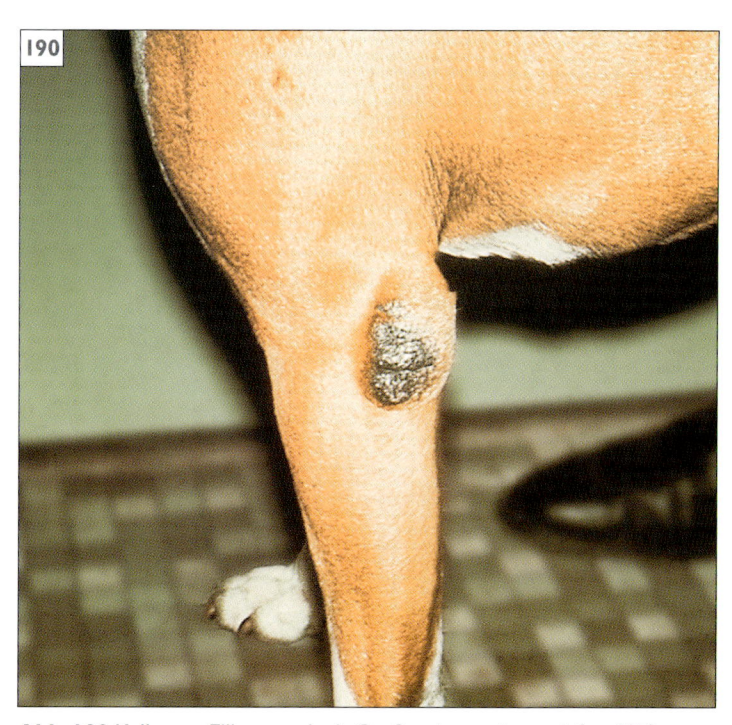

**Abb. 190** Kallus am Ellbogengelenk: Große, pigmentierte, tief zerklüftete Veränderungen im lateralen Bereich des Ellbogens sind typisch für einen Kallus.

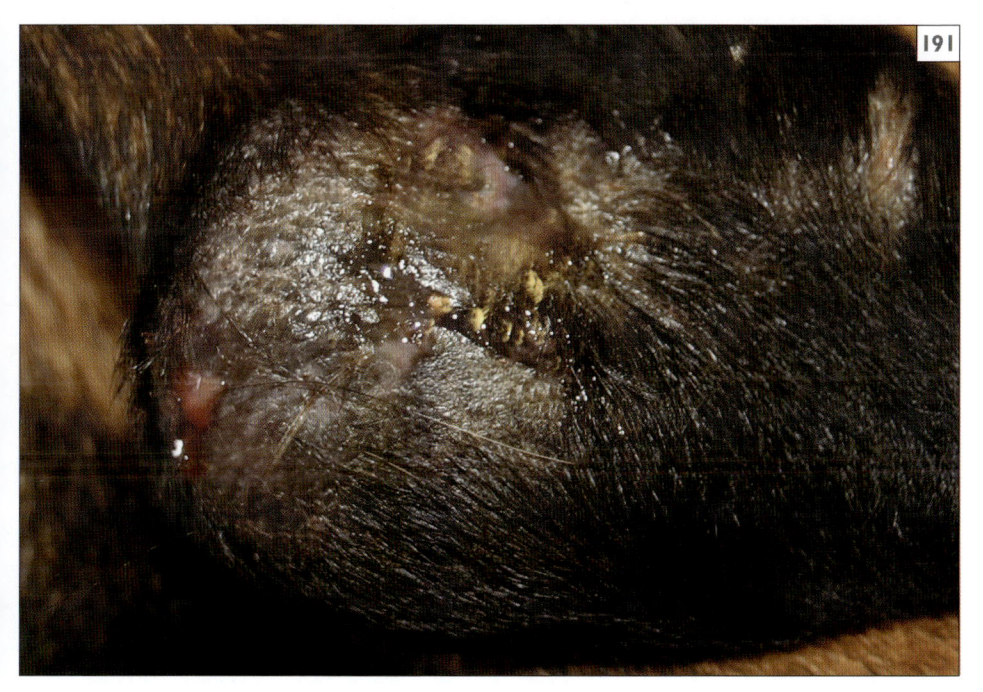

**Abb. 191** Infizierter Kallus am Sprunggelenk eines Hundes.

## DIAGNOSE
Die Diagnose basiert i.d.R. auf der Anamnese und dem klinischen Bild. Weiterführende Untersuchungen auf die möglichen zugrunde liegenden Ursachen sind bei Infektionen, die nicht auf Antibiotika ansprechen, oder bei nichtheilenden Wunden erforderlich.

## THERAPIE
Die Schlafgewohnheiten sollten so verändert werden, dass das Tier auf weichem Untergrund gebettet ist, z.B. auf Schaumgummikissen. Kommerziell erhältliche oder selbst angefertigte Kleidungsstücke mit Polstern über den Druckpunkten sind gleichfalls hilfreich. Die Größe des Kallus kann durch die tägliche Applikation einer Mischung aus 6,6%iger Salicylsäure, 5%igem Natriumlactat und 5%igem Harnstoff reduziert werden, welche die Desquamation des Stratum corneum fördert. Die Behandlung mit Fluocinolonacetonid in DMSO (neD; Anm. d. Übers.: alternativ kann Dexamethason in DMSO versucht werden) 2-mal täglich beschleunigt den Prozess, da dadurch Entzündung und Turnover-Rate der Basalzellen vermindert werden. Allerdings sollte die Therapie nicht übertrieben werden, damit weder Erosion noch Ulkus ausgelöst werden. Kallus und subkutanes Hygrom sollten nicht chirurgisch entfernt werden, da dies häufig zu nicht-heilenden Wunden führt.

Falls eine Infektion besteht, ist eine systemische Therapie mit einem, nach Kultur und Resistenztest ausgewählten, bakteriziden antibakteriellen Wirkstoff indiziert. Die Therapie sollte über das Abheilen der Veränderungen hinaus fortgeführt werden. Bei tiefen Infektionen, die mit Haargranulomen und Fibrose einhergehen, kann dies viele Wochen dauern.

## KEY POINT
- Das richtige Management derartiger Veränderungen ist der Schlüssel zur Kontrolle des Problems.

## 6.2 Aktinische Dermatose

### ÄTIOLOGIE UND PATHOGENESE
Eine aktinische Dermatose ist eine Schädigung der Haut durch die verlängerte Exposition gegenüber ultraviolettem (UV)-Licht. UV-Licht wird unterteilt in UV-A (320–400 nm) und UV-B (290–320 nm)[1, 2]. UV-A penetriert bis in die tiefe Dermis, während die UV-B-Strahlen nur die oberflächliche Dermis erreichen. Die Exposition gegenüber UV-Licht führt progressiv zu Erythem, Wärme, Ödem, Schmerz und Pruritus[1, 2]. Chronische aktinische Schädigungen führen zu entzündlichen, lokal proliferativen Veränderungen und möglicherweise zur Induktion von Tumoren[1, 2]. Die chronische Exposition gegenüber UV-B führt zu einer progressiven Reduktion der Zahl der epidermalen Langerhans-Zellen[1, 3]. Eine verminderte Immunantwort kann zu lokalen onkogenen Schädigungen führen, die nicht entdeckt werden können und so die Entstehung einer Neoplasie ermöglichen, speziell eines Plattenepithelkarzinoms und eines Hämangioms/-sarkoms[4].

### KLINISCHES BILD
Sowohl Hunde als auch Katzen sind betroffen. Die Veränderungen entwickeln sich v.a. in Ländern mit stärkerer Sonneneinstrahlung. Aktinische Veränderungen entstehen in wenig pigmentierten, spärlich behaarten oder haarlosen Körperbereichen, beispielsweise in Gesicht, unterem Flankenbereich und Ventrum[1]. Jede depigmentierte und/oder haarlose Haut (z.B. sekundär zu Narbenbildung, endokrinen oder immunvermittelten Erkrankungen) ist aber gleichfalls gefährdet[2]. Insbesondere die Ohrspitzen oberhalb der Haarlinie sind betroffen (**Abb. 192**), vor allem bei Katzen mit weißem Fell[5]. Es bildet sich eine lokale Verdickung mit feinen Schuppen. Narbenbildung, Aufrollen und Bildung kutaner Hörner an den Ohrspitzen sind ebenso möglich[1, 2]. Unter Umständen kann sich letztlich ein ulzeratives, invasives, unterschiedlich proliferatives Plattenepithelkarzinom entwickeln[4, 5].

Bei Hunden mit hellem Fell ist die häufigste Lokalisation einer aktinischen Strahlenschädigung der rostrale Gesichtsbereich unmittelbar kaudal des Planum nasale (**Abb. 193**). Es bilden sich Erythem, feine Schuppen und progressive Alopezie. Auch ein Pigmentverlust sowie Narbenbildung sind möglich. Tiere, die sich gerne sonnen, können im Bereich der unteren Flanke, an Ventrum, Skrotum und Gliedmaßen Veränderungen entwickeln[1, 2]. Zahlreiche Fälle infizieren sich sekundär mit *Staphylococcus pseudintermedius*. Chronische aktinische Schädigungen können zu Alopezie, Lichenifikation, Hyperpigmentierung (oft makulär), Verlust der Elastizität und zu Faltenbildung der Haut führen[2, 3].

### DIFFERENZIALDIAGNOSEN
- Demodikose
- Dermatophytose
- Kutaner Lupus erythematosus
- Oberflächliche Pyodermie
- Pemphigus foliaceus oder erythematosus
- Dermatomyositis
- Uveodermatologisches Syndrom
- Arzneimittelexanthem
- Kutane Neoplasie

### DIAGNOSE
Die Diagnose kann entscheidend durch das Wissen um lokale klimatische Besonderheiten und Risikorassen vereinfacht werden. Die Tatsache, dass schwach pigmentierte Haut betroffen ist, während die angrenzende pigmentierte Haut verschont bleibt, ist bereits hochverdächtig für eine aktinische Dermatose. Durch mikroskopische Untersuchung von Hautgeschabseln wird Demodikose entweder nachgewiesen oder ausgeschlossen. Biopsien ergeben Veränderungen, die mit einer aktinischen Dermatose vereinbar sind, z.B. oberflächliche dermale Fibrose und follikuläre Keratose[1, 2].

### THERAPIE
Die Elimination einer sekundären Pyodermie ist wichtig[2]. Eine Vermeidung der Sonneneinwirkung ist anzuraten, bei Katzen mit Freigang aber nur schwer umzusetzen[2]. Ein lokaler Sonnenschutz kann mit dichtgewebten T-Shirts (die über den Rumpf passen) oder über PABA-Sunblockercreme erreicht werden. Zubehör wie Sonnenhüte und -brillen können manchen Hunden angepasst werden. Tätowierungen sind meist unwirksam, da das Pigment unter der Epidermis liegt. Wasserfeste Schreibstifte können auf der Hautoberfläche genutzt werden, jedoch gibt es nur wenige Anhaltspunkte dafür, dass sie vor UV-A und UV-B schützen. Bei Katzen mit Veränderungen an der distalen Pinna muss diese amputiert werden, und zwar als präventive Maßnahme bis unterhalb der Haarlinie. Topische

**Abb. 192, 193** Aktinische Dermatitis: Veränderungen an den Ohrspitzen bei einer Katze (192) und Veränderungen im Gesicht bei einem Hund (193).

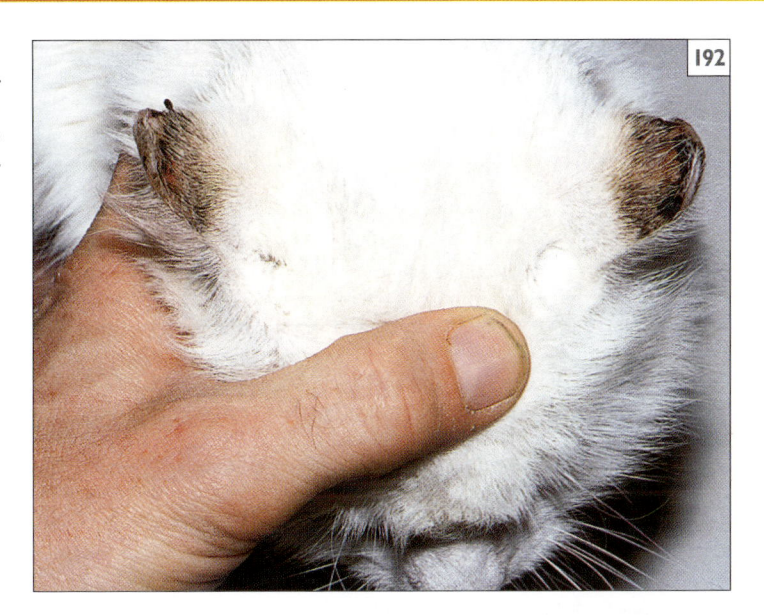

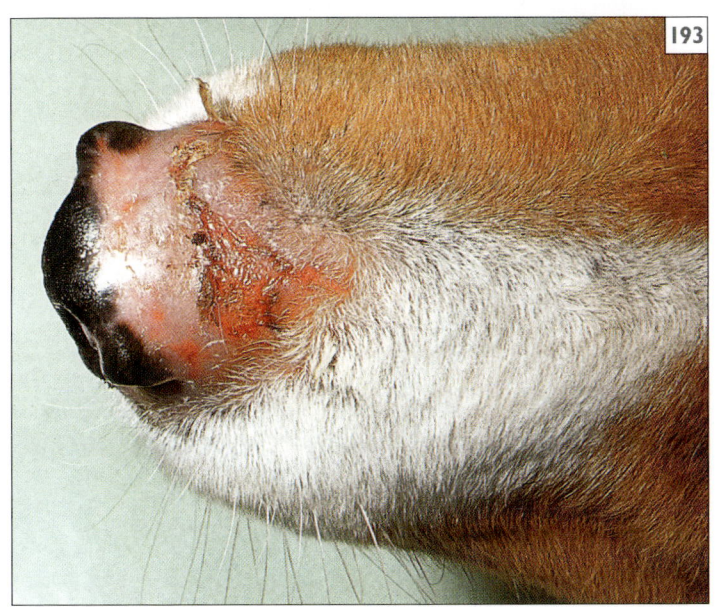

Glucocorticoide verbessern akute erythematöse Veränderungen, sollten aber nicht routinemäßig genommen werden. Da sie ein Dünnerwerden der Haut und lokale Immunsuppression hervorrufen, fördern sie wiederum die aktinische Schädigung und neoplastische Transformation. Bei einigen Menschen führte Imiquimod* zu leichter Besserung.

**KEY POINT**
- Eine aktinische Dermatose sollte grundsätzlich ernst genommen werden, eine neoplastische Transformation ist möglich.

## 6.3 Sebadenitis

### ÄTIOLOGIE UND PATHOGENESE
Eine Sebadenitis ist eine seltene Erkrankung, die durch den Verlust von Talgdrüsen, Schuppenbildung und Alopezie gekennzeichnet ist. Ätiologie und Pathogenese sind unklar. Beim Königspudel ist die Erkrankung hereditär und scheint autosomal-rezessiv zu sein[1, 2]. Auch für Akitas[3] und für Hovawarte[4] gibt es möglicherweise eine hereditäre Prädisposition. Diskutiert werden eine autoimmune Antwort auf Antigene der Talgdrüsen oder ein primärer struktureller Defekt der Talgdrüse oder ihres Ausführungsgangs, der das Austreten von Talg in die Dermis ermöglicht und eine Fremdkörperreaktion darauf provoziert[2, 3]. Im Frühstadium entsteht eine leichte Perifollikulitis, aus der sich eine noduläre granulomatöse Entzündung um die Talgdrüsen entwickelt. Im Endstadium fehlen den Follikeln die Talgdrüsen und es kommt zur parafollikulären Fibrose, mit Keratinpfropfen in den follikulären Infundibula. Es ist nicht bekannt, ob es einen ursächlichen Zusammenhang zwischen den Veränderungen der Talgdrüsen und der abnormen follikulären Keratinisierung gibt, oder ob sie lediglich zeitgleich auftretende Veränderungen eines gemeinsamen erblichen Prozesses sind[2, 3]. Die Alopezie bei einer Sebadenitis ist vermutlich die Folge der parafollikulären Fibrose, die auch die Stammzellen des Haarfollikels mit betrifft.

### KLINISCHES BILD
Die Sebadenitis tritt bei jung-adulten bis mittelalten Tieren ohne Geschlechtsprädisposition auf. Eine Rasseprädisposition wird für Königspudel, Akita, Magyar Viszla und Samojeden angegeben, doch ist die Erkrankung bei vielen Rassen beschrieben[1-3]. Klinisches Bild, Verteilungsmuster und Schweregrad variieren von Rasse zu Rasse und innerhalb der Rasse auch von Tier zu Tier.
Beim Königspudel entwickeln sich die ersten klinischen Symptome der Erkrankung prinzipiell bei jung-adulten bis mittelalten Tieren; 90% der betroffenen Tiere sind 1,5 bis 5 Jahre alt[1, 2]. Die Veränderungen beginnen kranial am Hals, an Kopf, Rücken oder Ohren. Anfangs zeigen sich Schuppenbildung und Ausdünnen des Fells, fokale Alopezie und Veränderung der Fellfarbe (**Abb. 194**). Meist bildet der festhaftende, follikuläre Debris um die Basis des Haarschafts zahlreiche auffällige Keratinmanschetten (**Abb. 195**).

Mit dem Fortschreiten der Erkrankung sind weitere Hautbereiche betroffen und zeigen starke Schuppenbildung charakterisiert durch festhaftende, silbrigweiße Schuppen, die kleine Büschel verklebter Haare einschließen. Im fortgeschrittenen Stadium tritt Alopezie auf (**Abb. 196**). Eine sekundäre bakterielle Follikulitis führt häufig zu Entzündung und Pruritus. Bei Samojeden sind ähnliche Veränderungen wie bei Königspudeln zu finden, bei ihnen bilden die Schuppen aber eher plaqueartige Veränderungen.
Akitas entwickeln ähnliche Symptome wie Königspudel, jedoch zeigen sie häufig eine deutlich ausgeprägtere Alopezie, Seborrhö und oberflächliche bakterielle Follikulitis oder sogar tiefe bakterielle Follikulitis und Furunkulose. Sie können zusätzlich systemische Krankheitszeichen, Fieber und Gewichtsverlust entwickeln, v.a. wenn eine schwere Sekundärinfektion hinzukommt[2, 3].
Magyar Viszlas und andere Kurzhaarrassen zeigen Symptome wie multifokale annuläre und serpiginiöse Veränderungen sowie Alopezie, die eine feine weiße Schuppung aufweist und sich progressiv vorwiegend über Kopf, Ohren und Schultern entwickelt[2]. Beim Springer Spaniel kann Schuppenbildung das hervorstechendste Symptom sein.
Die Sebadenitis tritt auch bei Katzen und Kaninchen auf, allerdings mit klinischen und histopathologischen Unterschieden zur caninen Form[5, 6]. Sie ist bei Katzen evtl. an der felinen Akne beteiligt[7].

### DIFFERENZIALDIAGNOSEN
- Vitamin-A-reaktive Dermatose
- Primäre Keratinisierungsstörungen
- Leishmaniose
- Dermatophytose
- Demodikose
- Oberflächliche Pyodermie
- Zinkreaktive Dermatose
- Endokrinopathien
- Farbmutantenalopezie
- Follikeldysplasie
- Pemphigus foliaceus
- Epitheliotropes Lymhom

### DIAGNOSE
An ausgezupften Haaren werden die typischen, hochgradig ausgeprägten Keratinmanschetten („follicular casts") nachgewiesen. Sie sind oft makroskopisch sichtbar und kleben die Haare

6.3 Sebadenitis

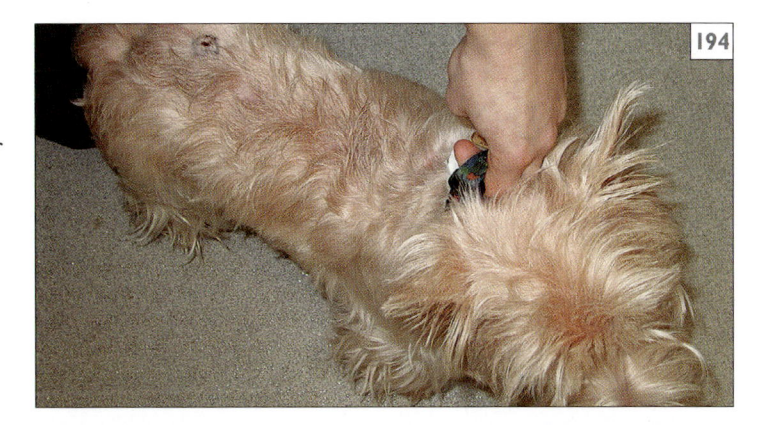

**Abb. 194** Schuppenbildung, Alopezie und Farbveränderung des Fells bei einem West Highland White Terrier mit Sebadenitis und sekundärer Pyodermie.

**Abb. 195** Hochgradige Schuppenbildung und zahlreiche Keratinmanschetten bei einem Berner Sennenhund mit Sebadenitis.

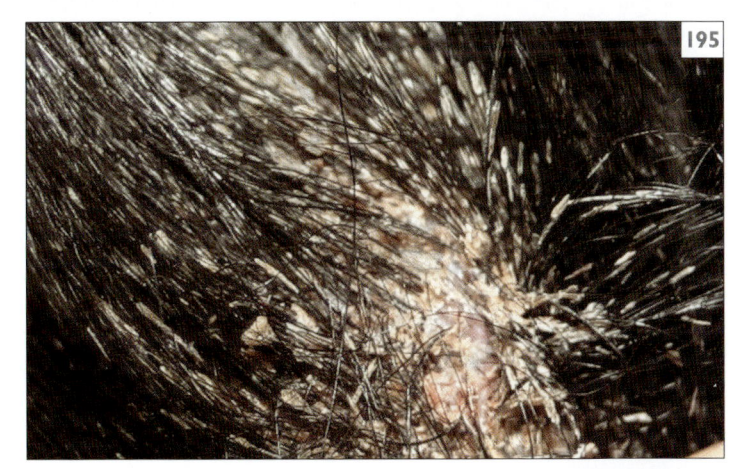

**Abb. 196** Sebadenitis: Die fleckige Alopezie und Schuppenbildung sind zu beachten.

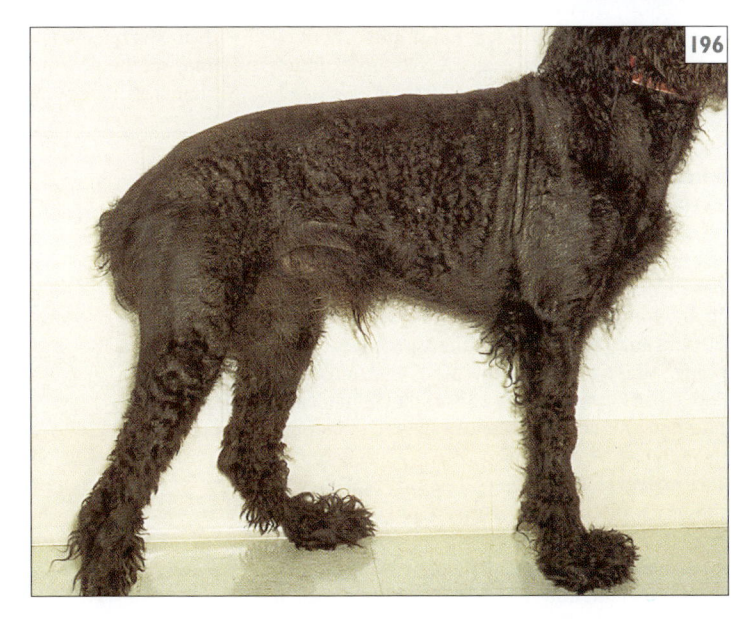

mattenartig zusammen. Histopathologisch findet sich in der Frühphase der Erkrankung ein multifokales entzündliches Infiltrat aus Histiozyten, Lymphozyten, Neutrophilen und Plasmazellen um die Talgdrüsen und andere adnexe Strukturen[2-4, 8, 9]. Mit Fortschreiten der Sebadenitis werden mäßige Akanthose, Hyperkeratose, follikuläre Hyperkeratose und das Fehlen von Talgdrüsen festgestellt. Häufig sind multiple Biopsien erforderlich, um die diagnostischen pathologischen Veränderungen nachzuweisen.

## THERAPIE

Die Prognose ist vorsichtig bis schlecht, da die Therapie nur palliativ und das Ansprechen auf die verschiedenen Medikamente unterschiedlich ist. Frühe oder leichtere Fälle können mit keratolytischen Shampoos, feuchtigkeitsspendenden Spülungen und mit Omega-3- und Omega-6-Fettsäuren im Futter behandelt werden[2, 4, 9]. Schwerere oder fortgeschrittene Fälle können gebessert werden, indem man täglich oder alle 2–3 Tage eine Mischung aus 50–75% Propylenglykol in Wasser aufsprüht oder damit spült. Diese weicht die Schuppen auf und lockert sie vor dem Shampoonieren. Bäder und Spülungen mit Emollienzien wie Kokosnussöl in Wasser können Feuchtigkeit in Fell und Haut bringen.

Die synthetischen Retinoide Isotretinoin* oder Acitretin* (1–3 mg/kg p.o. 1–2-mal täglich bis zur Remission und dann auf Erhaltungsdosis reduzieren) führen bei manchen Tieren zur Besserung[2, 4]. Sie werden meist gut toleriert, jedoch bestehen die möglichen Nebenwirkungen in Keratoconjunctivitis sicca, gastrointestinalen Störungen, Hepatopathie, muskuloskeletalen Schmerzen und Hyperostose. Beide sind auch potente Teratogene und dürfen keinesfalls bei Zuchttieren eingesetzt werden. Frauen im gebärfähigen Alter, die keine orale Kontrazeption anwenden, dürfen nicht mit dem Präparat in Berührung kommen. Magyar Viszla und evtl. auch Springer Spaniel scheinen besser als andere Rassen auf Isotretinoin* anzusprechen. Retinoide* sind teuer, und Vitamin A (vgl. Vitamin-A-reaktive Dermatose, S. 185) stellt bei manchen Hunden möglicherweise eine billigere und effektive Alternative dar.

Ciclosporin (5 mg/kg p.o. 1–2-mal täglich, vgl. canine atopische Dermatitis, S. 20) wurde bei einigen Hunden als wirksam beschrieben, die nicht auf Retinoide* ansprachen[2, 8]. Es gibt eine neue Untersuchung über ein gutes Ansprechen auf topisches Ciclosporin[10], in einer Verdünnung von 10 mg/ml in Wasser. Ciclosporin wird allerdings topisch nicht resorbiert, sodass nicht klar ist, ob es tatsächlich antiinflammatorische Wirkung hatte oder lediglich als Feuchtigkeitsspender fungierte. Seine Fähigkeit, die anagene Phase zu induzieren, kann zusätzlich bei der Verringerung der Alopezie helfen. Ciclosporin (nzA) wurde auch bei einer Katze mit Sebadenitis als wirksam beschrieben[5].

Die Anwendung systemischer Glucocorticoide (z.B. Prednisolon) in antiinflammatorischer Dosis (0,5–1,0 mg/kg p.o. 1–2-mal täglich) kann frühe Fälle positiv beeinflussen[2, 4]. Besteht aber bereits eine follikuläre Schädigung und hat die entzündliche Reaktion abgenommen, sind sie weniger wirksam.

Beim Königspudel ist die Sebadenitis eine genetische Erkrankung, deren Prävalenz durch die Identifikation und den Zuchtausschluss von erkrankten Tieren und Trägern gesenkt werden konnte. Um Besitzern und Züchtern bei der Identifikation gesunder und betroffener Tiere zu unterstützen, wurde in den USA die Sebaceous Adenitis Registry for Standard Poodles geschaffen.

## KEY POINTS

- Die Diagnose der Sebadenitis kann lediglich über die histopathologische Untersuchung multipler (mindestens 3, besser 5) Hautbiopsien gestellt werden.
- Das Management ist ziemlich aufwendig und setzt eine gute Kommunikation mit dem Tierhalter voraus.

## 6.4 Vitamin-A-reaktive Dermatose

### ÄTIOLOGIE UND PATHOGENESE
Die Vitamin-A-reaktive Dermatose ist eine seltene Erkrankung, die durch eine epidermale Hyperkeratose mit deutlicher, unproportionierter follikulärer Hyperkeratose charakterisiert wird. Die Ätiologie ist unbekannt. Retinsäure ist für eine Vielzahl von Zell- und Gewebefunktionen erforderlich, in der Haut ist sie direkt an der Proliferation der Keratinozyten und ihrer Differenzierung beteiligt, da sie die Expression von Keratinen reguliert[1,2]. Auch wenn die Symptome durch eine Supplementierung mit Vitamin A verschwinden, gibt es keinen Anhaltspunkt dafür, dass die Tiere tatsächlich unter einem Vitamin-A-Mangel leiden[1–3].

### KLINISCHES BILD
Die Erkrankung betrifft praktisch ausschließlich Cocker Spaniels[1,2]. In der Regel beginnen die klinischen Symptome zwischen 2 und 5 Jahren und werden progressiv schlimmer. Die Schuppen treten meist zusammen mit prominenten, farnwedelartigen Keratinmanschetten und multifokalen, farnwedelartigen, erythematösen, krustösen Plaques auf, besonders am lateralen Thorax und am Ventrum (**Abb. 197**). Die betroffenen Tiere zeigen häufig Juckreiz und haben eine übel riechende Haut, insbesondere bei Sekundärinfektionen mit Bakterien oder Malassezien[1–3].

### DIFFERENZIALDIAGNOSEN
- Scabies
- Demodikose
- Flohallergische Dermatitis
- Atopische Dermatitis
- Adverse Hautreaktionen auf Futterbestandteile
- Primäre idiopathische Keratinisierungsstörung (Seborrhö)
- Sebadenitis
- Ichthyosis

### DIAGNOSE
Klinische Symptome und Anamnese sind hochverdächtig. Histopathologisch kann das Vorliegen eines follikulär betonten Keratinisierungsdefekts bestätigt werden, aber ein Ansprechen auf die Therapie ist erforderlich, um die Erkrankung von anderen Keratinisierungsstörungen abzugrenzen. Kürzlich wurde entdeckt, dass manche Keratinisierungsstörungen, die traditionell mit synthetischen Retinoiden* behandelt wurden, auch auf Vitamin A ansprechen können. Zytologisch können evtl. vorhandene Sekundärinfektionen festgestellt werden.

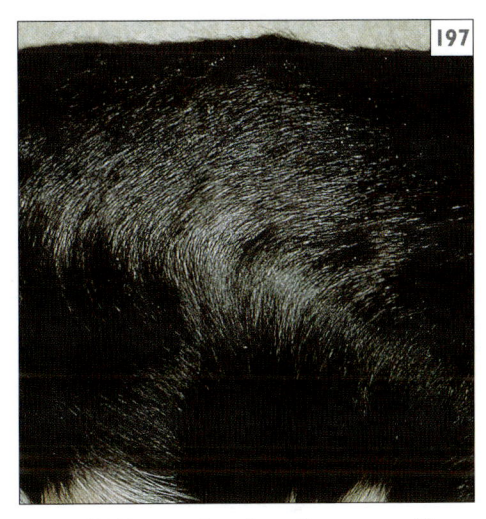

**Abb. 197** Vitamin-A-reaktive Dermatose: Alopezie und fokale Akkumulation von Schuppen sind für diese Krankheit typisch.

### THERAPIE
Die Prognose ist grundsätzlich gut. Die Therapie mit 10 000 IU (maximal 800–1 000 IU/kg/Tag) Vitamin A mit Futter 1-mal täglich führt normalerweise binnen 4–6 Wochen zum Verschwinden der klinischen Symptome[1–3]. Entsprechende keratolytische und/oder antimikrobielle Behandlungen unterstützen die klinische Heilung. Ist die Erkrankung in Remission, können die betroffenen Tiere i.d.R. mit täglicher (wenn möglich noch seltenerer) Vitamin-A-Gabe weiterbehandelt werden. Dieses wird in der genannten Dosierung sehr gut vertragen[1,2,4], mögliche Nebenwirkungen bestehen jedoch in Hepatopathie, Hyperostose und Keratoconjunctivitis sicca.

### KEY POINT
- Es handelt sich um eine seltenere Hauterkrankung, die letztlich über das Ansprechen auf Vitamin A diagnostiziert wird.

## 6.5 Feline Akne

### DEFINITION
Die feline Akne ist eine multifaktorielle Hauterkrankung, die durch die Bildung von Komedonen an Kinn und Lippen charakterisiert ist.

### ÄTIOLOGIE UND PATHOGENESE
Feline Akne kann idiopathisch sein. Sie kann aber auch durch das Zusammenwirken multipler Faktoren, die zu einer lokalisierten Keratinisierungsstörung der Haarfollikel und einer Hyperplasie der Talgdrüsen führen, entstehen. Erkrankungen und Veränderungen, die zur Entwicklung einer Akne prädisponieren, sind Demodikose, Dermatophytose, Virusinfektionen (FeLV, FIV oder die Viren des oberen Respirationstrakts), Kontaktirritation, atopische Dermatitis sowie Stress, z.B. bei Umzug in eine andere Wohnung oder aus anderen Gründen[1]. Die Haarfollikel werden durch Fett und keratinösen Debris verstopft, was zu den klassischen Komedonen (Mitessern) bei der Akne führt. Falls diese Follikel rupturieren, wird Keratin und Material aus den Talgdrüsen in die Dermis freigesetzt, was eine Fremdkörperreaktion mit Entzündung auslöst. In dem Pfropf finden sich häufig zahlreiche Bakterien, die zu Infektion und weiterer Entzündung führen können.

### KLINISCHES BILD
Feline Akne kann bei Katzen jeden Alters auftreten, und es gibt keine Rasse- oder Geschlechtsprädisposition[2]. Die Veränderungen bilden sich i.d.R. im Bereich von Unterlippe, Kinn und in seltenen Fällen der Oberlippe. Komedonen, insbesondere im Bereich der Lippenkommissuren und der Unterlippe, sind die vorherrschende Veränderung (**Abb. 198, 199**). Anfangs sind die Läsionen nicht pruriginös, werden jedoch von manchen Haltern bereits bemerkt. Wenn die Erkrankung fortschreitet, bilden sich erythematöse krustige Papeln, Follikulitis und Furunkulose, die zu Pruritus und Narbenbildung führen können. In schweren Fällen finden sich Alopezie, Erythem und Schwellung des Kinns[1,2]. Bei Perserkatzen können sich die Veränderungen neben dem Kinn auch auf den Gesichtsbereich ausdehnen. Exkoriationen durch das Kratzen sind bei Tieren mit starker Entzündung möglich. Falls bakterielle Sekundärinfektionen auftreten, wurden bislang *Pseudomonas aeruginosa*, β-hämolysierende Streptokokken und Koagulase-positive *Staphylococcus* spp. isoliert[1].

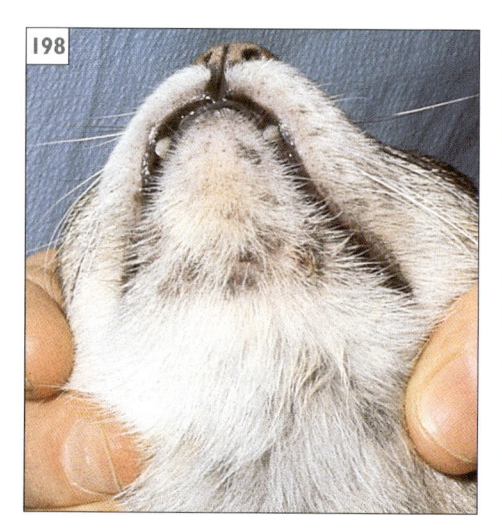

Abb. 198 Feline Akne: charakteristisches Bild mit multiplen Komedonen im rostralen Bereich des Unterkiefers.

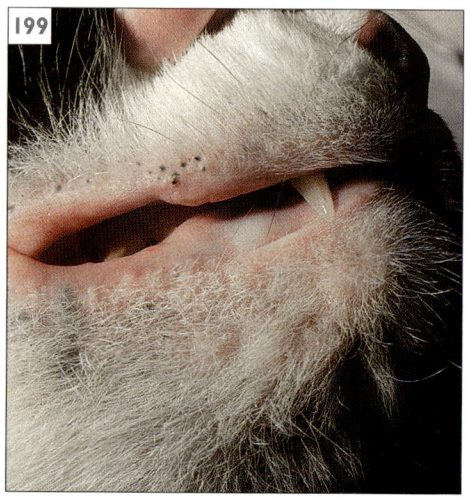

Abb. 199 Feline Akne: Komedonen an der Unterlippe.

## DIFFERENZIALDIAGNOSEN
- Kontaktdermatitis
- Eosinophiles Granulom
- Pyodermie
- Malassezien-Dermatitis
- Dermatophytose
- Demodikose
- Trauma
- Futtermittelunverträglichkeit
- Atopische Dermatitis

## DIAGNOSE
Anamnese und klinische Symptome sind charakteristisch. Die mikroskopische Untersuchung von Hautgeschabseln und Abklatschpräparaten der follikulären Pfropfen, Pilzkultur, Virusisolation sowie bakteriologische Untersuchung und Resistenztest schließen infektiöse Ursachen aus. Die histopathologische Untersuchung von Biopsien sichert die Diagnose.

## THERAPIE
Die Halter sollten vorsorglich darüber informiert werden, dass die feline Akne im Allgemeinen nicht geheilt, sondern nur mit einer periodischen oder permanenten Therapie kontrolliert wird. Falls es eine zugrunde liegende prädisponierende Ursache gibt (z.B. Demodikose oder Dermatophytose), sollte diese entsprechend therapiert werden.

Die Therapie der idiopathischen felinen Akne hängt von Art und Schweregrad der Veränderungen ab. Einige kleine, asymptomatische Komedonen bedürfen womöglich gar keiner Therapie. Zahlreiche Komedonen mit Seborrhö und Schwellung des Kinns bessern sich vermutlich unter der antibakteriellen und follikelspülenden Wirkung von Benzoylperoxid-Gel* oder -Shampoo, das alle 2 Tage oder 2-mal wöchentlich angewendet wird. Benzoylperoxid wirkt bei manchen Katzen irritierend und sollte abgesetzt werden, falls sich ein Erythem entwickelt. Bei Konzentrationen von höchstens 3% ist dies aber weniger wahrscheinlich[1]. Katzen können Benzoylperoxid-Produkte nicht so leicht detoxifizieren wie Menschen oder Hunde, doch ist die Toxizität geringer, wenn das Produkt in geringer Menge an kleinen Hautbereichen verwendet, anschließend ausgespült und die orale Aufnahme soweit wie möglich verhindert wird. Alternativen sind Shampoos mit Ethyllactat, Schwefel-Salicylsäure und Chlorhexidin. Auch ein Produkt mit Phytosphingosin, das antibakteriell wirkt und die Talgproduktion reduziert, ist wirksam, wenn es 2-mal wöchentlich verwendet wird.

Werden in Abklatschpräparaten Bakterien nachgewiesen, sind topische antibakterielle Präparate mit Mupirocin*, Fusidinsäure* oder Polymyxin B hilfreich. Besteht eine bakterielle Follikulitis oder Furunkulose, sind systemische Antibiotika wie Amoxicillin-Clavulansäure oder Cephalosporine über 2–6 Wochen indiziert. Die komedolytische Wirkung von topischen Vitamin-A-Abkömmlingen (0,05%ige Retinsäure-Creme*), 2-mal täglich in der ersten Woche und dann alle 2 Tage oder 2-mal wöchentlich in den folgenden Wochen aufgetragen, hilft in manchen Fällen ebenfalls[1]. Auch dieses Präparat kann Irritationen hervorrufen und daher sollte engmaschig kontrolliert werden.

Falls eine starke Entzündungsreaktion infolge der Fremdkörperreaktion auf Keratin und Sebum rupturierter Haarfollikel auftritt, sollte ein Behandlungszyklus mit systemischen Corticosteroiden (Prednison*, Prednisolon oder Methylprednisolon, 1–2 mg/kg p.o. 1-mal täglich über 10–14 Tage) durchgeführt werden. Isotretinoin* (2 mg/kg p.o. 1-mal täglich) wurde für die Therapie und Kontrolle refraktärer Fälle empfohlen[1]. Es reduziert die Aktivität der Talgdrüsen und normalisiert die Keratinisierung innerhalb der Haarfollikel; in 30% der behandelten Fälle wird von einem Therapieerfolg berichtet. Eine klinische Besserung sollte innerhalb eines Monats eintreten[1]. Sobald sie sichtbar wird, sollte die Dosis auf 2-mal wöchentlich zur Symptomkontrolle reduziert werden. Nebenwirkungen dieser Therapie bei Katzen sind Konjunktivitis, periokuläre Krustenbildung, Vomitus und Diarrhö[1]. Labordiagnostische Screeninguntersuchungen im Monatsabstand werden empfohlen, falls Isotretinoin* über einen längeren Zeitraum verabreicht werden soll[1]. (**Cave:** Isotretinoin* ist extrem teratogen, entsprechend vorsichtig sollte es beim Tier und von den Besitzern eingesetzt werden.) Da es nicht überall erhältlich ist, kann alternativ Acitretin* verwendet werden (0,5–2 mg/kg p.o. 1-mal täglich).

## KEY POINT
- Obwohl die Symptome pathognomonisch zu sein scheinen, können sie doch auch bei Demodikose und Dermatophytose auftreten. Bei allen Tieren sollten daher grundsätzlich Hautgeschabsel und Pilzkultur veranlasst werden.

## 6.6 Idiopathische (primäre) Keratinisierungsstörung
(Seborrhö)

### ÄTIOLOGIE UND PATHOGENESE
Die idiopathische (primäre) Keratinisierungsstörung oder Seborrhö bei Cocker Spaniels stellt eine häufige, evtl. familiäre Dermatose dar, die mit einer abnormen Kinetik der Basalzellen verbunden ist. Verglichen mit normalen Hunden, unterliegen die Basalzellen betroffener Tiere einer beschleunigten zellulären Proliferation und einer gesteigerten Turnover-Rate[1-3]. Die Zahl der sich aktiv teilenden Basalzellen ist erhöht, der Zellzyklus verkürzt und die Transitzeit durch das Stratum corneum reduziert (auf 7–8 statt 21–23 Tage). Haarfollikel und Talgdrüsen sind gleichermaßen betroffen. Das Resultat ist massive Schuppenbildung, fettige Haut und Alopezie. Die gestörte epidermale Barriere und die veränderte kutane Mikroumgebung prädisponieren für sekundäre Pyodermie und Malassezien-Dermatitis. Vergleichbare Erkrankungen sind auch bei anderen Spaniels, insbesondere beim English Springer Spaniel, sowie seltener bei anderen Rassen beschrieben[4].

### KLINISCHES BILD
Die meisten Tiere zeigen ihre abnorme Keratinisierung bereits in frühem Alter. Die klinischen Symptome variieren in Schweregrad und Ausdehnung, neigen aber dazu, sich mit der Zeit zu verschlimmern. Leicht betroffene Hunde zeigen festhaftende, fettige Schuppen um die Zitzen, in Lefzenfalten und äußerem Gehörgang (**Abb. 200, 201**). Bei stärker betroffenen Tieren

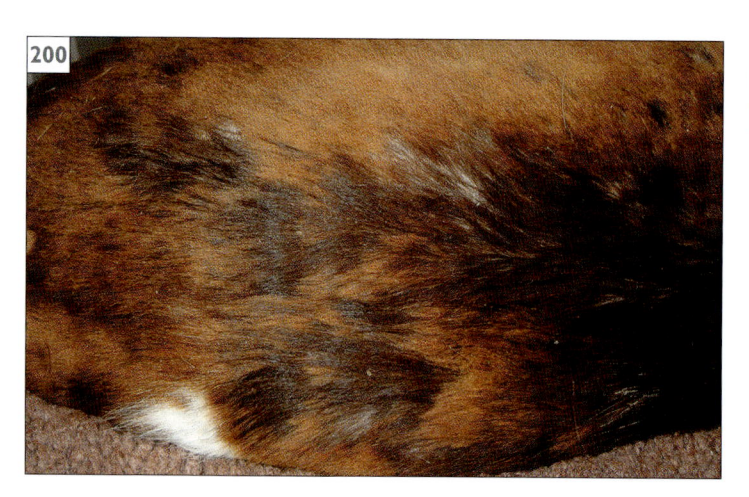

**Abb. 200** Primäre Keratinisierungsstörung bei einem English Springer Spaniel.

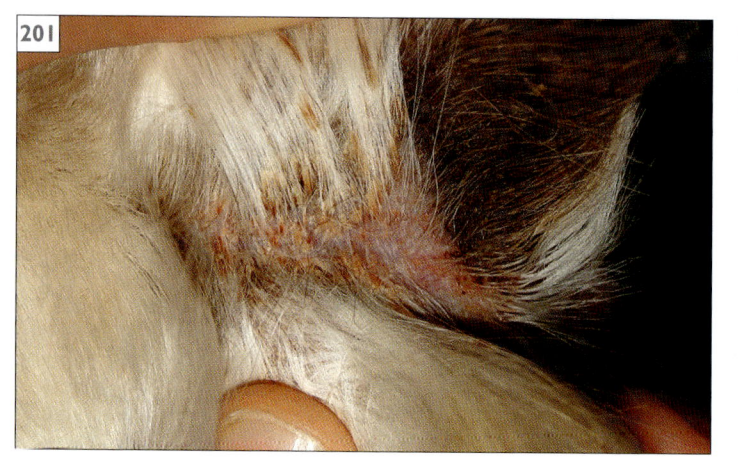

**Abb. 201** Derselbe Hund wie in **Abb. 200**: hochgradige Schuppenbildung.

sieht man stärkere und generalisierte Veränderungen in den Hautfalten, an Unterhals, Ventrum, medialen Gliedmaßen, Rumpf und Pfoten. Stark betroffene Hunde zeigen Malodor, fettige Haut, Alopezie und Pruritus, mit einer papulären, schuppigen und gelegentlich krustigen Dermatose (**Abb. 202, 203**). Eine chronische oder rekurrierende und oft hochgradige Otitis externa ist häufig.

## DIFFERENZIALDIAGNOSEN
- Ernährungsbedingte Defizite, insbesondere von essenziellen Fettsäuren
- Ektoparasitosen
- Atopische Dermatitis
- Adverse Hautreaktionen auf Futterbestandteile
- Sebadenitis
- Vitamin-A-reaktive Dermatose
- Pyodermie
- *Malassezia*-Infektion
- Dermatophytose
- Leishmaniose
- Pemphigus foliaceus
- Epitheliotropes Lymphom
- Endokrinopathien
- Superfizielle nekrolytische Dermatitis (metabolische epidermale Nekrose oder hepatokutanes Syndrom)
- Kontaktallergie oder -irritation gegen Shampoos etc.

Manche dieser Erkrankungen können gleichzeitig auftreten (z.B. Parasitosen und Allergien) oder sekundäre Keratinisierungsstörungen hervorrufen (z.B. Pyodermie und Malassezien).

**Abb. 202, 203** Primäre Keratinisierungsstörung bei einem Cocker Spaniel mit hochgradigem Erythem, Alopezie, Schuppenbildung und Superficial spreading Pyoderma.

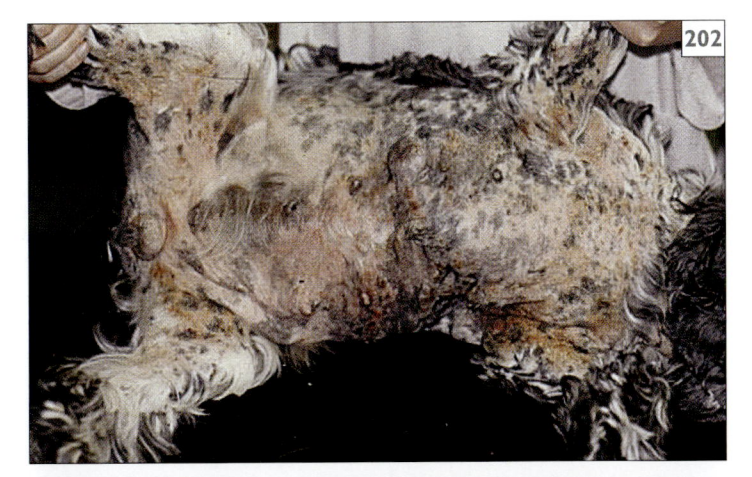

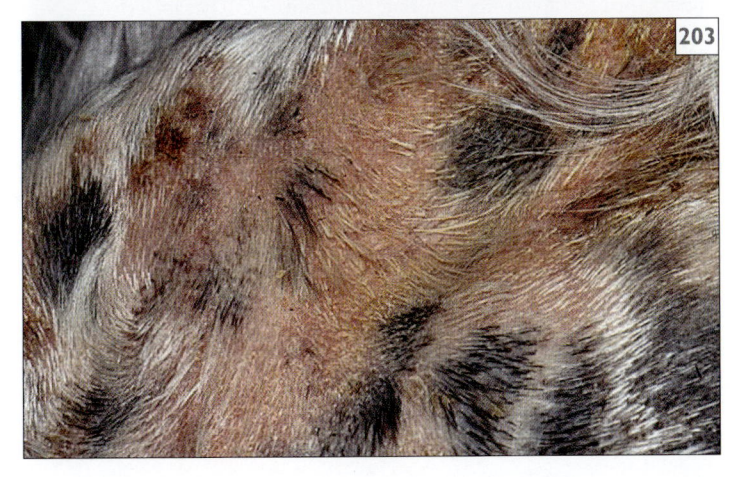

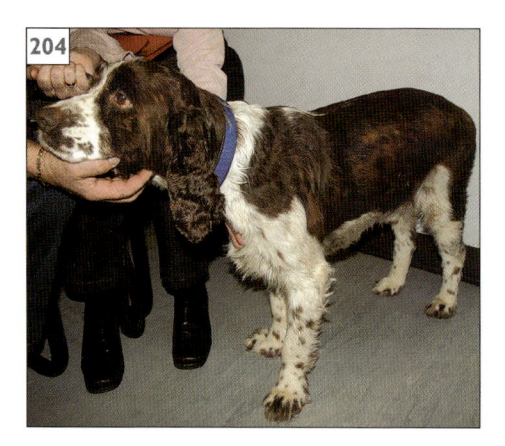

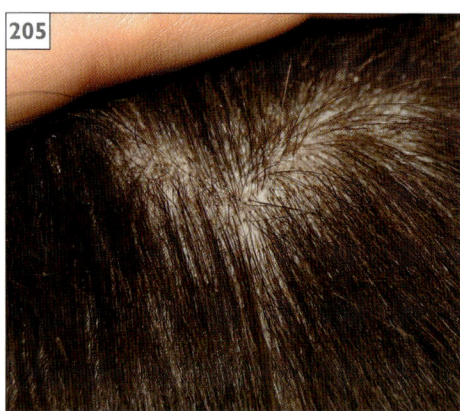

**Abb. 204, 205** Der gleiche Hund wie in **Abb. 200**: gutes Ansprechen auf die Therapie mit essenziellen Fettsäuren, Keratolytika, Emollienzien und Vitamin A.

## DIAGNOSE

Rasse, Anamnese und klinisches Bild sind hochverdächtig. Trotzdem sind sekundäre Schuppenbildungen sehr viel häufiger als primäre Keratinisierungsstörungen, und andere zugrunde liegende Ursachen sollten unbedingt ausgeschlossen werden[4–6]. Bei der Anamnese sollten Haltungsbedingungen, Baden und Fütterung genau erfragt werden, da sie evtl. an der Erkrankung beteiligt sind. Ektoparasiten werden durch Hautgeschabsel, Trichogramme und diagnostische Therapie ausgeschlossen. Sekundäre bakterielle Infektionen, Malassezien-Dermatitis und/oder -Otitis können zytologisch festgestellt und adäquat therapiert werden. Eine Ausschlussdiät ist dann indiziert, wenn signifikantes Erythem und signifikanter Pruritus nach der Therapie von Ektoparasiten und Mikroorganismen zurückbleiben. Da es sich um eine Ausschlussdiagnose handelt, kann die Beteiligung einer atopischen Dermatitis schlecht beurteilt werden. Allergenspezifische Tests sind nicht diagnostisch, und beide Ursachen können gleichzeitig auftreten. Daher müssen Anamnese der klinischen Symptome und Reaktion auf die antiinflammatorische Therapie genau berücksichtigt werden (vgl. canine atopische Dermatitis, S. 20). Routine-Hämatologie, Biochemie, Urinanalyse, Bestimmung der basalen Schilddrüsenwerte sowie Schilddrüsen-Stimulationstests sind nötig, sofern eine ursächliche Hormon- oder Stoffwechselerkrankung vermutet wird. Letztere kann durch Leberfunktionstests, Röntgen- und Ultraschalluntersuchung diagnostiziert werden. Biopsie und Histopathologie sind nicht spezifisch, unterstützen aber den Ausschluss einiger Differenzialdiagnosen.

## THERAPIE

Kann keine Primärerkrankung identifiziert und therapiert werden, ist eine lebenslange Therapie erforderlich. Das Management muss individuell angepasst werden, unter Berücksichtigung von Therapieerfolg, Nebenwirkungen, Kooperationsbereitschaft und finanziellen Möglichkeiten. Eine konsequente fortdauernde Flohkontrolle und die sofortige Therapie sekundärer Haut- und Ohrinfektionen sind enorm wichtig.[4–6].

### Topische Therapie

Die topische Therapie kann sehr wirkungsvoll sein, gilt prinzipiell als sicher und stellt traditionell die Grundlage der Behandlung dar[7]. Allerdings setzt sie einen kooperativen Patienten, entsprechende Ausstattung und einen kooperativen Besitzer voraus, ist also nicht in allen Fällen durchführbar. Die topische Therapie sollte in keratolytischen (zum Aufweichen und Entfernen der Schuppen) und keratoplastischen Shampoos (zur Suppression der Turnover-Rate der Basalzellen und der exzessiven Keratinisierung) sowie entfettenden bzw. feuchtigkeitsspendenden Präparaten bestehen. Diese helfen, die epidermale Barriere wiederherzustellen und den transepidermalen Wasserverlust zu reduzieren (vgl. **Tab. 8**). Die relative Wichtigkeit dieser Faktoren variiert von Fall zu Fall. Möglicherweise ist bei der Therapie eine Kombination verschiedener Produkte erforderlich, die am besten nach dem Prinzip von Versuch und Irrtum ausgewählt werden.

Die topische Therapie sollte anfangs 2–3-mal wöchentlich angewendet werden, mit einer Kontaktzeit von 10–15 Minuten. Sind die Symptome in Remission, kann die Frequenz reduziert werden. Weiterhin besteht die Möglichkeit, zu weniger aggressiven Produkten zu wechseln und/oder die Zahl der unterschiedlichen Produkte zu verringern.

### Systemische Therapie

Die systemische Therapie kommt dann zum Einsatz, wenn die topische Therapie nicht wirksam oder nicht ausreichend ist. Die Supplementierung mit essenziellen Fettsäuren kann helfen, die normale epidermale Barrierefunktion wiederherzustellen[4]. Synthetische Retinoide* (wie Isotretinoin* oder Acitretin* [1–2 mg/kg 1-mal täglich und dann reduziert auf 1 mg/kg alle 2 Tage als Erhaltungsdosis], vgl. Sebadenitis, S. 182) können die gesteigerte Zellkinetik und die damit verbundenen Keratinisierungsdefekte reduzieren[5, 6]. Vitamin A (10 000 IU 1-mal täglich, maximal 800–1000 IU/kg 1-mal täglich, vgl. Vitamin-A-reaktive Dermatose, S. 185), ist ebenfalls wirksam und stellt eine billigere und besser verträgliche Alternative zu den synthetischen Retinoiden* dar (**Abb. 204, 205**). Dies verwischt allerdings den Unterschied zwischen der Vitamin-A-reaktiven Dermatose und dem primären Keratinisierungsdefekt beim Cocker Spaniel.

### KEY POINTS

- Zwar ist die Erkrankung häufig, trotzdem können Cocker Spaniels auch andere Krankheiten haben.
- Die Prognose ist gut, jedoch kann die Therapie komplex und aufwendig sein.
- Wann immer möglich sollten systemische Glucocorticoide vermieden werden.

---

**Tab. 8 Topische Therapien**

**Keratolytika**

Schwefel und Salicylsäure (synergistische Wirkung, zusätzlich antimikrobiell und antipruriginös)

Selensulfid (auch antimikrobiell und antiparasitär, entfettend, aber austrocknend, irritierend und bleichend)

Benzoylperoxid (ebenfalls antimikrobiell und entfettend, aber austrocknend, irritierend und bleichend)

Teer (weniger gebräuchlich, entfettend, aber austrocknend, irritierend, färbend und potenziell kanzerogen)

Propylenglykol (sehr wirksam und sehr gut verträglich, sollte 50:50 mit Wasser gemischt und dann aufgesprüht oder als Packung eingesetzt werden, muss evtl. hinterher ausgiebig ausgespült werden)

Harnstoff (hervorragend verträglich)

Freie Fettsäuren (sind gut verträglich und feuchtigkeitsspendend)

**Keratoplastika**

Schwefel und Salicylsäure

Selensulfid

Teer

Ethyllactat (wird gut vertragen, auch antimikrobielle Wirkung)

Natrium- oder Ammoniumlactat

**Feuchtigkeitsspender**

Linolsäure und freie Fettsäuren

Lanolinsäure

Mineral- und Pflanzenöle

Vitamin E

Kolloidales Hafermehl

Propylenglykol

Harnstoff

Natrium- oder Ammoniumlactat

## 6.7 Nasale und digitale Hyperkeratose

### DEFINITION
Die nasale Hyperkeratose geht mit einer exzessiven Menge verhornten Materials einher, das auf den Nasenspiegel beschränkt bleibt. Die digitale Hyperkeratose sieht ähnlich aus und betrifft die Ballen.

### ÄTIOLOGIE UND PATHOGENESE
Eine Hyperkeratose entsteht infolge einer verstärkten Produktion oder Retention von keratinisiertem Gewebe. Diese abnorme Keratinisierung kann das Resultat einer angeborenen Änderung des Stoffwechsels, wie bei der Ichthyose, sein. Eine familiäre Hyperkeratose der Ballen wurde bei Bordeauxdoggen beschrieben[1]. Nasale und digitale Hyperkeratose können beim selben Individuum vorkommen. Eine Infektion mit dem caninen Staupevirus kann zu einer nasodigitalen Hyperkeratose führen, doch ist diese Erkrankung heutzutage selten geworden. Systemische Erkrankungen wie Pemphigus foliaceus und ernährungsbedingte Mängel, insbesondere an Zink, können gleichfalls eine pedale, nasale oder nasodigitale Hyperkeratose verursachen. Die spontane idiopathische Form speziell beim älteren Hund ist allerdings die häufigste klinische Präsentation.

### KLINISCHES BILD
Die nasale Hyperkeratose ist auf das Planum nasale beschränkt und äußert sich in unterschiedlich dicken, mit Fissuren durchsetzten Akkumulationen von trockenem, verhorntem Gewebe (**Abb. 206**). Die pedale Hyperkeratose ist variabler im Erscheinungsbild (**Abb. 207, 208**). Palmwedelartige Keratinproliferationen können an beiden Lokalisationen auftreten. Die hyperkeratotischen Bereiche können Fissuren bilden, die sich dann sekundär mit Bakterien oder Malassezien infizieren. Bei alten Hunden mit idiopathischer Form sind die Ränder der Ballen meist deutlich stärker betroffen ähnlich der Hyperkeratose einer metabolischen epidermalen Nekrose. Bei letzterer sind aber i.d.R. auch weitere Lokalisationen betroffen, und zusätzlich treten systemische Symptome auf. Pemphigus foliaceus kann zur Hyperkeratose der Ballen führen, und in einigen Fällen sind die Veränderungen an den Pfoten die einzigen klinischen Symptome[2].

### DIFFERENZIALDIAGNOSEN
- Canine Staupe
- Pemphigus foliaceus
- Zinkreaktive Dermatose
- Superfizielle nekrolytische Dermatitis (metabolische epidermale Nekrose/hepatokutanes Syndrom)
- Ichthyose

### DIAGNOSE
Die Berücksichtigung der Impfanamnese und die Risiken der Exposition gegenüber dem caninen Staupevirus sind insbesondere wichtig für die Vis-à-vis-Diagnose einer Staupevirus-Infektion. Die Fütterungsanamnese kann evtl. zum Verdacht eines absoluten oder relativen Zinkmangels führen, und klinische Symptome und Anamnese lassen auf das Vorliegen oder Fehlen einer systemischen Erkrankung schließen. Die Ichthyose ist eine kongenitale Erkrankung. Die histopathologische Untersuchung von Biopsien bleibt die aussagekräftigste diagnostische Methode.

### THERAPIE
Kann eine spezifische Erkrankung diagnostiziert werden, sollte sie natürlich adäquat therapiert werden. Die Behandlung einer idiopathischen Erkrankung kann schwierig sein, bedingt durch die Art der Erkrankung und die Neigung der Tiere, topisch angewendete Medikamente abzulecken. Die lokale Applikation keratolytischer und keratoplastischer Mittel wie solche aus 60% Salicylsäure, 5% Harnstoff und 5% Natriumlactat kann helfen[3]. In schwereren Fällen kann 50%iges Propylenglykol verwendet werden[1] oder auch topisches Tretinoin*[4]. Die Fissuren in dem hyperkeratotischen Gewebe können sich infizieren, sodass dann systemische Glucocorticoide, Antibiotika oder Antimykotika notwendig werden. Einer der Autoren (PJM) präferiert in vielen Fällen die Anwendung einer Lösung mit Flucinolonacetonid in 60% DMSO (neD; Anm. d. Übers.: alternativ kann Dexamethason in DMSO versucht werden), 2-mal täglich auf die betroffenen Bereiche aufgetragen.

Es gibt anekdotische Berichte über das Retinoid Tazaroten* (0,1%iges Gel, das 1-mal täglich bis zur Besserung der Veränderungen und danach 2–3-mal wöchentlich aufgetragen wird) zur erfolgreichen Therapie dieser Erkrankung. Einer der Autoren (TJM) hat es mit Erfolg in 2 Fällen eingesetzt. Das Mittel ist teratogen und kann irritierend wirken, wenn es auf die gesunde Haut aufgetragen wird.

### KEY POINT
- Die Behandlung dieser Erkrankung ist frustrierend.

## 6.7 Nasale und digitale Hyperkeratose

**Abb. 206** Nasale Hyperkeratose bei einem Cocker Spaniel.

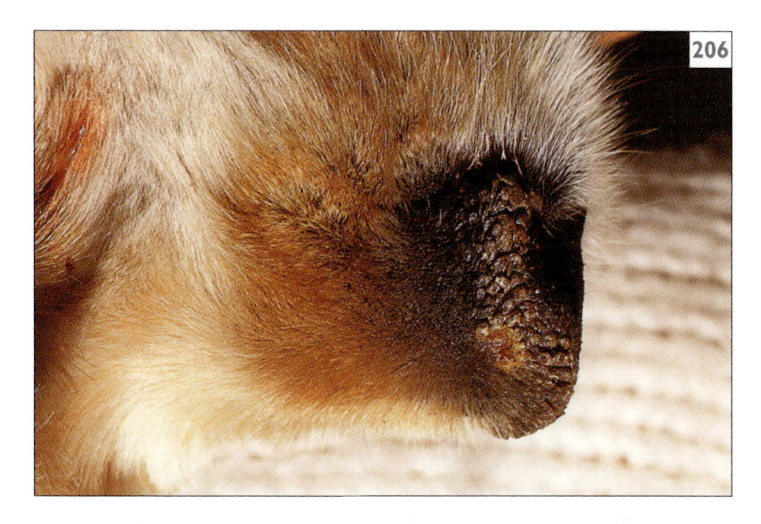

**Abb. 207, 208** Digitale Hyperkeratose.

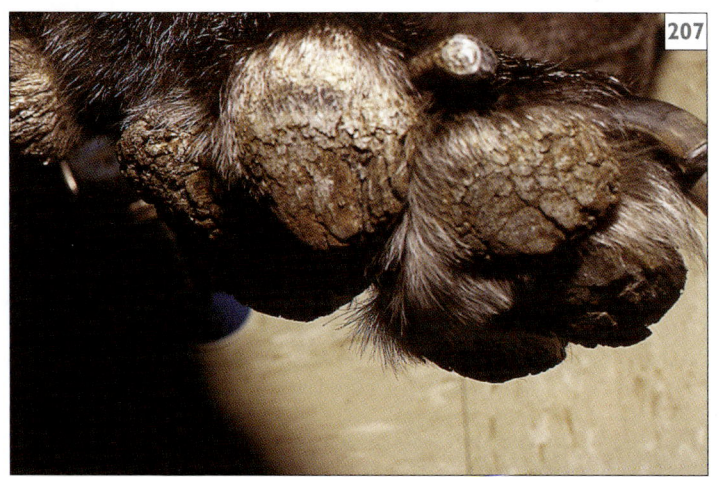

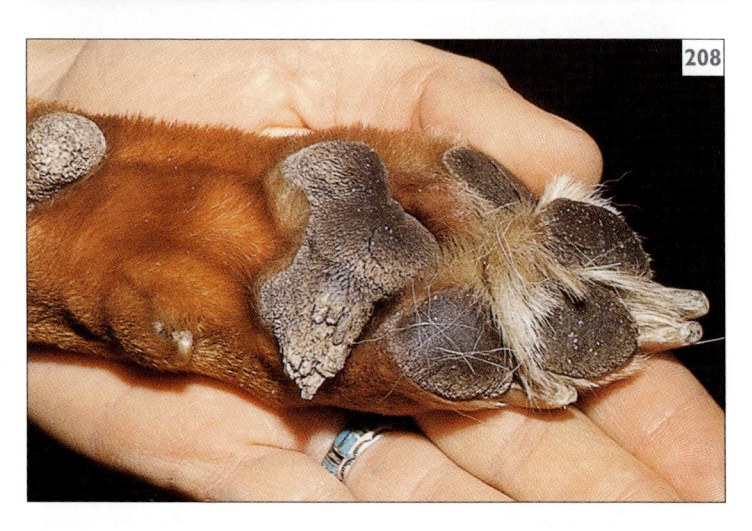

## 6.8 Erythema-multiforme-Komplex

### ÄTIOLOGIE UND PATHOGENESE
Der Erythema-multiforme (EM)-Komplex stellt eine Gruppe von seltenen, immunvermittelten Dermatosen mit unterschiedlichen klinischen Symptomen dar. Seine Klassifikation ist uneinheitlich, er wird nach zunehmendem Schweregrad unterteilt in EM minor, EM major, Stevens-Johnson-Syndrom (SJS), SJS-toxische-epidermale Nekrolyse (TEN), (TEN)-Überlappungssyndrom und TEN[1].

Die Pathogenese ist noch nicht vollständig geklärt, vermutlich kommt es jedoch zu einer spezifischen immunvermittelten Einwirkung auf die Keratinozyten, die zu einer großflächigen, konfluierenden Apoptose der Keratinozyten und epidermalen Nekrose führt[2]. Die Veränderungen sind vergesellschaftet mit der Ablagerung von Immunglobulin und Komplement, der Hochregulierung von Adhäsions- und anderen proinflammatorischen Molekülen auf den Keratinozyten und der Rekrutierung von zytotoxischen $CD8^+$-Zellen[3–5].

EM minor und EM major sind am häufigsten idiopathisch oder verbunden mit Infektionen (v.a. mit dem caninen Staupevirus) und Neoplasien, während SJS, SJS-TEN-Überlappungssyndrom und TEN häufiger mit Medikamentenunverträglichkeiten einhergehen.

### KLINISCHES BILD
EM minor und major haben im typischen Fall eine chronische, schleichende Vorgeschichte, während bei SJS und TEN der akute Beginn typisch ist und sie 2 der seltenen echten dermatologischen Notfälle darstellen. Ein EM präsentiert sich normalerweise mit variablen erythematösen Flecken, Papeln, Plaques, Quaddeln, Schuppen und Krusten, die oft annulär, arkiform oder polyzyklisch angeordnet sind (**Abb. 209–211**)[1]. Eine Mitbeteiligung von Schleimhäuten ist beim EM major möglich (**Abb. 212**), doch sind Blasenbildung und Ulzeration selten. Die polyzyklischen Veränderungen sind ungewöhnlich bei SJS und TEN; diese sind charakterisiert durch ausgedehnte erythematöse oder purpurfarbene Maculae oder Flecken und die Mitbeteiligung von Schleimhäuten. Im Regelfall kommt es hier zu Blasenbildung, Nekrose und Ulzeration in <10% der Hautoberfläche (SJS; **Abb. 213**), 10–30% beim Überlappungssyndrom oder >30% bei TEN (**Abb. 214**)[1]. Bei schwer betroffenen Hunden kann es zu deutlichem Schmerz, Pyrexie, Allgemeinstörungen und Dehydratation kommen.

### DIFFERENZIALDIAGNOSEN
- Oberflächliche und tiefe Pyodermie
- Oberflächliche und tiefe Mykosen
- Demodikose
- Pemphigus foliaceus und vulgaris
- Bullöses Pemphigoid
- Arzneimittelexanthem (**Cave:** Medikamentenreaktionen können die Veränderungen des EM-Komplexes triggern!)
- Systemischer Lupus erythematosus
- Epitheliotropes Lymphom
- Verbrennungen oder Verätzungen

### DIAGNOSE
Anamnese und klinisches Bild sind hochverdächtig. Die Diagnose kann histopathologisch aus Proben frischer Veränderungen gesichert werden. Allerdings kann damit nicht zwischen verschiedenen Formen des EM differenziert werden, sodass die endgültige Diagnose letztlich anhand eingehender Berücksichtigung von klinischem Bild und Anamnese gestellt wird.

### THERAPIE
Die Therapie eines EM kann zur echten Herausforderung werden. Die Prognose ist grundsätzlich besser, wenn ein Auslöser identifiziert und beseitigt werden kann. Manche EM-Fälle heilen spontan ab oder verlaufen in Schüben. Die Rolle von Glucocorticoiden wird kontrovers diskutiert; die meisten Fälle scheinen nicht auf Prednisolon anzusprechen, Dexamethason (0,05 mg/kg p.o. 1-mal täglich) scheint effektiver zu sein. Es gibt anekdotische Berichte über erfolgreiche Therapien mit Ciclosporin (nzA bei Katzen) (5 mg/kg p.o. 1-mal täglich) oder Pentoxifyllin* (10–15 mg/kg p.o. 2–3-mal täglich). In idiopathischen Fällen kann eine Langzeittherapie erforderlich sein.

Schwere Fälle mit ausgedehnten Ulzerationen sollten eine intravenöse Flüssigkeitstherapie zur Bekämpfung von Dehydratation und Schock erhalten. Die Ulzera können gereinigt und zum Schutz vor Infektionen und zur Förderung des Heilungsverlaufs mit Silbersulfadiazin-Creme*, mit aktiviertem Silber und anderen protektiven Wundauflagen behandelt werden. Auch eine Analgesie und Antibiose zur Vorbeuge einer Sepsis sollten erwogen werden, allerdings müssen der Einsatz der entsprechenden Medikamente und das Risiko einer potenziellen Medikamentenunverträglichkeit gegeneinander abgewogen werden. Die intravenöse Therapie mit humanem Immunglobulin* (0,5–1,5 mg/kg i.v. über 6–12 Stunden) wurde als erfolgreich bei einer limitierten Zahl Hunde und Katzen mit SJS und TEN beschrieben[6,7].

## 6.8 Erythema-multiforme-Komplex

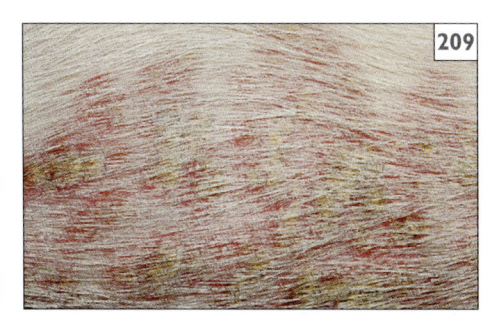

**Abb. 209** Arkiforme Erytheme, Krusten und Erosionen am Bauch eines Hundes mit Erythema-multiforme-Komplex.

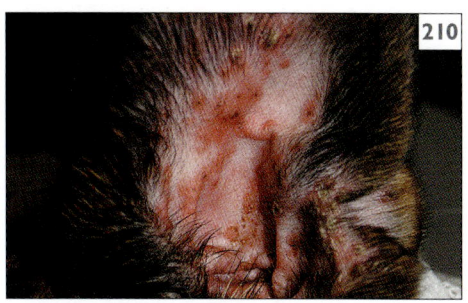

**Abb. 210** Irreguläres Erythem, Pusteln und Krusten an der medialen Pinna eines Hundes mit Erythema-multiforme-Komplex.

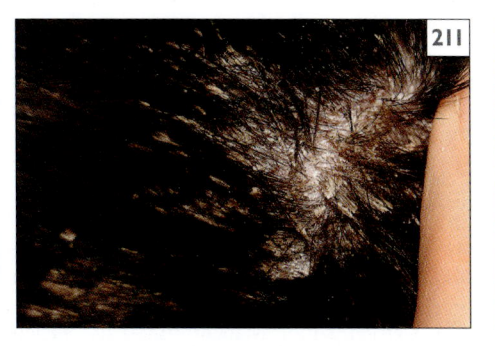

**Abb. 211** Hochgradige Schuppenbildung und Keratinmanschetten („follicular casts") bei einem Hund mit generalisiertem Erythema-multiforme-Komplex.

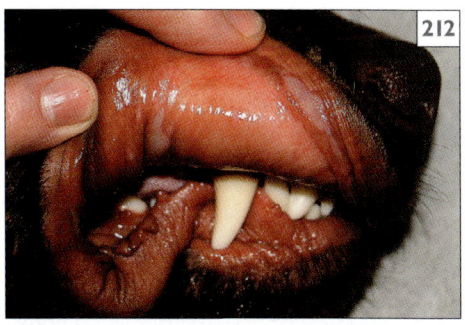

**Abb. 212** Orale Plaques und Erosionen bei einem Hund mit Erythema-multiforme-Komplex (derselbe Patient wie in **Abb. 211**).

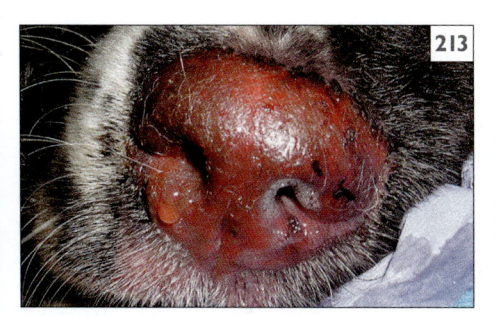

**Abb. 213** Komplette Ablösung der nasalen Epidermis bei einem Hund mit Stevens-Johnson-Syndrom, hervorgerufen durch Trimethoprim-Sulfonamid (derselbe Hund wie in **Abb. 116**, S. 107).

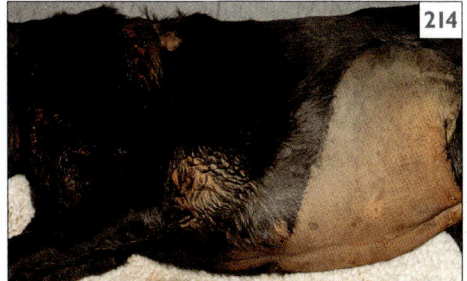

**Abb. 214** Nekrose der gesamten Haut und Gelbfärbung bei einem Hund mit toxischer epidermaler Nekrolyse und hepatischer Nekrose nach Gabe von Amoxicillin und Carprofen.

### KEY POINTS
- EM minor und EM major treten am wahrscheinlichsten idiopathisch oder nach Infektionen auf.
- SJS, Überlappungssyndrom und TEN werden am wahrscheinlichsten durch eine Arzneimittelunverträglichkeit hervorgerufen.
- Schwere Ulzerationen erfordern intravenöse Flüssigkeitsgabe, Intensivtherapie und Wundmanagement.

## 6.9 Canine Ohrrandseborrhö

### DEFINITION
Unter caniner Ohrrandseborrhö versteht man ein Syndrom, bei dem es zu Schuppenbildung und in einigen Fällen auch Alopezie im Bereich des Ohrrands kommt.

### ÄTIOLOGIE UND PATHOGENESE
Die Pathogenese der caninen Ohrrandseborrhö ist vermutlich durch eine idiopathische Veränderung der Kornifikation bedingt, jedoch kann sie auch sekundär zu anderen Erkrankungen auftreten[1].

### KLINISCHES BILD
Die Veränderungen sieht man bei Rassen mit hängenden Ohrmuscheln, insbesondere bei Dachshunden, Springer und Cocker Spaniels. Anfangs bemerkt man eine exzessive Akkumulation festhaftenden Keratins an den Ohrrändern. In manchen Fällen können diese Auflagerungen auch wachsartig oder fettig sein und Keratinmanschetten können auftreten. Fokale haarlose Bereiche können sich entlang der Ohrränder bilden. Sammelt sich eine dicke Schicht von keratinösem Debris an, kann er trocknen und dann zu Fissuren führen. Entfernt man die dicke Keratinschicht, kann dies einen ulzerierten Bereich freilegen. Nur gelegentlich tritt Pruritus auf.

### DIFFERENZIALDIAGNOSEN
- Atopische Dermatitis (Schuppenbildung und Alopezie an den Ohrrändern treten häufig beim Deutschen Schäferhund und weniger häufig bei Cocker und Springer Spaniels sekundär zur atopischen Dermatitis auf.)
- Vaskulitis im Frühstadium (Im Endstadium führt sie zur vollständigen Nekrose der Ohrspitzen oder Nekrose von fokalen Bereichen.)
- Sarcoptesräude (gewöhnlich mit viel mehr Pruritus verbunden)
- Erfrierungen

### DIAGNOSE
Die Diagnose basiert auf den klinischen Befunden und dem Ausschluss anderer Differenzialdiagnosen. Die Biopsieentnahme am Ohrrand kann zu durchaus beachtlichen Blutungen und zu einer nur langsam heilenden Läsion führen, weil das Tier ständig mit dem Kopf schüttelt. Einer der Autoren (TJN) präferiert daher Skalpellbiopsien mit knappen Rändern über die gesamte Dicke der Pinna zu nehmen, und verschließt die Wunde dann mit einer doppelten Lage an Nähten, wobei die dorsale und die ventrale Haut separat vernäht und der Ohrknorpel ausgespart wird.

### THERAPIE
Die Ohrränder sollten täglich mit einem Shampoo behandelt werden, das Salicylsäure oder einen vergleichbaren keratolytischen Wirkstoff enthält. Topische Glucocorticoide wie 0,1%iges Fluocinolonacetonid in 60% DMSO (neD; Anm.d.Übers.: alternativ kann Dexamethason in DMSO versucht werden), 4%ige Dexamethason-Lösung oder 0,1%ige Betamethasonvalerat-Creme* sollten 2-mal täglich aufgetragen werden.

### KEY POINT
- Diese Erkrankung kann meist kontrolliert, aber nicht geheilt werden.

## 6.10 Exfoliativer kutaner Lupus erythematosus des Deutsch-Kurzhaar-Hundes

### DEFINITION
Es handelt sich um eine seltene, rassespezifische, schuppenbildende exfoliative Dermatitis[1, 2].

### ÄTIOLOGIE UND PATHOGENESE
Die Pathogenese der Erkrankung ist ungeklärt, doch gibt es deutliche Anhaltspunkte für eine Erblichkeit[3]. In neueren Untersuchungen wurde gezeigt, dass sowohl humorale als auch zellvermittelte Immunreaktionen gegen basale Epithelzellen auftreten, die der exfoliativen Form des kutanen Lupus erythematosus beim Menschen ähneln[4].

### KLINISCHES BILD
Die Veränderungen treten erstmals bei Hunden im Alter zwischen 5 und 8 Monaten auf und äußern sich als Schuppenbildung und Ausdünnen des Fells an Gesicht, Ohren und Rücken (**Abb. 215, 216**). Häufig generalisiert die Erkrankung, und die Veränderungen sind am stärksten im Bereich von Schnauze, Pinnae, Sprunggelenken, Skrotum und Druckpunkten[2, 3]. An der betroffenen Haut finden sich festhaftende Schuppen mit palmwedelartigem Keratin, das die Haarschäfte umgibt. Schuppen häufen sich an, es entstehen Krusten. Sekundärinfektionen mit Bakterien und Malassezien können auftreten. Papeln, Pusteln und Eryteme im Bereich von Achseln, Skrotum und Interdigitalräumen sowie Erytheme an der konkaven Seite der Pinnae wurden in einigen Fällen beobachtet[3]. Der Pruritus ist in der Regel nur minimal, der Schmerz unterschiedlich. Pyrexie, Lethargie und periphere Lymphadenopathie können auftreten[3]. Bei manchen Tieren ist der Verlauf auch wechselhaft.

### DIFFERENZIALDIAGNOSEN
- Sebadenitis
- Primäre idiopathische Keratinisierungsstörung (Seborrhö)
- Ichthyose
- Demodikose
- Dermatophytose
- Follikeldysplasie

### DIAGNOSE
Die Diagnose basiert auf Anamnese und klinischem Bild und wird histopathologisch bestätigt.

### THERAPIE
Es gibt anekdotische Berichte über ein Ansprechen auf immunsuppressive Corticosteroid-Dosen und Azathioprin*, doch sind diese widersprüchlich. Die meisten Fälle sind gegenüber den heute versuchten Therapien refraktär.

### KEY POINT
- Eine schuppige, krustöse Dermatose junger Deutsch-Kurzhaar-Hunde, die therapierefraktär ist.

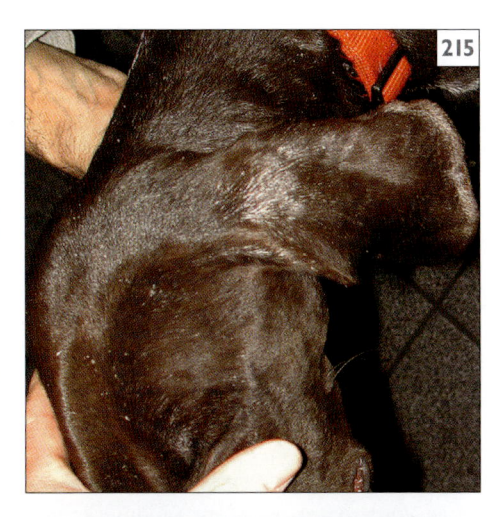

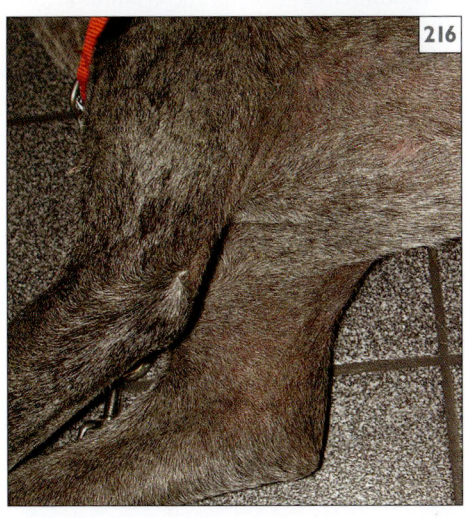

**Abb. 215, 216** Schuppenbildung über Kopf und Ohren (215), Vordergliedmaßen und Rumpf (216) bei einem Hund mit exfoliativem kutanem Lupus erythematosus des Deutsch-Kurzhaar-Hundes.

## 6.11 Leishmaniose

### ÄTIOLOGIE UND PATHOGENESE

Die Leishmaniose des Hundes ist eine ernste systemische Erkrankung mit zahlreichen klinischen Präsentationen, die durch eine Infektion mit diphasischen *Leishmania*-Protozoen entsteht. Von ihnen gibt es mindestens 30 Arten, die 5 Gruppen angehören: *L. donovani*, *L. major*, *L. tropica*, *L. aethiopica* und *L. mexicana*. *L. infantum* (*L.-donovani*-Komplex) sind v.a. verantwortlich für die canine kutane und die humane kutane sowie viszerale Leishmaniose im Mittelmeerbecken (Spanien, Portugal, Frankreich, Italien, Griechenland und Nordafrika), Südrussland, Indien, China und Ostafrika[1, 3]. In Zentral- und Südamerika sind *L. infantum* verantwortlich für die viszeralen und *L. braziliensis* und *L. tropicana* für kutane und mukokutane Veränderungen[4, 5]. Einzelne Ausbrüche wurden auch in Oklahoma, Ohio und Texas beschrieben[6]. Eine endemische Form bei Foxhounds wurde aus den östlichen USA und aus Südostkanada berichtet[6].

Leishmanien werden über blutsaugende Sandmücken übertragen (in Europa und Asien *Phlebotomus* spp., in Amerika *Lutzomyia*)[2, 5]. Die Säugetiervektoren sind hauptsächlich Hunde, seltener Ratten und Füchse. Weibliche Sandmücken nehmen beim Blutsaugen an infizierten Wirten die Amastigoten auf. Diese vermehren sich und werden zu flagellierten Promastigoten im Darm der Sandmücke. Die Promastigoten wandern zu Ösophagus und Pharynx des Insekts, angelockt von chemotaktischen Substanzen in deren Vorderdarm. Saugt die Sandmücke nun erneut Blut bei einem anderen Säugetier, werden in den Saugrüssel gelangte Promastigoten übertragen. Die meisten von ihnen werden im Wirtstier abgetötet, einige aber von Makrophagen und dendritischen Zellen phagozytiert. Binnen 2–5 Tagen werden sie zu unbegeißelten Amastigoten und beginnen sich zu vermehren. Die infizierten Zellen platzen schließlich und setzen Amastigoten frei, die dann neue Zellen infizieren. Freie und zell-assoziierte Organismen disseminieren und befallen Knochenmark, Haut, Leber, Pankreas, Nieren, Nebennieren, Gastrointestinaltrakt, Augen, Hoden, Knochen und Gelenke. Der Beginn klinischer Symptome kann 1 Monat bis 7 Jahre dauern[5, 7–9]. Wahrscheinlich gibt es neben den Sandfliegen noch andere Übertragungswege, denn auch dort, wo diese Überträger fehlen, wurden Einzelfälle gesehen. Eine Übertragung über direkten Kontakt, Bluttransfusionen und Plazenta wurde beim Menschen beschrieben.

Leishmanien induzieren eine lokale pyogranulomatöse entzündliche Reaktion. TH1-dominierte Reaktionen, charakterisiert durch IFN-γ und IL-2, aktivieren Makrophagen zum Abtöten der intrazellulären Organismen. Die zellvermittelte Immunität ist dementsprechend mit einer Infektionsresistenz verbunden. TH2-dominierte Reaktionen führen dagegen mit erhöhtem IL-4 zur Induktion einer humoralen Antwort, also hohen Antikörpertitern, persistierender Infektion und klinischen Symptomen[7, 10–12]. Der Podenco Ibicenco, eine Rasse aus einem endemischen Gebiet, ist trotzdem kaum betroffen, da er eine vorwiegend zellvermittelte Antwort auf Leishmanien zeigt[13]. Der Speichel von Sandmücken kann beim Wirt die TH2-Reaktion fördern und die TH1-Antwort hemmen und somit eine Leishmanien-Infektion fördern.

Chronische dermale Entzündung und kutane Parasitenbelastung korrelieren direkt mit der Stärke der klinischen Symptome bei der viszeralen Leishmaniose der Neuen Welt[14]. Der Parasit verursacht durch 2 pathogene Mechanismen eine Gewebsschädigung:

Nicht-suppurative Granulome, die verantwortlich sind für Veränderungen von Haut, Leber, Darm und Knochen

Zirkulierende Immunkomplexe, die sich in Blutgefäßen, renalen Glomeruli und Gelenken ablagern und zu Vaskulitis, Glomerulonephritis, Augenveränderungen und Lahmheit führen

### KLINISCHES BILD

Die canine Leishmaniose ist eine gefährliche, langsam progressive, multisystemische Erkrankung. Der Zeitrahmen einer Infektion ist sehr variabel; die Exposition gegenüber infizierten Stichen kann zu keiner Infektion; zur schnellen Entwicklung einer manifesten Infektion binnen 2 Monaten; zur prolongierten subklinischen Infektion (4–22 Monate) vor der Progression in eine klinisch manifeste Infektion oder zu einer transienten subklinischen Infektion gefolgt von 10–21 Monaten mit scheinbar *Leishmania*-freiem Status vor der Progression, führen[8]. Die klinischen Symptome der einzelnen Hunde sind äußerst variabel. Bei Katzen ist die Leishmaniose sehr selten, doch wurden einzelne Fälle mit lokalisierten papulären bis nodulären, erosiven und krustigen Veränderungen beschrieben. Katzen

## 6.11 Leishmaniose

**Abb. 217, 218** Canine Leishmaniose: Abmagerung ist ein häufiger Befund (**217**). Hyperkeratose und systemische Veränderungen sind ebenfalls häufige Befunde einer Leishmaniose. Die Epistaxis ist bei diesem Hund zu beachten (**218**).

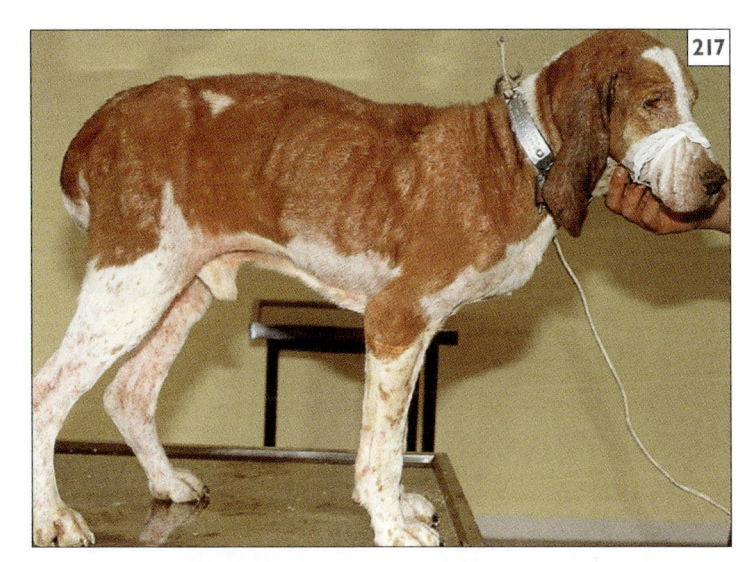

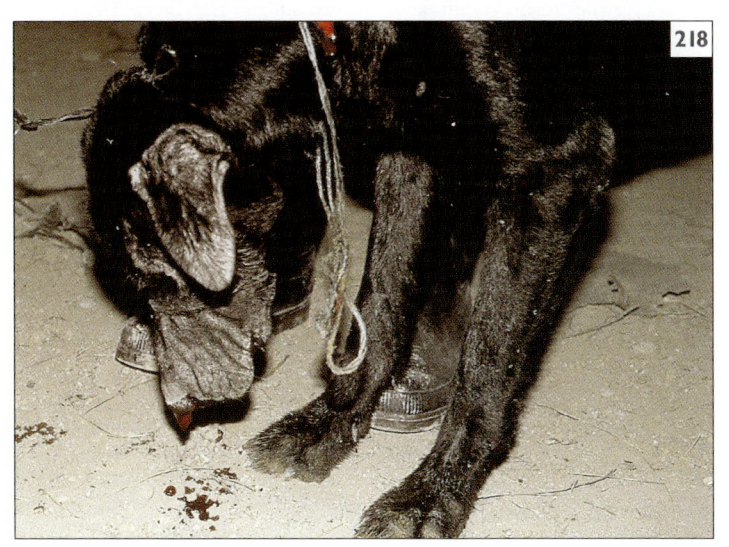

können allerdings als Reservoirwirte der Leishmaniose der Alten Welt dienen, die Leishmanien auf die Sandmücken übertragen können[15].
Kutane Symptome (**Abb. 217, 218**) treten bei bis zu 80% der infizierten Hunde auf und bestehen aus:
- Lokalisierter oder generalisierter exfoliativer Dermatitis mit den charakteristischen kleinen, festhaftenden silbrigweißen Schuppen (56%)
- Nasodigitaler Hyperkeratose
- Ulzerationen insbesondere an Druckpunkten, Gliedmaßen (40%) und mukokutanen Übergängen (5,7%)
- Onychogryposis (24%), Onychorrhexis und Paronychie
- Fokaler Alopezie vorwiegend an Kopf und Ohrmuscheln sowie periokulär
- Trockenem, stumpfem Fell
- Steriler pustulöser Dermatitis vorwiegend im Ventralbereich
- Diffusem Erythem und erythematöse Plaques

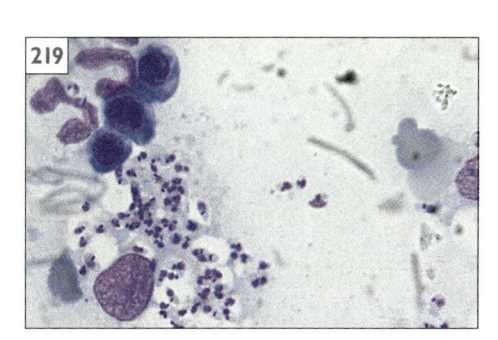

**Abb. 219** Leishmanien in einem Lymphknoten-Aspirat.

- Nasaler Depigmentierung, Erosion und Krustenbildung
- Noduli und Papeln an Haut und mukokutanen Übergängen (6%)
- Sekundärer Pyodermie (25%) und Demodikose, zurückzuführen auf die schlechte zellvermittelte Immunreaktion

Die systemischen Veränderungen (**Abb. 217, 218**) sind sehr variabel, z.B.:
- Generalisierte Lymphadenopathie (70%)
- Anämie und blasse Schleimhäute (50–70%)
- Polydipsie, Polyurie, Glomerulonephritis (20%), Nierenversagen (30%). 60% der Hunde mit Nierenversagen sterben.
- Hepato- und Splenomegalie (50%), ebenso Hepatitis, Ikterus und Aszites
- Leistungsschwäche, Gewichtsverlust, Muskelabbau, Pyrexie (30–40%)
- Uveitis, Keratitis, Konjunktivitis und andere Augenveränderungen (16%)
- Epistaxis, Melaena und andere Koagulopathien (10%)
- Lahmheit, Polyarthritis, Polymyositis oder Osteomyelitis
- Meningitis
- Anorexie, Vomitus, Diarrhö
- Niesen und Husten

**DIFFERENZIALDIAGNOSEN**
- Pemphigus foliaceus
- Systemischer Lupus erythematosus
- Sebadenitis
- Zinkreaktive Dermatose
- Bakterielle Follikulitis
- Dermatophytose
- Demodikose
- Superfizielle nekrolytische Dermatitis
- Epitheliotropes Lymphom

Aufgrund der extrem variablen klinischen Präsentation sollte Leishmaniose auch noch in zahlreichen anderen Fällen differenzialdiagnostisch bedacht werden, v.a. dann, wenn der Hund in endemischen Gebieten lebt, von dort kommt oder eine entsprechende Reiseanamnese hat.

**DIAGNOSE**
Die klinische Untersuchung und das Wissen, dass der Patient in einem Leishmaniose-endemischen Gebiet lebt oder sich dort aufgehalten hat, liefern bereits einen klinischen Verdacht. Bei den meisten Tieren findet man eine nicht-regenerative, normochrome, normozytäre Anämie, Hypergammaglobulinämie, Hypoalbuminämie, ein niedriges Albumin-Globulin-Verhältnis und eine Proteinurie, mit einem positiven Protein-Kreatinin-Quotienten von >1 im Urin. In etwa 50% der Fälle sind die ANA-Titer positiv.

Die Erreger können zytologisch nachgewiesen werden (**Abb. 219**), wenn man Geschabsel von oberflächlichen Veränderungen oder Aspirate von Lymphknoten (30%), Knochenmark (50%) oder Milz anfertigt. In frühen Stadien kann die Zytologie sensitiver sein als die Serologie.

Histopathologisch sind die entzündlichen Reaktionsmuster sehr variabel und oft unspezifisch. In den meisten Fällen findet man eine orthokeratotische Hyperkeratose mit mononukleären entzündlichen Infiltraten, die perifollikulär, perivaskulär, interstitiell bis diffus, nodulär, „interface", pustulös oder gemischt sein können. Vaskulitis, Ischämie und Nekrose können gleichfalls vorliegen. Die Erreger können mit Giemsa-Färbung in etwa 50% der Fälle nachgewiesen werden.

Die PCR stellt eine höchst sensitive und viel genutzte diagnostische Methode dar, obwohl Kontamination und falsch-positive Resultate möglich sind. Auch eine falsch-negative PCR ist möglich, denn die Erreger sind nicht in allen Geweben vorhanden. Knochenmark und Gewebeproben haben eine Sensitivität von fast 100%, während eine PCR von Blut, Lymphknoten und Liquor weniger sensitiv ist.

Eine Leishmanien-spezifische IgG-Serologie ist gewöhnlich äußerst sensitiv, jedoch ist eine positive Serologie zwar mit einer Infektion, aber nicht zwangsläufig mit einer Erkrankung verbunden. Daher ist diese Untersuchung in endemischen Gebieten weniger sinnvoll, in denen die meisten Hunde infiziert sind, aber nur wenige klinische Symptome entwickeln. Die Titer bleiben über einen längeren Zeitraum nach Infektion und erfolgreicher Therapie hoch, obwohl die Reaktion auf die individuellen Antigene unterschiedlich ist[16]. Ein indirekter Immunfluoreszenz-Antikörper-Test (IFAT) zum Aufspüren vollständiger Erreger hat eine Sensitivität von 98–99%. Hohe Titer zeigen klinisch betroffene Hunde oder infizierte Hunde an, die klinische Symptome entwickeln werden. ELISA-Tests weisen eine Vielzahl von Antigenen nach und haben eine Sensitivität von ca. 90%.

Die endgültige Diagnose basiert auf dem Erregernachweis in betroffenem Gewebe, obgleich dies nicht in allen Fällen möglich ist. Daher wird die Diagnose häufig aufgrund der passenden klinischen Symptome und der Bestätigung durch eine Vielzahl anderer Untersuchungen gestellt. In einer Untersuchung an 160 Hunden, bei denen Leishmaniose diagnostiziert wurde, waren ca. 42% positiv in der PCR, 46% in IFAT, und 19% in der Zytologie eines Lymphknotenaspirats[17].

## THERAPIE

Hunde sollten nur therapiert werden, wenn dies in dem jeweiligen Land gesetzlich zugelassen ist; in einigen Ländern ist die Euthanasie vorgeschrieben. Auch muss der allgemeine Gesundheitszustand des Patienten eine ausreichende Aussicht auf eine erfolgreiche Therapie erlauben, denn Nierenversagen ist ein schlechter prognostischer Indikator. Es ist zu beachten, dass selbst nach der Therapie noch Parasiten überleben, die entweder zu einem Rezidiv oder zu einer möglichen Übertragung führen könnten. Eine wirksame Behandlung mit Meglumin-Antimonat (neD) und Allopurinol* (s.u.) kann nachweisslich die Parasitenbelastung in der Haut reduzieren oder eliminieren, was die Wahrscheinlichkeit einer Übertragung von Leishmanien reduziert[18]. Eine neuere Untersuchung[19] kam zu dem Ergebnis, dass die Kombination von Meglumin-Antimonat (neD) (50–75 mg/kg s.c. 2-mal täglich) und Allopurinol* (10–20 mg/kg p.o. 2-mal täglich) zu empfehlen ist. Die Tiere sollten so lange behandelt werden, bis eine klinische Remission sichtbar und die Serum-Elektrophorese (SPE) normal ist. Die Therapie wird dann nur mit Allopurinol* über mindestens 12 weitere Monate fortgesetzt. Die Therapie kann dann beendet werden, wenn das Tier in klinischer Remission ist und Hämatologie, Biochemie, Urinstatus und Protein-Kreatinin-Verhältnis, SPE, Serologie (IFAT) und PCR allesamt normal sind. 2 negative PCRs im Abstand von 6 Monaten sind erforderlich, um eine parasitologische Heilung anzuzeigen. Sollten wieder klinische Symptome auftreten, wird die Behandlung mit Meglumin-Antimonat (neD) erneut begonnen. Diese Substanz hemmt die Glykolyse und wirkt parasitizid. Nebenwirkungen bestehen in Asthenie, Schmerz an der Injektionsstelle (Myositis tritt bei intramuskulärer Gabe häufig auf) und Nephrotoxizität. Allopurinol* verhindert die Replikation der Leishmanien, tötet sie aber nicht ab und hat auch keine protektive Wirkung. Daher sollte es nicht als Monotherapie gegeben werden. ACE-Hemmer und diätetische Maßnahmen sind in den Fällen zu empfehlen, wo eine Glomerulonephritis und/oder Nierenversagen vorliegt. Bis sich die Nierenfunktion bessert, sollten Tiere mit Nierenversagen lediglich mit Allopurinol* therapiert werden.

Die Gabe von Aminosidin* ist möglich (5 mg/kg p.o. über 3–4 Wochen), doch sind hier Rezidive häufig. Aminosidin* wirkt auf die Proteinsynthese und ist parasitizid. Es wirkt synergistisch mit Meglumin-Antimonat (neD) und kann nephro- und ototoxisch wirken.

Es gibt noch keine wirklich überzeugende Begründung, Amphotericin B*, Ketoconazol*, Metronidazol*, Enrofloxacin, Marbofloxacin, Buparvaquon (neD), Spiramycin und Miltefosin (neD) einzusetzen, obwohl diese in einigen Fällen durchaus wirksam sein können. Die Wirksamkeit von Amphotericin B* (0,5–0,8 mg/kg i.v. 2-mal wöchentlich bis zu einer kumulativen Dosis von 6–16 mg/kg) wird durch seine schweren Nebenwirkungen limitiert, wie u.a. Nephrotoxizität, Vaskulitis und Anämie. In Liposomen eingekapselte Formulierungen (3 mg/kg i.v. über 4 Tage und wiederholt am Tag 10 mit einer kumulativen Dosis von 12–18 mg/kg) werden besser vertragen[20]. Metronidazol* und Ketoconazol* können synergistisch mit Meglumin-Antimonat (neD) wirken.

Präventive Maßnahmen gegen Sandmückenstiche sind in endemischen Gebieten ausgesprochen wichtig. Wirksam sind Deltamethrin-imprägnierte Halsbänder und Deltamethrin-Waschungen sowie Permethrin-Spot-ons[21, 22].

Die erste Vakzine gegen canine viszerale Leishmaniose (Leishmune®) wurde in Brasilien zugelassen. Sie ist nachweislich wirksam zur Prävention und zur Verhinderung der Transmission der caninen viszeralen Leishmaniose, bietet jedoch keinen vollständigen Schutz[23, 24].

## KEY POINTS

- Leishmaniose ist eine Erkrankung, die schwierig zu diagnostizieren und zu therapieren ist.
- Sie ist eine potenzielle Zoonose.

## 6.12 Canine Staupe

**DEFINITION**

Staupe ist eine systemische Viruserkrankung, die zusätzlich zu den Schädigungen innerer Organe auch Hautveränderungen hervorrufen kann.

**ÄTIOLOGIE UND PATHOGENESE**

Auslöser der Staupe ist ein Paramyxovirus, das durch Tröpfchen- und Aerosolinfektion von Tier zu Tier weitergegeben wird. Die Virusreplikation erfolgt im lymphoiden Gewebe, ehe es dann zur Disseminierung in andere Gewebe kommt.

**KLINISCHES BILD**

Die vorherrschenden klinischen Symptome dieser Infektion sind die einer systemischen Erkrankung mit respiratorischen, gastrointestinalen und zentralnervösen Symptomen. Manche Hunde entwickeln eine erythematöse papulo-pustulöse Dermatitis am ventralen Abdomen während des akuten Stadiums. Eine Hyperkeratose von Nasenspiegel und Ballen tritt bei einigen Tieren auf. Durch diese werden die Ballen zunehmend härter, flacher und glatter (**Abb. 220**). Erholt sich der Hund von der Erkrankung, bilden sich die Veränderungen an den Ballen normalerweise zurück, die nasale Hyperkeratose allerdings bleibt.

**DIFFERENZIALDIAGNOSEN**

- Idiopathische nasale und digitale Hyperkeratose
- Pemphigus foliaceus
- Vitamin-A-reaktive Dermatose
- Zinkreaktive Dermatose
- Letale Akrodermatitis des Bullterriers
- Superfizielle nekrotische Dermatitis

**DIAGNOSE**

Die Diagnose der caninen Staupe basiert auf Anamnese und klinischen Befunden. Da die klinischen Symptome einer Staupe aber nur schwach ausgebildet und auch ziemlich variabel sein können, dienen eventuelle Veränderungen an den Ballen als diagnostische Hilfe. Serologische Untersuchungen sind kommerziell erhältlich, differenzieren allerdings nicht zwischen infizierten und geimpften Tieren. Ansteigende Titer bestätigen die Diagnose. Histopathologie und/oder Virusisolation aus infiziertem Gewebe sind/ist diagnostisch.

**THERAPIE**

Es gibt keine spezifische Therapie, nur unterstützende Maßnahmen.

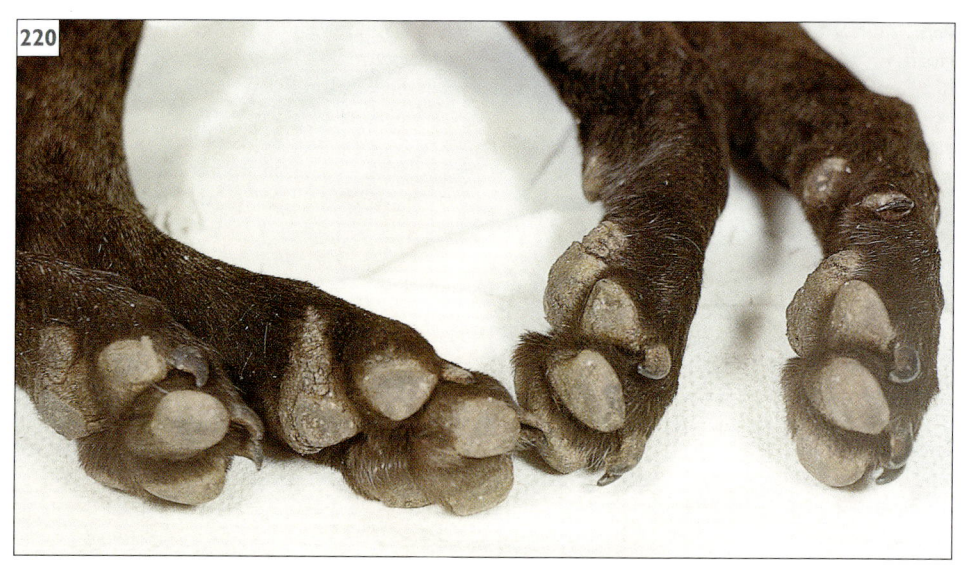

Abb. 220 Canine Staupeinfektion: digitale Hyperkeratose sämtlicher Ballen.

# 6.13 Kutane Hornbildung

## DEFINITION
Kutane Hörner sind lokalisierte, benigne Wucherungen von verhorntem Gewebe, die aussehen wie kleine Hörner.

## ÄTIOLOGIE UND PATHOGENESE
„Kutane Hornbildung" ist eine deskriptive Bezeichnung, und die Veränderungen können mit viralen Papillomen, aktinischer Keratose, Carcinoma in situ (Bowen´s Disease), invasivem Plattenepithelkarzinom und infundibulärem keratinisierendem Akanthom verbunden sein[1]. Multiple Hauthörner wurden bei Katzen im Zusammenhang mit einer FeLV-Infektion beschrieben[2, 3].

## KLINISCHES BILD
Kutane Hörner sind lokalisiert und nicht pruriginös (**Abb. 221**). Bei manchen Tieren kommen multiple Veränderungen vor. Bei Tieren mit langem Fell sind die Hauthörner mitunter nicht sofort festzustellen und werden oft erst dann bemerkt, wenn die Tiere gekämmt werden. Bei Katzen betreffen sie gelegentlich auch die Ballen[2, 3]. Es gibt keine Rasse-, Alters- oder Geschlechtsprädisposition. Kutane Hörner können 3–5 cm lang werden, sind derb und schlecht von der darunter liegenden Haut abzulösen. Wenn sie abgerissen werden, treten sie häufig erneut auf.

## DIFFERENZIALDIAGNOSEN
- Papillome
- Krustöse, ulzerative Neoplasien
- Infundibuläres keratinisierendes Akanthom

## DIAGNOSE
Um die spezifische Ätiologie nachzuweisen, sollten entweder Biopsien entnommen oder die Veränderung chirurgisch entfernt und zur histopathologischen Untersuchung gebracht werden. Betroffene Katzen sollten auf eine FeLV-Infektion getestet werden.

## THERAPIE
Die chirurgische Entfernung ist in der Regel kurativ, obwohl dies von der spezifischen Ätiologie der Veränderung beeinflusst wird. Daher sollten das Horn selbst und das darunter liegende Gewebe zur histopathologischen Untersuchung eingeschickt werden, um die zugrunde liegende Ursache zu identifizieren. Kutane Hörner an den Ballen FeLV-positiver Katzen kommen nach chirurgischer Entfernung häufig wieder[3].

## KEY POINT
- Kutane Hornbildung ist ein klinischer Begriff, der mit unterschiedlichen Ätiologien verbunden ist.

Abb. 221 Kutanes Horn.

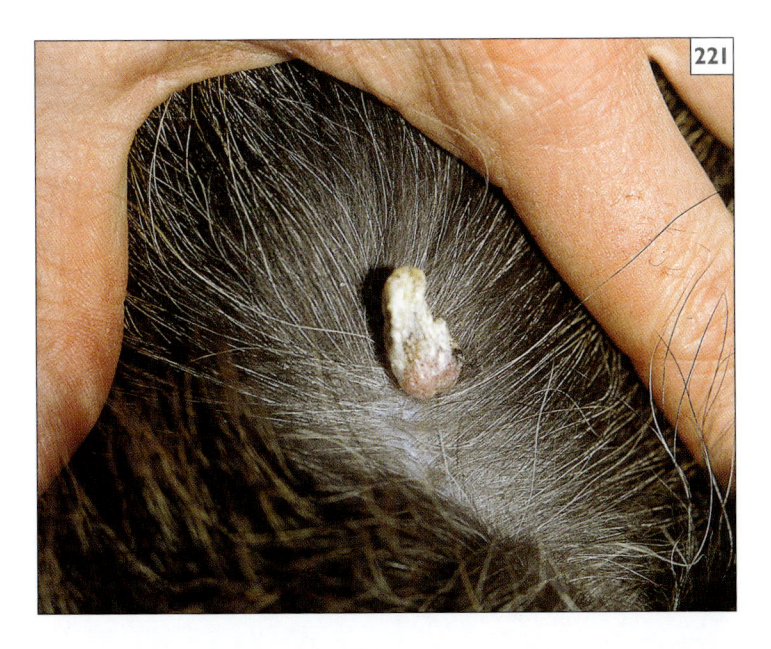

## 6.14 Zinkreaktive Dermatose

### ÄTIOLOGIE UND PATHOGENESE
Die zinkreaktive Dermatose des Hundes tritt auf, wenn eine verminderte Fähigkeit des Darms zur Zinkabsorption (Typ 1) oder ein relativer oder absoluter Zinkmangel im Futter (Typ 2) vorliegt[1,2]. Bei Katzen wurde bisher kein natürlich vorkommender Zinkmangel beschrieben.

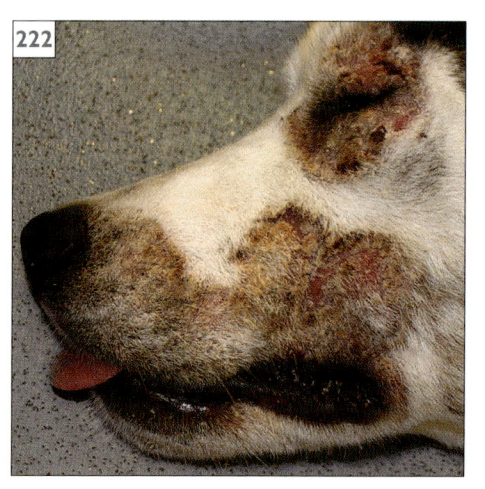

Abb. 222 Zinkreaktive Dermatose bei einem Sibirean Husky.

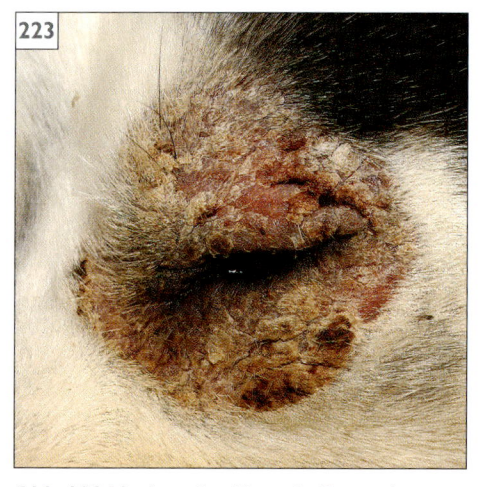

Abb. 223 Hochgradige Alopezie, Entzündung und Krustenbildung rings um das Auge.

Die Typ-1-Erkrankung kommt am häufigsten beim Sibirean Husky und Alaskan Malamute vor (möglicherweise mit autosomal-rezessivem Erbgang), obwohl sie auch bei anderen Rassen beschrieben wurde[1,3]. Diese Tiere scheinen außerstande, genügend Zink zu absorbieren, auch wenn sie eine ausgewogene Fütterung erhalten. Die letale Akrodermatitis des Bullterriers (vgl. S. 206) ist vermutlich eine kongenitale, autosomal-dominante Unfähigkeit, Zink zu verwerten[4,5].

Die Typ-2-Erkrankung, ausgelöst durch einen absoluten Zinkmangel in der Nahrung, ist bei Tieren, die ein qualitativ hochwertiges kommerzielles Futter erhalten, selten geworden[1,2]. Häufiger treten relative Mangelzustände infolge einer Interaktion mit anderen Futterbestandteilen, welche die Zinkverwertung verhindern, auf. Die Zinkabsorption im Darm wird durch Eisen, Kupfer und Kalzium gehemmt, die mit Zink um die Absorption kompetieren[1,2]. Intestinales Phytat und anorganisches Phosphat binden Zink und behindern die Absorption. Dies tritt v.a. bei schnellwachsenden Tieren auf, v.a. bei Riesenrassen, die entweder nicht adäquat gefüttert werden oder deren Futter solche Antagonisten enthält, beispielsweise einen hohen Phytatgehalt oder eine Überversorgung mit Kalzium.

### KLINISCHES BILD
Es gibt keine Geschlechtsprädisposition, obwohl klinische Symptome im Zusammenhang mit Östrus, Trächtigkeit oder Laktation bei unkastrierten Tieren auftreten oder exazerbieren können. Die meisten Tiere mit Typ-1-Erkrankung werden im Alter zwischen 1 und 3 Jahren gesehen, jedoch gibt es eine weite Spanne der Erstvorstellung mit bis zu 11 Jahren[1]. Die Typ-2-Form wird normalerweise bei jungen, wachsenden Tieren gesehen, die selbst zusammengestelltes Futter erhalten, kann aber auch bei älteren Tieren je nach Futteranamnese auftreten. Hautveränderungen bestehen aus gut abgegrenzten, symmetrischen Bereichen mit Schuppen, Krusten und Erythem vorwiegend um den Mund sowie an anderen mukokutanen Übergängen, Augen und über Druckpunkten (**Abb. 222–224**). Der Pruritus ist variabel, kann aber hochgradig sein[3]. Die betroffene Haut kann Fissuren und Ulzerationen entwickeln, die nicht selten schmerzhaft sind[1]. Sekundäre Pyodermien sind häufig[6]. Das Fell ist in derartigen Fällen

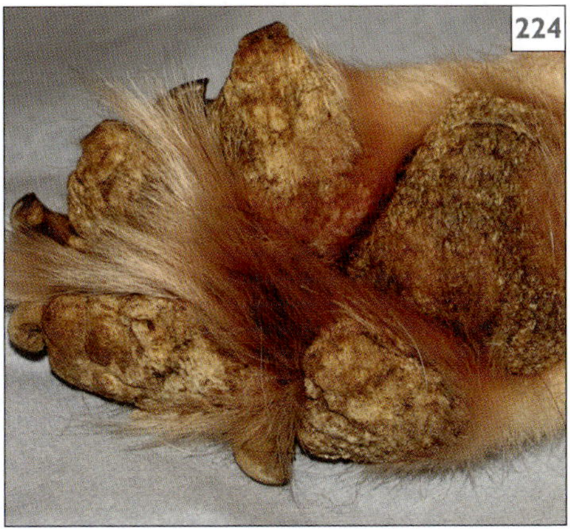

**Abb. 224** Hyperkeratose der Ballen.

meist trocken und strohig und kann eine multifokale Hypopigmentierung entwickeln. Weitere klinische Symptome sind Lymphadenopathie (v.a. bei Fissuren, Entzündung und/oder Pyodermie), schlechte Wundheilung, Anöstrus, Infertilität, Inappetenz (evtl. durch reduzierten Geruchs- und/oder Geschmackssinn), Kümmern und Gewichtsverlust.

## DIFFERENZIALDIAGNOSEN
- Oberflächliche Pyodermie
- Malassezien-Dermatitis
- Demodikose
- Dermatophytose
- Pemphigus foliaceus
- Superfizielle nekrolytische Dermatitis (migratorisches nekrolytisches Erythem oder hepatokutanes Syndrom)

## DIAGNOSE

Anamnese (v.a. Rasse und Fütterung) und klinische Symptome sind bereits verdächtig[1]. Im zytologischen Präparat finden sich zahlreiche kernhaltige Keratinozyten passend zu einer ausgedehnten Parakeratose, mit oder ohne die bei einer sekundären Pyodermie auftretenden Bakterien und Neutrophilen. Histopathologisch bestätigt sich die Akanthose mit diffuser Parakeratose, wobei letztere manchmal nur fokal sein oder fehlen kann[2]. Niedrige Zinkspiegel in Plasma oder Haaren unterstützen den Verdacht. Es gibt jedoch eine große Überlappung mit den Werten gesunder Hunde, und falsch-negative Resultate aufgrund Zinkkontamination durch Reagenzien und andere Materialien sind häufig[7]. Die endgültige Bestätigung des Verdachts liegt in dem Ansprechen auf die entsprechende Behandlung[1, 2].

## THERAPIE

Die Prognose ist grundsätzlich gut. Die Therapie umfasst die Korrektur von Fütterungsfehlern und Zinksupplementation, beginnend mit 1–3 mg/kg elementarem Zink täglich[1-3]. Manche Hunde benötigen höhere Dosen[2, 3]. Zinksulfat* kann Erbrechen und Diarrhö verursachen, daher werden Zinkglukonat* oder -methionin häufig bevorzugt. Höhere Dosen zeigen v.a. zu Beginn bessere Ergebnisse, werden aber oft schlechter vertragen. Tiere, die nicht auf die orale Substitution ansprechen, profitieren evtl. von der Gabe von Zinksulfat* intramuskulär oder langsam intravenös (1-mal wöchentlich, das Maximum liegt bei 600 mg pro Monat)[2], allerdings können die Injektionen schmerzhaft sein und das umliegende Gewebe irritieren. Die häufigste Ursache für ein Therapieversagen besteht darin, dass die benötigte Dosis mit der Zinkkomponente und nicht mit elementarem Zink ausgerechnet wird. Es gibt anekdotische Berichte über eine Beschleunigung des Therapieerfolgs durch die Gabe von essenziellen Fettsäuren (EFAs) und Prednisolon. Dabei ist unklar, ob dieser Effekt mit einer verbesserten Zinkabsorption oder mit einer Besserung der kutanen Entzündungsreaktion zu erklären ist[8]. Retinoide* sind in schweren Fällen angezeigt[2]. Zink- und EFA-supplementiertes Futter ist empfehlenswert. Antibiotika können zur Kontrolle von Sekundärinfektionen notwendig sein. Tiere mit der Typ-1-Erkrankung müssen u.U. lebenslang eine Zinksupplementation erhalten. Bei der Typ-2-Form sollte es dagegen genügen, die Tiere nach dem Abklingen der klinischen Symptome lediglich ausgewogen zu füttern.

## KEY POINTS
- Es handelt sich um eine seltene Erkrankung.
- Sie kann bei Hunden auftreten, die ein ausgewogenes Fertigfutter und zusätzlich Kalzium und/oder Cerealien erhalten.
- Die benötigte therapeutische Dosis bezieht sich auf die Menge elementaren Zinks.

## 6.15 Letale Akrodermatitis des Bullterriers

### DEFINITION
Die letale Akrodermatitis des Bullterriers ist eine hereditäre, kongenitale Erkrankung von weißen Bullterriern, die zu erythematösen, krustösen Veränderungen vorwiegend an Gesicht und Pfoten führt.

### ÄTIOLOGIE UND PATHOGENESE
Dieses Syndrom ist eine autosomal-rezessiv vererbte Stoffwechselerkrankung, die vermutlich auf einem Defekt in Absorption und Metabolisierung von Zink und Kupfer beruht[1,2].

### KLINISCHES BILD
Die Veränderungen treten bei betroffenen Tieren erstmals im Alter von etwa 8 Wochen auf[1]. Anfangs zeigen sich Erythem und Papeln über Pfoten, Fang, Nasenrücken, Ellbogen, Sprunggelenken, Pinnae und Periorbitalbereich sowie der Haut um die mukokutanen Übergänge (**Abb. 225**)[1,3]. Die betroffene Haut wird ulzerativ und mit Krusten bedeckt. Sekundärinfektionen mit Bakterien und/oder Malassezien sind häufig. Eine hochgradige Hyperkeratose entwickelt sich an den Ballen, die sich nach außen spreizen (**Abb. 226**)[1,3]. Wenn das Keratin trocknet, kann es zu starker Verdickung, Fissuren oder Exfoliation kommen. Betroffene Tiere haben Schwierigkeiten beim Laufen oder können überhaupt nicht laufen. Eine Paronychie kann in Kombination mit dystrophischen Krallen auftreten[1]. Der harte Gaumen ist abnorm gekerbt und kann mit Futter verklebt sein. Mit den Hautveränderungen können verzögertes Wachstum, abnormes Verhalten, Diarrhö und Bronchopneumonie einhergehen[1].

### DIFFERENZIALDIAGNOSEN
- Billigfutterdermatose und andere Ernährungsmängel
- Zinkreaktive Dermatose
- Pemphigus foliaceus
- Dermatophytose
- Demodikose im Frühstadium
- Superfizielle nekrolytische Dermatitis (metabolische epidermale Nekrose/hepatokutanes Syndrom)

### DIAGNOSE
Die Diagnose basiert auf Anamnese, klinischem Bild und dem Ausschluss anderer Differenzialdiagnosen. Histopathologische Untersuchungen können die charakteristischen Veränderungen nachweisen, jedoch ähneln sie denen der zinkreaktiven Dermatose und der superfiziellen nekrolytischen Dermatitis.

### THERAPIE
Die Therapie besteht in unterstützenden Maßnahmen und der Behandlung von Sekundärinfektionen mit Bakterien oder Hefen. Die Prognose ist sehr schlecht, und die beschriebene durchschnittliche Lebenserwartung liegt bei 7 Monaten; nur wenige Tiere werden älter als 18 Monate[1,3].

### KEY POINT
- Eine prinzipiell tödlich endende Erkrankung junger, weißer Bullterrier.

## 6.15 Letale Akrodermatitis des Bullterriers

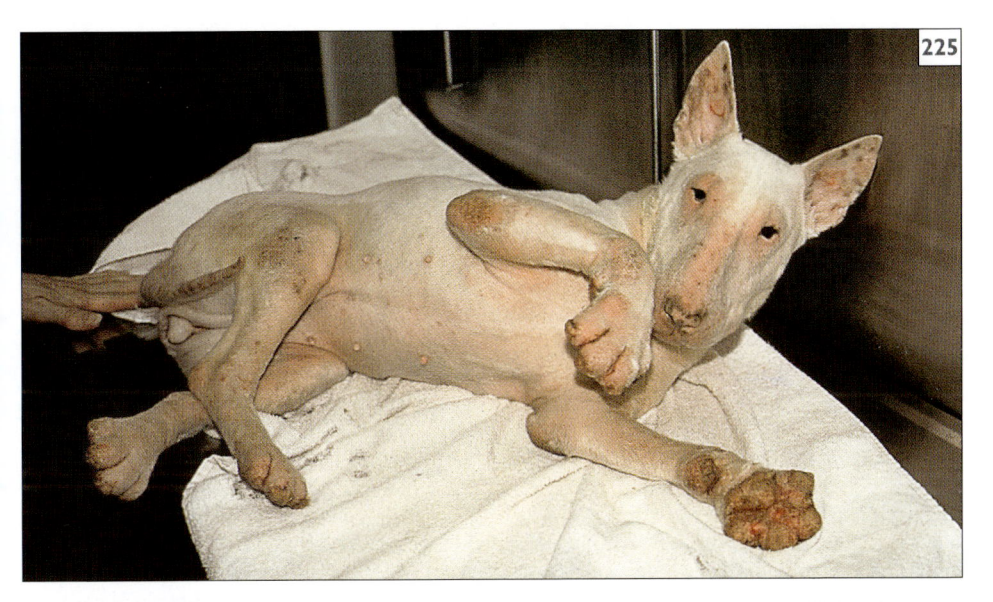

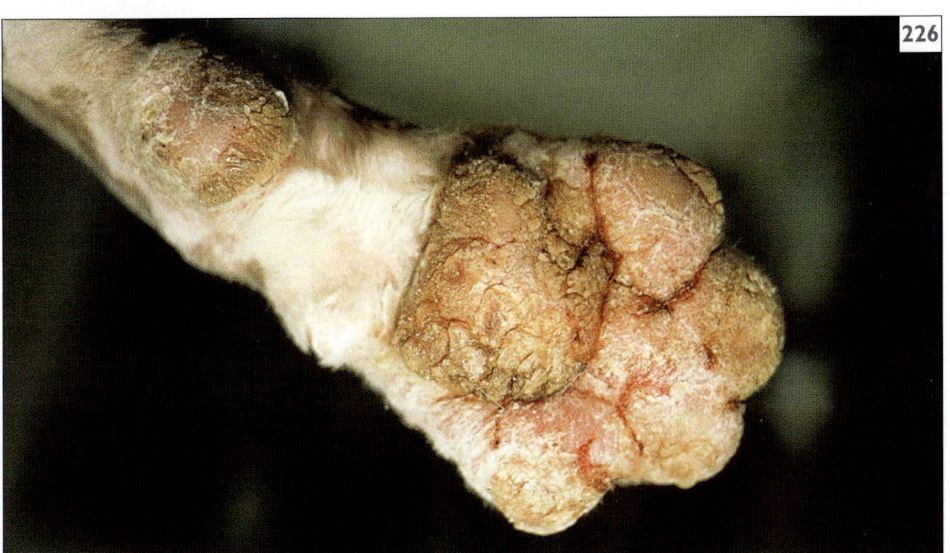

Abb. 225, 226 Kümmern (225) und chronische Pododermatitis (226) bei einem Bullterrier mit letaler Akrodermatitis (Fotos: H.W. Richardson).

## 6.16 Gesichtsdermatitis von Perser- und Himalaya-Katzen

### DEFINITION
Die Gesichtsdermatitis von Perser- und Himalaya-Katzen wird durch eine Akkumulation von dunklem, wachsartigem Debris um Augen, Gesichtsfalten und Kinn charakterisiert.

### ÄTIOLOGIE UND PATHOGENESE
Die Pathogenese der Erkrankung ist unbekannt. Es wird vermutet, dass das wachsartige Material aus den Talgdrüsen stammt[1].

### KLINISCHES BILD
Die Veränderungen werden durch die Akkumulation von schwarzem, wachsartigem, festhaftendem Material gekennzeichnet, das die Haare von Kinn, Periobralbereich sowie der periokulären Falten mattenartig verklebt (**Abb. 227**). Die betroffenen Bereiche zeigen ein unterschiedlich stark ausgeprägtes Erythem, das bei massiver Ausprägung mit Pruritus einhergehen kann[1]. In vielen Fällen besteht auch eine bilaterale erythematöse Otitis mit der Akkumulation von schwarzem, wachsartigem Debris[1]. Bakterien und Malassezien werden häufig in Abklatschzytologien aus betroffenen Regionen nachgewiesen, eine submandibulare Lymphadenopathie wird in manchen Fällen diagnostiziert[1].

Das Alter bei Beginn der klinischen Symptome reicht von 10 Monaten bis zu 6 Jahren[1]. Perser- und Himalaya-Katzen sind prädisponiert, doch hat einer der Autoren (PJM) diese Veränderungen auch bei einer Domestic-Shorthair-Katze gesehen.

### DIFFERENZIALDIAGNOSEN
- Demodikose
- Feline Akne

### DIAGNOSE
Die Diagnose basiert auf Anamnese und klinischem Bild.

### THERAPIE
Bei einigen Katzen führten systemische Corticosteroide zu einem partiellen Erfolg[1], ebenso Ketoconazol* (10 mg/kg p.o. 1-mal täglich) bei einigen Tieren mit Malassezien-Infektion[1]. Es gibt anekdotische Berichte über einen positiven Effekt von Ciclosporin (nzA) (5–7 mg/kg p.o. 1-mal täglich). Die topische Anwendung von Phytosphingosinen, die die Talgproduktion kontrol- lieren, kann versucht werden.

### KEY POINT
- Es gibt keine wirklich erfolgreiche Therapieoption für diese Erkrankung.

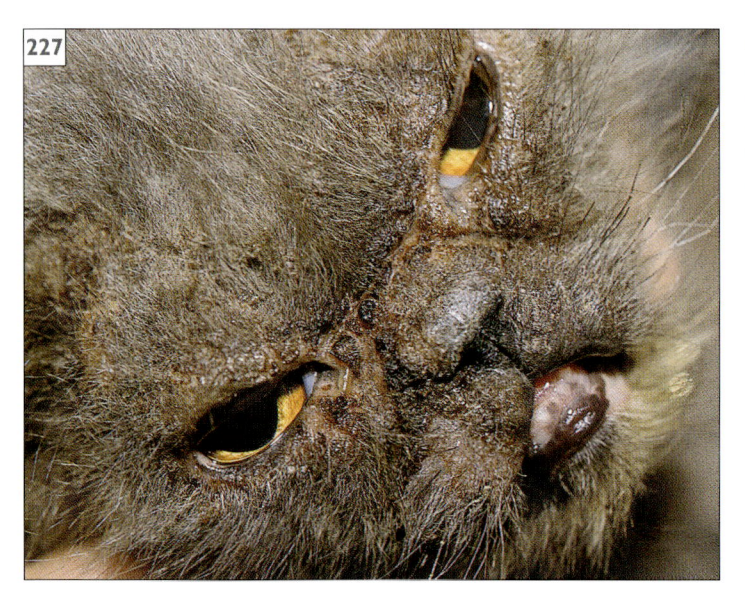

**Abb. 227** Perserkatze mit Gesichtsdermatitis und hochgradigen Veränderungen im Bereich von rostralem Kinn und Gesicht.

## 6.17 Spikulose

### DEFINITION
Unter Spikulose versteht man eine seltene Erkrankung von Kerry Blue Terriern, die durch Pruritus und harte, brüchige Spikula charakterisiert wird, die sich aus den Haarfollikeln vorwölben.

### ÄTIOLOGIE UND PATHOGENESE
Die Pathogenese der Spikulose ist unbekannt. Möglicherweise handelt es sich um eine kongenitale Erkrankung, die 6–12 Monate bis zur Expression der klinischen Symptome benötigt. Die Zellen des Haarbulbus weisen eine prämature Keratinisierung auf, die zur Bildung eines amorphen keratinisierten Materials führt, das durch die äußere Wurzelscheide und die Follikelwand zu einem Spikulum geformt wird[1].

### KLINISCHES BILD
Die Spikulose ist eine Erkrankung junger, unkastrierter Kerry Blue Terrier. Sie wird durch harte brüchige Spikula charakterisiert, die einen Durchmesser von 1,0–2,5 mm und eine Länge von 0,5–3,0 cm aufweisen (**Abb. 228, 229**). In den beschriebenen Fällen traten die Veränderungen im Alter zwischen 6 Monaten und 1 Jahr spontan auf[1]. Spikula können prinzipiell an jedem behaarten Teil des Körpers gebildet werden, am häufigsten finden sie sich allerdings über der lateralen Fläche der Sprunggelenke. Die betroffen Tiere können asymptomatisch sein oder exzessiv die betroffenen Bereiche belecken und benagen. Dieses Lecken und Nagen kann so massiv werden, dass sich akrale Leckgranulome bilden[1].

### DIFFERENZIALDIAGNOSEN
Das klinische Bild einer Spikulose ist bereits hochverdächtig. Lediglich die Bildung von akralen Leckgranulomen kann die Diagnose erschweren.

### DIAGNOSE
Die Diagnose basiert auf Anamnese und klinischem Bild.

### THERAPIE
Isotretinoin* (1 mg/kg p.o. 1-mal täglich) führte in 2 beschriebenen Fällen zur kompletten Remission und in einem zur deutlichen Besserung[1]. Da dieses Präparat aber nicht überall kommerziell erhältlich ist, kann als Alternative Acitretin* verwendet werden (0,5–2,0 mg/kg p.o. 1-mal täglich).

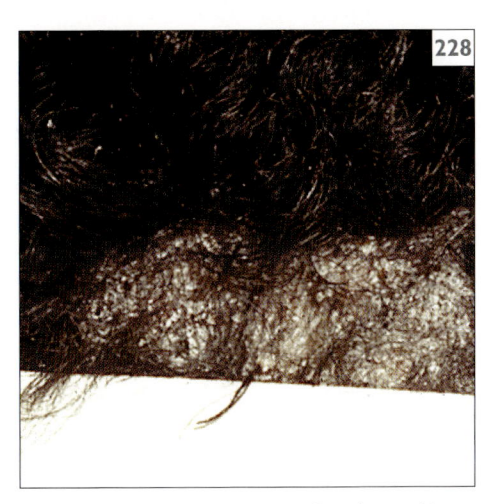

**Abb. 228** Spikula, die aus einer Papel eines Kerry Blue Terriers mit Spikulose hervorragen.

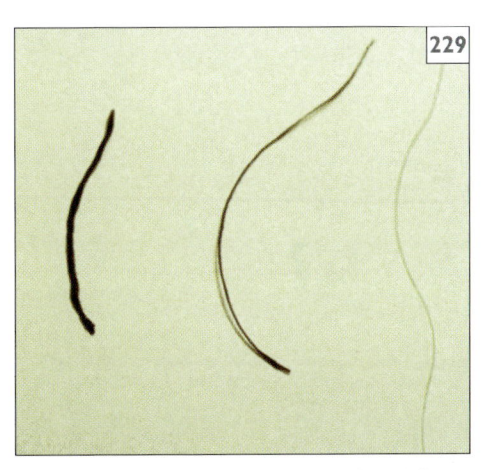

**Abb. 229** Spikula unterschiedlicher Größe (links und zentral) und ein normales Haar (rechts) von einem Hund mit Spikulose.

### KEY POINT
- Spikulose ist eine rassespezifische Erkrankung, die durch die Bildung von harten, aus der Haut aufragenden Spikula charakterisiert wird.

# KAPITEL 7
# Pigment-veränderungen

**Grundsätzliches**
- Es ist schwierig, diese Erkrankungen sicher zu diagnostizieren – Biopsien und histopathologische Untersuchungen sollten herangezogen werden.
- Die Therapie ist schwierig.
- Die Depigmentierung ist oft permanent, sodass die betroffene Haut einen Sonnenschutz benötigt.

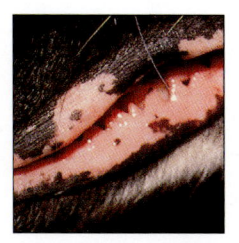

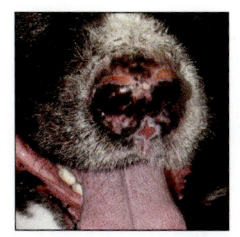

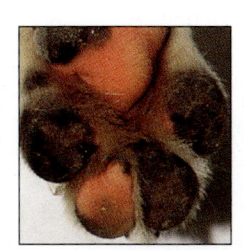

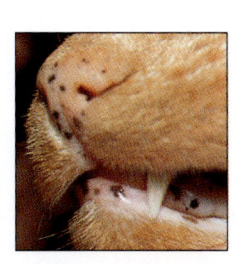

## 7.1 Vitiligo

**DEFINITION**
Unter Vitiligo versteht man eine erworbene Erkrankung, die durch die selektive Zerstörung von Melanozyten in den Zellen von Haut und Haarmatrix charakterisiert ist; das Resultat sind Leukoderma (Depigmentierung der Haut) und Leukotrichie (Depigmentierung von Haaren).

**ÄTIOLOGIE UND PATHOGENESE**
Die Vitiligo wird als Resultat einer abweichenden Immunkontrolle angesehen, bei der es zur Produktion von antimelanozytären Antikörpern kommt. Diese wurden bei Hunden und Katzen mit Vitiligo, nicht aber bei gesunden Tieren nachgewiesen[1]. Andere Theorien bei Menschen vermuten, dass ein neurochemischer Mediator Melanozyten zerstört bzw. die Melaninproduktion hemmt oder dass ein intermediärer Metabolit der Melaninsynthese die Zerstörung von Melanozyten hervorruft[2].

**KLINISCHES BILD**
Es gibt eine ausgeprägte Rasseprädisposition für den Belgischen Tervueren. Weitere Rassen mit anscheinend erhöhtem Risiko sind Deutscher Schäferhund, Rottweiler und Dobermann. Auch bei zahlreichen anderen Rassen und bei Siamkatzen wurde die Vitiligo beschrieben[1, 3]. Sie beginnt im Allgemeinen bei jung-erwachsenen Tieren mit asymptomatischen Maculae an Planum nasale, Lefzen, Fang und Wangenschleimhaut (**Abb. 230**) sowie den Ballen. In den betroffenen Bereichen entwickeln sich Leukoderma und in manchen Fällen auch Leukotrichie[4] (**Abb. 231**). Das Fortschreiten der Veränderungen ist unterschiedlich: Bei manchen Tieren repigmentieren die Veränderungen, bei anderen kommt es zur permanenten Depigmentierung[4]. Eine idiopathische Depigmentierung des Nasenspiegels ist möglicherweise eine Form der Vitiligo und wird umgangssprachlich als „Wechselnase" oder „Schneenase" bezeichnet. Eine Prädisposition hierfür besteht anscheinend bei Golden und (gelben) Labrador Retrievern und arktischen Rassen wie dem Sibirean Husky und dem Alaskan Malamute[3]. Abgesehen vom Pigmentverlust erscheint die Haut unverändert und ohne sichtbare Entzündungszeichen. Die betroffenen Tiere scheinen durch die Veränderungen auch nicht beeinträchtigt zu sein. Eine plötzlich einsetzende Depigmentierung der Haut bei älteren Tieren hingegen kann ein Frühsymptom des epitheliotropen Lymphoms sein und sollte dementsprechend abgeklärt werden. Eine Depigmentierung kann auch als (post-)inflammatorische Veränderung bei zahlreichen immunvermittelten Erkrankungen auftreten, insbesondere beim Lupus erythematosus, und auch bei Leishmaniose.

**DIFFERENZIALDIAGNOSEN**
- Canines uveodermatologisches Syndrom
- Kutaner Lupus erythematosus
- Dermatomyositis
- Systemischer Lupus erythematosus

**DIAGNOSE**
Die Diagnose basiert auf Anamnese, klinischer Untersuchung sowie der mikroskopischen Untersuchung von Biopsien.

**THERAPIE**
Es gibt keine beschriebene Therapie, die zu einer Besserung führt, obwohl die Erkrankung ein vorwiegend kosmetisches Problem darstellt. Die depigmentierte Haut benötigt möglicherweise einen Sonnenschutz (vgl. aktinische Dermatose, S. 180).

**KEY POINT**
- Die Vitiligo ist eine verhältnismäßig häufige Erkrankung – eine umfassende Beratung des Besitzers ist sehr wichtig.

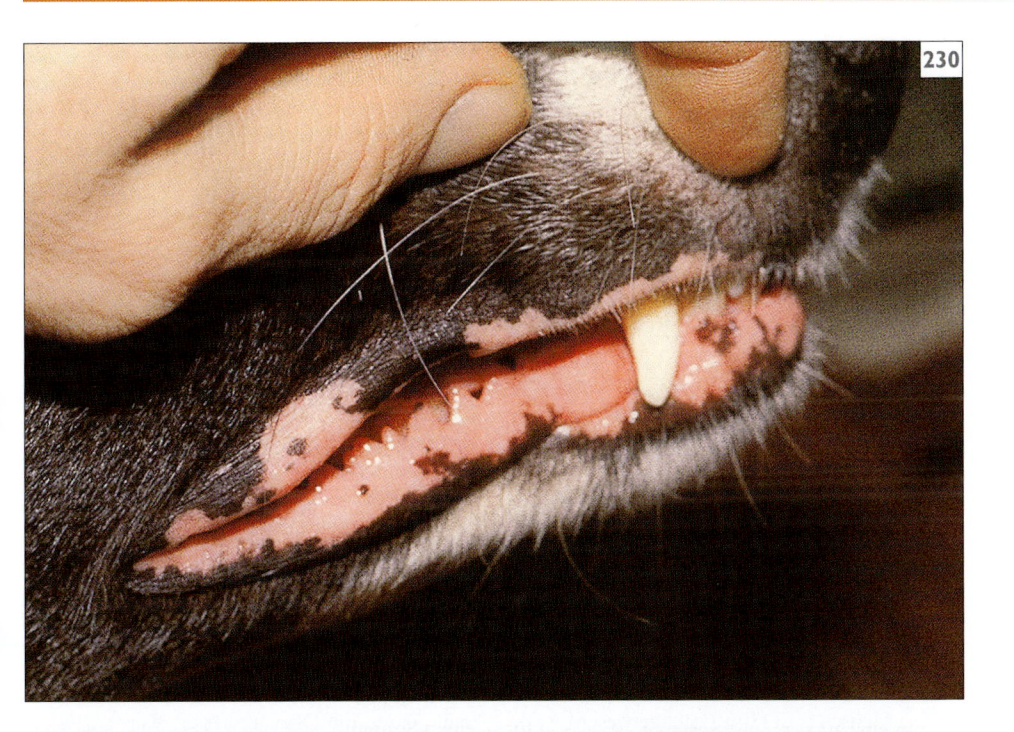

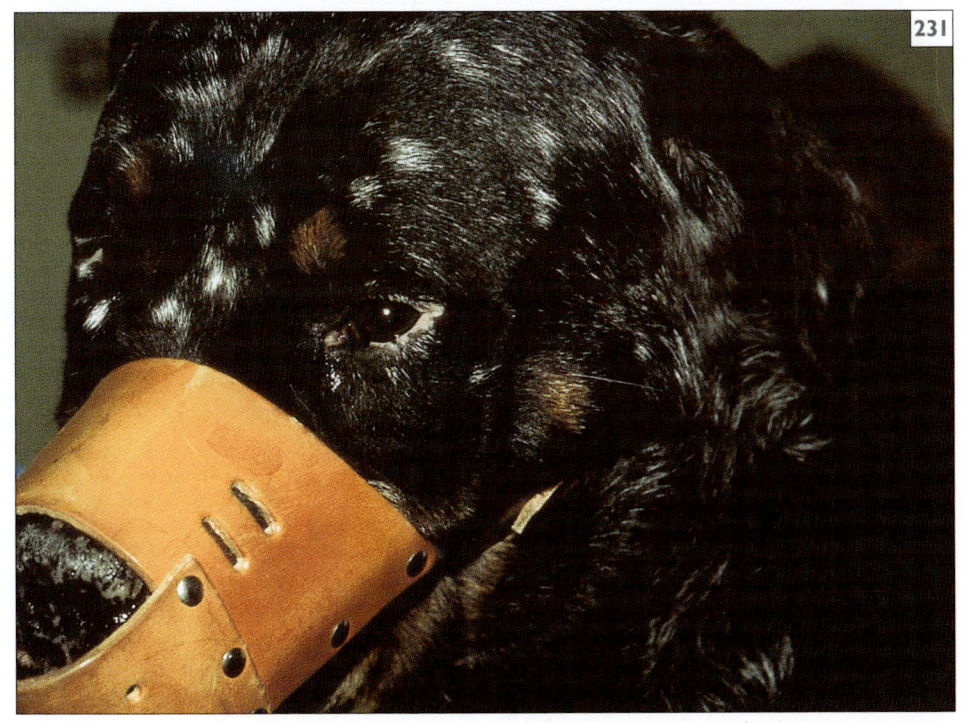

**Abb. 230, 231** Vitiligo: Pigmentverlust an den Lefzen eines Border Collies (**230**); fleckige Leukotrichie am Kopf eines Rottweilers (**231**).

## 7.2 Canines uveodermatologisches Syndrom
(Vogt-Koyanagi-Harada[VKH]-ähnliches Syndrom)

### DEFINITION
Das canine uveodermatologische Syndrom ist eine seltene Erkrankung des Hundes. Vermutlich handelt es sich um eine immunvermittelte Erkrankung, die sich gegen die Melanozyten richtet und zu Veränderungen in Augen, Haut und Haaren führt[1–4].

### ÄTIOLOGIE UND PATHOGENESE
Obwohl die zugrunde liegenden Mechanismen für die immunregulatorische Dysfunktion noch nicht gefunden wurden, liegt beim Menschen nachweislich eine Allergie vom Typ IV (zellvermittelt) gegen Melanin und Melanozyten vor[1, 3]. Bestimmte Subpopulationen der zytotoxischen T-Zellen mit Aktivität gegen Melanozyten wurden identifiziert[3]. Ähnliche Mechanismen werden auch für den Hund vermutet[1–3]. Zusätzlich wurden zirkulierende antimelanozytäre Antikörper bei Mensch und Hund nachgewiesen[1, 4].

### KLINISCHES BILD
Als Risikorassen gelten Akita, Samoyede, Sibirean Husky, Alaskan Malamute, Chow Chow und deren verwandte Kreuzungen[1, 3]. Das Syndrom wurde auch bei Shiba Inu, Shetland Sheepdog, Deutschem Schäferhund, Bobtail, Irish Setter und Dachshund beschrieben. Die Augenveränderungen gehen i.d.R. den Hautveränderungen voraus und bestehen anfangs aus bilateraler Uveitis bis hochgradiger Panuveitis. Später können sich Netzhautablösung, hintere Synechie mit sekundärem Glaukom und Katarakte entwickeln. Die Veränderungen von Haut und Haaren bestehen in Leukoderma und Leukotrichie, die häufig Augenlider, Nasenspiegel, Lefzen, Skrotum, Vulva, Ballen sowie Skrotal- und Vulvagegend betreffen (**Abb. 232, 233**). In den depigmentierten Bereichen können sich unterschiedliche Grade von Erythem, Ulzeration und Krusten bilden[1, 3]. Auch in der Mundhöhle kann es zu Depigmentierung, Erythem und Erosionen kommen[5]. Schmerzen oder Pruritus sind möglich, eine Lymphadenopathie häufig[1]. Erste Symptome wurden bei Tieren von 13 Monaten bis 6 Jahren berichtet[3]. Im Gegensatz zum Menschen gibt es beim Hund nur selten neurologische Symptome.

### DIFFERENZIALDIAGNOSEN
- Kutaner Lupus erythematosus
- Systemischer Lupus erythematosus
- Pemphigus foliaceus
- Pemphigus erythematosus
- Epitheliotropes Lymphom
- Vitiligo
- Dermatomyositis
- Leishmaniose

### DIAGNOSE
Die Diagnose basiert auf Anamnese, ophthalmologischen Untersuchungsbefunden, klinischer Untersuchung und histopathologischer Untersuchung von Hautbiopsien.

### THERAPIE
Topische oder subkonjunktivale Corticosteroide und topische Zykloplegika sind bei Tieren mit Uveitis anterior geeignet[3]. Prednisolon, Methylprednisolon oder Prednison\* (0,5–2,0 mg/kg p.o. 2-mal täglich) werden meist benötigt, um Uveitis und Hautveränderungen zum Abklingen zu bringen. Sind die Veränderungen unter Kontrolle, kann die Dosis reduziert werden. Allerdings ist eine Langzeitbehandlung häufig erforderlich, um die Erkrankung in Remission zu halten. Azathioprin\* (2 mg/kg p.o. alle 24–48 Stunden initial und Reduktion nach klinischer Abheilung bis auf 0,5 mg/kg p.o. alle 24–48 Stunden) kann dazu beitragen, die benötigte Corticoiddosis zu reduzieren. Bei manchen Tieren ist es möglich, die Corticosteroide abzusetzen und nur mit Azathioprin\* weiterzubehandeln[3]. Die systemische Therapie mit Ciclosporin wurde beim Menschen in therapieresistenten Fällen eingesetzt und kann beim Hund eine weitere Therapieoption darstellen[6]. Einer der Autoren (TJN) hält die Kombination von topischem Tacrolimus\* und systemischem Ciclosporin für günstig.

### KEY POINT
- Diese Erkrankung bedarf einer aggressiven Therapie, und diese setzt eine definitive Diagnose zwingend voraus.

## 7.2 Canines uveodermatologisches Syndrom (Vogt-Koyanagi-Harada[VKH]-ähnliches Syndrom)

**Abb. 232, 233** Canines uveodermatologisches Syndrom: Pigmentverlust an Planum nasale und Nase mit Veränderungen der Augen (**232**) und der Ballen (**233**).

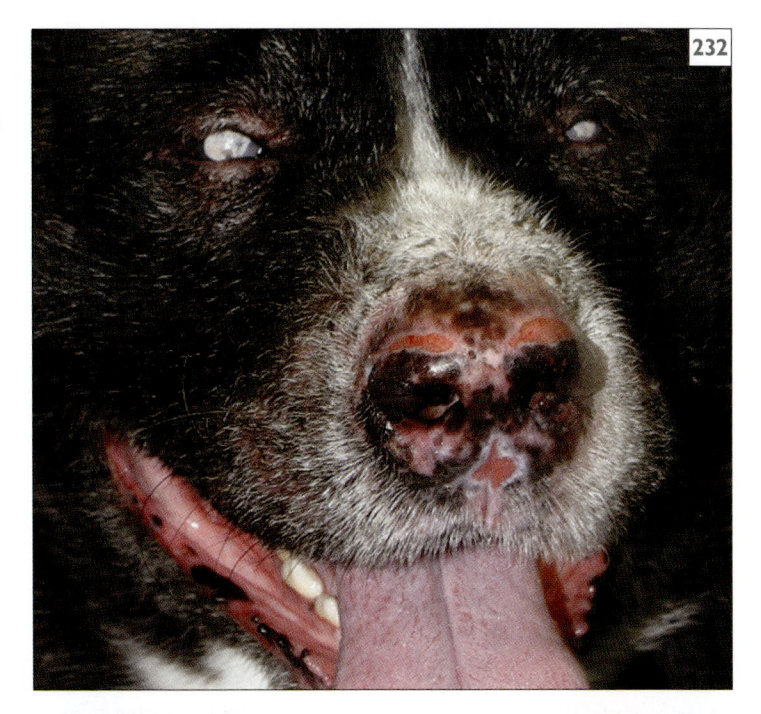

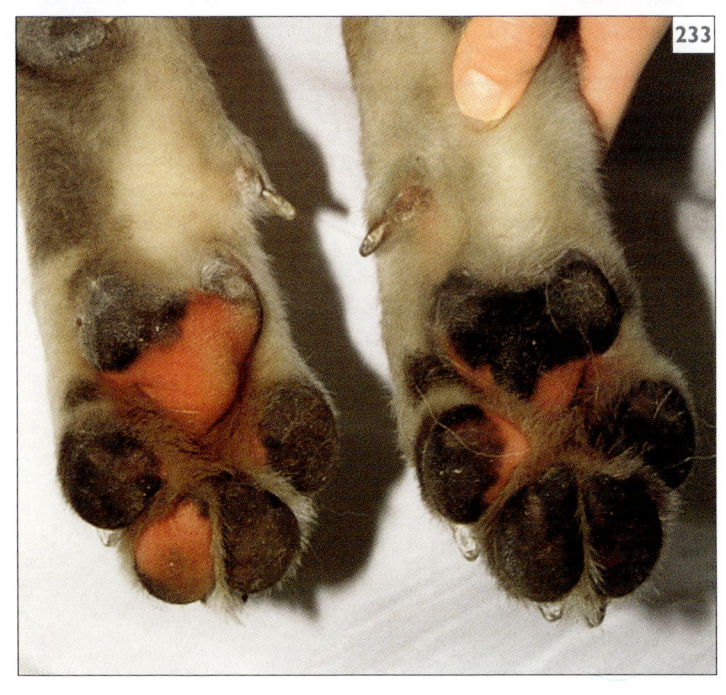

## 7.3 Lentigo und Lentiginosis profusa

### ÄTIOLOGIE UND PATHOGENESE
Unter Lentigo (Plural: Lentigines) versteht man eine braunschwarze, runde, hyperpigmentierte Macula- oder Fleckbildung. Diese tritt zusammen mit einer erhöhten Melanozytenzahl im Bereich der dermo-epidermalen Verbindung auf, aber ohne Anzeichen einer fokalen Proliferation oder eines invasiven Verhaltens[1–3]. Die Ätiologie ist nicht bekannt, obwohl beim Hund eine Papillomavirus-Infektion postuliert wurde[4, 5]. Während zwischen entzündlichen Reaktionen und postinflammatorischer Hyperpigmentierung ein nachgewiesener biochemischer Zusammenhang besteht, gibt es keine Anhaltspunkte, ob Lentigines eine ähnliche Ätiologie haben. Eine hereditäre autosomal-dominante Lentiginosis profusa wurde bei Möpsen beschrieben, und auch Zwergschnauzer könnten prädisponiert sein[1, 5, 6]. Eine Lentigo ist bei roten und schildpattfarbenen Katzen häufig[2].

### KLINISCHES BILD
Bei Möpsen wurden im Alter zwischen 1 und 4 Jahren zunächst Maculae beobachtet. Diese waren unauffällig, gut abgegrenzt, leicht erhaben und nicht pruriginös und fanden sich vorwiegend an den distalen Bereichen der Gliedmaßen, in geringerer Zahl auch an den proximalen Bereichen und am Rumpf. Die Maculae vergrößerten sich allmählich bis auf einen Durchmesser von 10 mm und blieben dann unverändert. Mit der Zeit wurden sie blasser. Bei Katzen sieht man die Veränderungen zuerst an den Lippen (**Abb. 234**), und der Großteil der betroffenen Tiere ist jünger als 1 Jahr. In den meisten Fällen koaleszieren die Lentigines und breiten sich lokal aus, wobei sie auch Schleimhäute, Lider und Nasenspiegel befallen, aber ansonsten asymptomatisch sind. Es gibt eine Fallbeschreibung einer adulten silbernen Kurzhaarkatze, bei der sich generalisierte nicht-pruriginöse Veränderungen entwickelten[7].

### DIFFERENZIALDIAGNOSEN
- Oberflächliche Pyodermie
- Demodikose
- Pigmentierte Neoplasien
- Postinflammatorische Hyperpigmentierung

### DIAGNOSE
Das klinische Aussehen der Veränderungen ist bereits hochverdächtig und reicht gewöhnlich zur Diagnosestellung aus. Die histopathologische Untersuchung von Biopsien erlaubt eine endgültige Diagnose, die insbesondere wichtig für den Ausschluss von Melanomen ist.

### THERAPIE
Lentigines sind nur von kosmetischer Bedeutung und bedürfen keiner Therapie. Bei Katzen wurde keine Progression zu Tumoren beschrieben, doch ist eine maligne Transformation einer Lentiginosis profusa beim Hund in ein Plattenepithelkarzinom möglich[5, 6].

### KEY POINTS
- Den Tierhaltern sollte vermittelt werden, dass es sich um benigne Veränderungen handelt.
- Multiple Veränderungen beim Hund sollten allerdings bezüglich maligner Transformation regelmäßig kontrolliert werden.

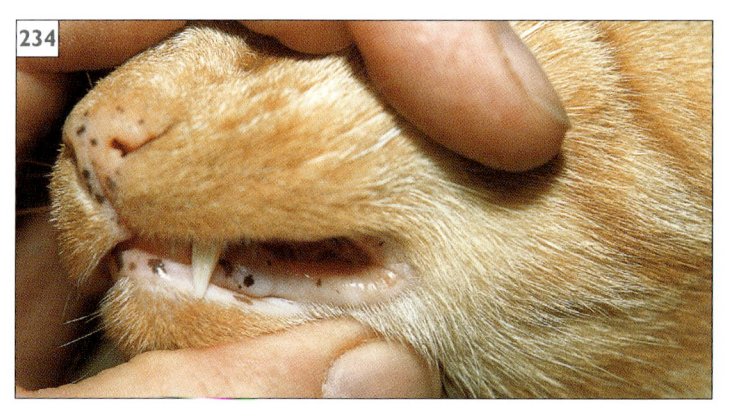

**Abb. 234** Lentigines an der Unterlippe einer Katze.

**KAPITEL 8**

# Umweltbedingte Hauterkrankungen

**Grundsätzliches**
- Diese Erkrankungen sind häufig akut, doch werden die Tiere mitunter auch mit chronischen klinischen Symptomen oder Komplikationen vorgestellt.
- Die Diagnose ist leicht zu stellen, wenn der Auslöser offensichtlich ist.
- Eine sorgfältige Anamnese sollte erhoben und unbedingt eine eingehende klinische Untersuchung durchgeführt werden.

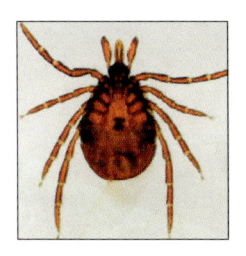

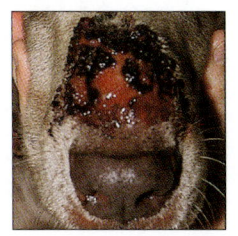

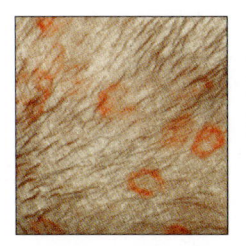

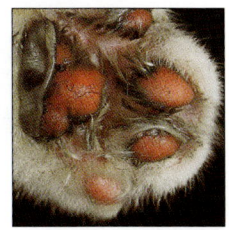

# 8.1 Zecken-Infestation

## ÄTIOLOGIE UND PATHOGENESE

Basierend auf der taxonomischen Klassifikation, werden Zecken in Schild- (Ixodidae) und Lederzecken (Argasidae) eingeteilt. Die meisten klinischen Probleme werden durch Infestationen mit Schildzecken verursacht. Zahlreiche Arten können Hunde und Katzen befallen, u.a. *Rhipicephalus sanguineus* (Braune Hundezecke, weltweites Vorkommen; **Abb. 235**), *Dermacentor variabilis* (Amerikanische Hundezecke oder Waldzecke), *D. andersoni* (Rocky-Mountain-Waldzecke), *D. occidentalis* (Pazifische oder Westküstenzecke), *D. reticularis* (Auwaldzecke, kommt in Europa vor; **Abb. 236**), *Amblyomma maculatum* (Golfküstenzecke), *A. americana* (Lone-star-Zecke), *Ixodes dammini* (Hirschzecke), *I. scapularis* (Schwarzbeinige Zecke), *I. pacificus* (Vorkommen in Kalifornien und Oregon), *I. hexagonus* (Igelzecke, Vorkommen in Europa) und *I. ricinus* (Gemeiner Holzbock, Vorkommen in Europa; **Abb. 237**)[1–5].

Beide Familien haben 4 Entwicklungsstadien[1–3]: Ei, Larve, Nymphe und Adulte. Larven, Nymphen und Adulte beider Geschlechter ernähren sich von Blut und Lymphe. Adulte Weibchen vergrößern sich stark nach der Blutmahlzeit. Generell sind Ixodidae dreiwirtige Zecken, deren Larven- und Nymphenstadien vorwiegend kleine Nager parasitieren. *R. sanguineus* ist eine dreiwirtige Zecke, die ihren gesamten Lebenszyklus auf dem Hund komplettieren kann.

Zecken können eine Vielzahl von mikrobiellen Erkrankungen übertragen[2, 4–6]:

- *R. sanguineus*: *Babesia gibsoni*, *Coxiella burnetii*, *Ehrlichia canis*, *Hepatozoon canis*, *Pasteurella tularensis*
- *D. andersoni*: *B. canis*, *C. burnetii*, Rocky-Mountain-Fleckfieber
- *A. americanum*: Rocky-Mountain-Fleckfieber
- *A. maculatum*: *Leptospira pomona*
- *I. dammini, pacificus und ricinus*: *Borrelia burgdorferi* (Lyme-Disease)

Die einzige Lederzecke, die bei Hund und Katze von klinischer Bedeutung ist, ist die spinöse Ohrzecke *Otobius megnini*, die weltweit in warmen, feuchten Klimaten auftritt. Sie ist eine einwirtige Zecke, bei der lediglich die Larven- und Nymphenstadien parasitieren[3].

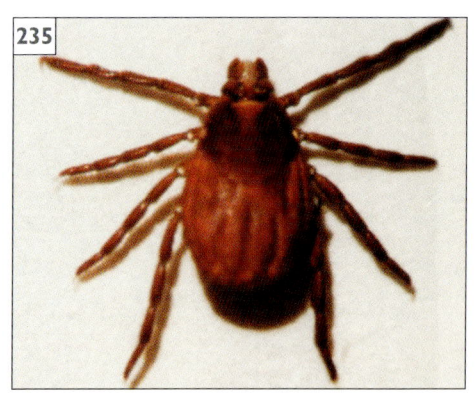

**Abb. 235** *Rhipicephalus*-spp.-Zecke (Foto: Merial Animal Health).

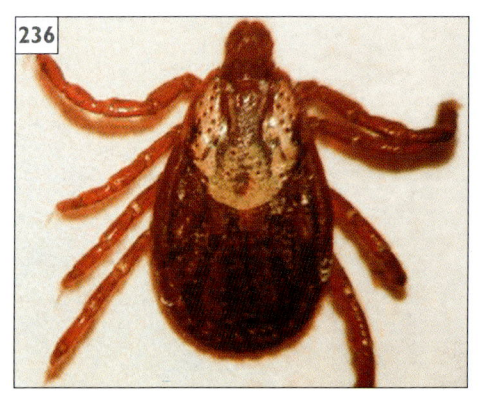

**Abb. 236** *Dermacentor*-spp.-Zecke (Foto: Merial Animal Health).

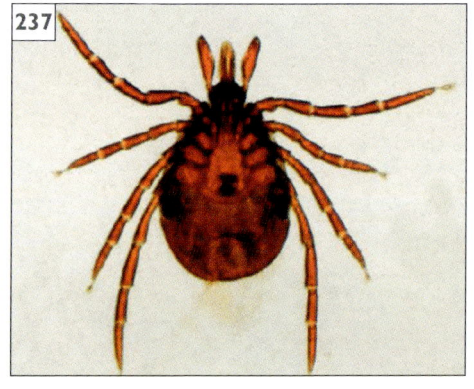

**Abb. 237** *Ixodes*-spp.-Zecke (Foto: Merial Animal Health).

**Abb. 238** Zecken-Infestation: 2 Zecken, noch nicht vollgesaugt, am Hals einer Katze.

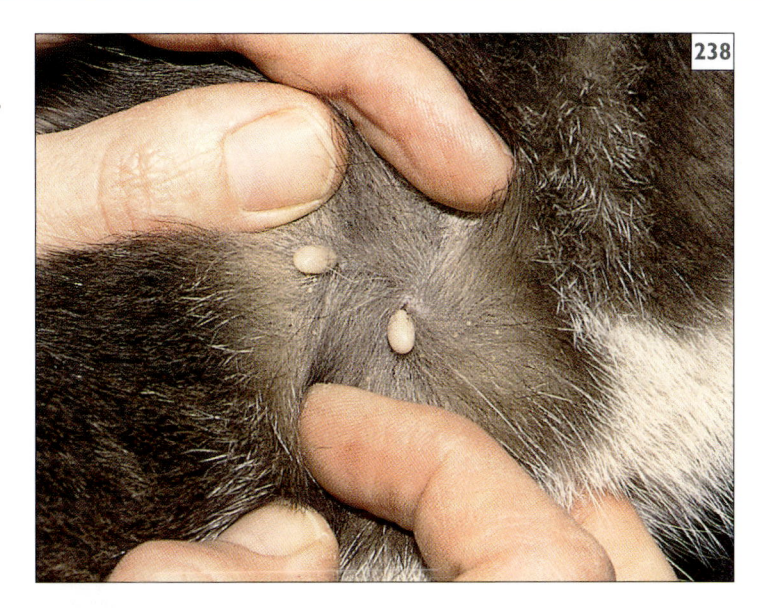

**Abb. 239** Zecke und erythematöse Reaktion darauf am Hals einer Katze.

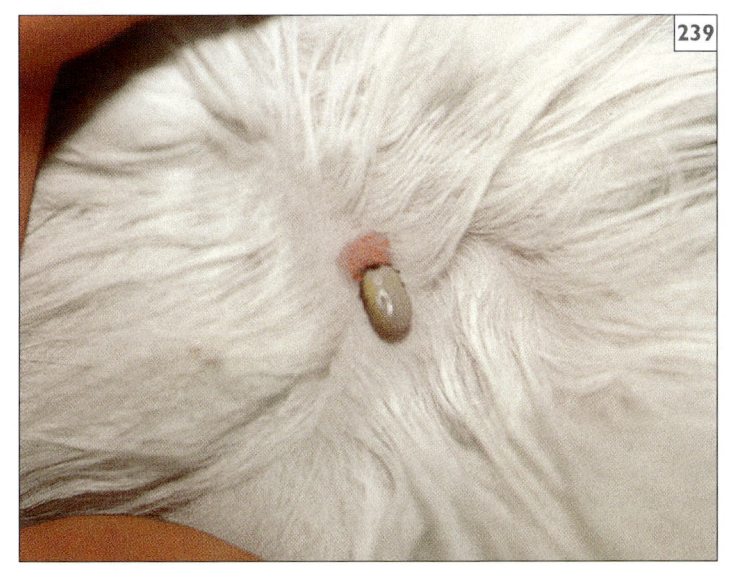

Risikofaktoren für eine Zecken-Infestation variieren je nach Art und geographischer Region, doch prinzipiell wirken ein Leben vorwiegend draußen, dichte Vegetation sowie warme, feuchte Umgebungsbedingungen begünstigend[3, 7, 8].

**KLINISCHES BILD**
Zecken in unterschiedlichen Entwicklungsstadien können sichtbar an die Haut angeheftet sein (**Abb. 238**). Ein Erythem tritt evtl. zusammen mit leichtem Pruritus an der umgebenden Haut auf (**Abb. 239**). Krusten- und leichte Knötchenbildung können sich an der Stelle, wo die Zecke entfernt wurde, bilden. Dies ist vorwiegend durch eine immunologisch vermittelte entzündliche Reaktion auf den Zeckenspeichel und weniger durch eine Reaktion auf evtl. in der Haut verbliebene Reste der Zecke oder deren Mundwerkzeuge zu erklären. Eine Otitis externa kann infolge der Irritation durch zahlreiche spinöse

Ohrzecken im Gehörgang entstehen. Eine Zeckenparalyse (aufsteigende schlaffe Paralyse der unteren Motorneuronen) kann durch ein Neurotoxin im Speichel der saugenden Weibchen verschiedener *Ixodes*-Zeckenarten entstehen, v.a. bei denen der Gattung *Dermacentor*.

### DIAGNOSE
Der Nachweis von Zecken während der klinischen oder otoskopischen Untersuchung bestätigt die Diagnose.

### THERAPIE
Zecken können mit speziellen Zeckenzangen, -haken, Pinzetten oder mit behandschuhten Fingern gefasst und mit vorsichtigem Zug entfernt werden[9]. Durch Drehen der Zecke können die Mundwerkzeuge einfacher abgelöst werden. Permethrin-Waschungen, -Sprays oder -Spot-ons können beim Hund angewendet werden, wenn starker Befall vorliegt, dies schützt auch vor erneuter Infestation. Fipronil-, Deltamethrin-, Moxidectin- und Amitraz-haltige Produkte schützen gleichfalls vor Infestation[1–3, 10–12]. Sie verhindern nicht zwangsläufig das Anheften von Zecken, doch diese sterben und fallen binnen 12–24 Stunden ab. Die Übertragung von Krankheiten setzt normalerweise eine Anheftung von mindestens 24–48 Stunden voraus[6]. Durch das Putzverhalten der Katzen kommt es bei ihnen deutlich seltener zu einer Zecken-Infestationen. Die Prinzipien der Zeckenkontrolle sind bei ihnen die gleichen wie beim Hund, allerdings sind zahlreiche pyrethroidhaltige Produkte für Hunde toxisch für Katzen, und einige Wirkstoffe sind nicht für Katzen zugelassen.

Die Umgebung muss bei einer Infestation mit *R. sanguineus* mit einem gut wirksamen akariziden Produkt behandelt werden, da der komplette Lebenszyklus dieser Zecke auf dem Hund ablaufen kann. Dies führt zu einer hohen Zahl sämtlicher Entwicklungsstadien in der unmittelbaren Umgebung des Hundes.

### KEY POINTS
- Zecken sind Vektoren für zahlreiche Erreger von Infektionskrankheiten.
- Lebende Zecken können für 12–24 Stunden auch auf einem behandelten Tier gefunden werden.

## 8.2 Bienenstiche und Spinnenbisse

### ÄTIOLOGIE UND PATHOGENESE
Die Stechwerkzeuge von Bienen und anderen *Hymenoptera* enthalten Phospholipasen, Hyaluronidasen und bradykininartige Mediatoren, die eine lokale Vasodilatation und Schmerz verursachen[1]. Spinnen, Raupen und andere Insekten können lokalisierte Reaktionen entweder durch die Implantation von Spikulae oder durch Bisse, bei denen sie eine Vielzahl von Nekro- und Neurotoxinen in die Haut einbringen, auslösen[2–4].

### KLINISCHES BILD
Die meisten Reaktionen auf Insekten- oder Spinnentoxine sind lokalisiert und werden durch Erythem, Ödem und vorübergehenden Schmerz charakterisiert[1]. Bei Katzen ist eine häufige Reaktion ein plötzlich auftretendes, weiches, regionales Ödem der distalen Bereiche der Vordergliedmaße, vermutlich, weil sie mit dem Insekt spielen. Bei Hunden sind Ödem und Angiödem von Augenlidern und Schnauze die häufigsten Reaktionen (**Abb. 240**). Gelegentlich ist die Urticaria generalisiert und hochgradig, und auch tödliche systemische anaphylaktische Reaktionen sind beschrieben[1, 5, 6]. Eine perakute nasale und faziale Dermatitis zusammen mit einer eosinophilen Follikulitis und Furunkulose[7, 8] kann eine Reaktion auf Fliegen- und Stechmückenstiche (vgl. S. 222; **Abb. 241**) sein, gelegentlich auch eine noduläre granulomatöse Dermatitis[9]. Die Stiche von Feuerameisen bewirken nicht-follikuläre Pusteln mit einer neutrophilen interstitiellen Dermatitis und Kollagendegeneration[2].

Spinnenbisse sind deutlich gefährlicher. Die der gefährlichsten Arten (z.B. Schwarze Witwe [*Latrodectus* spp.], Nordamerikanische Braune Einsiedlerspinne [*Loxosceles reclusa*] und Vogelspinnen [Theraphosidae]) führen zu hochgradiger lokalisierter bis regionaler Vaskulitis und Gewebsnekrose sowie systemischen Reaktionen wie Paralyse, ausgedehnter Vaskulitis, Herz- und Atemstillstand und Tod[3, 4]. Das Gift australischer Vogelspinnen ist hochgiftig für Hunde, und Bisse enden unweigerlich und schnell tödlich[10]. Die Vogelspinnen der Neuen Welt beißen selten, besitzen allerdings Haare, die hochgradig irritierend und Urticaria-auslösend wirken. Die Bisse der Sydney-Trichternetzspinne (*Atrax robustus*) wirken beim Menschen tödlich, entfalten aber kaum Giftwirkung bei Katzen und Hunden.

## 8.2 Bienenstiche und Spinnenbisse

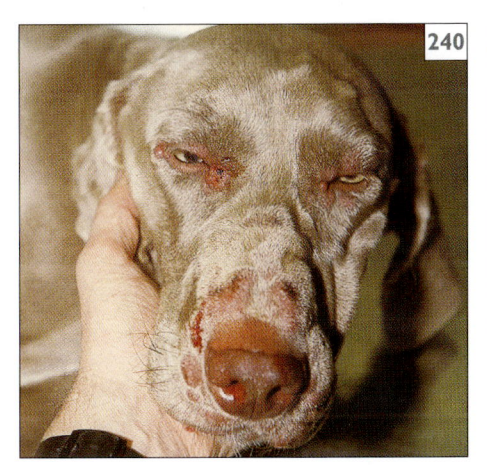

**Abb. 240** Urticaria: symmetrische Schwellung des Gesichts nach einem Bienenstich.

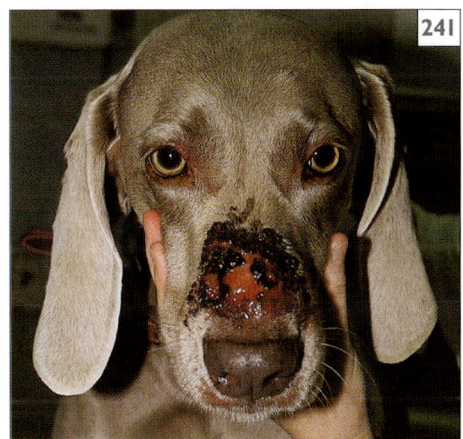

**Abb. 241** Perakute eosinophile Furunkulose nach Bienenstichen.

### DIFFERENZIALDIAGNOSEN (BEI LOKALISIERTEN REAKTIONEN)
- Nasale Pyodermie
- Urticaria und Angiödem
- Stechmücken-Dermatitis
- Eosinophile Furunkulose
- Steriles oder infektiöses noduläres Pyogranulom
- Kutane Histiozytose
- Dermatophytose
- Immunvermittelte Dermatosen und Arzneimittelexanthem

### DIAGNOSE
Die klinische Anamnese eines perakuten Beginns nach einem Biss oder Stich eliminiert die meisten Differenzialdiagnosen. Häufig werden jedoch Insekt oder Spinnen nicht beobachtet, und Biss oder Stich werden eher vermutet als nachgewiesen. Zytologie oder Histopathologie sind erforderlich, um eine nasale Pyodermie von einer eosinophilen Furunkulose zu differenzieren. Allergien auf das Gift von *Hymenoptera* können via Intradermaltest oder IgE-spezifische Serologie nachgewiesen werden[1]. Reaktionen auf andere Insekten wie Schaben, Ameisen, beißende Fliegen und Motten werden weniger häufig beschrieben und werden häufig als klinisch irrelevante oder Kreuzreaktionen angesehen[11]. Die klinische Relevanz derartiger Reaktionen und die Wirksamkeit allergenspezifischer Immuntherapien werden höchst kontrovers gesehen.

### THERAPIE
Systemische Glucocorticoide in antiinflammatorischer Dosis sind indiziert, sobald die Diagnose gesichert ist[7,8]. Systemische Antihistaminika können in Fällen ausreichen, in denen Ödem und Urticaria auftreten. Intravenöse Flüssigkeitsgaben, Antihistaminika, Adrenalin/Epinephrin, Bronchodilatatoren und Sauerstoff können in schweren Fällen erforderlich sein[1,5,6]. Bei perakuter nasaler Furunkulose können feuchte Kompressen angewendet werden. Eine Sedation kann indiziert sein, um das Tier von schwerer Selbsttraumatisierung abzuhalten. Die Besitzer sollten darauf hingewiesen werden, dass das Tier Haare verliert und evtl. auch in schlimmeren Fällen Narben zurückbehalten kann. Sehr stark betroffene Tiere können eine entsprechende unterstützende Therapie sowie eine Wundbehandlung benötigen. Die Soforttherapie bei Spinnenbissen ist ähnlich wie bei Schlangenbissen: straffes Bandagieren und Kompression, Schienen von Gliedmaßen und Ruhighalten des Patienten sowie Schaffen einer ruhigen Umgebung (falls erforderlich auch eine vorsichtige Sedation). Kann die Spinnenart identifiziert werden, gibt es möglicherweise auch ein Antidot (z.B. für Gift der Schwarzen Witwe). Allerdings sind die Therapieprotokolle für Hunde nicht validiert, und sie können auch eine Anaphylaxie triggern.

### KEY POINT
- Eine perakute eosinophile Furunkulose sollte unbedingt aggressiv therapiert werden.

## 8.3 Dermatosen durch Fliegen- und Stechmückenstiche

**DEFINITION**
Hier handelt sich um eine papuläre oder papulokrustöse Reaktion auf die Bisse bzw. Stiche von Fliegen und Stechmücken.

**ÄTIOLOGIE UND PATHOGENESE**
Eine Fliegenstichdermatitis wird als unspezifische Reaktion auf den Schmerz und die Schädigung durch den Stich angesehen und wird meist durch *Stomoxys calcitrans* (den Gemeinen Wadenstecher) hervorgerufen. Auf diesem Wege können auch verschiedene Mücken (Stechmücken, Gnitzen, Kriebelmücken) bei Hunden eine Dermatose hervorrufen. Auch andere beißende/stechende Insekten können beteiligt sein. Im Gegensatz zu den Hautveränderungen beim Hund ist die Stechmückenallergie der Katze eine Typ-1-Reaktion auf Inhaltsstoffe im Speichel, der während des Stichs in die Haut injiziert wird.

**KLINISCHES BILD**
Die Fliegenstichdermatitis ist eine krustöse, pruriginöse Dermatose, die an den Ohrspitzen von Hunden während der Sommermonate auftritt. Bei Collies, Shetland Sheepdog und anderen Rassen, bei denen die Ohrmuscheln einen Knick aufweisen, sind die Stiche in der Falte zu sehen, bei Hunderassen mit Stehohren an der Ohrspitze. Sie zeigen sich als Erythem, Haarverlust und hämorrhagische Krusten, die mit dem Austritt von Blut und Serum zu erklären sind. Eine Insektenstichdermatitis tritt vorwiegend bei kurzhaarigen Rassen auf, z.B. bei Weimaraner, Dobermann, Deutsch Kurzhaar und Bullterrier, die draußen gehalten werden, v.a. in warmen Klimaten. Papeln und verkrusteten Papeln folgt eine fokale Alopezie (**Abb. 242**). Die Veränderungen beschränken sich meist auf die dorsale und laterale Fläche von Rumpf und oberen Gliedmaßen. Die Stiche der Kriebelmücke *Simulium* spp. führen zu zirkulären, 1 cm großen, erythematösen Veränderungen im Bereich der unbehaarten Bereiche des ventralen Abdomens (**Abb. 243**). Fliegen- und Stechmückenstiche können die eosinophile Follikulitis und Furunkulose bei manchen Hunden triggern.
Die feline Stechmückenallergie (**Abb. 244**) tritt bei Katzen jeder Rasse während der Sommermonate in warmen Klimazonen auf[1,2]. Typisch ist eine papuläre Eruption im Bereich der Außen- und Innenseite der Pinnae und auf der Nase. Erosionen, Krusten, Schuppen und in manchen Fällen Hypopigmentierung können folgen. Katzen zeigen häufig auch leichtes Fieber. Eine Hyperkeratose der Ballen aller Gliedmaßen kann auftreten, der Schwellung, Berührungsempfindlichkeit, Erythem und manchmal auch Fissuren vorausgehen. Zusätzlich besteht eine periphere Lymphadenopathie. In seltenen Fällen zusätzlich ein eosinophiles Granulom der Kornea.

**DIFFERENZIALDIAGNOSEN**
- Plattenepithelkarzinom
- Scabies
- Superfizielle Pyodermie
- Demodikose
- Urticaria
- Pemphigus foliaceus
- Feliner eosinophiler Granulom-Komplex
- Notoedresräude
- Pemphigus erythematosus
- Systemischer Lupus erythematosus
- Atopische Dermatitis

**DIAGNOSE**
Das saisonale Auftreten und die umweltbedingte Komponente dieser Dermatose führt dazu, dass zahlreiche Tiere jedes Jahr aufs Neue erkranken. Häufig ist anamnestisch eine Exposition gegenüber den Auslösern bekannt, speziell bei Stechmückenallergie an den Ohrmuscheln. Durch mikroskopische Untersuchung von Hautgeschabseln können *Demodex canis* und eine Insektenstichdermatitis voneinander abgegrenzt werden. Eine oberflächliche Pyodermie wird durch Papeln, Pusteln und epidermale Colleretten charakterisiert. Die Kombination der klinischen Symptome, die für die Katze beschrieben wurden, ist pathognomonisch.

**THERAPIE**
Im Idealfall therapiert man diese Dermatosen, indem man verhindert, dass die Tiere den Insekten ausgesetzt werden, doch ist dies häufig unrealistisch. *S. calcitrans* kann durch die Verwendung von Repellenzien wie DEET möglicherweise ferngehalten werden, doch sollte man diese Substanz wegen möglicher toxischer Wirkungen nicht bei Katzen einsetzen. Pyrethrine auf wässriger Grundlage, angewendet nach Anweisung des Herstellers, wirken gleichfalls repellierend. Fliegen und Stechmücken können mit feinmaschigen Netzen von geschlossenen Räumen ferngehalten werden. Die meisten Fälle heilen spontan ab, wenn man eine

## 8.3 Dermatosen durch Fliegen- und Stechmückenstiche

**Abb. 242** Insektenstichdermatitis: fleckige Alopezie an der Flanke eines Deutsch-Drahthaar-Hundes.

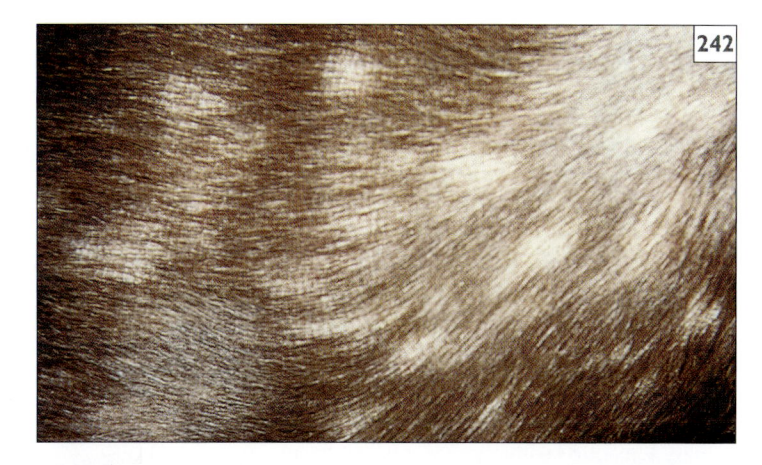

**Abb. 243** Erythematöse „target lesions" (schießscheibenartige Veränderungen), hervorgerufen durch Gnitzen.

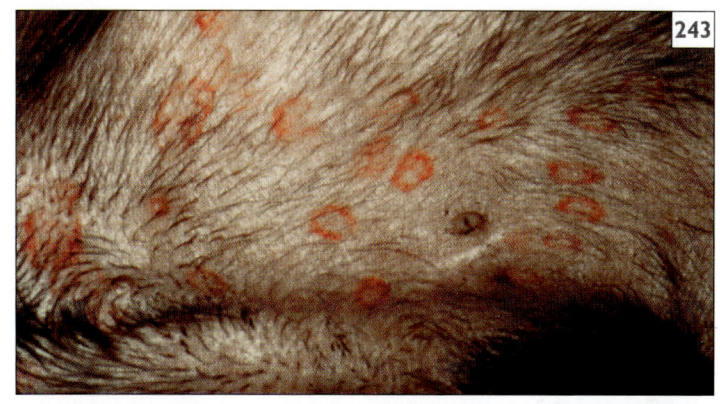

**Abb. 244** Feline Stechmückenallergie (Foto: K. Mason).

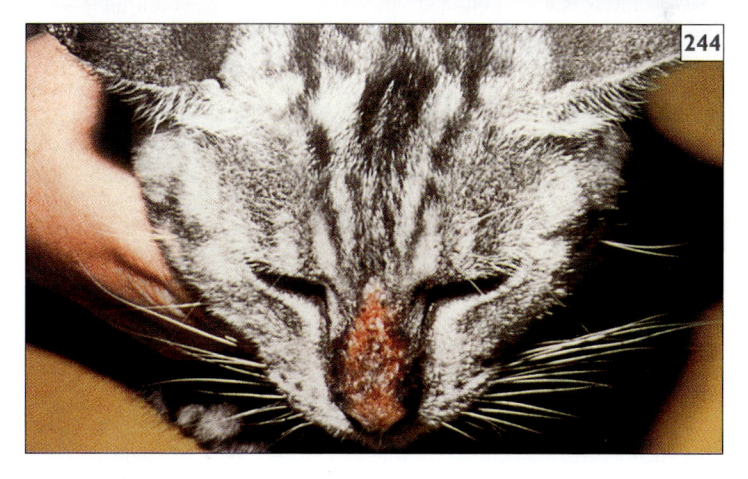

Exposition gegenüber den Insekten verhindern kann. In manchen Fällen ist allerdings die Anwendung systemischer Glucocorticoide erforderlich, um eine Remission zu erzielen.

**KEY POINT**
- Wenn die Umgebung nicht entsprechend verändert werden kann, ist die Kontrolle der Erkrankung schwierig.

## 8.4 Myiasis

### DEFINITION
Unter Myiasis versteht man eine Infestation von Fliegenlarven, die sich von nekrotischem oder lebendem Gewebe des Wirts ernähren.

### ÄTIOLOGIE UND PATHOGENESE
Die Veränderungen treten grundsätzlich zusammen mit Fliegenlarven auf, die eine fakultative Myiasis in kontaminierten Hautwunden hervorrufen. Im typischen Fall gehören sie den Gattungen *Musca*, *Calliphora*, *Phaenicia*, *Lucilia*, *Phormia* und *Sarcophaga* an[1]. Sie durchlaufen 4 Entwicklungsstadien: Ei, Larve, Puppe und Adulte. Um eine fakultative Myiasis bei einem Warmblüter hervorzurufen, muss die weibliche Fliege angelockt und zur Eiablage stimuliert werden. Dies geschieht durch Faktoren wie traumatisierte Haut, Augenausfluss, unbehandelte Wunden oder Durchtränken mit Fäzes. Primäre Fliegen (*Lucilia*, *Phormia* und einige *Calliphora*) legen Eier in diese Bereiche. Die Larvenstadien bewegen sich über die Oberfläche einer solchen Wunde und nehmen Sekret, Exsudat, tote Zellen und Debris auf, aber kein lebendes Gewebe. Allerdings können sie Irritationen hervorrufen, Zellen schädigen und Exsudatbildung auslösen. Sekundäre Fliegen (*Calliphora*, *Chrysomia* und *Sarcophaga*) werden durch geschädigtes Gewebe angelockt. Ihre Larven können totes und lebendiges Gewebe angreifen und die Veränderungen vergrößern. Unter kontrollierten Bedingungen wurden sterile Larven primärer Fliegen bereits sehr erfolgreich zur Wundbehandlung eingesetzt. Eine obligate Myiasis wird durch die schraubenförmige Fliege *Cochliomyia hominivorax* ausgelöst[1]. Sie benötigt frische Wunden für die Entwicklung ihrer Larven. Diese können lebendes Gewebe verflüssigen und aufnehmen und so die Wunde vergrößern. Sie kommt gelegentlich in Nordamerika vor, ist aber in Zentral- und Südamerika von größerer Bedeutung[1].

### KLINISCHES BILD
Die betroffenen Tiere haben häufig prädisponierende Faktoren wie verfilztes oder dichtes Fell, das ein Trocknen der Haut verhindert und so zur Mazeration führt, nekrotisches Gewebe von Wunden oder Neoplasien, mit Urin oder Kot durchtränktes Fell, Faltendermatitiden oder Augenausfluss. Die Larven finden sich unter den verfilzten Bereichen oder in den Wunden. Sie produzieren kraterförmige, wie ausgestanzt wirkende Gewebsveränderungen und können auch im betroffenen Gewebe regelrechte Tunnel mit Taschen bilden (**Abb. 245**). Meist besteht ein fauliger Geruch.

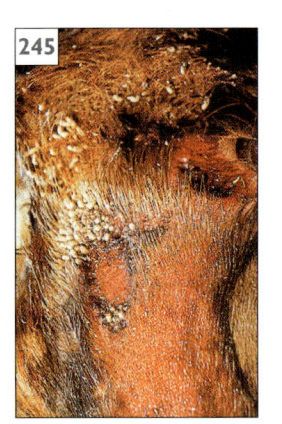

**Abb. 245** Myiasis: Fokale, wie ausgestanzt wirkenden Ulzera liegen oft in derartigen Fällen vor und werden erst sichtbar, wenn die Filzmatten darüber abgeschnitten und die Krusten entfernt werden.

### DIAGNOSE
Die Diagnose basiert auf dem klinischen Bild: Wunden, die eine Larveninfestation aufweisen.

### THERAPIE
Haare und Filzmatten sollten von den infestierten Bereichen abgeschnitten und der Bereich selbst mit milden antiseptischen Lösungen wie z.B. verdünnter Chlorhexidin-Lösung gespült werden, um Debris und Larven von der Wunde zu entfernen. Tief sitzende Larven können so auch herausgespült werden. Gelingt dies nicht, müssen sie mit einer Pinzette entfernt werden. Falls nekrotisches Gewebe vorhanden ist, sollte es entfernt und die Wunde mit Silbersulfadiazin\* behandelt werden, um die Infektion zu kontrollieren. Falls systemische Symptome bestehen, sollten entsprechende Therapien eingeleitet werden. Häufig sind Antibiotika zur Kontrolle von Sekundärinfektionen erforderlich. Die Tierbesitzer sollten darauf hingewiesen werden, dass die Wunde sauber gehalten und das Tier in eine fliegenfreie Umgebung verbracht werden muss, bis die Heilung erfolgt ist. Außerdem sollten sie über evtl. prädisponierende Faktoren informiert werden, damit entsprechende Maßnahmen zur Verhinderung eines erneuten Fliegenbefalls getroffen werden können.

### KEY POINT
- In derartigen Fällen sollte unbedingt nach den Primärursachen gesucht werden.

## 8.5 Durch Körperflüssigkeiten verursachte Dermatosen

### DEFINITION
Diese Dermatosen werden durch den chronischen Kontakt mit Urin, Kot, Speichel oder Tränenflüssigkeit hervorgerufen.

### ÄTIOLOGIE UND PATHOGENESE
Die chronische Exposition gegenüber jeglichen Körperflüssigkeiten führt zur Mazeration der Hautoberfläche, Erythem, Sekundärinfektion und Alopezie. Häufige Beispiele sind Gesichtsfaltendermatitis bei Perserkatzen und Lefzenfaltendermatitis beim Spaniel.

### KLINISCHES BILD
Diese Dermatosen treten normalerweise fokal auf und haben eine geringe Tendenz zur Ausbreitung. Die Veränderungen beginnen gewöhnlich an der Austrittsstelle und folgen dann den lokalen Hautfalten (**Abb. 246, 247**). Die betroffenen Bereiche sind erythematös, haarlos, feucht und meist auch übel riechend. Sekundärinfektionen sind häufig, der Pruritus ist variabel.

### DIFFERENZIALDIAGNOSEN
- Intertrigo (Körperfaltendermatitis)
- Demodikose
- Malassezien-Dermatitis (kann auch Folge einer Körperfaltendermatitis sein)
- Bakterielle Überbesiedlung („bacterial overgrowth syndrome")
- Mukokutane Candidiasis
- Immunvermittelte ulzerative Erkrankungen
- Metabolische epidermale Nekrose (superfizielle nekrolytische Dermatitis, hepatokutanes Syndrom)

**Cave:** Malassezien-Dermatitis, bakterielle Überbesiedlung und Intertrigo können auch Komplikationen von Dermatosen, die durch Körperflüssigkeiten ausgelöst werden, sein.

### DIAGNOSE
Die Rasse und die klinische Lokalisation erlaubt die Diagnose einer Faltendermatitis. Die mikroskopische Untersuchung von Hautgeschabseln und Klebebandabklatschen ermöglicht den Nachweis von Ektoparasiten, Hefen und Bakterien. Systemische Erkrankungen sollten sorgfältig ausgeschlossen werden, denn nicht alle Fälle sind rein anatomisch bedingt.

### THERAPIE
Die Therapie derartiger Erkrankungen besteht vor allem in der Beseitigung der zugrunde liegenden Ursachen und der symptomatischen Behandlung der Dermatose. Wenn die Ursache des Ausflusses erfolgreich behandelt wird, klingen die Hautveränderungen ab, und eine weitere Therapie ist nicht erforderlich. Topische oder gelegentlich auch systemische antimikrobielle Behandlungen können zur Therapie von Sekundärinfektionen erforderlich werden. Bei geschwächten Tieren kann die ätzende Wirkung des Urins vermindert werden, indem die Haut um die urogenitalen Öffnungen mit Vaseline behandelt wird. Auch die Lagerung der Tiere auf einer Unterlage, die den Urin gut ableitet und Staunässe verhindert, kann helfen. Allerdings sind einige der zugrunde liegenden Ursachen schwierig zu therapieren, und eine symptomatische Langzeitbehandlung kann erforderlich werden.

### KEY POINT
- Die Identifikation der zugrunde liegenden Ursache ist zwingend erforderlich.

**Abb. 246** Epiphora (sekundär zu einer Hypothyreose) führte bei diesem Spaniel zu einer periokulären Alopezie und Hyperpigmentierung.

**Abb. 247** Gesichtsfaltendermatitis bei einer Perserkatze nach chronischer Epiphora.

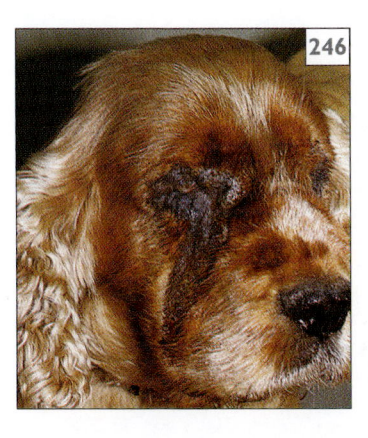

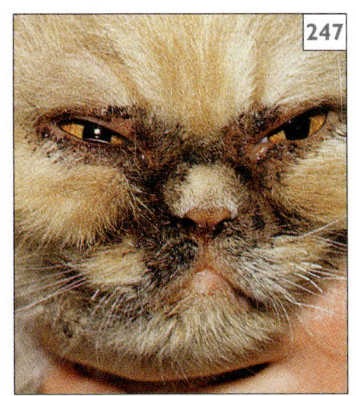

## 8.6 Verbrennungen

**DEFINITION**
Eine Verbrennung bezeichnet eine Gewebeschädigung durch eine thermale oder chemische Einwirkung.

**ÄTIOLOGIE UND PATHOGENESE**
Direkte Verbrennungen entstehen aus direktem Kontakt mit heißen Objekten oder Substanzen. Die häufigste Ursache einer direkten Verbrennung ist die „Schermaschinen-Verbrennung": Sie entsteht durch einen heißen Scherkopf, der mit der Haut in Kontakt kommt. Andere direkte Verbrennungen sind seltener (z.B. bei einer Katze, die über eine heiße Herdplatte läuft; durch Kontakt mit heißen Teilen am Auto, an Holz- oder Kohleöfen; schlechte Beaufsichtigung von paralysierten Tieren auf Wärmekissen; heiße Flüssigkeiten, die sich über Tiere ergießen und defekte Föhne o.ä. Geräte). Verbrennungen durch Flammen können bei Bränden in Häusern oder Autos entstehen. Elektrische Verbrennungen in und um die Mundhöhle können bei jungen Hunden vorkommen, die an einem Kabel kauen. Die Schwere der Brandwunden hängt von der maximalen Temperatur ab, die auf das Gewebe einwirkt, und von der Dauer der Überhitzung. Diese wiederum ist abhängig von den Variablen Temperatur, Masse des verbrennenden Agens, Masse, spezifische Hitze und thermale Leitfähigkeit des verbrannten Körpers, Umgebungstemperatur in der die Abkühlung nach der Verbrennung erfolgt und Menge der Wärmekonvektion im umgebenden Medium. Körpergewebe, deren Hauptbestandteil Wasser ist, sind durch eine hohe spezifische Wärme (d.h. es bedarf einer großen Wärmemenge, um die Gewebetemperatur zu erhöhen) und eine niedrige Wärmeleitfähigkeit (d.h. die Wärme breitet sich nur langsam aus) charakterisiert. Von klinischer Relevanz ist, dass die Dauer der Gewebeüberhitzung noch über die Kontaktzeit mit dem verbrennenden Agens hinaus andauert. Daher kann die sofortige Kühlung des verbrannten Bereichs die Dauer der Gewebeüberhitzung verkürzen und somit die Gewebeschädigung reduzieren. Minimale Überhitzung des Gewebes führt zu einer klinisch inapparenten, reversiblen Zellschädigung. Weitere Überhitzung verursacht hingegen Foci irreversibel geschädigter Zellen, die von reversibel geschädigten und intakten Zellen umgeben werden. Wenn ein kritischer Schwellenwert überschritten ist, kommt es schließlich zu einer Nekrose des gesamten Gewebes. Da der Übergang von gesunder zu nekrotischer Haut graduell ist, geht die Regeneration

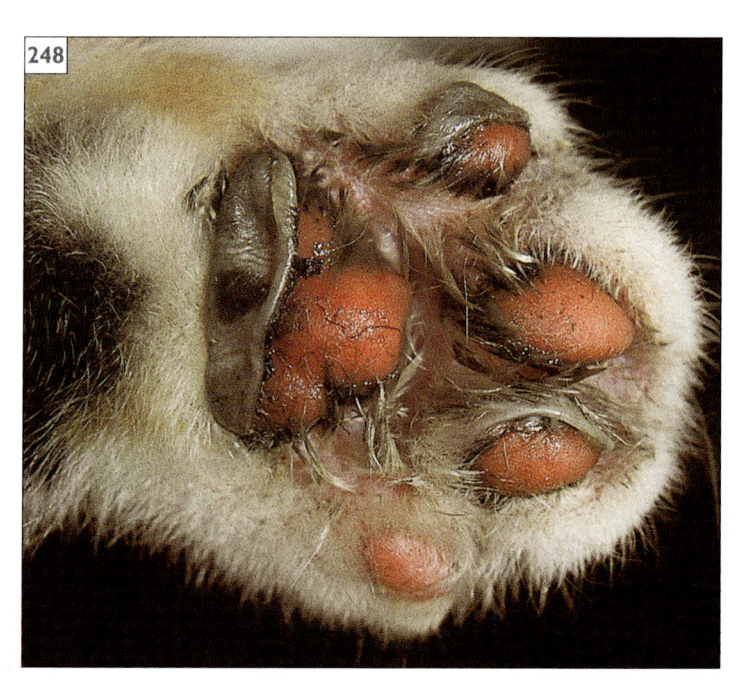

**Abb. 248** Ablösen der Haut über dem Ballen sekundär zu einer Verbrennung.

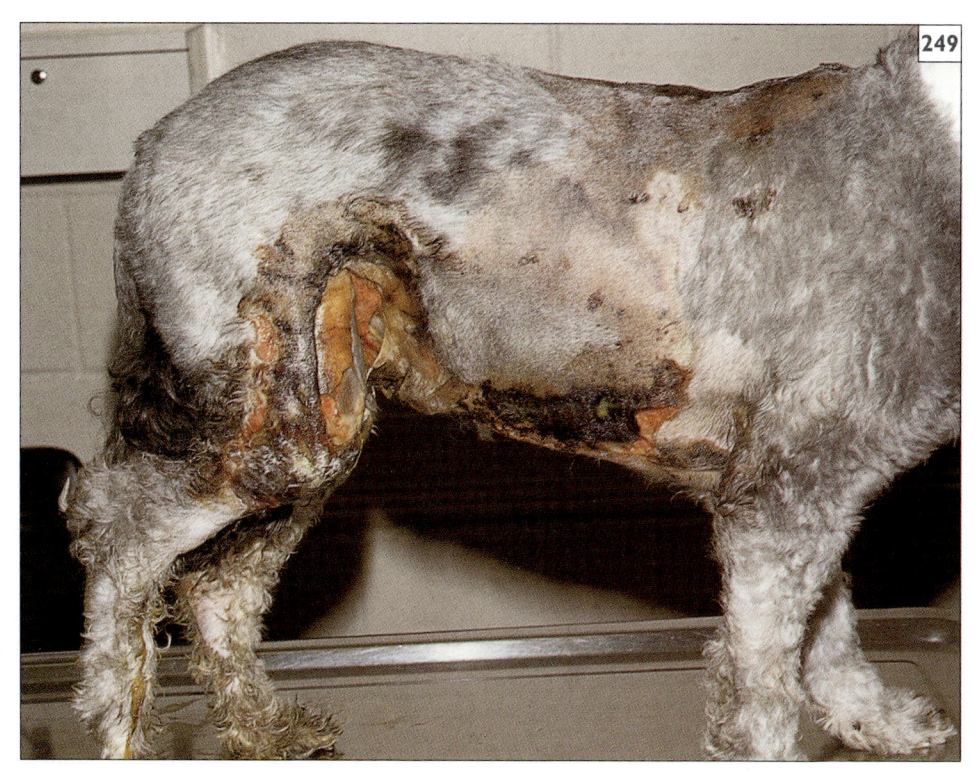

**Abb. 249** Ausgedehnte Verbrennungen bei einem Hund nach 13 Tagen.

der Hautschäden eher von den partiell geschädigten als von den gesunden Zellen aus, was zu einer länger dauernden Heilung als bei mechanischen Schädigungen in der gleichen Tiefe führt. Schwere Verbrennungen können auch zu Schock und Hämostase sowie zu Leber-, Nieren-, respiratorischen und immunologischen Schädigungen führen[1,2].

## KLINISCHES BILD

Das klinische Bild einer Verbrennung variiert je nach Ätiologie und Schwere der Verbrennung. Die humanmedizinische Klassifikation von Verbrennungen ist für Hunde und Katzen ungeeignet, da deren Haut dünner ist und nicht so leicht Blasen bildet. Verbrennungen sind bei ihnen am besten in solche der partiellen und der kompletten Hautdicke einzuteilen. Verbrennungen der partiellen Hautdicke bedeuten eine unvollständige Zerstörung der Haut. Klinisch sind sie als Erythem, lokales Ödem, vereinzelte kleine Vesikel, Zeichen einer persistierenden kapillären Zirkulation und partielle Berührungsempfindlichkeit gekennzeichnet (**Abb. 248**). Verbrennungen über die komplette Hautdicke werden durch die vollständige Zerstörung sämtlicher Bestandteile der Haut einschließlich Adnexe und Nerven gekennzeichnet. Klinisch bedeutet dies: fehlende oberflächliche Blutversorgung, fehlende Berührungssensibilität und leichte Epilierbarkeit der Haare. Es kann 10–14 Tage dauern, bis die Haut eine Farbveränderung zeigt und die Separation der nekrotischen Haut beginnt (**Abb. 249**).

## DIAGNOSE

Die Diagnose basiert auf Anamnese und klinischem Bild.

## THERAPIE

### Leichtere Verbrennungen

Die Standardbehandlung für kleinere traumatische Veränderungen der Haut kann bei leichteren Verbrennungen zum Einsatz kommen. Experimentelle Studien an Tieren und klinische Studien an Menschen konnten keinen wirklichen

Vorteil einer speziellen Therapie bei leichteren Verbrennungen nachweisen[3].

**Schwere Verbrennungen**
Der Besitzer sollte umgehend Eiswasserpackungen auf die verbrannte Stelle aufbringen (Eis und Wasser in einer Plastiktüte), vorausgesetzt, die Verbrennung liegt höchstens 2 Stunden zurück und das Tier toleriert die Maßnahme. Das exponierte Gewebe kann leicht abgedeckt oder locker verbunden werden, geeignet hierfür sind alte Handtücher, Kissenbezüge oder Streifen von Laken. Der Tierhalter sollte aber möglichst wenig Zeit hierauf verwenden, da diese Maßnahmen nicht so entscheidend sind wie die Behandlung eines möglichen Schocks durch den Tierarzt. Bei der Erstuntersuchung sollten die Atemwege untersucht werden, um sicherzustellen, dass sie frei sind, und signifikante Blutungen sollten kontrolliert werden. Die Untersuchung auf Schock und gegebenenfalls dessen Therapie sollten dann nach den Standardmethoden erfolgen[4]. Das Kühlen der betroffenen Bereiche ist angezeigt, wenn die Verletzung nicht mehr als 2 Stunden zurückliegt. Diese Maßnahme reduziert Schmerz, Tiefe der Brandwunde, Ödem und Mortalität. Wenn nötig, sollten zur Kühlung der Haut Kompressen oder Eintauchen in Wasser für ungefähr 30 Minuten bei 3–17°C gewählt werden[5].

Reinigung und Débridement sind wichtig. Haare sollten abgeschnitten werden (vorsichtig, um weitere Schädigungen der Haut zu vermeiden, v.a. in schon teilweise geschädigten Bereichen), und zwar im gesamten betroffenen Gebiet. Weitere Kontaminationen und Debris sollten durch Spülen mit Kochsalz-Lösung oder Abwaschen mit Wasser mit einem antibakteriellen Zusatz entfernt werden. Sämtliches devitalisiertes Gewebe (zu erkennen an der veränderten Farbe, der Berührungsunempfindlichkeit, der fehlenden kapillären Zirkulation und der leichten Epilierbarkeit der Haare) sollte exzidiert werden, da es ein hervorragendes Wachstumsmedium für Bakterien bildet. Eine endgültige Beurteilung der Ausdehnung der Verbrennung kann erst erfolgen, wenn die Separation von normalem und nekrotischem Gewebe offensichtlich wird. Dies ist mitunter bis 10 Tage nach dem Ereignis nicht möglich.

Das Einbringen der betroffenen Bereiche in ein Whirlpool-Bad 2-mal täglich für 15–20 Minuten unterstützt die Entfernung von Exsudat und das Ablösen und Entfernen des nekrotischen Gewebes. Eine topische antibakterielle Behandlung ist sinnvoll. Silbersulfadiazin-Creme* ist ein wirksames und gut anzuwendendes, topisches, antibakterielles Mittel. Neben der antibiotischen Wirkung kann es die die Heilung fördern, irritiert es das exponierte Gewebe nicht, zeigt es keine systemischen Nebenwirkungen und ist leicht auf die Wunde aufzubringen, die dann mit lockerem Netzverband verbunden wird. Der Verband wird 2-mal täglich gewechselt. Während des Verbandwechsels sollten das evtl. erforderliche Débridement durchgeführt und Medikamentenreste zusammen mit möglichem Exsudat mit Kochsalz-Lösung abgespült oder durch Eintauchen in ein Whirlpool-Bad entfernt werden.

Der Einsatz von biologischen und synthetischen Wundabdeckungen sowie Hauttransplantationen sollte erwogen werden. Biologische Abdeckungen, z.B. aus speziell behandelter Schweinehaut und synthetische Abdeckungen, entweder aus Silikonpolymeren, Polyurethan oder Polyvinylchloridpolymeren, haben den Vorteil, dass sie einen Wasserfilm auf der Oberfläche der Wunde erhalten, der bei der Reepithelisierung hilft, Oberflächenbakterien entfernen und Fibrose, Entzündung, Wärmeverlust und Schmerz verringern[2]. Sie sind am wirksamsten, wenn Infektion und mangelnde Durchblutung gering sind. Da die Haut von Hunden und Katzen sehr elastisch ist und lockeres subkutanes Gewebe aufweist, können Hautdefekte oft über die direkte Apposition oder Hautlappenplastiken, für die es verschiedene Techniken gibt, geschlossen werden. Ist der Defekt zu groß für Apposition oder Hautlappenplastik, kann ein freies autologes Transplantat entweder mit voller oder partieller Dicke eingesetzt werden.

Der Einsatz systemischer antibakterieller Therapien bei Verbrennungen wird unterschiedlich diskutiert. Untersuchungen bei Tieren und Menschen zeigten keinen bedeutenden Einfluss der systemischen Antibiose auf Mortalitätsraten, Fieber oder Heilungsverlauf[3]. Ihr Einsatz sollte auf gesicherte Fälle einer bakteriellen Septikämie beschränkt bleiben, die Auswahl des Antibiotikums sollte dabei auf einem Resistenztest basieren.

**KEY POINT**
- Tiere mit ausgedehnten Verbrennungen benötigen über einen langen Zeitraum eine Intensivtherapie. Das sollten ihre Besitzer unbedingt wissen.

## 8.7 Erfrierungen

### DEFINITION
Eine Erfrierung ist eine durch Kälte hervorgerufene Gewebeschädigung.

### ÄTIOLOGIE UND PATHOGENESE
Erfrierungen entstehen dann, wenn es zu einer verlängerten Exposition gegenüber Frosttemperaturen kommt. Sie sind wahrscheinlicher bei Tieren, die gleichzeitig Wind ausgesetzt sind oder bei denen Körperbereiche durchnässt sind. An der Pathogenese sind direkte Schädigung von Zellen durch die Kälteeinwirkung, indirekte Kälteeinwirkung durch die Bildung von Eiskristallen und eine Behinderung der Zirkulation durch Hypoxie beteiligt.

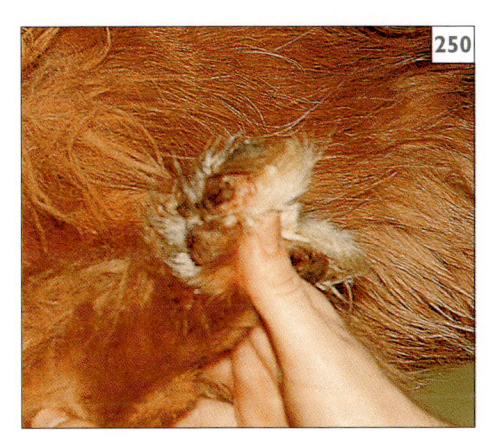

**Abb. 250** Erfrierung: Die Blässe der Füße ist zu beachten.

### KLINISCHES BILD
Die Veränderungen treten bevorzugt in Bereichen auf, die spärlich behaart sind: Bei Katzen sind am häufigsten die Ohrspitzen, der Schwanz und die Ballen betroffen, bei Hunden Skrotum und Ballen (**Abb. 250**). Katzen mit leichten Erfrierungen können asymptomatisch sein, abgesehen von einer verzögert einsetzenden Aufhellung der Haarfarbe an den Ohrspitzen und einem Einrollen der Ohrmuscheln. Die betroffene Haut kann erythematös, berührungsempfindlich oder schmerzhaft sein und während des Heilungsverlaufs exfoliieren. Stärker betroffenes Gewebe fühlt sich in der akuten Phase kühl an und ist blass und taub. Bei Erwärmung werden die entsprechenden Bereiche erythematös, schmerzhaft und ödematös und zeigen schließlich entweder Schuppenbildung oder Nekrose.

### DIFFERENZIALDIAGNOSEN
- Vaskulitis
- Plattenepithelkarzinom
- Disseminierte intravasale Gerinnung
- Kälteagglutininerkrankung
- Kryoglobulinämie
- Ischämische Nekrose assoziiert mit Toxinen

### DIAGNOSE
Die Diagnose basiert auf Anamnese und klinischem Bild.

### THERAPIE
Leichte Erfrierungen benötigen möglicherweise keine Behandlung oder lediglich die Applikation einer leichten Salbe. Bei einer tiefen Erfrierung des Gewebes sollte man vermeiden, dass das Gewebe auftaut und dann erneut einfriert, weil dies die Gewebeschäden massiv verschlimmert. Die initiale Therapie sollte im schnellen Auftauen in warmem Wasser (38–44 °C) bestehen[1]. Anschließend sollte der Patient sorgsam überwacht werden, damit es nicht zur Automutilation kommt. Irreversibel geschädigtes Gewebe demarkiert sich in 7–14 Tagen. Die weiteren therapeutischen Maßnahmen am nekrotischen Gewebe und den daraus entstandenen Schädigungen sind wie bei Verbrennungen beschrieben.

### KEY POINT
- Eine sorgfältige Behandlung schlimmer Fälle ist erforderlich, um weitere Schädigungen des Gewebes zu vermeiden.

# KAPITEL 9
# Endokrine Hauterkrankungen

### Grundsätzliches
- Nicht alle Tiere mit symmetrischer, diffuser oder generalisierter Alopezie leiden an einer Endokrinopathie.
- Zahlreiche Endokrinopathien sehen gleich aus – durch eine eingehende Anamnese und eine sorgfältige klinische Untersuchung lassen sich die kleinen, entscheidenden Unterschiede als Schlüssel für die Diagnose aufspüren.
- Die Ergebnisse von Screeninguntersuchungen und endokrinologischen Tests sollten vorsichtig interpretiert werden – die Diagnose darf sich nicht auf nur einen einzelnen veränderten Wert beziehen.
- Biopsie und Histopathologie sind häufig unspezifisch – sie sollten als letztes diagnostisches Verfahren genutzt werden.

### Häufige Erkrankungen
- Hypothyreose
- Hyperadrenokortizismus
- Sertolizelltumor
- Alopecia X

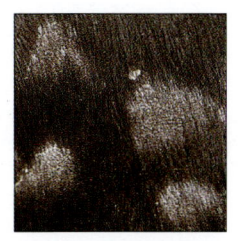

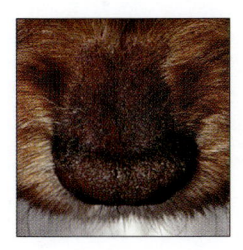

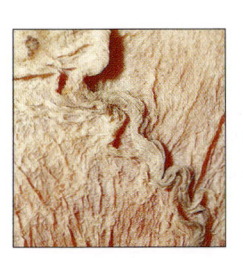

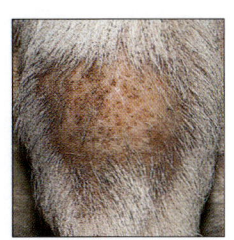

## 9.1 Hypothyreose

### DEFINITION

Unter Hypothyreose versteht man ein klinisches Syndrom, das durch das Unvermögen der Schilddrüse gekennzeichnet ist, genügend Hormone zu produzieren und freizusetzen[1,2]. Die Hypothyreose wird in die primäre, sekundäre und tertiäre Form eingeteilt, je nachdem ob der Defekt die Schilddrüse selbst, die Hypophyse oder den Hypothalamus betrifft. Schilddrüsenhormone sind notwendig für die Initialisierung der anagenen (Wachstums-)Phase des Haarzyklus und für den normalen Hautmetabolismus.

### PHYSIOLOGIE DER THYREOIDEA

Das Thyrotropin-releasing-Hormon (TRH) wird vom Hypothalamus produziert und freigesetzt. Es stimuliert die Synthese und Freisetzung von Thyrotropin (TSH) durch die Adenohypophyse. TSH stimuliert Produktion und Freisetzung der Schilddrüsenhormone durch die Schilddrüse selbst. Ein negatives Feedback von den zirkulierenden Schilddrüsenhormonen reguliert die Freisetzung von TSH und TRH[1,2].

Bei einem gesunden Tier wird das gesamte 3,5,3`,5`-Tetraiodthyronin (Thyroxin, T4) durch die Schilddrüse produziert, doch nur 20% des 3,5,3`-Triiodthyronin (T3) und 5% des 3,3`,5`-Triiodthyronin (reverses T3, rT3) sind thyroidalen Ursprungs, denn die Deiodinierung des T4 findet überwiegend im peripheren Geweben statt. T4 ist ein Prohormon, T3 das hauptsächlich metabolisch aktive Schilddrüsenhormon und rT3 eine metabolisch inaktive Form[1,2].

Die zirkulierenden Spiegel von T4 und T3 können durch nicht-thyroidale Erkrankungen oder das Euthyroid-Sick-Syndrom erniedrigt werden (z.B. Nierenversagen, Lebererkrankungen, Diabetes mellitus, Hyperadrenokortizismus, systemische Infektionen, Pyodermie und Demodikose), aber auch durch Medikamente wie Glucocorticoide, Phenobarbital, Clomipramin, NSAIDs, Röntgenkontrastmittel und Amiodaron[1–3]. Der niedrige Schilddrüsenhormon-Spiegel ist vermutlich eine normale Adaptation und nicht für ein Zeichen einer Dysfunktion des Organs, obwohl längere Gaben von Sulfonamiden zu einer klinischen Hypothyreose führen[4].

### ÄTIOLOGIE UND PATHOGENESE

Bei Hunden werden mehr als 90% der klinischen Hypothyreosen durch eine primäre Zerstörung des Schilddrüsengewebes hervorgerufen[1,2]. Eine lymphozytäre Thyreoiditis und eine idiopathische Thyreoidea-Nekrose und -Atrophie werden als die beiden Hauptursachen einer erworbenen primären Hypothyreose angeführt. Allerdings stellen einige Fälle der letztgenannten Form möglicherweise das Endstadium einer Thyreoiditis dar. Die lymphozytäre Thyreoiditis wird als autoimmune Erkrankung angesehen, bei der es zu einer zellvermittelten Zerstörung der Schilddrüse kommt. Thyreoglobulin-Antikörper (TgAK) können vor oder im frühen Stadium der Erkrankung nachgewiesen werden, doch im späten Stadium mit Schilddrüsenatrophie sind sie oft negativ. Sekundäre (z.B. fehlendes TSH) oder tertiäre (z.B. fehlendes TRH) Hypothyreose sind beim Hund selten[5].

Prädisponierte Rassen sind Labrador und Golden Retriever, Dobermann, Bearded Collie, Barsoi und Beagle[6]. Bei einigen dieser Rassen besteht ein Zusammenhang mit dem Allel DLA-

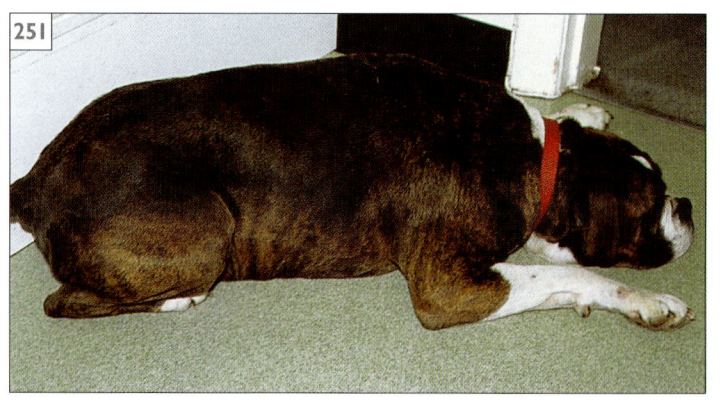

Abb. 251–253 Hypothyreose: Lethargie, Teilnahmslosigkeit und Alopezie bei einem Boxer (**251**); symmetrische Alopezie bei einem Airedale (**252**); Alopezie an der Flanke (**253**).

## 9.1 Hypothyreose

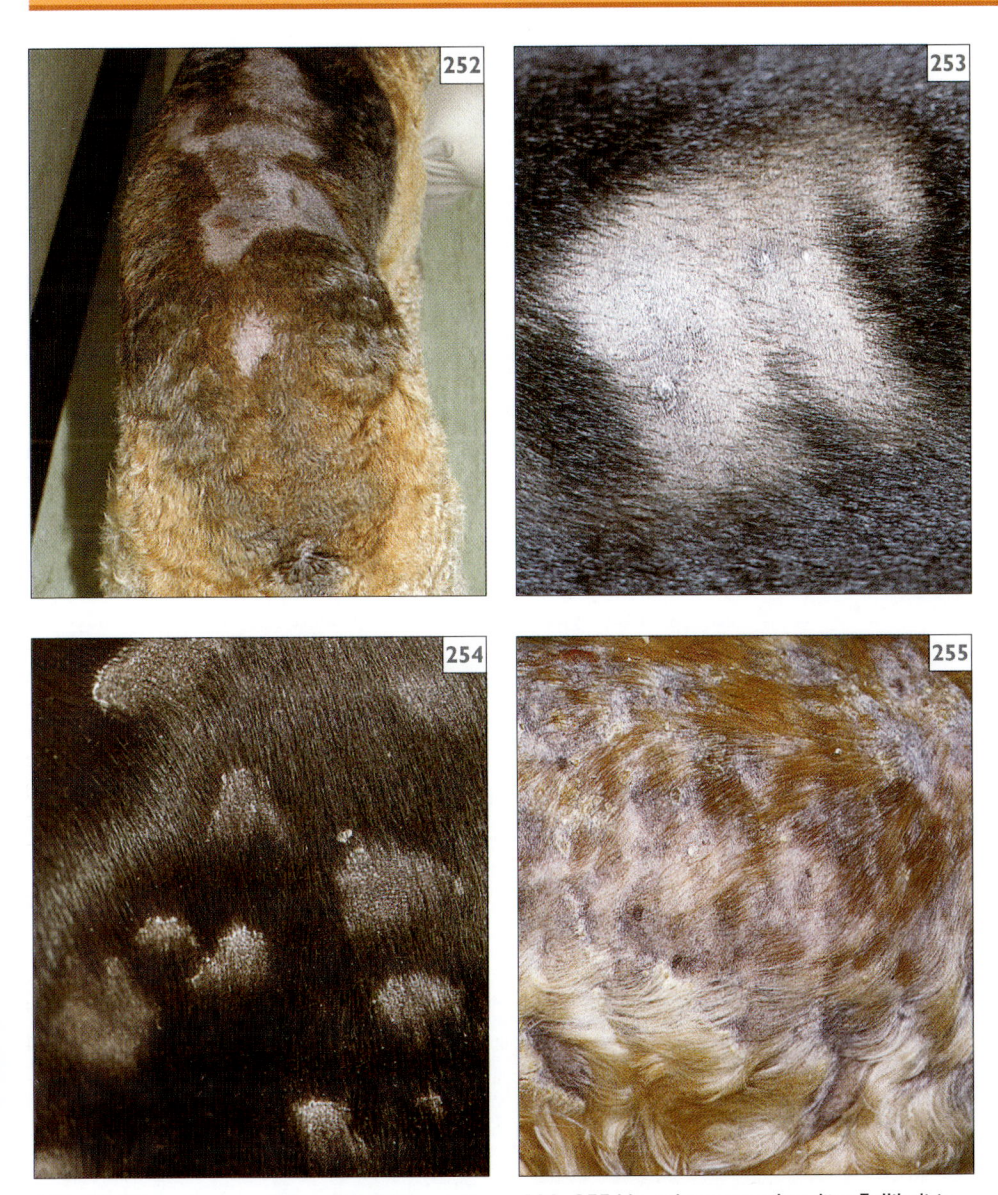

**Abb. 254** Hypothyreose: Sekundärinfektion mit minimaler Entzündung.

**Abb. 255** Hypothyreose: sekundäre Follikulitis und daraus resultierende fleckige Alopezie.

DQA1*00101[7]. Daher ist eine genetische Prädisposition wahrscheinlich, und mit betroffenen Tieren sollte nicht gezüchtet werden. Kongenitale Hypothyreose mit Kropfbildung tritt autosomal rezessiv bei Toy Fox Terriern auf[8]. Um diese herauszuzüchten, wird ein genetischer Screeningtest verwendet.

Hypothyreose tritt sehr selten bei Katzen auf, doch spontan auftretende kongenitale Fälle bei Katzenwelpen und iatrogene Fälle bei Tieren nach chirurgischer oder radioaktiver Behandlung einer Hyperthyreose sind möglich[9].

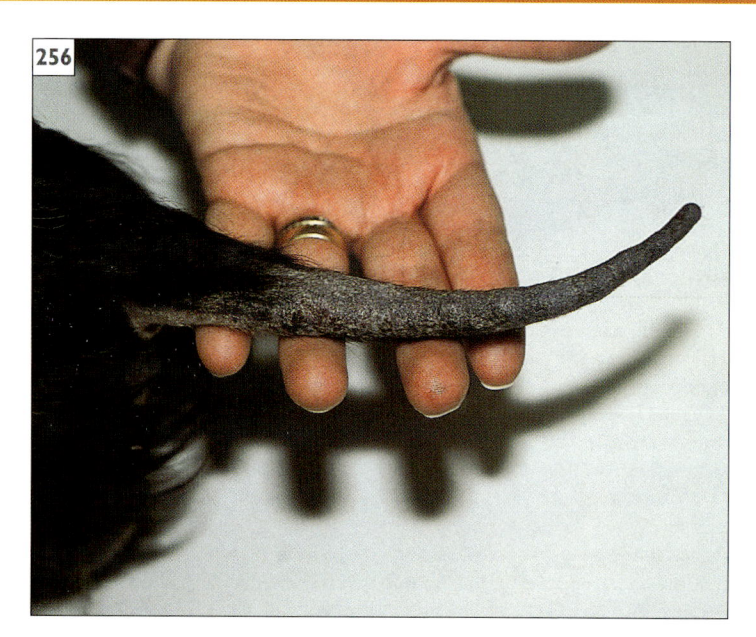

**Abb. 256** Hypothyreose: unbehaarte Rute.

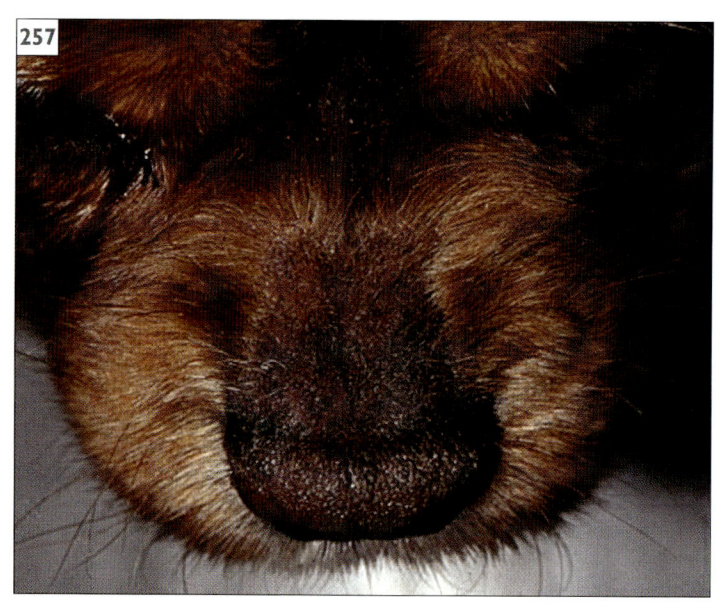

**Abb. 257** Hypothyreose: fokale Alopezie am Nasenrücken bei einem Cavalier King Charles Spaniel.

## KLINISCHES BILD

Die klinischen Symptome der caninen Hypothyreose sind extrem variabel und können systemische und dermatologische Symptome einschließen[1, 2, 6]. Eine bilateralsymmetrische Alopezie im Rumpfbereich mit verdickter, hyperpigmentierter und kühler Haut (Myxödem) ist klassisch (**Abb. 251–253, S. 232f.**), aber ungewöhnlich mit Ausnahme fortgeschrittener Fälle. Häufige dermatologische Probleme hingegen sind trockenes, sprödes, glanzloses Fell, Seborrhö, Schuppenbildung, nicht nachwachsende Haare nach dem Scheren, Hyperpigmentierung und rekurrierende Sekundärinfektionen (**Abb. 254, 255, S. 233**). Bei anderen Tieren kann die Alopezie auf Rute und Nasenrücken beschränkt bleiben (**Abb. 256, 257**). Manche Hunde zeigen eine abnorme Retention von Haaren (Hypertrichose) statt einer Alopezie. Eine klinische Hypothyreose ist bei Hunden unter 2 Jahren selten. Eine kongenitale Hypotrichose ist ausgesprochen selten und tritt in Verbindung mit einem unproportionierten Zwergwuchs, dentalen Veränderungen und Kretinismus auf. Hypothyreose kann auch eine Komponente des hypophysären Zwergwuchses bilden. Die klinischen Symptome einer Hypothyreose sind folgende:

- Häufige Symptome: dünnes Fell von schlechter Qualität, Alopezie (einschließlich nicht-nachwachsender Haare nach dem Scheren); Schuppenbildung, Sekundärinfektionen, Demodikose, Lethargie, Gewichtszunahme
- Seltenere Symptome: neuromuskuläre Erkrankungen, Kretinismus, Augenveränderungen, Bradykardie, faziales Myxödem („tragischer Gesichtsausdruck"), Hypothermie („Suchen nach Wärme"), zeruminöse Otitis externa

## DIFFERENZIALDIAGNOSEN

- Hyperadrenokortizismus
- Alopecia X
- Sexualhormonstörungen einschließlich Sertolizelltumor
- Sebadenitis
- Farbmutanten-Alopezie
- Saisonale Flankenalopezie
- Telogenes oder anagenes Effluvium
- Pattern Baldness (Schablonenkahlheit)
- Dermatophytose
- Demodikose
- Oberflächliche Pyodermie

Bei älteren Hunden kann einigen dieser Erkrankungen eine primäre Hypothyreose zugrunde liegen, z.B. bei der oberflächlichen Pyodermie, Demodikose und Dermatophytose. Die Hypothyreose kann gelegentlich auch einen chronischen Hyperadrenokortizismus komplizieren, falls hypophysäre Tumoren zu einem thyrotrophen Mangel (sekundäre Hypothyreose) oder einer Schädigung des Hypothalamus (tertiäre Hypothyreose) führen[5].

## DIAGNOSE

Routineuntersuchungen sind unspezifisch[6]: leichte, nicht-regenerative Anämie (25–30%), erhöhte Plasmalipide (35–50%) und Cholesterol (35–75%) beim nüchternen Tier, leichte bis mäßige Erhöhung von AP und ALT (20–30%), erhöhte Kreatinkinase (10–20%).

Der T4-Basalwert (TT4) allein ist kein verlässlicher Wert, um eine Hypothyreose zu diagnostizieren, da er häufig durch zahlreiche Medikamente und nicht-thyreoidale Erkrankungen erniedrigt wird[1, 6, 10, 11]. Freies T4 (fT4), dessen Spiegel auf Kosten des TT4 erhalten wird, ist weniger durch Medikamente und gleichzeitig bestehenden Erkrankungen beeinflussbar[12], sollte trotzdem aber nicht allein für die Diagnose herangezogen werden. In einer Untersuchung erwies sich die Messung von fT4 mittels Equilibriumdialyse als exakter bei der Differenzierung zwischen Hypothyreose, Euthyroid-Sick-Syndrom und gesunden Hunden als die mittels Radioimmunassay[12]. Freies T3 oder Gesamt-T3 ist nicht informativer als T4 und wird nur selten zur Diagnose herangezogen.

Mittlerweile sind Assays zur Bestimmung des caninen endogenen TSH erhältlich und können mit der von TT4 oder fT4 kombiniert werden. Die Werte sind bei 80–85% der Tiere mit primärer Hypothyreose erhöht[10, 11]. Evtl. bedeuten falsch-negative Testergebnisse eine Erschöpfung der thyrotrophen Funktion der Hypophyse in chronischeren Fällen oder bei gleichzeitig bestehenden nicht-thyroidalen Erkrankungen. Erhöhte TSH-Spiegel treten bei manchen Hunden auch bei nicht-thyroidalen Erkrankungen oder unter Sulfonamid-Therapie auf. Die TSH-Spiegel variieren auch bis zu 43,6% zwischen Hunden und im einzelnen Hund bis zu 13,6%[13].

Zur Diagnosesicherung kann eine Versuchstherapie mit L-Thyroxin begonnen werden, falls die Testergebnisse nicht schlüssig oder nicht verfügbar sind[1, 11, 14]. Sie muss allerdings vorsichtig durchgeführt werden, denn die metabolischen Effekte von Thyroxin können in unspezifischem Haarwachstum und in klinischer Verbesserung bestehen. Der Erfolg der Maßnahme muss vor Therapiebeginn eindeutig definiert werden, Kontrollen sollten nach 1, 2 und 3 Monaten erfolgen. Stimulationstests mit rekombinantem humanem TSH (rhTSH) wurden kürzlich evaluiert und erwiesen sich zur Differenzierung von hypothyreoten und euthyreoten Hunden als zuverlässig. Die intravenöse Gabe von 75µg/Hund führte nach 6 Stunden zu einem signifikanten Anstieg von TT4 (auf ≥2,5 µg/dl und mindestens 1,5-fachen Basalwert) bei gesunden Hunden und Hunden mit nicht-thyroidalen Erkrankungen, aber nicht bei hypothyreoten Hunden[15]. rhTSH ist mittlerweile über verschiedene Labore erhältlich, deren Protokolle müssen aber genau befolgt werden. TRH-Stimulationstests sind viel unzuverlässiger, da die T4-Spiegel auch bei einer signifikanten Zahl euthyreoter Hunde nicht ansteigen. Sie können allerdings zur Differenzierung von primärer und sekundärer Hypothyreose herangezogen werden. TRH ruft zudem bei zahlreichen Hunden mäßige bis schwere Nebenwirkungen hervor, die durch die Stimulation des autonomen Nervensystems zu erklären sind[1, 11]. TgAK werden bei bis zu 36% der Tiere mit lymphozytärer Thyreoiditis nachgewiesen. In einer Untersuchung zeigten 43% der hypothyreoten Hunde mit normalen TSH-Spiegeln TgAK[16]. Sie sind auch bei einigen gesunden Hunden nachweisbar – die meisten davon, aber nicht alle, entwickeln später eine Hypothyreose. TgAK-, T4- und TSH-Spiegel wurden daher in Screeningtests bei Hunden aus prädisponierten Rassen eingesetzt. Anti-T3- und -T4-Antikörper werden von einigen Hunden gebildet. Sie sind von geringer diagnostischer Aussagekraft, können aber manchen Testverfahren interferieren und zu spektakulär hohen T3- und T4-Werten führen.

In neueren Untersuchungen zeigten veränderte sonographische Befunde (z.B. verringerte Echogenität, Heterogenität, unregelmäßige Läppchenform, verringertes Organvolumen) mit einer Sensitivität von 94% eine primäre Hypothyreose an[17]. Eine Studie an 30 Hunden ergab, dass sich die Aufnahme von $^{99m}TcO_4^-$ bei Hunden mit primärer Hypothyreose und Hunden mit nicht-thyroidaler Erkrankung unterschied[18].

## THERAPIE

Die Therapie besteht in der lebenslangen Substitution mit Levothyroxin (L-Thyroxin). Die Initialdosis beträgt 0,02 mg/kg oder 0,5 mg/m² Körperoberfläche p.o. 2-mal täglich[1, 14]. Die Dosierung auf der Grundlage der Körperoberfläche minimiert das Risiko einer Unterdosierung bei kleinen und Überdosierung bei großen Hunden. Die Dosis sollte auf der Grundlage der T4-Spiegel vor (Werte sollten im untersten Normalbereich liegen) und 4–6 Stunden nach (Werte sollten im obersten Normalbereich liegen) der Thyroxin-Gabe angepasst werden. Die T4-Bestimmung und evtl. eine Dosisanpassung sollte nach 1, 2, 3 und dann alle 3–6 Monate bzw. dem Verlauf angepasst erfolgen. Bei den meisten Tieren ist es möglich, auf die Gabe 1-mal täglich überzugehen, sobald die klinischen Symptome verschwunden sind. In einer Untersuchung konnten Hunde auf einer durchschnittlichen Erhaltungsdosis von 0,026 mg/kg 1-mal täglich gehalten werden[14]. Zeichen einer Überdosierung sind ungewöhnlich und können in Ängstlichkeit, Ruhelosigkeit, Polyphagie, Gewichtsverlust und Tachykardie bestehen. Es kann erforderlich sein, in der Anfangsphase entsprechende systemische und/oder topische Therapien zur Kontrolle von Sekundärinfektionen oder Demodikose zu verordnen.

## KEY POINTS
- Hypothyreose ist ein häufiges, aber auch häufig überdiagnostiziertes klinisches Syndrom.
- Die Diagnose kann in manchen Fällen schwierig sein.
- Die Prognose ist gut.

## 9.2 Hyperadreno-kortizismus

### ÄTIOLOGIE UND PATHOGENESE

Hyperadrenokortizismus (HAC, Cushing-Erkrankung) resultiert aus einer verlängerten Einwirkung erhöhter Serum-Cortisolkonzentrationen, die spontan oder iatrogen sein können. Die meisten spontan auftretenden Fälle (80–85%) sind hypophysär bedingt („pituitary-dependent-HAC", PDH): funktionale Adenome des Hypophysenvorderlappens sezernieren adrenokortikotropes Hormon (ACTH), was zu einer Hyperplasie der Nebennierenrinden führt. 15–20% der Fälle werden durch eine adrenale Neoplasie hervorgerufen, wobei dieser Wert bei Hunden großer Rassen etwas höher liegen kann[1]. HAC ist bei Katzen selten, obwohl iatrogene und spontane Fälle durch hypophysäre und adrenale Tumoren genauso verteilt sind wie beim Hund[2].

Es gibt keine Rasse-, Alters- oder Geschlechtsprädisposition für iatrogenen HAC. Die meisten Fälle entstehen durch eine Langzeitgabe von Glucocorticoiden in hoher Dosis entweder oral oder als Depot-Injektionen. Das Risiko, einen iatrogenen HAC zu induzieren, ist abhängig von Dosis und Dauer der Therapie und kann durch die Gabe von oralem Prednison* (oder Prednisolon oder Methylprednisolon) jeden 2. Tag minimiert werden[1], obgleich es eine breite, individuelle Varianz in der Steroidtoleranz gibt. Selten wurden auch Fälle nach topischer Applikation beschrieben (**Abb. 258**)[1].

### KLINISCHES BILD

Tiere jeden Alters können betroffen sein, doch gibt es ein stetig ansteigendes Risiko bis zum Alter von 7–9 Jahren[1, 2]. Es scheint keine Geschlechtsprädisposition für HAC zu geben, doch sind Hündinnen für adrenale Neoplasien prädisponiert. Jede Rasse kann betroffen sein, allerdings sind Terrier besonders für HAC, Dachshunde für adrenale Tumoren und Boxer für Neoplasien der Hypophyse prädisponiert[1].

Hunde mit HAC können zahlreiche klinische Symptome entwickeln[3]. Häufig treten Polydipsie/Polyurie (PD/PU), pendelndes Abdomen, Hepatomegalie, Polyphagie, Gewichtszunahme, Lethargie, Muskelschwäche und -atrophie, Lordose (Durchbiegen der Wirbelsäule nach ventral, **Abb. 259**), Anöstrus, hängendes Präputium und Hodenatrophie, Hecheln, neurologische Defizite (können mit dem Druck durch ein Makroadenom in der Hypophyse zusammenhängen) und

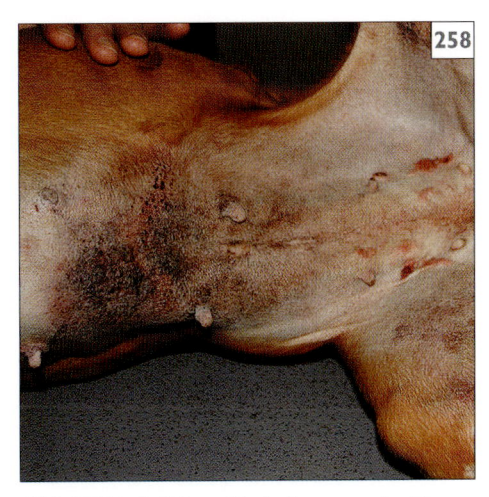

**Abb. 258** Lokalisierte Veränderungen der Haut nach Langzeitanwendung eines topischen Betamethasonpräparats bei einem atopischen Boxer.

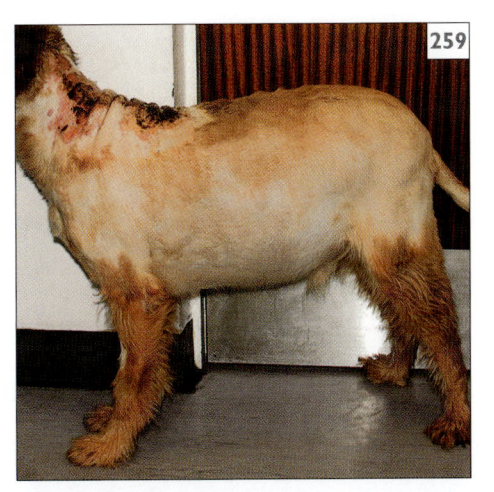

**Abb. 259** Caniner Hyperadrenokortizismus mit Alopezie des Rumpfs, Hängebauch, Lordose und Calcinosis cutis.

Insulinresistenter Diabetes mellitus auf[1, 3]. Dermatologische Symptome sind:

- Sprödes, trockenes, ausgebleichtes Fell mit leicht epilierbaren Haaren
- Nicht-nachwachsende Haare nach dem Scheren
- Symmetrische bis generalisierte, vollständige bis diffuse nicht-entzündliche Alopezie, insbesondere am Rumpf, die aber Kopf und distale Gliedmaßen ausspart (**Abb. 259**)

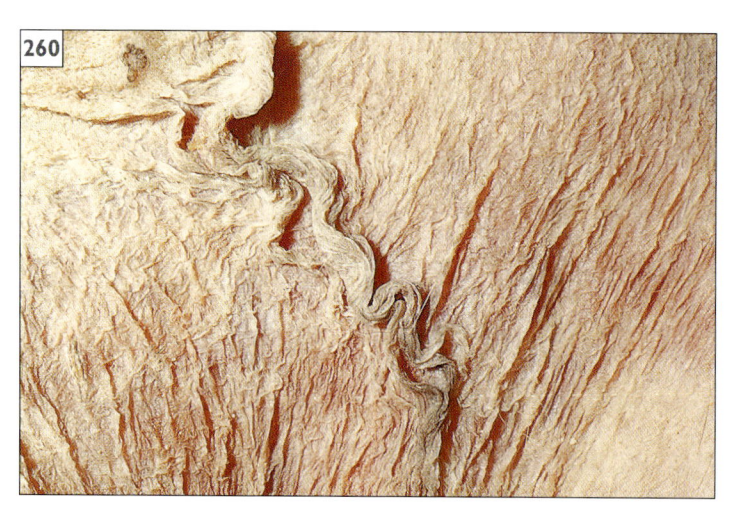

**Abb. 260** Hyperadrenokortizismus beim Hund: prominente abdominale Venen und Faltenbildung durch den Verlust von dermalem Gewebe und Ausdünnung der Epidermis.

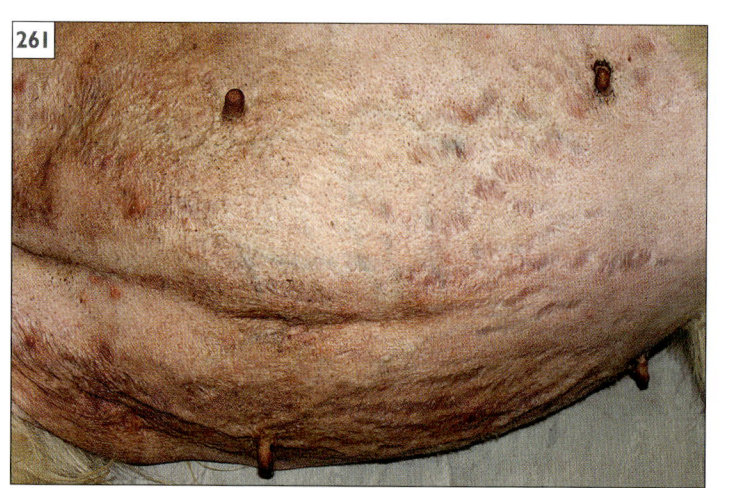

**Abb. 261** Hängebauch, Alopezie und kutane Atrophie mit Komedonen, prominenten Blutgefäßen, Blutungen, Blutergüssen und Ausbildung von Striae.

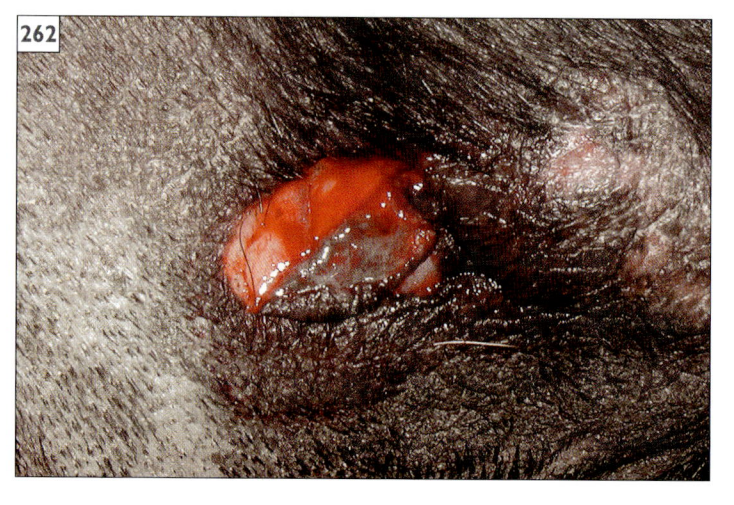

**Abb. 262** Fragile Haut und nicht-heilende Veränderung über dem Ellbogen.

**Abb. 263** Calcinosis cutis, Ulzeration, Sekundärinfektion und Krustenbildung.

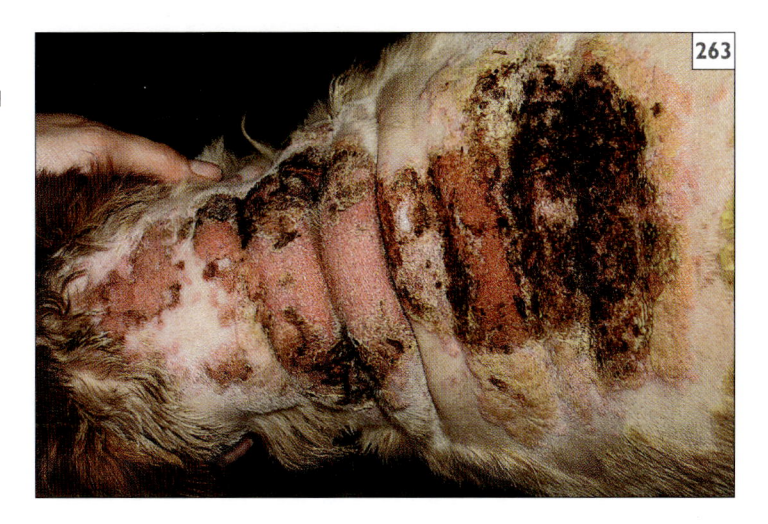

- Leichte bis mäßige Schuppenbildung
- Atrophie der Haut, prominente Blutgefäße, Verlust der Elastizität und Fältchenbildung insbesondere am Abdomen (**Abb. 260, 261**)
- Komedonen (**Abb. 261**)
- Neigung zu blauen Flecken und schlechte Wundheilung (**Abb. 262**)
- Calcinosis cutis (**Abb. 263**)
- Erhöhte Neigung zu Pyodermie (insbesondere bullöse Impetigo), Malassezien-Dermatitis, Dermatophytose und Demodikose

Hunde können mit sämtlichen Kombinationen aus diesen klinischen Symptomen vorgestellt werden, die sich auch in beliebiger Reihenfolge entwickeln können, was natürlich die Diagnose erschwert. Hunde mit Sekundärinfektionen und Calcinosis cutis können Pruritus zeigen. Umgekehrt können auch Tiere, die zuvor an einer entzündlichen Erkrankung (wie z.B. atopischer Dermatitis oder Osteoarthrose) litten, eine Besserung ihrer Symptome zeigen, wenn sich ein HAC entwickelt.
Katzen werden mit eher vagen und weniger gut klinisch definierten Symptomen vorgestellt als Hunde[4, 5]. Diese entsprechen zwar weitgehend dem Spektrum, das für den Hund genannt wurde, doch zeigen betroffene Katzen häufig eine kutane Atrophie mit erhöhter Fragilität der Haut. Mit solchen Tieren muss extrem vorsichtig umgegangen werden, um eine weitere Schädigung der Haut zu vermeiden. Viele Katzen mit HAC leiden unter einem insulinresistenten Diabetes mellitus.

### DIFFERENZIALDIAGNOSEN
- Hypothyreose
- Sertolizelltumor und andere sexualhormonbedingte Dermatosen
- Dermatosen durch adrenale Sexualhormone oder Alopecia X
- Follikuläre Dysplasien
- Telogenes und anagenes Effluvium
- Diabetes mellitus

### DIAGNOSE
**Routine-Hämatologie, -Biochemie, -Urinanalyse[6]**
- Stressleukogramm: Neutrophilie, Lymphopenie, Eosinopenie, Monozytose (selten)
- Hypercholesterinämie
- Leichte bis mäßige Hyperglykämie
- Erhöhte ALT und AP; letztere ist sehr häufig beim Hund (diese haben ein steroidinduziertes Isoenzym), und ist nicht proportional zum Anstieg der ALT
- Erniedrigter TT4 durch die Cortisolinhibition
- Spezifisches Gewicht prinzipiell <1,015 (z.B. Hyposthenurie)
- Leukozyten, Blut und Protein im Urin aufgrund eines Harnwegsinfekts. Diese sind häufig, doch können die klinischen Symptome durch die antiinflammatorische Wirkung des Cortisols maskiert werden.

Die histopathologische Untersuchung von Biopsien kann hilfreich sein, allerdings sind in vielen Fällen die Hautveränderungen nicht diagnostisch[6]. Das Vorliegen einer Calcinosis cutis gilt allerdings als hochspezifisch für HAC.

**Bildgebende Verfahren**
- Röntgenuntersuchung[6]:
  - Hängebauch und gute Kontrastbildung durch die verstärkte intraabdominale Fetteinlagerung
  - Vergrößerte Blase (PD/PU)
  - Hepatomegalie
  - Osteoporose
  - Dystrophische Verkalkung der Haut (Calcinosis cutis), der Atemwege, Blutgefäße, Nieren etc.
  - 50% der adrenalen Tumoren verkalken (ohne Bedeutung für die Malignität und eine normale altersbedingte Veränderung bei der Katze)
  - Vergrößerte Nebennieren, die meist schlecht darzustellen sind
  - Thoraxmetastasen eines adrenalen Karzinoms
- Eine Ultraschalluntersuchung kann zum Nachweis und für die weitere Diagnostik adrenaler Tumoren sehr hilfreich sein[6] und weist auch eine bilaterale Hypertrophie bei PDH nach[7].
- MRT und CT weisen adrenale Tumoren nach[6, 8]. Im CT können auch die Nebennieren dargestellt werden, doch ist sie weniger sensitiv als die MRT beim Nachweis hypophysärer Neoplasien.

**Urin-Cortisol-Kreatinin-Quotient (UCCR)**
Die Messung des UCCR ist billig und hochsensitiv für HAC, aber wenig spezifisch[6]. Ein normaler UCCR macht einen HAC unwahrscheinlich, doch tritt ein erhöhter UCCR bei zahlreichen anderen Erkrankungen häufig auf, z.B. bei Entzündungen, systemischen Erkrankungen und PD/PU. Auch Stress kann eine Erhöhung der UCCR herbeiführen, sodass Urinproben vom Besitzer zu Hause gewonnen werden sollten, bevor er zur Praxis kommt. Mehrere Messungen sind spezifischer, aber auch teurer.

**ACTH-Stimulationstest**
Mit synthetischem ACTH kann die Cortisolproduktion der Nebennierenrinde stimuliert werden (**Abb. 264**). Dieser Test ist spezifischer, aber weniger sensitiv als der Low-Dose-Dexamethason-Suppressionstest (LDDST); es gibt z.B. weniger falsch-positive Resultate (etwa 15%, hervorgerufen durch Stress oder Krankheit), aber mehr falsch-negative (etwa 15%; v.a. adrenale Tumoren führen nicht immer zu einer Erhöhung des Stimulationswerts). ACTH-Stimulationstests werden auch zur Kontrolle der Nebennierenfunktion unter Therapie herangezogen[6].

Jedes Labor hat seine eigenen, dem Protokoll entsprechenden Normalwerte, bei Unklarheiten sollte es direkt kontaktiert werden. Bei den meisten Testempfehlungen wird Blut vor und 30–90 Minuten nach der i.v. oder i.m. Gabe von 250 μg synthetischem ACTH entnommen.

Auch die Serum-17-OH-Hydroxyprogesteronwerte sind nach ACTH-Stimulation erhöht und können in Zweifelsfällen zusätzlich zur Diagnose herangezogen werden[9].

**Low-Dose-Dexamethason-Suppressionstest (LDDST)**
Der LDDST prüft die Fähigkeit der Hypothalamus-Hypophysen-Nebennierenrindenachse, auf ein negatives Feedback zu reagieren, was zu einer Verringerung der ACTH-Freisetzung und der adrenalen Cortisolproduktion führt (**Abb. 265**). Diese Tests sind sensitiv (5–10% falsch-negative Ergebnisse), aber weniger spezifisch als der ACTH-Stimulationstest (50% falsch-positive Resultate)[6]. Dexamethason wird hierfür verwendet, weil es nicht mit dem Test-Assay kreuzreagiert. Das genaue Protokoll kann von Labor zu Labor variieren, sodass das Untersuchungsprotokoll mit ihm abgestimmt werden sollte. Bei LDDST müssen prinzipiell Blutentnahmen unmittelbar vor sowie 4 und 8 Stunden nach der intravenösen Gabe von 0,01–0,015 mg/kg Dexamethason erfolgen.

Bei etwa 30% der Hunde gibt es eine adäquate Suppression binnen der ersten 4 Stunden, danach zeigt sich ein für PDH charakteristisches Escape-Phänomen und die Cortisolkonzentrationen steigen in den nächsten 4 h wieder an. Bei den meisten Tieren mit adrenaler Neoplasie sowie bei etwa 25% aller Tiere mit spontanem HAC einschließlich PDH kommt es gar nicht zur Suppression, in anderen Fällen gibt es zwar eine Suppression, doch nicht unter 50% des Basalwerts.

**Abb. 264** ACTH-Stimulationstest, typische Werte bei den unterschiedlichen Formen eines HAC: hypophysär bedingter HAC (PDH), adrenaler Tumor (AT), iatrogener HAC (iatrogen), zum Vergleich ein gesunder Hund (normal).

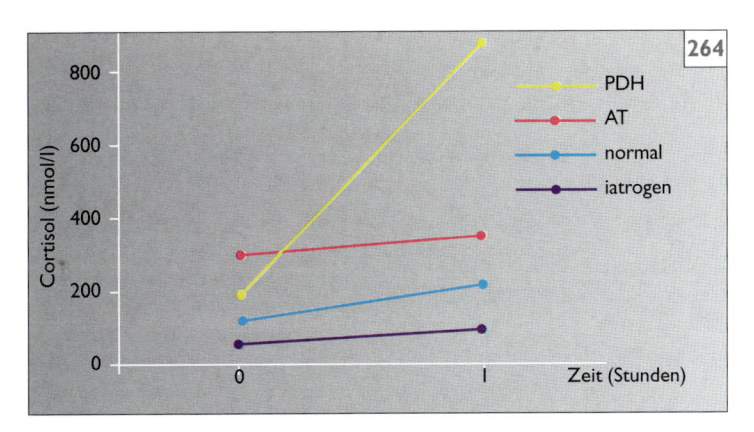

**Abb. 265** Low-Dose-Dexamethason-Suppressionstest mit typischen Resultaten bei hypophysär bedingtem HAC (PDH), und bei adrenalem Tumor (AT) nach einem LDDST, zum Vergleich ein gesunder Hund (normal).

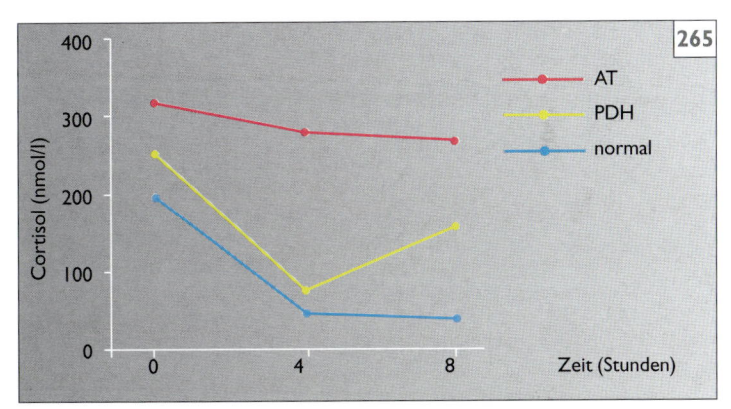

## High-Dose-Dexamethason-Test (HDDST)

Dieser Test misst die Resistenz der Hypophysen-Nebennieren-Achse gegenüber hohen Dosen von Dexamethason (HDD), da bei Hunden mit PDH der LDDST zweifelhaft sein kann. Der Basalwert wird bestimmt, dann wird Dexamethason injiziert (1 mg/kg i.v.). Weitere Blutproben werden nach 4 und 8 Stunden entnommen und der Cortisolspiegel gemessen. Jede signifikante Suppression (um >50%) ist diagnostisch für einen PDH. Eine Resistenz gegenüber HDD tritt bei etwa 15% der Fälle mit PDH und der Mehrzahl der Hunde mit adrenaler Neoplasie auf[6]. Allerdings bedeutet dies bei einer relativen Häufigkeit von PDH und adrenalen Tumoren eine Spezifität von nur 50%. Der HDDST wird daher heute seltener eingesetzt[6,7].

## Endogener ACTH-Assay

Mittlerweile kann die Konzentration zirkulierender endogener ACTHs gemessen und die Ätiologie eines spontanen HAC differenziert werden. Tiere mit PDH, die eine normale bis hohe ACTH-Sekretion aufweisen (>25 pg/ml), welche unabhängig vom negativen Feedback durch den erhöhten Cortisolspiegel besteht[6,7], können diese aufgrund eines funktionalen hypophysären Tumors zeigen. Allerdings ist ACTH ausgesprochen labil. Blutproben müssen in vorher gefrorene ACTH-Gefäße verbracht und in einer Kühlzentrifuge zentrifugiert werden (es reicht aus, eine Minizentrifuge bei 4 °C für etwa 1 Stunde in den Kühlschrank zu stellen). Das Plasma sollte anschließend sofort eingefroren werden und mittels Über-Nacht-Service zügig ins Labor gelangen.

### Diagnose bei Katzen

Die Bestätigung eines HAC bei Katzen kann schwierig sein. Die Screeningtests sind häufig unspezifisch (insbesondere fehlt Katzen die steroidinduzierte AP) und weisen oft lediglich einen Diabetes mellitus nach[4, 5, 10]. Adrenale Funktionstests sind auch bei Katzen möglich[4, 5, 10]. Die Ergebnisse von UCCRs sind ähnlich wie beim Hund. ACTH-Stimulationstests werden wie beim Hund durchgeführt (allerdings mit 125 µg synthetischem ACTH; Blutentnahmen erfolgen vor und 90 Minuten nach der intravenösen Injektion), die Resultate sind jedoch weniger spezifisch und weniger sensitiv[10, 11]. LDDSTs werden mit 0,1 mg/kg Dexamethason i.v. durchgeführt, da bis zu 20% der gesunden Katzen mit 0,01 mg/kg keine Suppression zeigen. Mit diesen höheren Dosierungen sind die Resultate anscheinend sehr sensitiv, doch weniger spezifisch. Die Plasma-ACTH-Spiegel scheinen bei PDH erhöht und bei adrenalen Tumoren erniedrigt zu sein.

### THERAPIE
#### Trilostan

Trilostan ist beim caninen HAC ausgesprochen wirksam[12] und stellt die einzige zugelassene Therapie dar. Die Initialdosis liegt bei 2–12 mg/kg p.o. 1-mal täglich über 7–10 Tage. Die Cortisolspiegel im ACTH-Stimulationstest sollten 4–6 Stunden nach der Injektion <150 nmol/l (<5,4 µg/dl) liegen. Die Dosis sollte bei Bedarf angepasst werden; die Erhaltungsdosen liegen meistens im Bereich von 3–4 mg/kg täglich. Die Halbwertszeit von Trilostan ist bei manchen Hunden sehr kurz, diese Patienten benötigen das Medikament dann 2-mal täglich[13, 14]. Sie weisen im typischen Fall die angestrebten Cortisolspiegel nach ACTH-Gabe auf, doch verschwinden die Symptome wie PD/PU nicht. Trilostan hemmt die Steroidsynthese, d.h. die durch exzessive Cortisolspiegel hervorgerufenen klinischen Symptome werden kontrolliert, die eigentliche Primärursache aber nicht. Daher benötigen die Hunde grundsätzlich eine lebenslange Behandlung 1- oder 2-mal täglich mit regelmäßigen Kontrolluntersuchungen durch ACTH-Tests. Die letztgenannte Gruppe benötigt 2 Tests, um beide Dosierungsintervalle abzudecken. Trilostan wird normalerweise gut vertragen, allerdings sind auch idiosynkratische Fälle mit adrenaler Nekrose und plötzlichem Tod unter der Therapie bekannt[15]. Die Überlebenszeiten von Hunden unter Trilostan und Mitotane (neD) variieren nicht signifikant[16].

#### Mitotane (neD) (o,p´-DDD)

Früher war Mitotane (neD) die Therapie der Wahl; seit Trilostan erhältlich ist, wird es weniger eingesetzt. Eine Einleitungsdosis (25–50 mg/kg 1-mal täglich) muss mit Futter solange verabreicht werden, bis der Effekt eintritt (bei PD/PU: Wasseraufnahme unter 60 ml/kg/Tag; Abklingen einer Polyphagie oder Auftreten von Symptomen eines Hypoadrenokortizismus), und ein ACTH-Test wird durchgeführt, um die adrenale Reservekapazität zu prüfen. Sowohl vor als auch nach der ACTH-Gabe sollten die Cortisolwerte im Normalbereich liegen. Etwa 15% der Hunde mit PDH zeigen weiter erhöhte Cortisolspiegel nach ACTH-Gabe; dann sollte die Induktionsphase verlängert werden, bis der ACTH-Test entsprechend supprimierte Werte zeigt. Etwa 30% der Tiere zeigen subnormale Cortisolspiegel vor und nach der ACTH-Gabe. In diesen Fällen sollte so lange kein Mitotane (neD) verabreicht werden, bis sich die Werte normalisiert haben. Erst dann sollten diese Tiere die Erhaltungsdosen von Mitotane (neD) bekommen (25–50 mg/kg/Woche auf 2 oder 3 Dosen verteilt).

Die Prognose für Hunde unter der Therapie mit Mitotane (neD) ist vorsichtig zu stellen, eine beträchtliche Zahl der Patienten ist schwierig einzustellen und zeigt häufig Rezidive und/oder hypoadrenokortikale (Addison-)Krisen. Ein alternatives Protokoll sieht Induktionsdosen von 50–75 mg/kg vor, bis keine adrenale Reservekapazität mehr vorhanden ist, und behandelt dann die Hunde als hypoadrenokortikale Patienten[17]. Dieses Protokoll wird aber nur noch selten verwendet, weil es häufig zu Krisen während der Induktionsphase kommt und viele Hunde doch letztlich Rezidive zeigen.

Eine sehr hochdosierte Mitotane-Therapie (neD) (50–75 mg/kg/Tag) für bis zu 11 Wochen mit regelmäßigen ACTH-Tests zur Erfolgskontrolle kann erforderlich sein, um das Serum-Cortisol bei Hunden mit adrenalen Tumoren auf Normalwerte zu reduzieren. Solche Patienten benötigen evtl. auch höhere Erhaltungsdosen.

#### Andere Therapieoptionen

Nebennierentumoren können durch chirurgische Resektion behandelt werden[18, 19]. Dieser Eingriff ist schwierig, hat eine signifikante Komplikationsrate einschließlich perioperativer Todesfälle, und hypoadrenokortikale Krisen sind häufig. Histopathologische Befunde, Tumorgröße und Alter haben anscheinend keine Auswirkung auf den Erfolg. Die konservative Therapie mit Trilostan oder Mitotane (neD) kann die klinischen Symptome bei inoperablen oder partiell resezierten adrenalen Tumoren wirksam kontrollieren, obwohl eine Metastasierung immer noch möglich ist.

Eine mikrochirurgische transsphenoidale Hypophysektomie stellt eine sichere und effektive Therapieoption des caninen und felinen HAC dar[20], ist jedoch eine sehr anspruchsvolle Operation, die ein hohes Maß an chirurgischer und technischer Erfahrung voraussetzt. Die verbliebenen Zellen der Nebennierenrinde scheinen postoperativ weiter eine normale Funktion auszuüben.

Ketoconazol* hemmt die adrenale Steroidsynthese und wurde in der Dosierung von 5–10 mg/kg p.o. 1-mal täglich zur Therapie des HAC eingesetzt. Allerdings ist seine Wirkung weniger spezifisch und geringer als die von Trilostan, und es ist nicht sehr gebräuchlich.

Früheren Berichten zufolge schien Selegilin (L-Deprenyl; 2 mg/kg p.o. 1xtäglich) für die Behandlung eines hypophysären HAC geeignet zu sein[21], doch neuere klinische Studien ergaben eine schlechten Wirksamkeit[22], und es wird nur selten eingesetzt.

Kürzlich wurde die Radio-Therapie bei Katzen mit PDH und konkommittierenden neurologischen Symptomen als wirksam beschrieben[23]. Die Bestrahlung von Adenomen der Hypophyse beim Hund war gleichfalls bei der Kontrolle neurologischer Symptome erfolgreich, doch die Kontrolle des klinischen HAC bedurfte weiterer medikamentöser Theapie[24]. Von beiden Tierarten scheint die Radio-Therapie gut vertragen zu werden.

### Therapie bei der Katze

Die Therapie des felinen HAC kann schwierig sein, insbesondere wenn Insulin-resistenter Diabetes mellitus und fragile Haut bestehen. Mitotane (neD) ist nur eingeschränkt wirksam und wird oft nur schlecht vertragen. Ketoconazol* und Selegilin sind gleichfalls nur eingeschränkt wirksam, während Metyrapon (neD) (65 mg/kg p.o. 2-mal täglich) besser zu wirken scheint[5, 10]. Frühere Berichte lassen auf eine gute Verträglichkeit und mäßige Wirksamkeit von Trilostan schließen[25–27], obwohl eine gleichzeitige Insulin-Therapie häufig erforderlich ist. Eine bilaterale Adrenalektomie wurde als Therapie der Wahl bei PDH der Katze angesehen[4, 5, 10]. Die Prognose scheint besser zu sein, wenn die Katzen zuerst mit medikamentöser Therapie stabilisiert werden und postoperativ Glucocorticoide und Mineralocorticoide erhalten[28, 29].

### Hypoadrenokortikale (Addison-)Krise

Die meisten Nebenwirkungen der Therapie hängen mit dem Abfall des Serum-Cortisols zusammen, sodass eine Addison-Krise entsteht, deren Symptome Lethargie, Schwäche, Inappetenz, Vomitus, Diarrhö, Bradykardie und Kollaps sind[30]. Die Halter sollten auf diese Symptome hingewiesen werden und die Anweisung erhalten, in einem derartigen Fall vorübergehend die Therapie zu stoppen und wenn nötig Prednisolon zu verabreichen (0,2–0,25 mg/kg p.o.). Schwere Fälle, die mit Kreislaufkollaps vorgestellt werden, benötigen eine intravenöse Flüssigkeitsgabe. Die Prednisolon-Gaben sollten mindestens 25 Stunden vor einem erneuten ACTH-Test beendet sein, da sie mit dem Cortisol-Assay interferieren.

### Calcinosis cutis

Eine Exazerbation oder das Auftreten einer Calcinosis cutis nach der medikamentösen oder chirurgischen Therapie ist ziemlich häufig und klingt normalerweise im Rahmen der Therapie wieder ab. Eine hochgradige Calcinosis cutis bildet sich evtl. nicht vollständig zurück, selbst wenn der HAC gut kontrolliert ist. Eine exspektative Therapie ist angezeigt, wenn die Veränderungen reizlos sind und es keine Ulzerationen oder Sekundärinfektionen gibt. Symptomatische Veränderungen können chirurgisch entfernt werden, obwohl sie ausgedehnte Bereiche befallen können und dann eine plastische Operation zum Wundverschluss nötig ist. Die tägliche topische Anwendung von Dimethylsulfoxid (DMSO) ist wirksam, doch sollten so behandelte Tiere engmaschig auf Symptome einer Hyperkalzämie kontrolliert werden.

### KEY POINTS

- Anamnese und klinisches Bild sind bereits hochverdächtig.
- Zur Diagnose sind häufig multiple Tests erforderlich.
- Die Therapie kann teuer und schwierig sein.
- Ein iatrogener Hypoadrenokortizismus ist häufig.

## 9.3 Hyperandrogenismus

### ÄTIOLOGIE UND PATHOGENESE
Die meisten Fälle von Hyperandrogenismus beruhen auf einem Hodentumor, der durch eine Produktionssteigerung eine exzessive Androgenstimulation hervorruft[1,2]. Meist handelt es sich um einen Tumor der Zwischenzellen (vgl. Sertolizelltumor und andere testikuläre Neoplasien, S. 246). Andere Ursachen sind ein Ungleichgewicht durch einen veränderten Metabolismus der peripheren Sexualhormone und/oder Veränderungen in der Zahl und Aktivität der peripheren Rezeptoren. Hyperandrogenismus kann demnach bei Rüden mit normalen Hoden auftreten und seltener auch bei kastrierten Rüden oder Hündinnen infolge der adrenalen Androgensynthese[3], wie bei Tieren mit Nebennierentumoren festgestellt wurde.

Androgenabhängige Gewebe sind das Suprakaudalorgan und die Prostata beim Rüden und das perianale Drüsengewebe bei Rüden und Hündinnen. Unter Androgeneinfluss werden diese Gewebe hyperplastisch und zeigen gelegentlich auch adenomatöse Veränderungen[1]. Androgene stimulieren auch die epidermale Hyperproliferation, steigern die Talgproduktion und verzögern die Initialisierung der anagenen Phase[2].

Kastrierte Hündinnen und unkastrierte Rüden sind für Neoplasien der Perianaldrüsen prädisponiert, verglichen mit unkastrierten Hündinnen und kastrierten Rüden. Cocker Spaniels beider Geschlechter sind prädisponiert für Neoplasien der Perianaldrüsen und männliche Englische Bulldoggen, Samojeden sowie Beagles für Adenome der Perianaldrüsen[1,2].

### KLINISCHES BILD
Hyperandrogenismus wird am häufigsten bei älteren, unkastrierten Rüden gesehen. Es besteht eine Hyperplasie des Suprakaudalorgans (**Abb. 266**) und der Perianaldrüsen sowie eine Prostatomegalie. Häufig tritt eine makuläre Hyperpigmentierung der betroffenen perianalen und perigenitalen Haut auf [1,2]. Benigne perianale Adenome manifestieren sich häufig als singuläre bis multiple, gut abgesetzte, weiche, bewegliche Knoten in der perianalen Haut (**Abb. 267**). Eine testikuläre Neoplasie kann evtl. als abgegrenzte Masse palpiert werden oder sich in einer Veränderung von Größe, Form und/oder Textur der Hoden manifestieren. Die Ultraschalluntersuchung ist hochsensitiv für den Nachweis kleiner, nicht palpabler Hodentumoren. Andere kutane Manifestationen sind ölige Seborrhö, seborrhoische Dermatitis (insbesondere des Suprakaudalorgans), Otitis, Alopezie und Hypertrichose (hervorgerufen durch eine abnorme Retention der Haare[1]; **Abb. 268**). Aggression und Hypersexualität sind selten. Weibliche Tiere können männliche Verhaltensmuster an den Tag legen, z.B. Aufspringen[2].

### DIFFERENZIALDIAGNOSEN
- Adenokarzinome der Perianaldrüsen
- Lipome
- Andere kutane Neoplasien
- Andere Endokrinopathien

### DIAGNOSE
Die Trias aus Hyperplasie des Suprakaudalorgans, Hyperplasie der Perianaldrüsen und Prostatomegalie bei einem älteren unkastrierten Rüden ist diagnostisch. Eine Klebeband- oder Abklatschzytologie weist eine sekundäre Infektion mit Bakterien oder Malassezien nach. Die Serum-Testosteronspiegel können erhöht sein. Eine Feinnadelaspirationszytologie ist gewöhnlich ausreichend, um einen benignen Tumor epithelialen Ursprungs nachzuweisen, der mit einem Adenom der Perianaldrüsen konsistent ist. Ein geringer Prozentsatz dieser Tumoren ist allerdings maligne, so dass eine histopathologische Untersuchung zur Bestätigung der benignen Natur und zur Abschätzung der chirurgischen Ränder anzuraten ist. Eine Röntgen- und Ultraschalluntersuchung sowie adrenale Funktionstests sollten erwogen werden, wenn eine Neoplasie oder Hyperplasie der Nebennieren vermutet wird.

### THERAPIE
Die adenomatösen Veränderungen und die Hyperplasie sind androgenabhängig und so ist die Kastration die Therapie der Wahl. Eine chirurgische Exzision ist bei perianalen Adenomen effektiv, obwohl die Patienten kastriert werden sollten, um Rezidiven und dem Auftreten neuer Tumoren vorzubeugen. Sekundärinfektionen sollten mit den entsprechenden topischen und/oder systemischen antimikrobiellen Substanzen therapiert werden. Erkrankungen der Nebenniere sollten so behandelt werden wie beim Hyperadrenokortizismus beschrieben.

### KEY POINT
- Eine häufige Erkrankung, insbesondere bei unkastrierten älteren Rüden.

### 9.3 Hyperandrogenismus  245

**Abb. 266, 267** Hyperandrogenismus bei einem adulten Staffordshire-Bullterrier-Rüden: Es bestehen eine noduläre haarlose Schwellung des Suprakaudalorgans (266) und eine Hyperplasie des perianalen Gewebes (267).

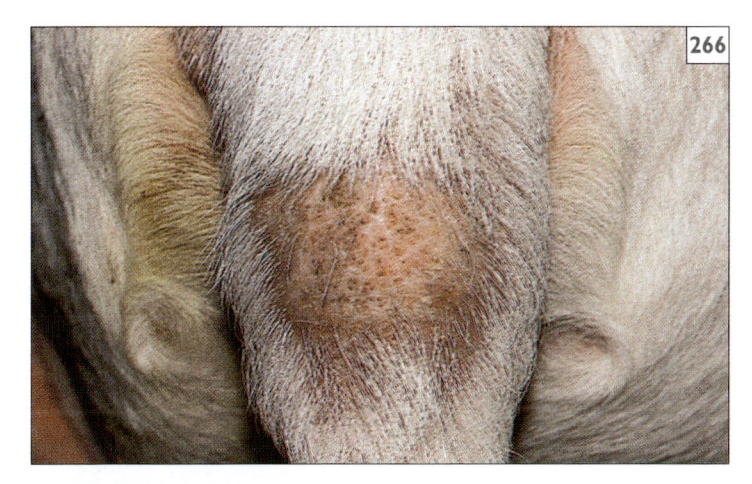

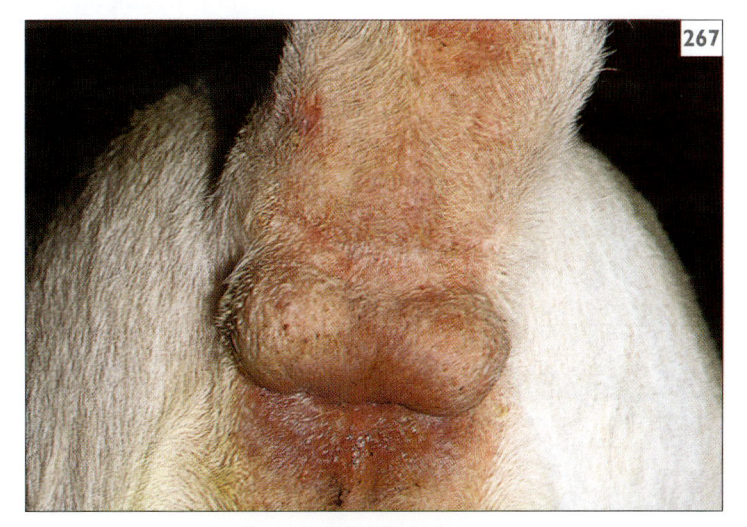

**Abb. 268** Hypertrichose, fettiges Fell und Schuppenbildung bei einem Bouvier mit Hyperandrogenismus.

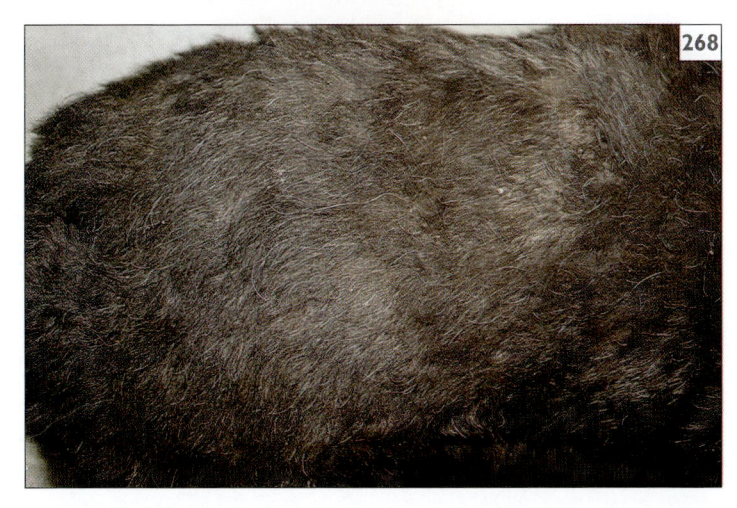

## 9.4 Sertolizelltumor und andere testikuläre Neoplasien

### ÄTIOLOGIE UND PATHOGENESE

Sertolizelltumoren, Seminome und Zwischenzelltumoren sind potenziell maligne Neoplasien, die ihren Ursprung im Hoden bzw. in den sustentakulären, germinalen oder Leydig-Zellen haben. Die Ätiologie testikulärer Neoplasien ist nicht bekannt. Boxer und evtl. auch Cairn Terrier, Border Collie, Shetland Sheepdog und Pekinese sind für Hodentumoren prädisponiert und sind davon schon in jüngerem Alter betroffen (Durchschnittsalter 7,2 Jahre versus 9–10 Jahre bei anderen Rassen)[1, 2].

Zwischenzelltumoren sind die häufigsten Hodentumoren beim Hund[1, 2]. Sie sind gewöhnlich sehr klein, oft nicht palpabel und auf die skrotalen Hoden beschränkt. Sie zeigen häufig Testosteronproduktion, sind aber nur selten maligne. Sertolizelltumoren treten häufiger und früher bei kryptorchiden abdominalen und inguinalen Hoden als bei skrotalen auf[1, 2]. Funktionelle östrogenproduzierende Tumoren finden sich in etwa 30% der Fälle, sie sind ebenfalls häufiger bei nicht abgestiegenen Hoden. Malignität und Metastasierung zeigen etwa 10% der Sertolizelltumoren und 5% der Seminome.

### KLINISCHES BILD

Hodentumoren stehen oft im Zusammenhang mit Vergrößerung und/oder Drehung der betroffenen Hoden, obwohl dies im Frühstadium oder bei sehr kleinen Tumoren schwer zu erkennen ist. Der kontralaterale Hoden ist häufig atrophisch. Nichtskrotale Tumoren können Massen im Schenkelspalt oder im Abdomen formen. Selten wurden Zwischenzell- und Sertolizelltumoren in extratestikulärem Gewebe gefunden[3]. Die meisten Seminome sind skrotal lokalisiert, für gewöhnlich palpabel und treten nur selten im Zusammenhang mit klinischen Symptomen außer der Vergrößerung des Hodens auf, allerdings können sie gelegentlich metastasieren[1]. Die Östradiolspiegel sind häufig niedrig, doch ist dies nur von geringer klinischer Signifikanz[4]. In seltenen Fällen werden Hyperöstrogenämie und Alopezie festgestellt[5].

Funktionale Zwischenzelltumoren können zu Hyperandrogenismus oder selten zu Feminisierung führen[1, 2]. Die klinischen Symptome eines Hyperandrogenismus bestehen in Prostatomegalie, Hyperplasie des Suprakaudalorgans und der Perianaldrüsen, perinealer Hyperpigmentierung und Perinealhernie (vgl. Hyperandrogenismus, S. 244). Andere weniger häufige Symptome sind fettiges Fell (**Abb. 269, 270**) und seborrhoische Otitis externa. Eine symmetrische Alopezie ist ungewöhnlich.

Funktionale Sertolizelltumoren führen häufig zu Feminisierung und symmetrischer Alopezie[1, 2], die evtl. mehr mit dem verringerten Testosteron-Östradiol-Verhältnis als mit dem absoluten Spiegel von Östradiol zusammenhängt[8]. Die klinischen Symptome bestehen in Gynäkomastie, hängendem Präputium, Hinhocken zum Urinabsatz statt das Bein zu heben sowie Attraktivität für andere Rüden. Ein lineares Erythem des Präputiums (**Abb. 271**) ist, falls vorhanden, höchstverdächtig für einen Sertolizelltumor. Die

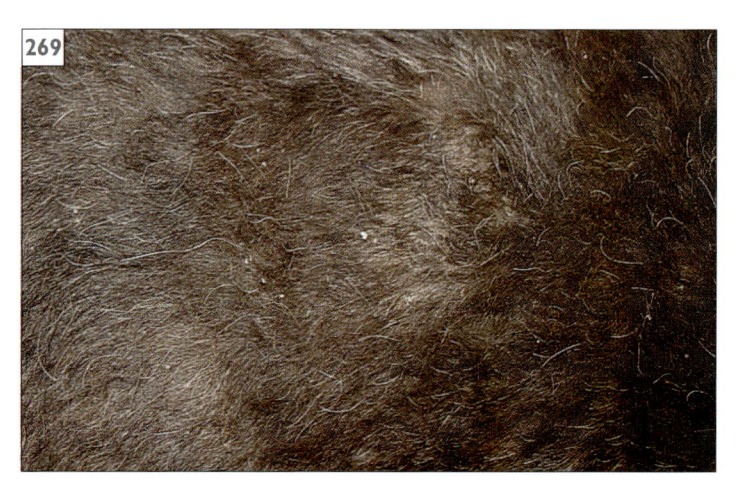

**Abb. 269** Schlechte Fellqualität und Seborrhö bei einem Bouvier mit Hyperandrogenismus, derselbe Hund wie in **Abb. 268**.

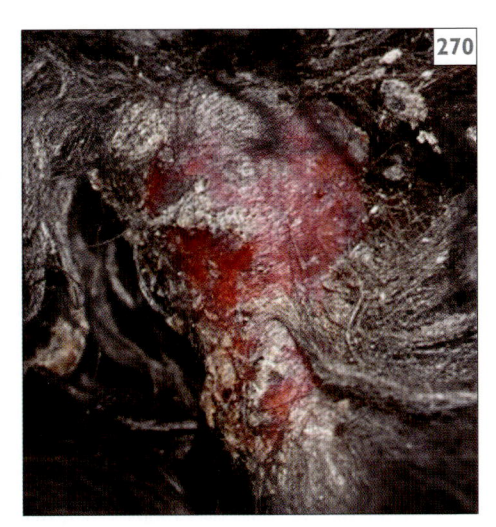

## 9.4 Sertolizelltumor und andere testikuläre Neoplasien

**Abb. 270** Entzündetes Suprakaudalorgan mit seborrhoischer Dermatitis bei einem Hund mit Hyperandrogenismus.

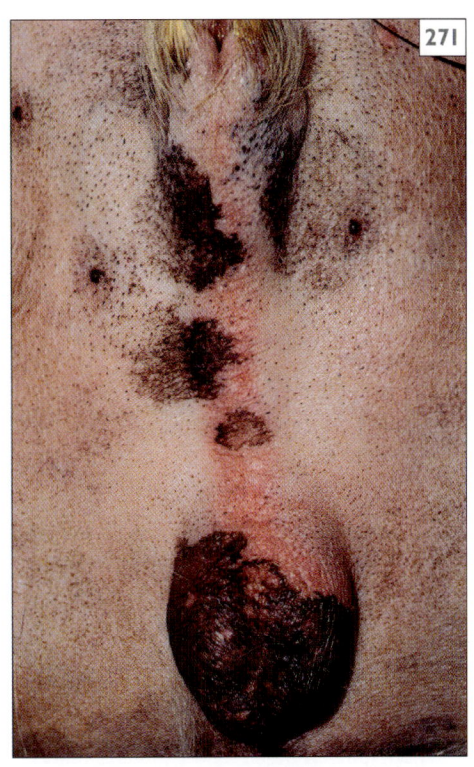

**Abb. 271–273** Lineares Erythem des Präputiums (271) und Alopezie (272, 273), die bei diesem Bearded Collie durch einen intraabdominalen Sertolizelltumor hervorgerufen wurden.

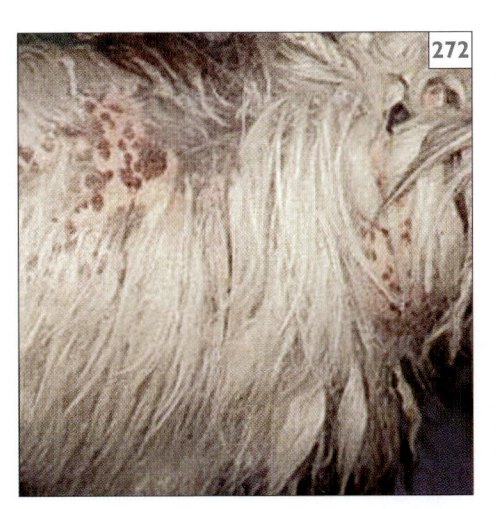

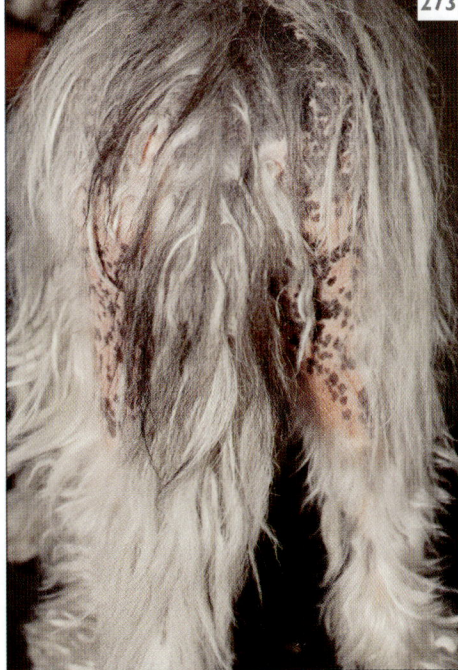

Alopezie ist symmetrisch und oft diffus und kann, im Bereich von Perineum, Hals (**Abb. 272, S. 247**) und Hinterbeinen (**Abb. 273, S. 247**) beginnen. Die betroffene Haut kann eine makuläre Hyperpigmentierung entwickeln. Eine Hyperöstrogenämie kann gelegentlich eine massive, lebensbedrohliche Knochenmarkssuppression hervorrufen[7].

### DIFFERENZIALDIAGNOSEN
- Hypothyreose
- Hyperadrenokortizismus
- Alopecia X
- Follikeldysplasie
- Zyklische Flankenalopezie
- Sebadenitis

### DIAGNOSE
Bei der klinischen Untersuchung werden häufig vergrößerte Hoden skrotal oder inguinal palpiert, oder es besteht Verdacht auf Kryptorchismus. Bilateral kryptorchide Tiere können für kastriert gehalten werden. Routine-Hämatologie und -Biochemie, Schilddrüsenprofile und dynamische adrenale Funktionstests können Differenzialdiagnosen ausschließen und weisen eine Knochenmarkssuppression nach. Eine Röntgen- und Ultraschalluntersuchung des Abdomens kann dort lokalisierte Neoplasien aufspüren[8]. Eine Ultraschalluntersuchung der Hoden kann den Nachweis kleiner, noch nicht palpabler Neoplasien ermöglichen[8]. Die zytologische Untersuchung kann dann testikuläre Neoplasien verlässlich differenzieren und den Grad der Malignität bestimmen[9]. Die Bestimmung der Sexualhormonspiegel ist unzuverlässig, da sie episodisch sezerniert werden und bei den Normwerten bereits eine große Variationsbreite vorliegt[1,2].

### THERAPIE
Eine Kastration ist indiziert, wenn ein Hodentumor vermutet wird. Alopezie, Feminisierung und Hyperandrogenismus verschwinden, in der Regel binnen 2–6 Wochen, sofern keine funktionellen Metastasen und/oder extratestikuläre Neoplasien vorliegen.[1,2]

### KEY POINTS
- Das Skrotum sollte bei Rüden grundsätzlich immer untersucht/palpiert werden.
- Bei entsprechenden klinischen Symptomen sollte man nach nicht abgestiegenen Hoden auch bei angeblich kastrierten Tieren suchen.
- Die Prognose ist gut, falls keine Metastasierung besteht.

## 9.5 Hypophysärer Zwergwuchs

### DEFINITION
Unter hypophysärem Zwergwuchs versteht man eine heriditär bedingte Hypophysenunterfunktion, bei der es zu einem verminderten Wachstum sowie unterschiedlichen Fellveränderungen und Störungen in Schilddrüse, Nebennierenrinde und Gonaden kommt.

### ÄTIOLOGIE UND PATHOGENESE
Das Auftreten einer Zyste (der Rathke´schen Tasche) in der Hypophyse bewirkt eine unterschiedlich stark ausgeprägte Insuffizienz des Hypophysenvorderlappens und ist für die Mehrzahl der Fälle verantwortlich. Die Erkrankung trat jedoch auch bei Hunden mit hypoplastischen, aber auch mit normalen Hypophysen auf[1,2]. Man geht von einem einfachen autosomal-rezessiven Erbgang aus[3,4].

### KLINISCHES BILD
Hypophysärer Zwergwuchs tritt v.a. beim Deutschen Schäferhund und beim Karelischen Bärenhund auf[3,5]. Die betroffenen Tiere entwickeln sich während der ersten 2–3 Lebensmonate normal. Anschließend fällt auf, dass sie nicht proportional weiter wachsen und das Welpenfell nicht wechseln (**Abb. 274**). Im weiteren Verlauf fällt das Welpenfell teilweise aus, was zu einer bilateral symmetrischen Alopezie im Bereich von Hals, kaudolateralen Flächen der Hinterbeine und gelegentlich auch des Rumpfs führt. Sekundärinfektionen mit Bakterien und/oder Hefen sind häufig. Das Wachstum der Primärhaare ist auf Gesicht und distale Extremitäten beschränkt. Die Haut wird hyperpigmentiert, hypoton und schuppig, und es können sich Komedonen bilden. Auch die Gonaden werden in Mitleidenschaft gezogen: Es kann zu einer Atrophie der Hoden bzw. zum Anöstrus kommen. Betroffene Tiere zeigen häufig Verhaltensänderungen wie Aggressivität und Angstbeißen[1]. Die klinischen Symptome einer Hypothyreose bzw. einer Nebennierenrinden-Insuffizienz können auftreten, wenn ein Mangel an TSH oder ACTH besteht. Die Tiere sind prinzipiell lebensfähig, doch werden die meisten nicht älter als 3–8 Jahre[6].

### DIFFERENZIALDIAGNOSEN
- Kongenitale Hypothyreose
- Mangelernährung
- Dysplasien des Skeletts
- Dysgenese der Gonaden
- Schwere metabolische Erkrankungen

## DIAGNOSE

Anamnese und klinische Befunde sind normalerweise diagnostisch für eine Endokrinopathie und hochverdächtig für einen hypophysären Zwergwuchs. Die betroffenen Tiere zeigen meist auch einen subnormalen Spiegel des „Insulin-like growth factor 1" (IGF1). Auch steigt nach der Injektion von Xylazin (0,1–0,3 mg/kg i.v.) oder Clonidin* (0,01–0,03 mg/kg i.v.) der Wachstumshormonspiegel im Plasma nicht an[3]. Eine hochgradige prolongierte Hypoglykämie tritt nach der Injektion eines regulären Insulins in der Dosierung von 0,025 IU/kg i.v. auf [3, 4]. Histopathologische Untersuchungen von Biopsien, bei denen eine reduzierte Menge und Größe von Elastinfasern nachgewiesen wird, sind hochverdächtig. Entsprechende Untersuchungen von Schilddrüsen-, Nebennieren- und gonadalem Status erlauben eine definitive Diagnose.

## THERAPIE

Die Gabe von bovinem Somatotropin (nzA) (10 IU s.c. alle 2 Tage über 30 Tage) mit Wiederholung alle 3 Monate bis 3 Jahre dient zur Therapie[3-7]. Die wiederholten Injektionen von bovinem Somatotropin (nzA) haben das Potenzial, eine allergische Reaktion oder Diabetes auszulösen. Eine Verbesserung von Haut und Fell wird i.d.R. innerhalb von 6–8 Wochen sichtbar. Eine Veränderung der Statur wird meist nicht erzielt, weil sich die Wachstumsfugen schnell schließen[1]. Durch eine Progestin-Therapie, mit der die Milchdrüsen zur Bildung von Wachstumshormonen stimuliert werden, konnten das Nachwachsen der Haare und die Zunahme von Körpergewicht und -größe angeregt werden. Medroxyprogesteronacetat (2,5–5 mg/kg s.c.) oder Proligeston (10 mg/kg s.c.) können nach diesem Protokoll alle 3–6 Wochen injiziert werden[8]. Die Progestin-Therapie kann Diabetes mellitus, Akromegalie sowie bei unkastrierten Hündinnen eine zystische Endometriumshyperplasie und Pyometra hervorrufen. Eine evtl. vorliegende Nebennierenrindeninsuffizienz und/oder Hypothyreose oder Sekundärinfektionen mit Bakterien oder Hefen sollten adäquat therapiert werden.

## KEY POINT

- Eine allgemein bekannte Erkrankung, die allerdings sehr selten ist.

Abb. 274 Hypophysärer Zwerg.

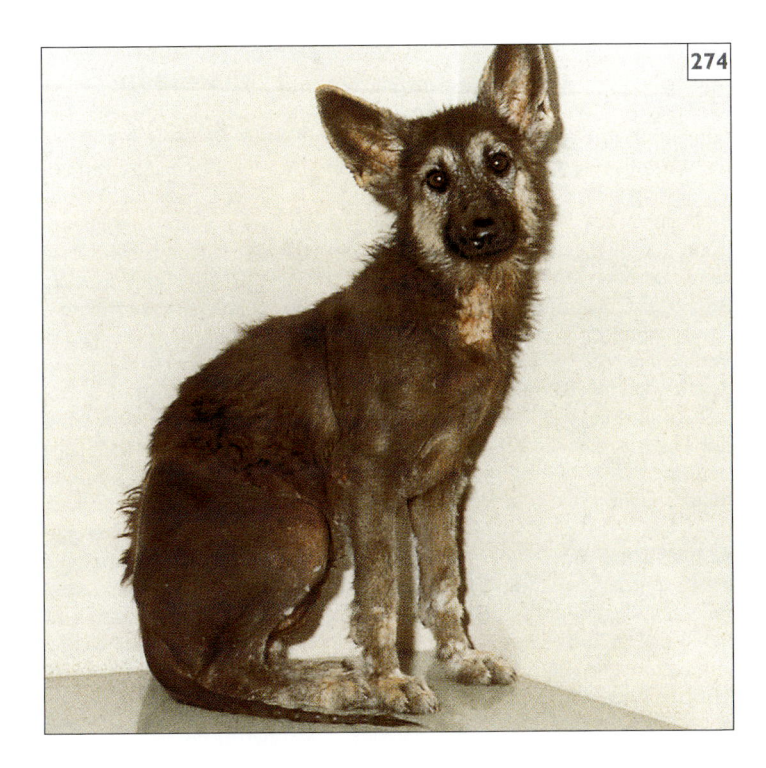

## 9.6 Alopecia X
(Störung der adrenalen Sexualhormone, follikuläre Dysfunktion der plüschfelligen Rassen, adrenales Hyperplasie-ähnliches Syndrom, wachstumshormon-/kastrationsreaktive Dermatose, Wachstumshormonmangel des erwachsenen Hundes, Pseudo-Cushing, Alopezie durch follikulären Arrest)

### DEFINITION
Die Alopecia X ist eine seltene Hauterkrankung mit charakteristischen Bereichen von Alopezie und Hyperpigmentierung und einer starken Rasseprädisposition.

### ÄTIOLOGIE UND PATHOGENESE
Tiere mit abnormen Ergebnissen beim Wachstumshormon-Stimulationstest und einem Ansprechen auf eine Therapie mit Wachstumshormonen führten zu der Theorie, dass es sich bei dieser Erkrankung um einen Hyposomatotropismus handele[1]. Allerdings erklärt dies nicht, warum manche Tiere mit dieser Erkrankung nicht auf die Gabe von Wachstumshormonen ansprechen oder sogar Rezidive unter dieser Behandlung zeigen und manche normale Stimulationswerte aufweisen[1]. Es wurde vermutet, dass es sich um einen erworbenen oder angeborenen Mangel an 11β-Hydroxylase, 21-Hydroxylase oder 3β-Hydroxysteroid-Dehydrogenase handeln könnte, der zu einer Akkumulation von Progesteron, 17-Hydroxypregnenolon oder Dehydroepiandrosteron führen könnte[2,3]. Die Bindung dieser Hormone an bestimmte empfängliche Haarfollikel, so wurde spekuliert, führe zu Alopezie[2,3]. Allerdings hat eine neuere Untersuchung nachgewiesen, dass es bei Hunden mit Verdacht auf Alopecia X keine konsistente Veränderung der Sexualhormone oder ihrer Intermediärsubstanzen gibt[4]. Dieses wiederum führte zu der Theorie, dass die Erkrankung durch Veränderungen an den Hormonrezeptoren der Haarfollikel bedingt sein könnte[4].

### KLINISCHES BILD
Zwergspitz, Chow Chow, Sibirean Husky, Wolfsspitz, Samojede, Alaskan Malamute und Zwergpudel sind prädisponiert[2–5]. Die Symptome beginnen meist im Alter von 1–2 Jahren, allerdings kann die Erkrankung auch bei älteren Tieren auftreten. Beide Geschlechter sind gleichermaßen betroffen, und die Alopecia X kann sich vor oder nach der Kastration manifestieren. Die klinischen Symptome beschränken sich auf eine langsam fortschreitende, symmetrische Alopezie von Rumpf, Kaudalflächen der Hintergliedmaßen und Halsbereich (**Abb. 275, 276**). Systemische Symptome bestehen nicht. Die Alopezie kann später den gesamten Rumpf betreffen, Kopf und Gliedmaßen bleiben allerdings ausgespart[2–5]. Die Primärhaare werden zuerst verloren, im Laufe der Zeit verschwinden auch die Sekundärhaare. Die Haare wachsen nach dem Scheren häufig nicht mehr nach, jedoch besteht paradoxerweise bei manchen Tieren ein lokales Nachwachsen der Haare an den Biopsiestellen oder an Stellen mit lokalem Trauma[2–5]. Die haarlosen Bereiche können hyperpigmentieren und gelegentlich kommt es auch zu einer leichten sekundären Seborrhö und oberflächlichen Pyodermie.

### DIFFERENZIALDIAGNOSEN
- Hypothyreose
- Hyperadrenokortizismus
- Sexualhormonbedingte Endokrinopathien
- Follikuläre Dysplasie
- Zyklische Flankenalopezie
- Telogenes oder anagenes Effluvium

### DIAGNOSTISCHE UNTERSUCHUNGEN
Die Diagnose der Alopecia X basiert auf Anamnese, klinischer Untersuchung sowie dem Ausschluss anderer Endokrinopathien und follikulärer Dysplasien. Ein komplettes Blutbild und ein komplettes biochemisches Screening und entsprechende endokrinologische Tests sollten durchgeführt werden, um eine Hypothyreose, einen Hyperadrenokortizismus und sexualhormonbedingte Endokrinopathien auszuschließen. Die histopathologische Untersuchung von Biopsien erlaubt den Ausschluss von follikulären Dysplasien und Effluvium, differenziert aber höchstwahrscheinlich nicht zwischen den Endokrinopathien. Einige Befunde (z.B. telogene Follikel mit Haaren mit prominenter tricholemmaler Keratinisierung, „flame follicles" – also Follikel ohne Haare mit verstärkter, einschmelzender tricholemmaler Keratinisierung – und Follikeldysplasie) sind hinweisend auf diese Erkrankung, aber nicht spezifisch, und sollten stets im Zusammenhang mit anderen Befunden interpretiert werden. Die Bestimmung der Sexual-

**Abb. 275** Alopezie und Hyperpigmentierung im Bereich von Hals, Rumpf und Rute eines Zwergspitzes mit Alopecia X.

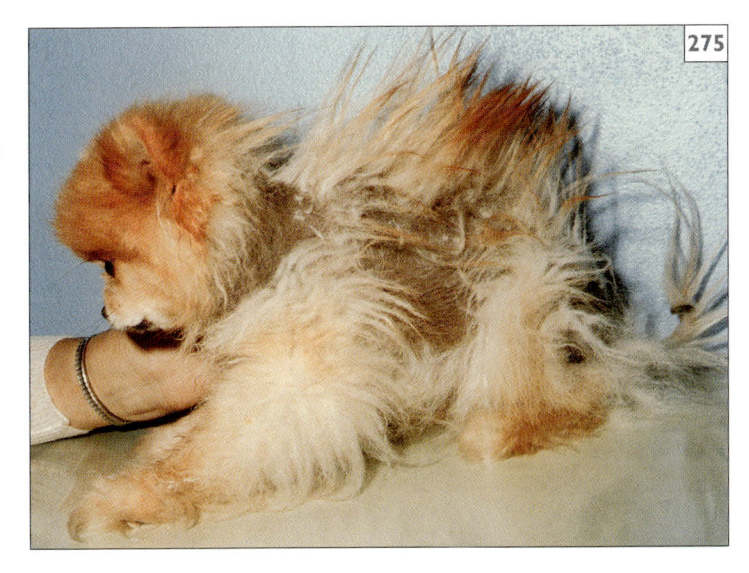

**Abb. 276** Alopezie und Hyperpigmentierung im Rumpfbereich eines Chow Chows mit Alopecia X.

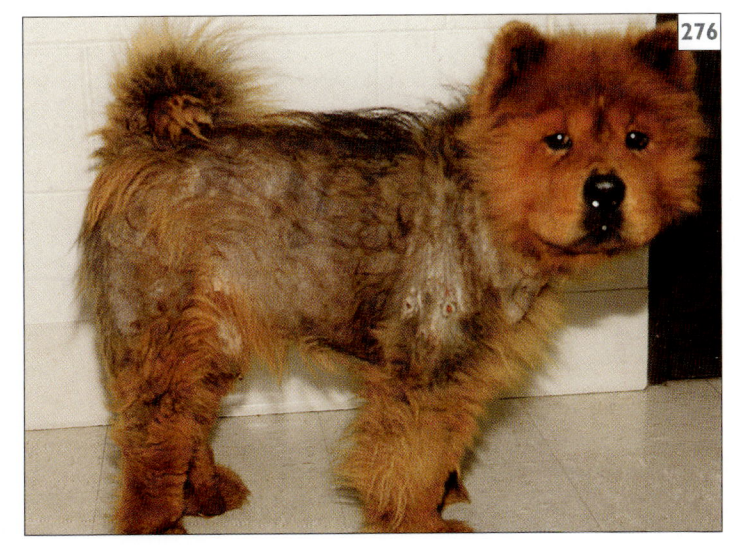

hormone vor und nach Gabe von ACTH oder synthetischem ACTH wurde propagiert[2, 3]. Allerdings sind diese Untersuchungen von limitierter Aussagekraft, da es, wie bereits erwähnt, keine konsistenten Abweichungen in diesen Hormonen oder ihren Vorstufen gibt.

## THERAPIE

Da die spezifische Ätiologie dieser Erkrankung nicht geklärt ist, gibt es auch keine spezifische Therapie. Zahlreiche Therapieansätze wurden propagiert, doch war keiner bei allen Tieren wirksam:

- Da es sich um eine rein kosmetische Erkrankung handelt und keinerlei Gefährdung der Gesundheit des betroffenen Tieres bedeutet, ist folgende Vorgehensweise vertretbar:
- Nicht kastrierte Tiere sollten kastriert werden. Bei etwa 75% der Patienten kommt es danach zum Nachwachsen der Haare, dies kann aber temporär sein[5].
- Melatonin* (3–12 mg/Hund p.o. 2-mal täglich) führte bei etwa 30% der Fälle zu einem Nachwachsen der Haare innerhalb von 3–4 Monaten[5]. Sowie die Haare nachgewachsen sind, kann es abgesetzt und erneut wieder begonnen werden, falls das Haarkleid wieder dünner wird.
- Die Therapie mit oralem Trilostan führte in einer Untersuchung bei 85% der Tiere innerhalb von 4–8 Wochen zum Nachwachsen der Haare[6]. Hunde <2,5 kg erhielten 20 mg p.o. mit Futter 1-mal täglich, Tiere von 2,5–5 kg 30 mg und Tiere >10 kg 60 mg. 2 der 14 Fälle sprachen auf diese Therapie innerhalb von 4–6 Monaten nicht an, daher wurde die Trilostan-Dosis verdoppelt, was zum Nachwachsen der Haare führte. Sowie die Haare nachgewachsen sind, kann bei manchen Hunden das Trilostan auf die Gabe 2–3-mal wöchentlich reduziert werden. Da Trilostan das für die Cortisolproduktion erforderliche Enzym kompetitiv hemmt, kann eine aggressive Therapie zu einer Nebenniereninsuffizienz führen. Die Besitzer müssen wissen, dass sie die Therapie sofort unterbrechen, falls Depression, Inappetenz, Vomitus oder Diarrhö auftreten, und das Tier umgehend vorstellen sollen. Cortisolspiegel vor und nach ACTH-Gabe sollten beim Monitoring kontrolliert werden. Die Cortisolspiegel erholen sich rasch, sobald das Trilostan abgesetzt wird, und nach 5–7 Tagen kann das Mittel dann in einer niedrigeren Dosierung erneut eingesetzt werden. Trilostan ist bei tragenden und laktierenden Tieren sowie bei Tieren mit Lebererkrankung oder Niereninsuffizienz kontraindiziert.
- Die Therapie mit Mitotane (neD) (o,p´-DDD) kann ebenfalls versucht werden[3, 5]. Es wird in einer Induktionsdosis von 15–25 mg/kg p.o. täglich über 2–5 Tage verabreicht, nach 7 Tagen wird ein ACTH-Stimulationstest durchgeführt. Die Cortisolspiegel sollten im Bereich von 138–193 nmol/l (5–7 µg/dl) liegen. Dieser Initialbehandlung kann dann eine Erhaltungsdosis von 15–25 mg/kg 2-mal pro Woche folgen[3, 5]. Zufriedenstellende Ergebnisse sollten innerhalb von 3 Monaten zu sehen sein. Die Hunde sollten sorgfältig auf evtl. Symptome einer Hypokortisolämie beobachtet werden.
- Wachstumshormon (bovines, porkines oder synthetisches Somatotropin [nzA]) kann versuchsweise eingesetzt werden (0,1 IU/kg s.c. oder i.m. 3-mal wöchentlich über 6 Wochen; **Cave:** 1 IU entspricht etwa 1,8 mg bovinem Somatotropin [nzA])[3]. Ein Nachwachsen der Haare zeigt sich innerhalb von 4–6 Wochen. Ein vollständiges Fell wird meistens über 2–3 Jahre behalten, ehe evtl. eine erneute Therapie erforderlich wird. Diese Therapie ist sehr teuer, und Diabetes mellitus ist eine mögliche Nebenwirkung der Somatotropin-Therapie (nzA). Daher sollte während dieser Behandlung unbedingt eine wöchentliche Kontrolle der Blutglukose erfolgen. Wenn sich dann ein Diabetes entwickelt, verschwindet er mit Absetzen der Somatotropin-Therapie (nzA) meist wieder.
- Methyltestosteron (1 mg/kg p.o. bis zu einem Maximum von 30 mg pro Hund) alle 2 Tage über einen Zeitraum von 3 Monaten (oder kürzer, falls sich der klinische Erfolg früher einstellt) kann ein Nachwachsen der Haare bei manchen kastrierten oder unkastrierten Rüden bewirken[3]. Die Leberenzyme sollten bei Tieren und Methyltestosteron-Therapie alle 1–3 Monate kontrolliert werden.

## KEY POINTS

- Die Theorien bezüglich Ätiologie, Klassifikation und Therapie dieser Erkrankung sind alles andere als zufriedenstellend.
- Die Prognose für das Nachwachsen der Haare ist vorsichtig zu stellen.

# KAPITEL 10
# Otitis externa

**Grundsätzliches**
- Man sollte prinzipiell immer eine definitive Diagnose anstreben – und sich nicht auf Polypharmazie verlassen.
- Otitis ist häufig das Resultat einer Grunderkrankung.

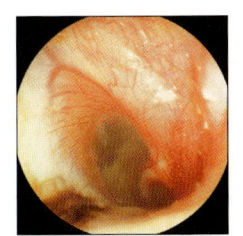

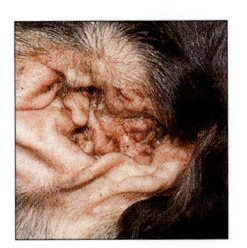

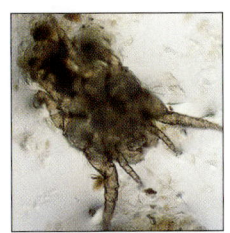

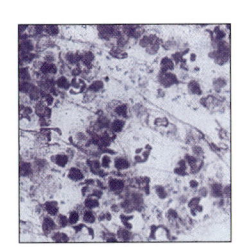

## 10.1 Otitis externa

### DEFINITION
Eine Otitis externa entsteht durch die Entzündung der epidermalen Auskleidung des äußeren Gehörgangs. Die Entzündung bildet sich innerhalb des äußeren Gehörgangs (z.B. nach Penetration einer Granne) oder wird von einem Krankheitsgeschehen der Pinna oder des Mittelohrs hervorgerufen.

### ÄTIOLOGIE UND PATHOGENESE
Eine Otitis externa kann viele Ursachen haben. Diese sollten zunächst in primäre, prädisponierende und perpetuierende eingeteilt werden[1]. Infektionen mit Bakterien und Malassezien haben sich als wichtige perpetuierende Faktoren erwiesen, können aber auch als separate sekundäre Faktoren angesehen werden.

**Primäre Faktoren**
Primärfaktoren induzieren direkt eine Entzündung innerhalb des äußeren Gehörgangs. Zu ihnen zählen:
- Allergien einschließlich atopischer Dermatitis und adverser Hautreaktionen auf Futterbestandteile. Diese sind die wichtigsten Trigger für rekurrierende Otitiden beim Hund.
- Ektoparasiten, v.a. *Otodectes cynotis*
- Fremdkörper
- Keratinisierungsstörungen
- Autoimmunerkrankungen
- Kontaktreaktionen auf Ohrreiniger und -medikamente
- Hypothyreose, Hyperadrenokortizismus und sexualhormonbedingte Dermatosen, die zu immunologischen und kutanen Veränderungen führen können
- Dermatophytose (selten)

**Prädisponierende Faktoren**
Prädisponierende Faktoren verändern das Mikroklima im äußeren Gehörgang, was zu quantitativen und qualitativen Veränderungen der Mikroflora im Ohr führen kann. Dadurch wird das Tier wiederum anfälliger für die Entstehung einer Otitis. Zu diesen Faktoren zählen:
- Anatomische Voraussetzungen
- Neoplasien oder nasopharyngeale Polypen, die den Gehörgang verengen. Selten führen auch Tumoren in der Umgebung des Ohrs zur Kompression oder Invasion von äußerem Gehörgang und Mittelohr (**Cave:** Tumoren und Polypen können auch als Primärursachen einer Otitis angesehen werden).
- Fehler in Wahl/Anwendung des Medikaments oder der Therapie
- Umgebungstemperatur und Luftfeuchtigkeit sowie Lebensgewohnheiten (v.a. Schwimmen)

**Perpetuierende Faktoren**
Perpetuierende Faktoren entwickeln sich innerhalb des äußeren Gehörgangs als Folge primärer oder prädisponierender Faktoren. Sie verschlimmern die Entzündung und verhindern die Abheilung. Beispiele sind:
- Veränderungen der Mikroflora, die zu Überwucherung und Infektion führen. Praktisch alle Infektionen mit Staphylokokken und Malassezien sind sekundär, jedoch sieht einer der Autoren (TJN) mitunter offensichtliche Primärinfektionen mit Pseudomonaden beim Hund, entsprechend dem Schwimmer-Ohr beim Menschen.
- Otitis media
- Progressive chronische pathologische Veränderungen im Gehörgangsepithel und dem darunter liegenden Knorpel

### KLINISCHES BILD
Bedingt durch unterschiedliche Primärursachen, prädisponierende Faktoren, perpetuierende Faktoren und individuelle Expression variiert das klinische Bild von Tier zu Tier[1,2]. Hilfreich sind folgende Schlüsselinformationen:
- Eine akute unilaterale Otitis externa ist beim Hund häufig und typischerweise durch einen penetrierenden Fremdkörper bedingt, bei der Katze hingegen nur sehr selten.
- Eine chronische unilaterale Otitis externa bei der Katze tritt oft im Zusammenhang mit einer Neoplasie oder einem Polyp auf, während eine bilaterale Otitis externa bei der Katze bis zum Beweis des Gegenteils eine *Otodectes*-Räude ist..
- Eine bilaterale Otitis externa beim Hund, v.a. eine rekurrierende, ist hochverdächtig für eine Allergie (z.B. atopische Dermatitis, adverse Hautreaktionen auf Futterbestandteile oder auf topisch angewendetes Neomycin). Atopische Dermatitis und Futterunverträglichkeiten können auch zu einer unilateralen Otitis führen, obwohl leichte

klinische Symptome meist auch im anderen Ohr vorliegen und sich die bilaterale Otitis zeitversetzt entwickeln kann.
- Eine chronische Otitis externa führt zu einer quantitativen (mehr Bakterien) und qualitativen (anfangs mehr grampositive und später mehr gramnegative Keime) Verschiebung in der mikrobiellen Flora[3].
- Eine erythematöse Ulzeration des äußeren Gehörgangs lässt eine gramnegative Infektion oder eine immunvermittelte Erkrankung vermuten (tritt selten ohne Symptome auch an anderen Stellen auf).
- Pusteln treten im Bereich der konkaven Seite der Pinna selten auf und stehen dort häufiger im Zusammenhang mit einem Pemphigus foliaceus als mit einer oberflächlichen Pyodermie.
- Reichlich schleimiges, zähflüssiges, häufig auch dunkles Ohrexsudat ist ein guter Indikator dafür, dass eine Trommelfellruptur vorliegt. Diese Art Exsudat entsteht durch eine Irritation der Gobletzellen in der Bulla tympanica, die zur vermehrten Schleimproduktion stimuliert werden.

**Abb. 277, 278** Otitis externa: die normale Sicht auf das Trommelfell (**277**) und eine Granne, die am Trommelfell hängt (**278**).

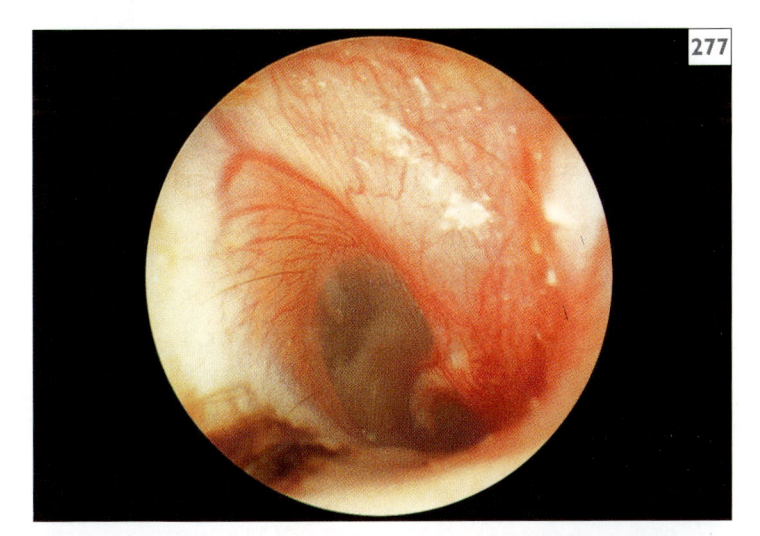

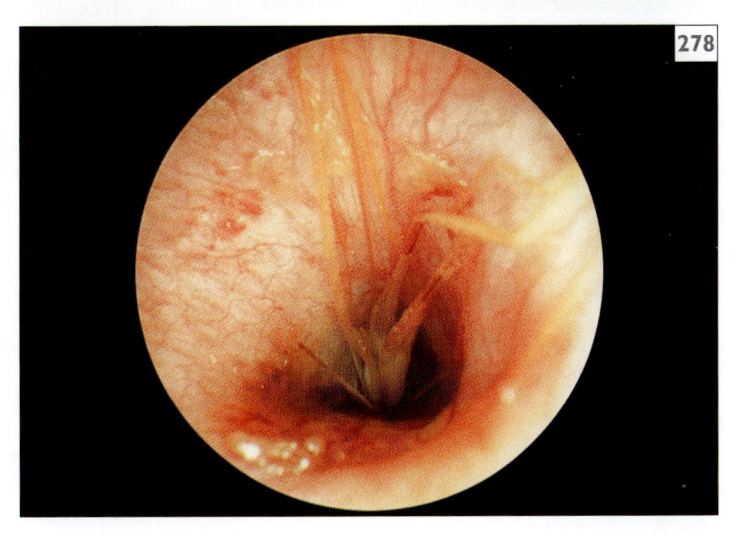

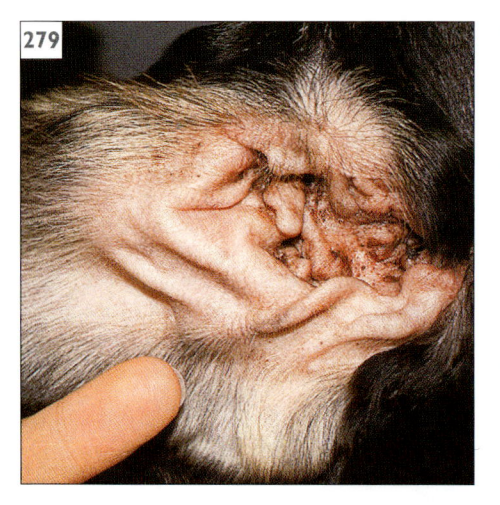

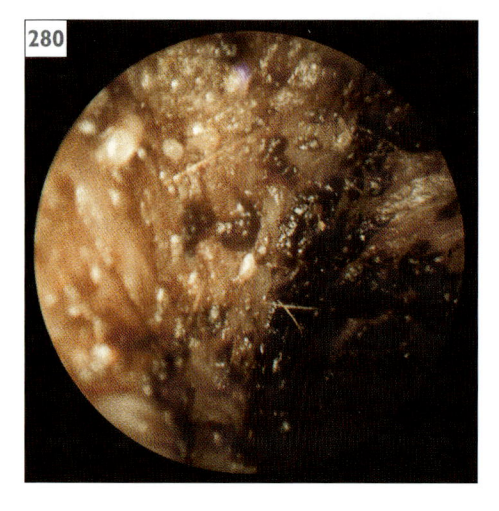

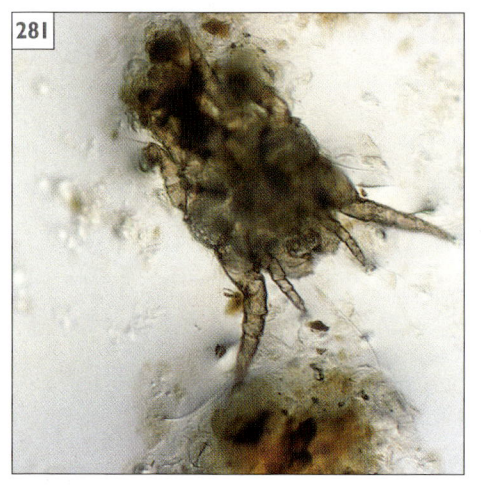

- Eine Otitis media kann Depression, Schmerz, Kopfschiefhaltung und Probleme bei der Futteraufnahme hervorrufen, doch die meisten Fälle sind klinisch nicht von einer alleinigen Otitis externa zu unterscheiden.
- Das Ausmaß der Schmerzen sowie Verhärtung und Beweglichkeit des Gehörgangs bei der Palpation liefern wertvolle Hinweise auf Schwere und/oder Chronizität der Erkrankung. Sehr derbe, unbewegliche Gehörgänge sind häufig irreversibel fibrosiert oder mineralisiert.
- In schweren Fällen sind oft Sedation des Patienten und Reinigung des Gehörgangs erforderlich, um eine otoskopische Untersuchung vornehmen zu können. Das gesunde Trommelfell sollte lichtdurchlässig und mit sternförmigen Streifen sein (**Abb. 277, S. 255**).

### Fremdkörper

Fremdkörper, v.a. Grannen, können normalerweise bei der otoskopischen Untersuchung leicht festgestellt werden (**Abb. 278, S. 255**), mitunter muss der Gehörgang allerdings gereinigt werden, ehe sie zu erkennen sind.

### *Otodectes cynotis*

Eine Infestation mit *Otodectes cynotis* hat ein charakteristisches Aussehen und geht mit großen Mengen trockenem, dunkelbraunem, wachsartigem Debris mit unterschiedlich ausgeprägter Entzündung einher (**Abb. 279**). Bei sorgfältiger otoskopischer Untersuchung können Milben entdeckt werden, die sich im Gehörgang bewegen (**Abb. 280**). Auch bei der mikroskopischen Untersuchung von Proben aus dem äußeren Gehörgang können sie nachgewiesen werden (**Abb. 281**). Manche Fälle sprechen auf eine akarizide Therapie an, auch wenn keine Milben nachgewiesen werden konnten. Möglicherweise ist in diesen Fällen eine Allergie auf die Milben entstanden, wie sie bei Sarcoptesmilben bei Hunden auftritt. Eine Otodemodikose (durch *Demodex canis*) ist eine seltene Ursache einer chronischen Otitis externa bei Hunden und Katzen.

**Abb. 279–281** Otitis externa: Ohrausfluss sekundär zu einer *Otodectes-cynotis*-Infektion (**279**); die Milben können bei der otoskopischen (**280**) und mikroskopischen (**281**) Untersuchung nachgewiesen werden.

**Abb. 282, 283** Otitis externa: Das charakteristische braune Exsudat ist oft assoziiert mit einer *Malassezia-pachydermatis*-Infektion (**282**); ausgedehnte Ulzera zusammen mit einer *Pseudomonas-aeruginosa*-Infektion (**283**).

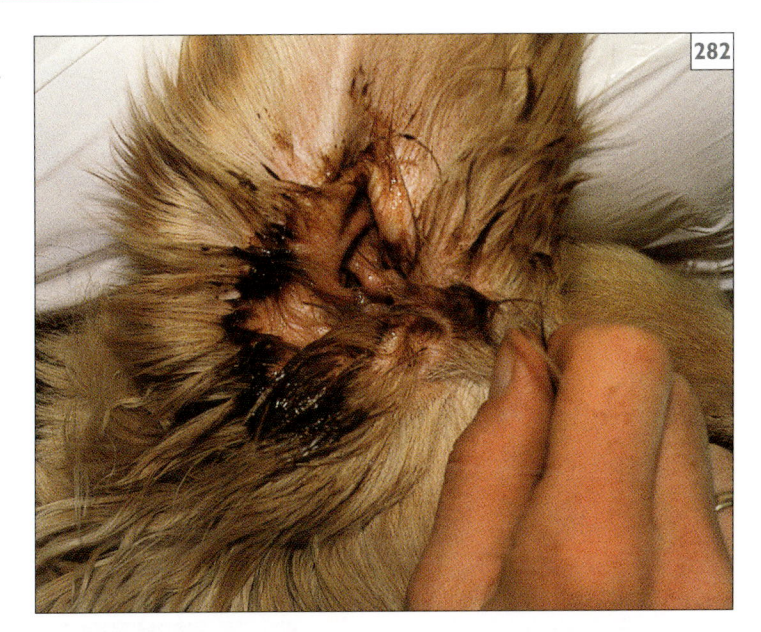

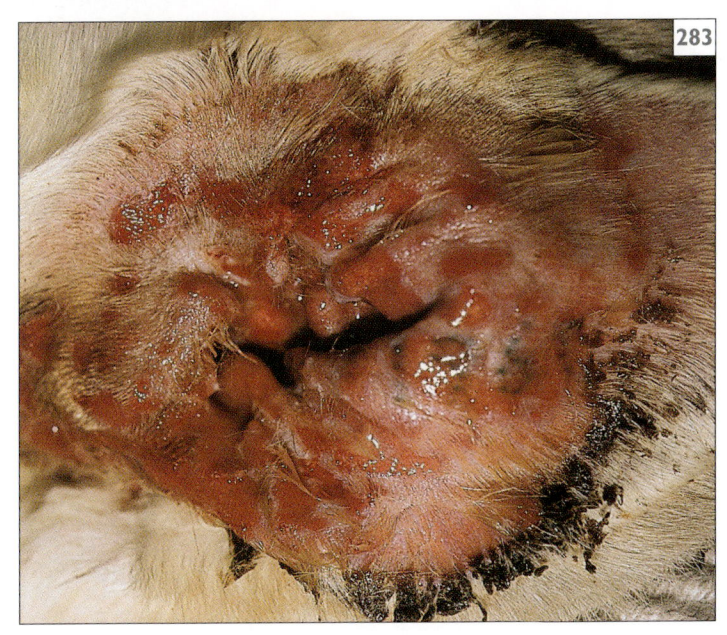

### Bakterielle Infektion
Infektionen mit *Staphylococcus* spp., *Streptococcus* spp. und *Proteus* spp. werden häufig, wenn auch nicht ausschließlich, von einem leicht gelblichen Exsudat begleitet. Dieses wird progressiv dunkler, wenn gleichzeitig die Ohrschmalzproduktion zunimmt.

### *Pseudomonas* spp.
*Pseudomonas* spp. werden häufig in Ohren nachgewiesen, die sehr schmerzhaft, entzündet, erodiert oder ulzeriert sind und große Mengen gelblich-grünliches, faulig riechendes Exsudat produzieren (**Abb. 282, 283**). Dieser Erreger ist mit höherer Wahrscheinlichkeit bei chronischen

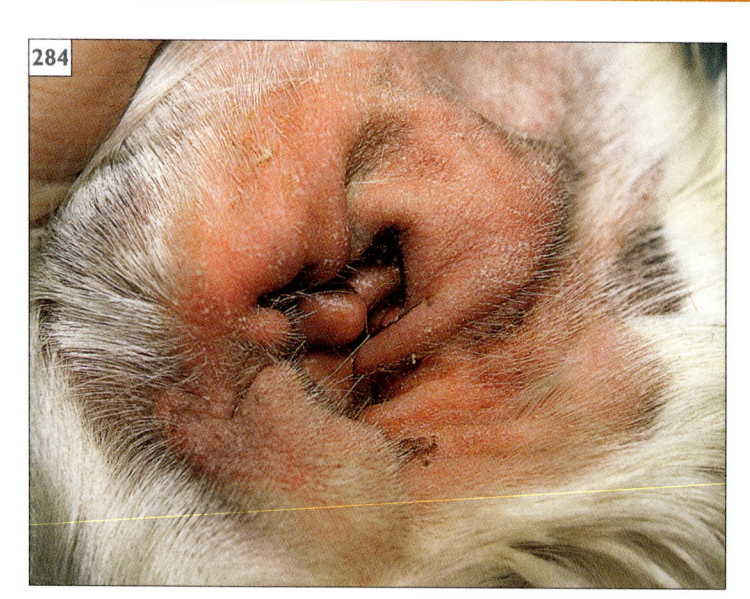

**Abb. 284, 285** Chronische Otitis externa bei einer atopischen Dermatitis (**284**) und bei einer Keratinisierungsstörung (**285**).

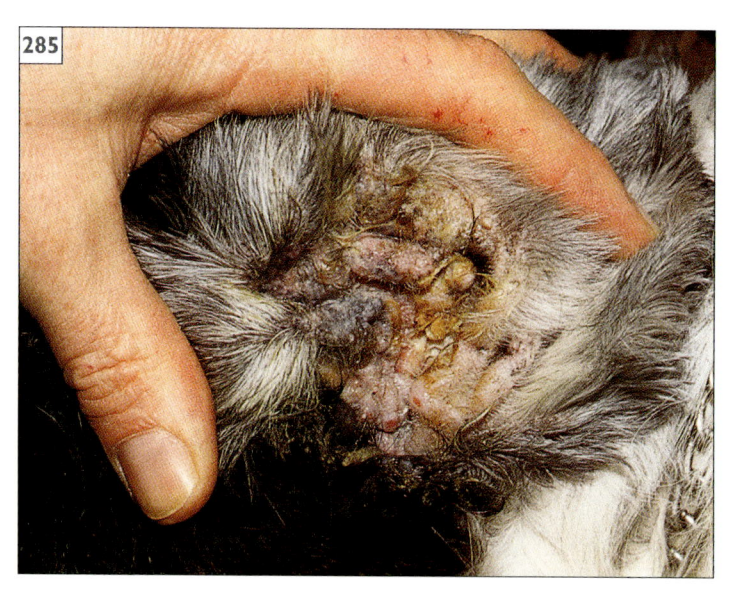

Erkrankungen nachweisbar, obschon eine akute suppurative Otitis durch *Pseudomonas* spp. keine Seltenheit darstellt.

### Hefepilz-Infektion
Speziell Infektionen mit *Malassezia* spp. können zu schokoladenbraunem, wachsartigem Exsudat führen. In manchen Fällen ist der Ausfluss auch eher dünnflüssig. Bei Katzen wurden *Malassezia* spp. vorwiegend im Zusammenhang mit einer chronisch pruriginösen Otitis externa mit minimaler Exsudatbildung gesehen. Der Status von *Malassezia pachydermatis* als pathogenem Keim im Ohr der Katze ist nicht gesichert.

### Allergien
Allergien (vgl. canine atopische Dermatitis, S. 20 und adverse Hautreaktionen auf Futterbestandteile, S. 31) gehören zu den wichtigsten Ursachen einer chronischen Otitis externa, v.a. bei

Hunden (**Abb. 284**). Im Frühstadium können die Tiere Erythem und Lichenifikation des konkaven Bereichs der Pinna und der vertikalen Anteile des äußeren Gehörgangs zeigen. In diesen frühen Fällen erscheint der horizontale Gehörgang ziemlich unverändert. Obwohl die meisten Fälle mit Pruritus und klinischen Symptomen an anderen Lokalisationen einhergehen (z.B. an Gesicht, Pfoten und Bauch), präsentieren sich einige Hunde ausschließlich mit einer Otitis externa. Ein eosinophiles Granulom (vgl. S. 102) kann im Gehörgang von Katzen auftreten, auch ohne weitere betroffene Lokalisationen.

### Keratinisierungsstörungen
Diese treten häufig zusammen mit einer chronischen Otitis externa auf (**Abb. 285**). Einige Rassen, v.a. Cocker Spaniel, sind für eine Otitis externa und auch für idiopathische Keratinisierungsstörungen prädisponiert. Diese sind oft von anatomischen Veränderungen wie enge, übermäßig behaarte Gehörgänge begleitet[5]. Die meisten betroffenen Tiere zeigen generalisierte klinische Symptome.

### Autoimmunerkrankungen
Sie können mit Pusteln und Krusten im Bereich der Pinnae und des Gehörgangsepithels einhergehen. In einem kürzlich publizierten Fallbericht wurden 2 Hunde mit einer immunvermittelten Ulzeration des Gehörgangs beschrieben, die einer *Pseudomonas*-Otitis-externa sehr ähnlich sah[6]. Die bei weitem häufigste Erkrankung dieser Gruppe ist der Pemphigus foliaceus. Seine Hautveränderungen sind nur in den seltensten Fällen auf Pinnae und Gehörgänge beschränkt. Sehr viel häufiger tritt hingegen eine ausgedehnte Bildung von Pusteln und Krusten auf. Erkrankungen, die tiefere Veränderungen hervorrufen (z.B. Pemphigus vulgaris und bullöses Pemphigoid) können zwar Ulzerationen im Gehörgang hervorrufen, sind aber mit entsprechenden Veränderungen an anderen Lokalisationen sowie systemischen Symptomen assoziiert.

### Chronisch pathologische Veränderungen
Unabhängig von der Ursache der Otitis externa sind chronische Veränderungen im äußeren Gehörgang mit einer Hyperplasie der apokrinen Drüsen[7], einer Verdickung des Gehörgangsepithels, einer Reduktion des effektiven Gehörgangsdurchmessers, einer verminderten epidermalen Zellmigration und mit einem Anstieg der Feuchtigkeit innerhalb des Gehörgangslumens vergesellschaftet[5, 7]. Durch den oberflächlichen Debris kommt es zu einer Mazeration, und die Gefahr einer weiteren mikrobiellen Vermehrung und einer kontinuierlichen Entzündungsreaktion besteht. Bei hochgradiger, lange bestehender Otitis externa können sich eine chronische Fibrose und später dann eine Ossifikation des äußeren Gehörgangs und des angrenzenden Knorpels entwickeln. Weitere Veränderungen sind Hyperplasie des Trommelfells, Divertikelbildung und Ruptur sowie eine Otitis media mit Proliferation der Mukosa und gesteigerter Sekretion, Eindicken des Debris, Cholesteatom, Mineralisation und Osteomyelitis.

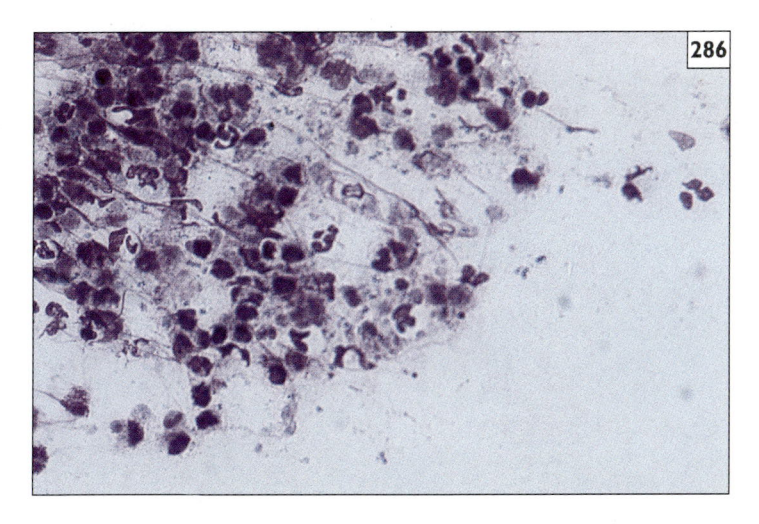

**Abb. 286** Otitis externa: Bei der zytologischen Untersuchung finden sich zahlreiche Leukozyten.

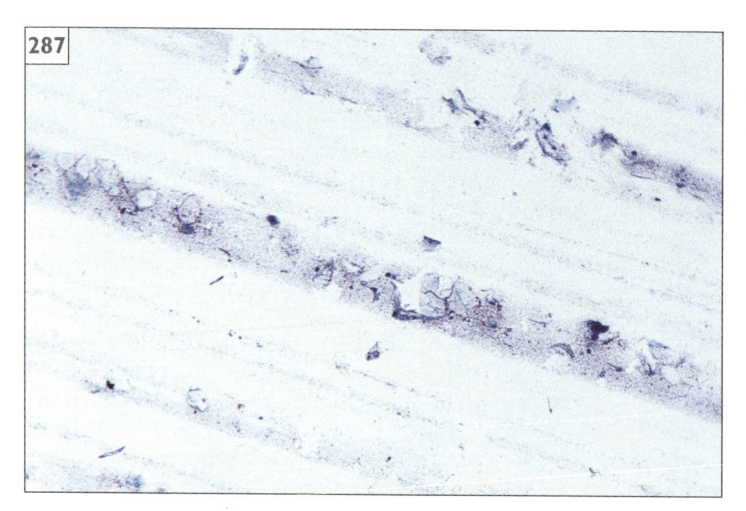

**Abb. 287** Otitis externa: Bei der zytologischen Untersuchung finden sich massenhaft Bakterien.

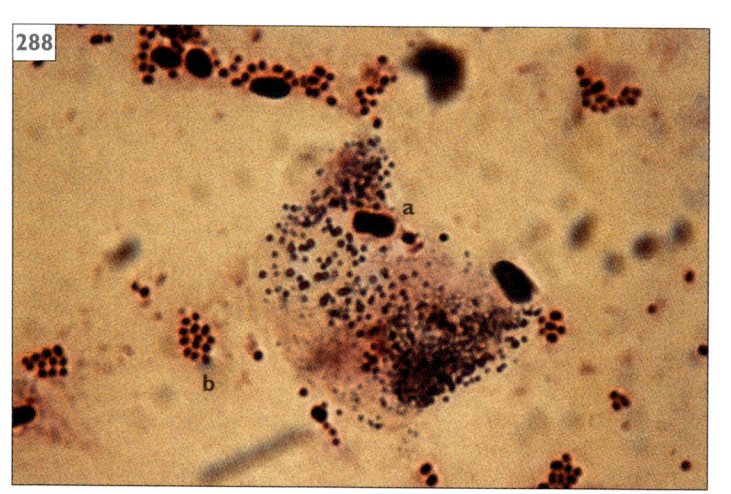

**Abb. 288** Modifizierte Wright-Färbung (Diff-Quik®), mit der zahlreiche erdnussförmige Hefen (a) und in Gruppen angeordnete Kokken (b) zu sehen sind.

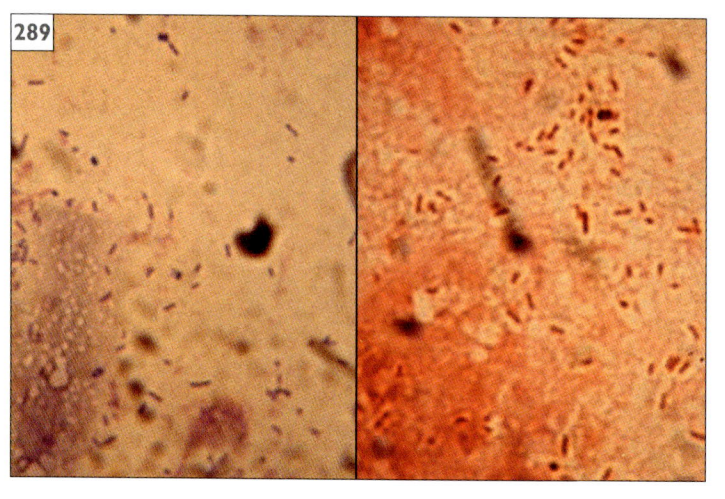

**Abb. 289** *Pseudomonas*-spp.-Organismen, die als blauviolette Stäbchen mit der modifizierten Wright-Färbung (ganz links) und als gramnegative Stäbchen mit der Gramfärbung (links) erscheinen.

## DIFFERENZIALDIAGNOSEN

Die Differenzialdiagnosen für die Otitis externa basieren auf Anamnese, klinischer Untersuchung und einem möglichen Zusammenhang mit einer weiteren systemischen oder generalisierten Erkrankung. Kurz gesagt sollten alle primären und die meisten prädiponierenden Faktoren in Erwägung gezogen werden. Daher sollten Anamnese und klinische Symptome sorgfältig geprüft werden.

## DIAGNOSE

Um die unterschiedlichen primären, prädisponierenden und perpetuierenden Faktoren entweder nachzuweisen oder auszuschließen, sollten angemessene klinische, diagnostische und labordiagnostische Untersuchungen eingeleitet werden.
Als erste diagnostische Maßnahme sollte Exsudat bzw. Debris zytologisch untersucht werden. Die Ausstriche können entweder mit Gramfärbung oder einer modifizierten Wright-Färbung, wie z.B. DiffQuik®, gefärbt werden. Dann können Zahl und Morphologie von Leukozyten (**Abb. 286, S. 259**), Schuppen und/oder Akanthozyten, neoplastischen Zellen, Hefen und Bakterien (**Abb. 287**) bestimmt werden. Das Vorliegen von Kokken ist indikativ für *Staphylococcus* spp. (**Abb. 288**) oder *Streptococcus* spp., das Vorliegen kleiner gramnegativer Stäbchen spricht entweder für *Pseudomonas* oder *Proteus* spp. Erdnussförmige Hefen sind charakteristisch für *Malassezia* spp. (**Abb. 288**), die häufigsten Hefepilze im Ohr. Die meisten Kokken- und Malassezien-Infektionen gehen mit einer Überkolonisierung einher, wenn Neutrophile fehlen. Die meisten Infektionen mit kleinen Stäbchen und schwere Infektionen mit Kokken sind mit zahlreichen degenerierten Neutrophilen und intrazellulären Bakterien gekoppelt. Neutrophile treten auch bei Kontaktreaktionen auf. Das Vorliegen von Erythrozyten zusammen mit Neutrophilen findet man häufig bei Ulzerationen im Gehörgang. Zusätzlich zu den gefärbten Ausstrichen kann man auch Debris aus dem Gehörgang entnehmen, mit Mineralöl vermischen und auf Ektoparasiten und deren Eier oder Larven untersuchen.
Proben vom Ohrexsudat sollten zur kulturellen Untersuchung mit Resistenztest eingeschickt werden, falls gramnegative kleine Stäbchen (**Abb. 289**) im zytologischen Präparat nachgewiesen werden. Bei ihnen handelt es sich mit hoher Wahrscheinlichkeit um *Pseudomonas* spp., die gegen die Mehrzahl der Antibiotika resistent geworden sind. Eine Kultur mit Resistenztest sollte auch bei Fällen, die sich nicht signifikant auf die initiale Behandlung verbessert haben, veranlasst werden.
Um einen Tumor festzustellen oder eine Neoplasie von proliferativen Veränderungen im Gehörgang unterscheiden zu können, kann eine kleine „Pinch-Biopsie" durch eine endoskopische Pinzette oder Fasszange unter otoskopischer Kontrolle entnommen werden.
Der Zustand des Trommelfells kann unter direkter Sichtkontrolle mit einem weichen Röhrchen vorsichtig untersucht werden. Debris täuscht nicht selten ein Trommelfell vor, eine Ernährungssonde oder ein Katheter lässt sich in derartigen Fällen allerdings ohne Widerstand bis ins Mittelohr vorschieben. Selbst wenn das Trommelfell nicht darstellbar ist, kann eine Ruptur vorliegen, wenn ein Tubus sich weiter als bis zu der Stelle vorschieben lässt, an der sich das Trommelfell befinden sollte.
Veränderte Röntgenbefunde sind sehr spezifisch aber wenig sensitiv, um eine Otitis media zu erkennen. Zudem können die Veränderungen auch nur sehr subtil sein. Bei der Röntgenuntersuchung sollten unter Allgemeinanästhesie Serienaufnahmen angefertigt werden: rechte und linke Schrägaufnahmen, dorsoventrale Schädelaufnahme und falls erforderlich rostrokaudale Aufnahme mit geöffnetem Fang. Auf Okklusion und Knochenveränderungen in den Gehörgängen, Weichteilschatten in der Paukenhöhle sowie Lyse oder Proliferation der Wand der Bulla sollte geachtet werden. Knöcherne Veränderungen sollten Anlass sein, eine chirurgische Intervention zu erwägen, denn hier ist die Prognose allein mit konservativer Therapie vorsichtig zu stellen. CT und MRT weisen zusätzlich sehr exakt pathologische Veränderungen im Gehörgang, Okklusion und eine Otitis media nach, sind jedoch teuer und evtl. nur begrenzt zugänglich. Auch eine Ultraschalluntersuchung kann vorgenommen werden, um Flüssigkeit und Weichteilgewebe innerhalb der Bulla tympanica nachzuweisen, jedoch benötigt diese Technik einen erfahrenen Untersucher und ist noch nicht ausgereift.

**THERAPIE**
Alle prädisponierenden Erkrankungen oder Ursachen sollten adäquat therapiert werden.

## Ohrreinigung in der Praxis/Klinik
Um sicherzustellen, dass die Gehörgänge vor Beginn der topischen Therapie frei von Exsudat und Debris sind, wird empfohlen, dass der Tierarzt selbst oder eine entsprechend erfahrene Tierarzthelferin die erste Reinigung durchführt. Ohren mit minimaler Sekretbildung und weitem Lumen können evtl. ohne Sedation gesäubert werden. Eine Sedation ist allerdings grundsätzlich vorteilhaft bei der initialen Reinigung, da sie eine gründlichere Reinigung und eine bessere Darstellung des äußeren Gehörgangs und des Trommelfells erlaubt. Eine Kombination aus Ketamin (1,36–2,2 mg/kg), Diazepam* (0,45 mg/kg) und Acepromazin (0,23 mg/kg) in einer Mischspritze intravenös verabreicht hat sich bei der Untersuchung und Reinigung der Ohren bewährt. Die höhere Dosierung von Ketamin (2,2 mg/kg) wird bevorzugt, da sie eine ausreichende Ruhigstellung des Patienten für etwa 20 Minuten erlaubt. Alternativ kann eine Kombination von Medetomidin (10 mg/kg) und Butorphanol (0,1 mg/kg) intravenös verabreicht werden. Falls erforderlich, kann nochmals die Hälfte davon nachdosiert werden. Wenn Ohren massiv verändert und schmerzhaft sind oder wenn eine Videootoskopie erfolgen soll, ist eine Allgemeinanästhesie mit Intubation empfehlenswert. Falls die Gehörgänge hyperplastisch und stenotisch sind, können 2–3 Wochen einer topischen und/oder systemischen Glucocorticoid-Gabe (Prednison*/Prednisolon 1–2 mg/kg p.o. 1-mal täglich oder Methylprednisolon 0,25 mg/kg p.o. 2-mal täglich) die Schwellung reduzieren und so gewährleisten, dass eine Untersuchung und Spülung möglich ist.
Der Zustand des Trommelfells sollte unbedingt vor der Reinigung geprüft werden. Kann man es aufgrund von Exsudat oder Debris nicht darstellen, oder ist eine Ruptur bereits bekannt, sollte Kochsalz-Lösung zur Ohrspülung verwendet werden. Falls ein Tier schluckt, gurgelt oder hustet, wenn Flüssigkeit in das Ohr gebracht wird, ist dies ein guter Indikator für ein rupturiertes Trommelfell. Falls sich Exsudat oder Debris nicht mit Kochsalz-Lösung entfernen lassen, kann eine Lösung mit Propylenglykol, Borsäure, Benzoesäure und Salicylsäure verwendet werden[2, 8].
Einer der Autoren (TJN) hat auch Epi-Otic® (Virbac) in sicherer Anwendung eingesetzt. Diese Lösung wurde zur Reinigung der Ohren bei rupturiertem Trommelfell ohne offensichtliche Anzeichen einer Toxizität angewendet. Allerdings wurde anschließend das Mittelohr immer mit Kochsalz-Lösung ausgespült. (**Cave:** Es gibt keine vollkommen sichere Lösung zum Spülen des Mittelohrs. Sogar Wasser kann zu einem Verlust der kochlearen und/oder vestibulären Funktion führen.)
Ist das Trommelfell intakt, wird der Gehörgang mit der entsprechenden Reinigungsflüssigkeit gefüllt und dann 1–2 Minuten massiert, um den Debris zu lösen und zu verflüssigen. Überschüssige Lösung und Debris, der an die Oberfläche gespült wird, können dann mit einem Wattebausch aufgenommen werden. Dieser Vorgang wird so lange wiederholt, bis die Lösung klar und frei von Exsudat oder Debris ist. Trockener, wachsartiger oder festhaftender Debris kann entfernt werden, indem man den Gehörgang mit einer zeruminolytischen Flüssigkeit für 15–20 Minuten füllt, damit der Debris aufgeweicht wird. Dieser kann anschließend entweder ausmassiert oder mit einer Gummi-Ballonspritze ausgespült werden. Letzteres ist deutlich effektiver. Jedoch muss darauf geachtet werden, dass die Spitze den Gehörgang nicht blockiert, sondern neben ihr eine Öffnung bleibt, durch die Spülflüssigkeit und Debris ablaufen können, damit das Mittelohr nicht geschädigt wird.
Spülen und Aspirieren unter Verwendung eines Harnkatheters oder einer Ernährungssonde mit entsprechendem Durchmesser ist sehr wirksame Methode zur Entfernung restlicher Flüssigkeit und Debris und für eine wirklich gründliche Reinigung. Ein Dreiwegehahn verbindet dabei Spritze, Flüssigkeitsquelle und Harnkatheter bzw. Katerkatheter oder Ernährungssonde von passender Länge und Durchmesser. Die Katheterspitze wird unter Sichtkontrolle durch ein Otoskop mit Arbeitskanal bis zum Trommelfell bzw. bis ins Mittelohr vorgeschoben. Es ist ganz wichtig, die Öffnung nach ventral zu halten, damit die empfindlichen Strukturen im Dorsalbereich der Paukenhöhle nicht berührt werden. Die Spritze und der Dreiwegehahn werden benötigt, um den Gehörgang (und falls erforderlich das Mittelohr) zu spülen und die Spülflüssigkeit zu aspirieren, bis der Bereich frei von Debris oder Exsudat ist. Abschließend kann ein Adstringens eingesetzt werden, um den Gehörgang zu trocknen. Retrograde Spülungen unter Einsatz der beschriebenen Technik sind äußerst effektiv, um tiefsitzendes

Material zu entfernen, und die einzige Möglichkeit, ein Mittelohr effektiv zu spülen.
Die Ohrreinigung wird erheblich durch Instrumente erleichtert, die durch einen Katheter (eingeführt durch den Arbeitskanal eines Video-Otoskops) spülen und aspirieren können (z.B. Systeme von Karl Stortz GmbH & Co. KG, in den USA Earigator® von MedRx). Eine Allgemeinanästhesie ist erforderlich, wenn gespült und abgesaugt wird.
Ohrküretten oder -schlingen sind hilfreich, wenn sehr festhaftendes Material entfernt werden muss. Allerdings sollten sie nur mit größter Vorsicht und unter Allgemeinanästhesie angewendet werden, um Schädigungen von Gehörgang oder Trommelfell zu vermeiden. Die Schlinge wird in den Gehörgang durch den Arbeitskanal des Otoskops eingeführt und vorsichtig über die Obstruktion gelegt. Mit der Öffnung in Richtung Außenseite wird sie dann an der epidermalen Oberfläche entlang zurückgezogen und beseitigt dabei die Obstruktion. Eine Alligatorpinzette ist ebenfalls empfehlenswert, v.a. für die Entfernung von Keratinpfropfen, Haaren und Fremdkörpern. In engen Gehörgängen kann es jedoch schwierig werden, ihre Schenkel weit genug zu öffnen.
Das gesunde Trommelfell sollte eine straffe, durchsichtige, gräulichweiße Pars tensa aufweisen, die von dorsolateral nach ventromedial gespannt ist. Es sollte eine leicht hervorstehende, rosafarbene Pars flaccida dorsal vorhanden sein. Die Ansatzstelle des Malleolus sollte als weiße C-förmige Struktur rostral am kranialen Rand erscheinen. In der Regel bilden sich Bläschen bei der Ohrspülung, wenn das Trommelfell rupturiert ist. Ein vorgewölbtes, opakes, verfärbtes oder entzündetes Trommelfell stellt eine Indikation für eine Myringotomie dar. Diese wird bevorzugt mit einer Stilette, Kürette oder mit einem stabilen Watteträger durchgeführt, die durch ein Video-Otoskop oder den Arbeitskanal eines Otoskops geführt werden, um den kaudoventralen Bereich zu punktieren. Proben für die zytologische und die kulturelle Untersuchung können mit einem sterilen Watteträger oder durch Einbringen und Aspiration einer kleinen Menge steriler Kochsalz-Lösung gewonnen werden. Die Bulla tympanica kann wie oben beschrieben gespült werden. Es sollte aber sichergestellt sein, dass der Katheter nach ventral gebogen ist, damit eine Schädigung der empfindlichen, dorsal lokalisierten Strukturen vermieden wird.

Bei zahlreichen Fällen einer *Pseudomonas*-Infektion oder Fällen mit einer extremen Schleimbildung im Mittelohr sind die Effekte einer Reinigung in der Praxis bzw. Klinik nur sehr kurzfristig, da sich das Ohr binnen 12–24 Stunden wieder mit Sekretionsprodukten füllt. In derartigen Fällen wird die Reinigung und/oder Spülung durch den Tierhalter besonders wichtig. Eine Reinigung in der tierärztlichen Praxis/Klinik ist natürlich vorteilhaft, aber nicht immer erforderlich.

**Ohrreinigung durch den Tierbesitzer**
Die regelmäßige Reinigung durch den Patientenbesitzer ist häufig erforderlich, um Sekret, das sich im Zusammenhang mit einer kontinuierlichen Entzündung oder Infektion gebildet hat, zu entfernen. Die Reinigungsintervalle können sehr unterschiedlich sein und von 2-mal täglich bis zu 1-mal wöchentlich oder noch seltener reichen, je nach Menge des akkumulierten Exsudats im Ohr.
Zur Entfernung des wachsartigen Debris können Produkte mit einem zeruminolytischen Inhaltsstoff angewendet werden (organische Öle oder Solvenzien wie Propylenglykol, Lanolin, Glycerin, Squalen, Butylhydroxytoluol, Cocamidopropylbetain und Mineralöle). Zwei kürzlich durchgeführte In-vitro-Studien ergaben, dass es große Unterschiede in der zeruminolytischen Wirkung diverser Ohrreiniger gab[10, 11]. Oberflächenaktive Substanzen unterstützen den Reinigungsprozess, indem sie Debris emulgieren, aufbrechen und in Lösung bringen. Einige Detergenzien können allerdings irritierend wirken, insbesondere auf die Mukosa des Mittelohrs; sie sind bei rupturiertem Trommelfell kontraindiziert. Wirksame oberflächenaktive Substanzen sind Dioctylnatriumsulfosuccinat (DSS, syn. Docusatnatrium), Kalziumsulfosuccinat und andere Detergenzien. Urea und Carbamidperoxid setzen in situ Sauerstoff frei. Dieser hilft, den Debris aufzulösen und belüftet den Gehörgang. Einige Tiere sind allerdings von dem Gefühl und dem Geräusch der damit verbundenen Schaumbildung nicht begeistert. Adstringenzien trocknen die Oberfläche des Gehörgangs und beugen so einer Mazeration vor. Sie werden häufig mit Zeruminolytika und oberflächenaktiven Substanzen in Reinigungs- bzw. Trocknungsprodukten kombiniert, können aber auch separat nach der Ohrreinigung bzw. prophylaktisch nach dem Baden oder Schwimmen bei Hunden angewendet wer-

den, die aufgrund einer Grunderkrankung für eine Otitis prädisponiert sind. Häufig verwendete Adstringenzien sind Isopropylalkohol, Borsäure, Benzoesäure, Salicylsäure und Silikondioxid. Schwefel wirkt adstringierend, antimikrobiell, keratolytisch und keratoplastisch. Salicylsäure ist in niedrigen Konzentrationen keratoplastisch und in höheren (über 2%) keratolytisch. Diese Eigenschaften kann man sich bei seborrhoischen oder proliferativen Ohren zunutze machen.

Ohrreiniger enthalten oft zahlreiche antimikrobielle Inhaltsstoffe, um die mikrobielle Proliferation zu reduzieren. Eine neuere In-vitro-Studie ergab große Unterschiede in der antimikrobiellen Aktivität von Ohrreinigern. Ihre Wirksamkeit steht offensichtlich mit Isopropylalkohol, Parachlorometaxylenol (PCMX) und einem niedrigen pH-Wert in Zusammenhang[12]. Andere Untersuchungen konnten zeigen, dass PMCX[13, 14, 15] und saures Natriumchlorit[16] wirksam gegen *S. pseudintermedius*, *Pseudomonas aeruginosa*, *Proteus* spp. und *M. pachydermatis* in vitro und in vivo waren. Eine Kombination aus 2% Essigsäure/2% Borsäure half bei der Heilung einer Malassezien-Otitis in einer Studie, doch waren Rezidive häufig[17]. Andere In-vitro-Studien zeigten, dass ein Tris-EDTA-Ohrreiniger effektiv gegen Pseudomonaden war, obwohl zusätzlicher Benzylalkohol die Wirksamkeit gegen diese erhöhte und das Spektrum auch auf Proteus und β-hämolysierende Streptokokken ausweitete[18]. Chlorhexidin 0,15%/Tris-Ethylendiamin-Tetra-Essigsäure (Tris-EDTA) ist ebenfalls wirksam gegen Pseudomonaden und *M. pachydermatis*, aber weniger gegen *S. pseudintermedius*[12]. Neuere Untersuchungen zeigten, dass die Zugabe von Monosacchariden signifikant die Adhärenz von Malassezien, Staphylokokken und Pseudomonaden an die Keratinozyten des Hundes verringert[19–21].

Bei Beteiligung von Pseudomonaden ist die Reinigung durch den Besitzer besonders wichtig, da eine Ulzeration des Gehörgangs zu einer verstärkten Bildung von Exsudat führt und eine Reinigung evtl. 1- oder 2-mal täglich erforderlich sein kann. Mit Hilfe einer Ballonspritze und passenden Reinigungssubstanzen kann das Ohr sorgfältig gereinigt werden. Folgende Möglichkeiten eignen sich beim Vorliegen von *Pseudomonas* spp.:

- Eine Lösung mit niedrigem pH-Wert kann durch Verdünnen (2,0–2,5%) von destilliertem Malzessig (der nur wenige Verunreinigungen enthält, im Gegensatz zu Essigsäure, die gewöhnlich zu 5–8% verunreinigt ist) mit destilliertem Wasser oder Kochsalz-Lösung zum Ohrenspülen hergestellt werden. Falls Irritationen auftreten, kann noch weiter verdünnt werden. Der niedrige pH-Wert dieser Lösung schädigt vor allem *Pseudomonas* spp. Ist der Gehörgang jedoch stark ulzeriert, kann diese Lösung für den Patienten höchst schmerzhaft sein und ist dann ungeeignet.
- Eine Lösung, die Phytosphingosine enthält.
- Eine Lösung mit PCMX und Monosacchariden entfaltet eine gute Reinigungswirkung und hemmt die Anheftung von *Pseudomonas* spp. an der Oberfläche der Epithelien.
- Eine Lösung mit Essigsäure und Aloe erniedrigt ebenfalls den pH, wirkt dabei aber weniger reizend als die Essig-Wasser-Mischung.
- Eine Lösung mit Tris-EDTA erhöht die Permeabilität (der Bakterienmembran) gegenüber extrazellulären Lösungen und verstärkt die Wirkung von Antibiotika. Sie wirkt im Allgemeinen nicht reizend und wird routinemäßig vor dem Einbringen antibakterieller Ohrentropfen eingesetzt.
- Eine Lösung aus Tris-EDTA/0,15% Chlorhexidin.

## Topische Therapie
### Topische antibakterielle Therapie

Wenn grampositive Kokken in Paaren oder als Gruppen vorliegen (am wahrscheinlichsten *Staphylococcus* spp.), sind topische Präparate mit einem der nachfolgenden Wirkstoffe angebracht: Neomycin, Gentamicin, Polymyxin B oder Fusidinsäure*.

Liegen in Ketten angeordnete grampositive Kokken vor (am wahrscheinlichsten *Streptococcus* spp.), ist ein topisches Präparat mit einem Penicillin angezeigt. Alternativ kann die Wahl des Antibiotikums auch auf der Basis von Kultur und Resistenztest erfolgen.

Werden gramnegative kleine Stäbchen nachgewiesen (am wahrscheinlichsten *Pseudomonas* spp.), kann eines der folgenden Präparate eingesetzt werden, bis die Resultate von Kultur und Resistenztest vorliegen:

- Gentamicin
- Polymyxin B (**Cave:** Es gibt Anhaltspunkte dafür, dass Polymyxin B und Miconazol eine synergistische Wirkung gegenüber Staphylokokken und Pseudomonaden entwickeln.)
- Amikacinsulfat* (50 mg/ml): 0,15–0,3 ml 2-mal täglich unverdünnt instillieren
- Enrofloxacin (22,7 mg/ml): 0,15–0,3 ml 2-mal täglich unverdünnt instillieren
- Tobramycin-Injektionslösung* (40 mg/ml): mit Kochsalz-Lösung verdünnen bis auf 8 mg/ml und davon 0,15–0,3 ml 2-mal täglich instillieren
- Ciprofloxacin* (0,2%): 0,15–0,3 ml 2-mal täglich instillieren
- 1%ige Silbersulfadiazin-Creme* mit Kochsalz-Lösung oder Tris-EDTA so verdünnen, dass eine 0,05–0,1%ige Lösung entsteht, 0,15–0,3 ml 2-mal täglich instillieren
- Clavulansäure-potenziertes Ticarcillin*: Trockensubstanz zur Injektion nach Anweisung auflösen und in 1 ml Tuberkulinspritzen einfrieren, jeden Tag eine Spritze aufgetauen und 0,15–0,3 ml 2-mal täglich instillieren
- Ofloxacin* (0,3%): 0,15–0,3 ml 2-mal täglich instillieren
- Marbofloxacin
- Ceftazidim*: Injektionslösung nach Anweisung herstellen und 0,15–0,3 ml 2-mal täglich unverdünnt instillieren
- Ein Autor (TJN) verdünnt routinemäßig mehrere Antibiotika in Tris-EDTA, um annähernd folgende Lösung zu erhalten: 0,6% Enrofloxacin, 0,2% Marbofloxacin, 2,8% Ticarcillin* und 1,7% Ceftazidim*. Mit dieser Kombination wird der Gehörgang 1- (bei Anwendung von Ohrtamponade) bis 2-mal täglich gefüllt.

Neomycin, einige gesetzlich geschützte Gentamicin-Zubereitungen, Ticarcillin*, Chloramphenicol, Polymyxin B und Amikacin* sind potenziell ototoxisch und sollten deshalb äußerst vorsichtig angewendet werden, wenn das Trommelfell rupturiert ist[8, 9]. Antibakterielle Substanzen, die für diesen Fall geeignet sind, sind Enrofloxacin, Penicillin, wässrige Gentamicin-Lösung und Silbersulfadiazin*.

### Topische Therapie bei Hefepilzen
Beim Vorliegen von Hefepilzen sind Präparate mit einem der folgenden Inhaltsstoffe angezeigt: Clotrimazol, Miconazol, Cuprimyxin (neD), Nystatin oder Amphotericin B*.

### Topische antiinflammatorische Behandlung
Zahlreiche Ohrmedikamente enthalten Glucocorticoide, die in den meisten Fällen einer Otitis externa eine positive Wirkung haben, da sie Pruritus, Schwellung, Exsudation und Hyperproliferation des Gewebes reduzieren. Eine Hyperplasie des Gewebes, das den Gehörgang auskleidet, wird durch die Behandlung mit einer Lösung aus Fluocinolonacetonid in 60% DMSO (neD; Anm. d. Übers.: alternativ könnte Dexamethason in DMSO versucht werden) vermindert. Die topische Langzeitbehandlung mit Glucocorticoiden im Ohr kann zu systemischer Absorption führen, was einen Anstieg der Leberenzyme und eine Suppression der adrenalen Antwort auf adrenokortikotropes Hormon bewirkt[22]. Ein Autor (TJN) benutzt 0,2% Dexamethason, das er mit den Tris-EDTA-Antibiotika-Lösungen initial kombiniert. Später wechselt er auf ein topisches Augen- oder Ohren-Präparat, das 1% Prednisolon oder Hydrocortison oder 0,1% Betamethason enthält, wie es für die Erhaltungstherapie notwendig ist. Hydrocortisonaceponat 0,0584% kann ebenfalls auf die Pinna und die Gehörgangsöffnung gesprüht (wobei etwas davon hineinläuft), oder 2–3 Tropfen davon in den Gehörgang geträufelt werden. (**Cave:** Diese Anwendungsform ist nicht zugelassen.)

### Ohrtamponaden
Tamponaden aus Polyvinylacetat sind eine Alternative zu wiederholten topischen Ohrbehandlungen. Sie werden unter Allgemeinanästhesie in den Gehörgang eingesetzt, mit einem Antibiotikum plus Tris-EDTA getränkt und für 3–10 Tage im Ohr belassen, wobei 1-mal täglich die Antibiotika-Lösung instilliert wird. Die Tamponade absorbiert Ausfluss, bringt das Antibiotikum in den Gehörgang und fungiert dort als Reservoir. Die Ohren werden unter erneuter Allgemeinanästhesie gesäubert und nachuntersucht und die Tamponade falls erforderlich erneuert. Mit Steroiden getränkte Tamponaden können erfolgreich zum Behandeln von Stenosen im Ohr ein-

gesetzt werden. Außerdem können sie präventiv zur Vermeidung einer narbigen Stenose nach chirurgischer oder laserchirurgischer Entfernung von Polypen und anderen Zubildungen im Gehörgang verwendet werden.

### Antiparasitäre Behandlung
Ohren mit einer *O.-cynotis*-Infestation sollten als erstes von dem exzessiven, wachsartigen Material gereinigt werden. Topische Therapien wurden mittlerweile durch die Anwendung folgender systemischer Akarizide (Anm. d. Übers.: nicht für diese Applikationsform zugelassen) verdrängt:
- Ivermectin: 0,3 mg/kg s.c. 3-mal im Abstand von 10–14 Tagen für das betroffene Tier sowie alle Kontakttiere[23] oder 1% Ivermectin 1:9 verdünnt mit Mineralöl oder Propylenglykol (2–4 Tropfen je Ohr 1-mal täglich über 3–4 Wochen). **Cave:** Systemisches Ivermectin ist nicht für Hunde und Katzen zugelassen. Topisches Ivermectin (Otimectin®) ist für die lokale Therapie von *Otodeces cynotis* bei Katzen zugelassen.
- Selamectin: 6–12 mg/kg topisch 2-mal im Abstand von einem Monat
- Moxidectin (Hunde): 0,2 mg/kg p.o. **oder** s.c. (**Cave:** nicht für Kleintiere zugelassen)
- Fipronil: 0,1–0,15 ml je Ohr 3-mal im Abstand von 2 Wochen

Zusätzlich sollten sämtliche Kontakttiere (Hunde und Katzen) als asymptomatische Träger mitbehandelt werden, da sie als Reinfektionsquelle dienen können. Die Anwendung systemischer Therapien gewährleistet zudem, dass *O. cynotis* auch an anderen Körperregionen abgetötet wird.

### Systemische antiinflammatorische Therapie
Prednisolon (0,5–1,0 mg/kg p.o. 1–2-mal täglich) oder Methylprednisolon (0,4–0,8 mg/kg p.o. 1–2-mal täglich) können über 10–14 Tage appliziert werden, um starke Entzündungen und Schwellungen durch eine Allergie oder Fremdkörperreaktion auf rupturierte, zystische apokrine Drüsen zu reduzieren.
Systemische antibakterielle Wirkstoffe sind indiziert, wenn das Trommelfell rupturiert ist und eine Infektion des Mittelohrs vorliegt oder wenn der Patient schlecht auf die topische Therapie anspricht. Die Auswahl des Antibiotikums sollte anhand von kultureller Untersuchung und Resistenztest erfolgen.

Manche Hunde entwickeln eine ausgedehnte Hyperplasie der Gehörgänge, die sich auf die Gabe von Ciclosporin (5 mg/kg p.o. 1-mal täglich über 4–8 Wochen) zurückbilden kann.

### Indikationen für eine chirurgische Intervention
Ein chirurgischer Eingriff ist indiziert, wenn ein Tumor oder Polyp im Gehörgang wächst oder wenn die Hyperplasie des Gehörgangs so stark ist, dass die daraus resultierende Stenose eine adäquate Reinigung und medikamentöse Behandlung ausschließt. Entsprechende chirurgische Fachliteratur sollte für die genaue Durchführung zu Rate gezogen werden, da die Operationstechniken von der Ausdehnung und Lokalisation der Veränderungen abhängig sind. Grundsätzlich bedürfen die meisten End-Stage-Otitiden einer Ablation des gesamten Gehörgangs und einer lateralen Bulla-Osteotomie. Eine Ablation des vertikalen Gehörgangs mit einer Resektion der lateralen Wand ist nur angebracht, wenn sich die Veränderungen auf den vertikalen Gehörgang beschränken. Bei Hunden mit anatomischen Problemen können sie aber als prophylaktische Maßnahme erwogen werden, um den Zugang zum horizontalen Gehörgang zu verbessern. Am häufigsten werden ventrale Bulla-Osteotomien bei Katzen durchgeführt, um entzündliche Polypen aus dem Mittelohr zu entfernen.

### KEY POINTS
- Das Ohrexsudat sollte grundsätzlich zytologisch untersucht werden, um festzustellen, welche Bakterien oder Hefen beteiligt sind.
- Da die Otitis häufig sekundär zu anderen Erkrankungen auftritt, kann man sie oft nicht heilen, sondern nur kontrollieren.
- Jede mögliche Grunderkrankung sollte diagnostiziert und therapiert werden.

**KAPITEL 11**

# Erkrankungen der Krallen

**Grundsätzliches**
- Die Diagnose dieser Erkrankungen ist schwierig.
- Die Therapie ist häufig sehr langwierig, und eine gute Kommunikation mit dem Besitzer ist von entscheidender Bedeutung.

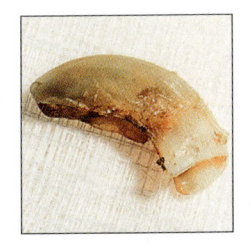

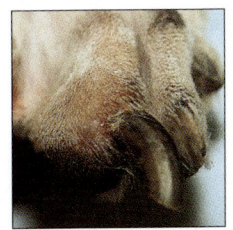

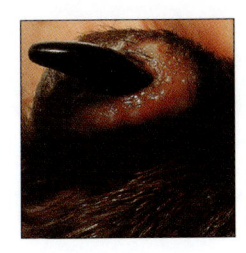

# KAPITEL 11 Erkrankungen der Krallen

## 11.1 Erkrankungen der Krallen

### DEFINITION
Veränderungen an den Krallen werden durch unterschiedliche Begriffe definiert. Nachfolgend sind die gebräuchlichsten Bezeichnungen aufgelistet, die bei Krallenerkrankungen von Hunden und Katzen verwendet werden[1].
- Makronychie: ungewöhnlich große Krallen
- Onychalgie: Krallenschmerzen
- Onychie (Onchitis): Entzündung im Bereich der Kralleneinheit
- Onychoklasis: Brechen von Krallen
- Onychokryptosis (Onyxis): eingewachsene Krallen
- Onychodystrophie: abnorme Krallenbildung
- Onychogryposis: Hypertrophie und abnorme Krümmung der Krallen
- Onychomadesis: Verlust von Krallen (**Abb. 290**)
- Onychomalazie: Weichwerden von Krallen
- Onychomykose: Pilzinfektion von Krallen
- Onychorrhexis: Längsstreifen verbunden mit glanzlosen und brüchigen Krallen
- Onychoschisis: Splittern und/oder Lamination von Krallen, meist distal beginnend
- Onychopathie: krankheitsbedingt abnorme Krallen
- Paronychie: Entzündung/Infektion des Krallenfalzes (**Abb. 291, 292**)

### ÄTIOLOGIE UND PATHOGENESE
Eine Onychopathie kann durch Trauma, bakterielle Infektion, Neoplasie, Dermatophytose, Pemphigus foliaceus, Lupus erythematosus, andere Autoimmunerkrankungen, tiefe mykotische Infektionen, Leishmaniose, schwere generalisierte systemische Erkrankungen, schwere Ernährungsmängel und idiopathisch auftreten[1–4].

### KLINISCHES BILD
**Trauma**
Ein Trauma ist die häufigste Ursache von Schädigungen der Krallen bei Hunden und Katzen. Es tritt häufig auf, wenn eine lange Kralle in einem Teppich oder Spalt hängen bleibt und es zu einer Avulsion der Krallenplatte kommt. Eine Schädigung kann auch infolge einer Bisswunde auftreten, wenn eine Pfote durch ein Auto überrollt oder wenn darauf getreten wird. Bei Jagdhunden und Renn-Greyhounds kann sie zudem durch die extreme Belastung, die auf die Krallen

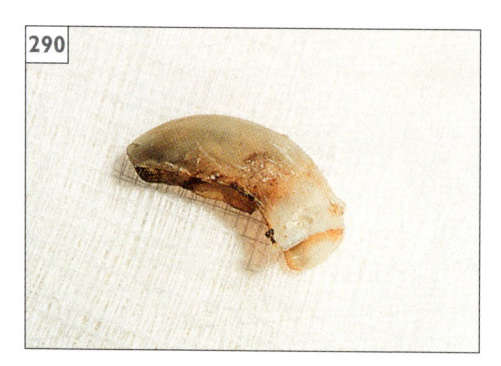

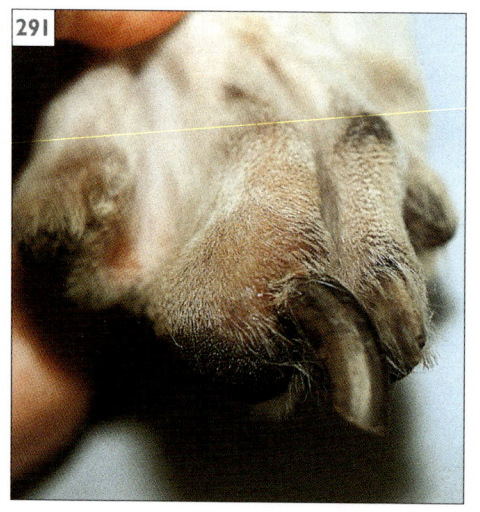

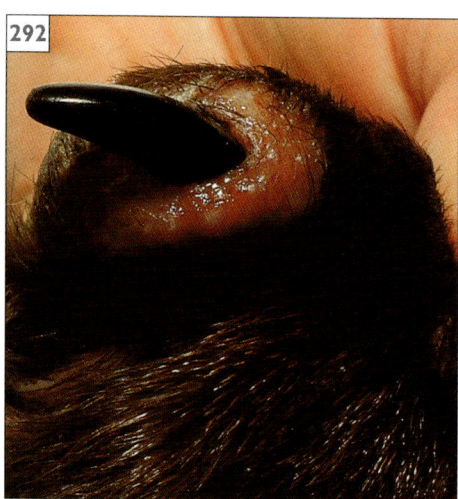

Abb. 290–292 Verlust der Krallen (**290**) und Paronychie (**291, 292**), die erythematöse Schwellung rund um die Krallenbasis in **Abb. 292** ist zu beachten.

während der Arbeit einwirkt, entstehen. Onychalgie, Onychoklasis, Onychomadesis und gelegentlich auch Onychorrhexis werden festgestellt. Sekundärinfektionen mit Bakterien und Exsudatbildung sind häufig mit einem Trauma verbunden[1].

### Bakterielle Infektion
Allgemein wird davon ausgegangen, dass eine bakterielle Infektion sekundär zu anderen Ursachen wie Trauma auftritt. Sie wurde im Zusammenhang mit systemischen Erkrankungen wie Hypothyreose, Hyperadrenokortizismus und atopischer Dermatitis beschrieben. In Einzelfällen kann sie auch als Primärerkrankung vorkommen[4].

### Idiopathische Onychoklasis und Onychomadesis
Onychoklasis und Onychomadesis können mit oder ohne Onychorrhexis vorkommen. Die Ätiologie ist nicht bekannt, doch sprechen viele Tiere auf eine Therapie mit Biotin an[5]. Kleine Stücke der Kralle brechen ab oder die Kralle kann verloren gehen, mit oder ohne longitudinale Risse. Im Allgemeinen sind zahlreiche, aber nicht alle Krallen betroffen. Falls keine Infektion besteht, sind meist auch keine Entzündungszeichen zusammen mit den Veränderungen sichtbar.

### Onychomykose
Eine Onychomykose ist selten und wird i.d.R. durch eine Infektion mit *Trichophyton mentagrophytes* hervorgerufen[1, 2]. Eine Onychodystrophie ist das auffälligste klinische Symptom; die Krallen sehen brüchig und deformiert aus. In der Regel sind nur 1 oder 2 Krallen betroffen, allerdings können auch mehrere oder gar alle von der Infektion betroffen sein. Malassezien-Infektionen können ebenfalls zur Paronychie führen, v.a. bei Tieren mit atopischer Dermatitis[1]. Sie wird durch fest anhaftenden, bräunlichen Debris charakterisiert, der sich vom Krallenfalz entlang der Kralle erstreckt, aber nicht die volle Länge der Kralle erreicht.

### Autoimmune/immunvermittelte Erkrankungen
Pemphigus vulgaris, Pemphigus foliaceus, bullöses Pemphigoid, systemischer Lupus erythematosus, Lupus-ähnliches-Syndrom, Kälteagglutininerkrankung, Arzneimittelexanthem und Vaskulitis wurden im Zusammenhang mit Onychomadesis und Onychodystrophie beschrieben[2]. Häufig sind die meisten Krallen an mehreren Pfoten betroffen[2]. Bei einem Hund mit Pemphigus foliaceus waren Makronychie und Onychomalazie die einzigen klinischen Symptome[5].

### Lupoide Onychodystrophie (lupoide Onychitis, symmetrische lupoide Onychodystrophie)
Eine Onychomadesis mit Exsudatbildung unter der Krallenplatte von einer oder mehreren Krallen ist die häufigste klinische Manifestation. Bei einigen Tieren sind anfangs 1–3 Krallen betroffen, doch werden langsam über einen Zeitraum von 4–8 Monaten zahlreiche oder sogar alle Krallen befallen[6]. Nachdem sie verloren wurden, wachsen trockene, brüchige, deformierte Krallenplatten nach. Wird nicht behandelt, wiederholt sich der Krallenverlust. Wenn die Kralle abgestoßen wird, besteht deutlicher Schmerz. Sekundärinfektionen sind häufig.

### Neoplastische Erkrankungen
Plattenepithelkarzinom, Melanom, Mastzelltumor, Keratoakanthom, invertiertes Papillom, Lymphosarkom, ekkrines Adenokarzinom, Neurofibrosarkom, Hämangioperizytom, Fibrosarkom und Osteosarkom wurden alle an der Zehe, der Kralle und/oder dem Krallenfalz beschrieben[2]. Die Tiere werden wegen einer Schwellung der Kralle oder Zehe und unterschiedlich stark ausgeprägter Paronychie, Erosion und Ulzeration vorgestellt. Das Plattenepithelkarzinom geht vom germinativen Krallenepithel aus und ist der häufigste Tumor an der Zehe des Hundes[2]. Gehäuft findet man es bei schwarzen Königspudeln und schwarzen Labrador Retrievern, und über einen Zeitraum von 2–6 Jahren können multiple Zehen betroffen sein[2, 4].

### DIFFERENZIALDIAGNOSEN
Siehe die unter „Ätiologie und Pathogenese" aufgelisteten Erkrankungen.

### DIAGNOSE
Eine kulturelle Untersuchung auf Bakterien und Resistenztest von jeglichem Exsudat sollte nach entsprechender Reinigung eingeleitet werden. Eine Pilzkultur von dystrophischen Krallen sollte ebenfalls veranlasst werden. Die Biopsieentnahme ist schwierig, da das Krallenbett für eine definitive Diagnose unverzichtbar ist. Dies bedeutet eine Amputation der Phalanx 3 und seiner

Kralle oder eine proximale Transsektion der Kralle. Doch häufig besteht von Seiten des Halters verständlicher Widerstand gegenüber diesen Maßnahmen. Eine möglichst eingehende Anamnese, die klinischen Befunde und entsprechende diagnostische Untersuchungen sollten zum Ausschluss bzw. Nachweis von systemischen Erkrankungen in der Liste möglicher Differenzialdiagnosen ebenfalls zur Diagnostik herangezogen werden.

## THERAPIE
### Trauma
Sämtliche losen Fragmente der Krallenplatte sollten entfernt werden. Falls große Teile der Krallenplatte fehlen, kann der Bereich mit Silbersulfadiazin* abgedeckt und für 2–3 Tage unter Verband gehalten werden. Systemische Antibiotika (wenn möglich auf der Basis von Kultur und Resistenztest ausgewählt) sollten für 4–6 Wochen verabreicht werden, da Traumata häufig mit Sekundärinfektionen einhergehen[1, 2].

### Bakterielle Infektion
Das Tier sollte anästhesiert und alle losen Krallenplatten entfernt werden. Anschließend erfolgt die Therapie wie unter Trauma beschrieben.

### Onychoklasis und Onychomadesis
Die Krallen sollten immer kurz gehalten werden. Dazu sollten die Tierbesitzer eine Nagelfeile oder ein elektrisches, speziell für Nägel entwickeltes Gerät mit einer rotierenden Scheibe benutzen, da diese die Krallen nicht splittern oder reißen lassen. Biotin (0,05 mg/kg p.o. 1-mal täglich) ist in vielen Fällen wirksam[2, 4]. Auch eine positive Wirkung von Gelatine (650 mg p.o. 2-mal täglich) wurde beschrieben[1].

### Onychomykose
Eine Onychomykose sollte mit mikrofeinem Griseofulvin* behandelt werden (50–75 mg/kg p.o. 2-mal täglich mit stark fetthaltigem Futter), wenn es sich um eine Dermatophyten-Infektion handelt, alternativ mit Itraconazol (nzA für Hunde) (5–10 mg/kg 1-mal täglich mit Futter) oder Ketoconazol* (5–20 mg/kg 2-mal täglich mit Futter), wenn es sich um eine Infektion mit Dermatophyten oder Hefen handelt. Die Therapie sollte so lange fortgesetzt werden, bis die Krallen normal aussehen und die kulturellen Untersuchungen auf Dermatophyten bzw. die Abklatschpräparate auf Hefen negativ sind. Manche Kralleninfektionen sind nur schwer zu heilen und erfordern mitunter eine Therapie mit anderen Antimykotika (vgl. Dermatophytose, S. 278).

### Autoimmune/immunvermittelte Erkrankungen
Diese und andere systemische Erkrankungen werden entsprechend der spezifischen Erkrankung therapiert.

### Lupoide Onychodystrophie
Die lupoide Onychodystrophie kann mit Tetracyclin und Nicotinamid behandelt werden (jeweils 250 mg Tetracyclin und 250 mg Nicotinamid 3-mal täglich für Hunde <15 kg und jeweils 500 mg von beidem 3-mal täglich für Hunde >15 kg p.o.; Doxycyclin (10 mg/kg p.o. 1-mal täglich) kann anstelle von Nicotinamid verwendet werden. Systemisches Prednisolon in antiinflammatorischer Dosis (0,5–0,7 mg/kg p.o. 2-mal täglich) oder mäßiger immunsuppressiver Dosis (1,0–1,2 mg/kg p.o. 2-mal täglich) wurden in manchen Fällen gleichfalls mit Erfolg eingesetzt[6]. Topische Glucocorticoide, topisches Tacrolimus* und systemisches Ciclosporin wurden ebenfalls beschrieben. Manche Hunde scheinen therapieresistent zu sein und benötigen eine Therapie wie bei immunvermittelten Erkrankungen (vgl. Pemphigus foliaceus, S. 155). Eine radikale, vollständige Amputation der Phalanx 3 kann bei Hunden erwogen werden, die auf keine konservative Therapie ansprechen.

### Neoplastische Erkrankungen
Die chirurgische Resektion der betroffenen Zehe(n) ist die Therapie der Wahl. Vor der Chirurgie sollte eine Röntgenuntersuchung der Lunge zum Nachweis oder Ausschluss von Metastasen durchgeführt werden. Die präskapulären Lymphknoten sollten entfernt und zur histopathologischen Untersuchung eingeschickt werden.

### KEY POINT
- Krallenerkrankungen sind frustrierend für Tierbesitzer und Tierarzt.

**KAPITEL 12**

# Hauterkrankungen mit fleckiger Alopezie

### Grundsätzliches
- Die wichtigsten Differenzialdiagnosen sind Demodikose, Dermatophytose, Follikeldysplasien und immunvermittelte Erkrankungen – Hautgeschabsel, Trichogramm, kulturelle Untersuchung und Biopsie sind die wichtigsten diagnostischen Hilfsmittel.
- Blut-Screeninguntersuchungen und endokrinologische Testverfahren sind deutlich weniger nützlich als bei symmetrischer Alopezie – sie sollten als letztes diagnostisches Hilfsmittel angesehen werden.
- Dermatophytosen können Zoonosen hervorrufen.

### Häufige Ursachen
- Canine Demodikose
- Dermatophytose
- Follikeldysplasien
- Zyklische Flankenalopezie
- Pattern Baldness (erworbene Schablonenkahlheit)
- Telogenes Effluvium

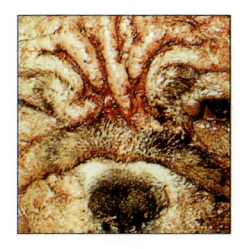

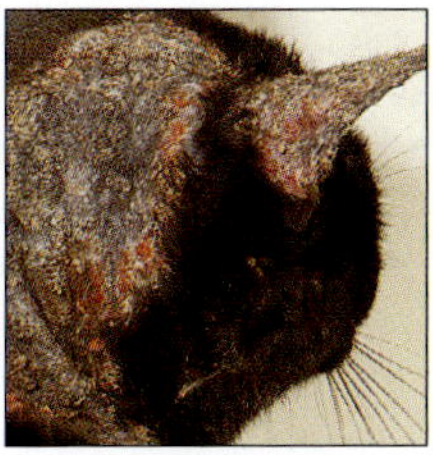

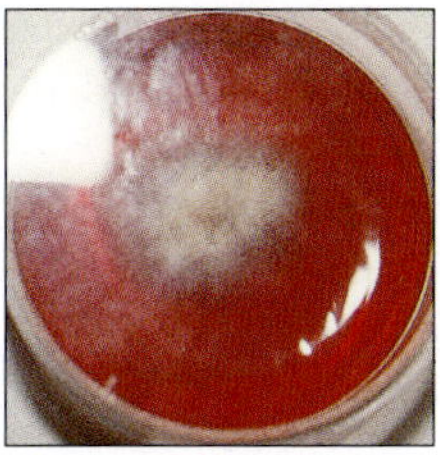

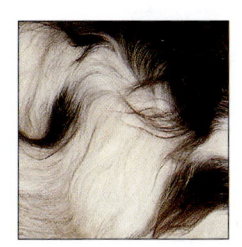

## 12.1 Canine Demodikose
(rote Räude, Demodex-Räude, Demodikose, demodektische Akariose, follikuläre Räude)

### ÄTIOLOGIE UND PATHOGENESE
Die Demodikose entsteht durch die Proliferation von *Demodex*-Milben. In den meisten Fällen handelt es sich um die lange Form *Demodex canis*, die sich in Haarfollikeln und den Talg- und apokrinen Drüsen befindet. Es scheint 2 weitere Arten zu geben: eine mit kurzem Körper, die auf der Hautoberfläche und den Follikelöffnungen lebt[1], und eine mit besonders langem Körper (*D. injai*), die mit der pilosebazeischen Einheit in Zusammenhang steht[2].

Nach derzeitiger Lehrmeinung wird angenommen, dass die Weitergabe von Tier zu Tier auf die Übertragung von der Mutter auf die Nachkommen innerhalb der unmittelbaren postnatalen Periode beschränkt ist. Der Lebenszyklus dauert 20–35 Tage und schließt 5 Stadien ein: zitronenförmige Eier, kleine Larven mit 6 kurzen Beinen, 6-beinige Protonymphen, Nymphen mit 8 kurzen Beinen und Adulte mit einem gut ausgeprägten Kopf, Thorax und vier Beinpaaren mit Gelenken (**Abb. 293**). Adulte Milben können nur kurze Zeit außerhalb des Wirtstieres überleben[3]. *Demodex* scheint als Kommensale bei den meisten gesunden Hunden vorzukommen. Eine Demodikose ist daher mit intrinsischen Faktoren auf Seiten des Wirts verbunden, die eine Proliferation der Milben erst ermöglichen. Bei Hunden mit schwerer Infestation und bakterieller Sekundärinfektion wurde ein Serumfaktor, der die Lymphozytenaktivierung unterdrückt, nachgewiesen[4, 5]. Eine Demodikose kommt zudem häufiger bei reinrassigen Hunden vor. Untersuchungen legen einen autosomal rezessiven Erbgang nahe[6], und der Ausschluss betroffener Tiere, ihrer Eltern und Nachkommen aus der Zucht verringert die Inzidenz der klinischen Erkrankung[3].

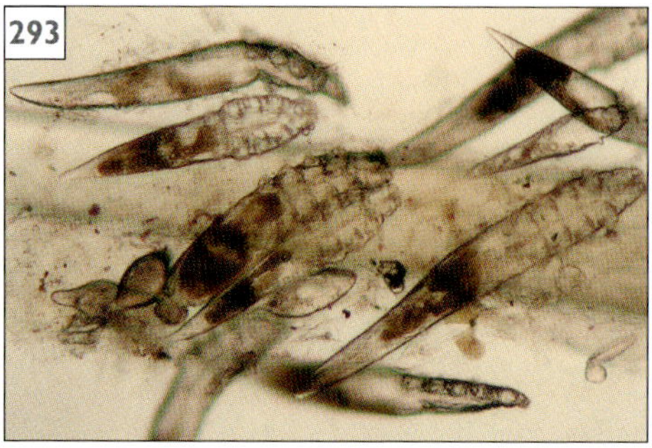

### KLINISCHES BILD
#### Lokalisierte Demodikose
Die lokalisierte Demodikose kommt häufiger bei jüngeren Hunden vor. Die Veränderungen äußern sich in höchstens 5 Bereichen mit multifokaler, asymmetrischer, gut abgegrenzter Ausdünnung des Fells bzw. Alopezie und/oder Erythem (**Abb. 294**). Die Haut kann eine bläulichgraue Farbe, Komedonen und Keratinmanschetten sowie einen muffigen Geruch aufweisen. Häufig betroffen sind Gesicht, Kopf, Hals, Vordergliedmaßen und Rumpf. Demodikose ist auch in selteneren Fällen Ursache einer Otitis externa. Sekundärinfektionen mit Bakterien oder Malassezien sind ungewöhnlich, können sich aber in Papeln, Pusteln, Schuppenbildung, Krusten, Seborrhö, Pruritus und Schmerzen äußern. Etwa 90% der Fälle heilen spontan ab, etwa 10% zeigen einen progressiven Verlauf zur generalisierten Form[6].

#### Generalisierte Demodikose
Es gibt eine Überlappung mit der lokalisierten Form, doch bei einer generalisierten Form spricht man bei mehr als 12 Lokalisationen, einer vollständig befallenen Körperregion, und Beteiligung von einer oder mehreren Pfoten (Pododemodikose). Die klinischen Symptome bestehen in multifokaler bis generalisierter Alopezie mit Schuppenbildung, Hyperpigmentierung, Komedonen und Keratinmanschetten (**Abb. 295**). Bakterielle Sekundärinfektionen mit Papeln, Pusteln, Furunkulose, Fistelgängen, Krusten, Pruritus und Schmerz sind häufig (**Abb. 296**). Hochgradige Sekundärinfektionen können mit vergrößerten Lymphknoten, Pyrexie, Depression, Septikämie und Tod einhergehen. Die Pododemodikose wird durch eine Schwellung der Pfoten, interdigitale Furunkulose („Zysten"), Fistelgänge, Schmerz und Lahmheit charakterisiert (**Abb. 297**). Manche Hunde, v.a. West Highland White Terrier, werden mit einer pruriginösen Form der Demodikose vorgestellt, die Gesicht, Ohren, Pfoten, Ventrum und Rumpf betrifft und mit einer atopischen Dermatitis verwechselt werden kann. Allerdings sind die klinischen Veränderungen normalerweise vorwiegend durch den Pruritus dominiert. Darüber hinaus ist das Erythem eher follikulär als diffus und vergesellschaftet mit Komedonen und Keratinmanschetten (**Abb. 298**).

**Abb. 293** *Demodex canis*: Adulte, Eier und Larven.

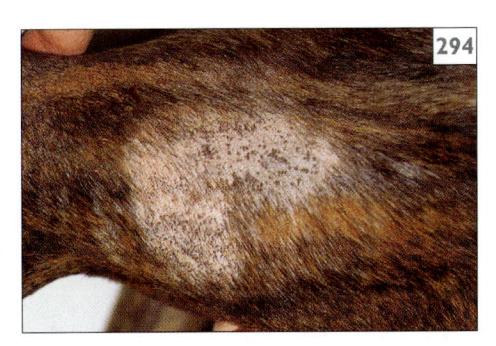

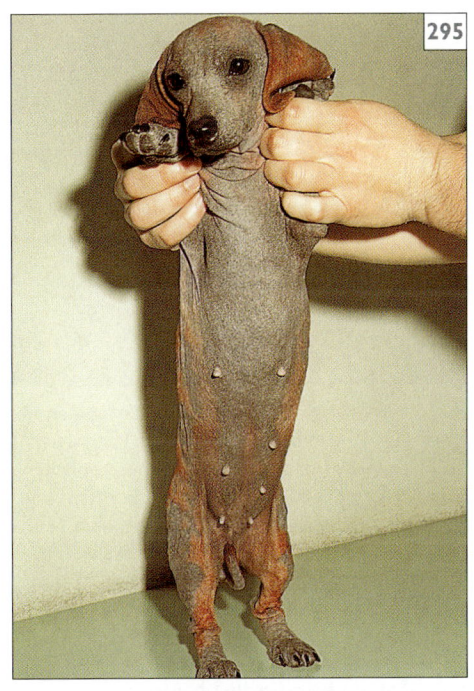

**Abb. 294** Lokalisierte Demodikose an der Vordergliedmaße eines Boxers.

**Abb. 295** Generalisierte Alopezie und Hyperpigmentierung bei einem Dachshund.

**Abb. 296** Generalisierte Demodikose: multiple Veränderungen und Furunkulose im Gesicht einer 6 Monate alten Englischen Bulldogge.

**Abb. 297** Hochgradige Pododemodikose und Pyodermie.

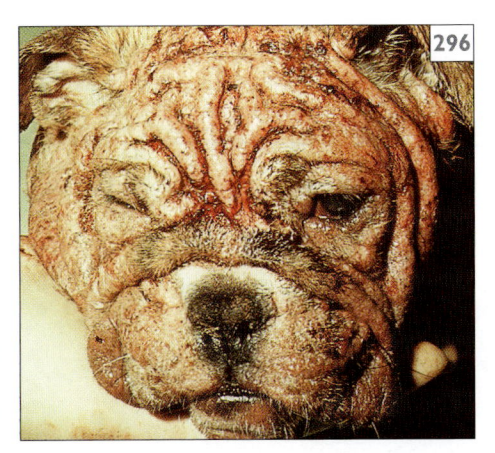

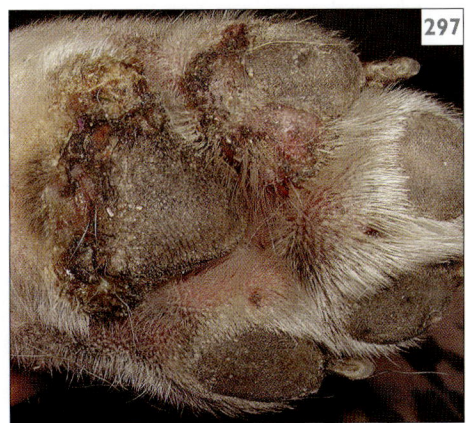

### Juvenile und Erwachsenen-Demodikose

Die juvenile Demodikose kann in jedem Alter zwischen 1 und 10 Monaten auftreten, ist aber am häufigsten im Alter von 3–6 Monaten. Sie wurde mit endokrinen, immunologischen und kutanen Veränderungen im Rahmen des Erwachsenwerdens in Zusammenhang gebracht und bildet sich gewöhnlich mit Erreichen der Geschlechtsreife zurück. Bei der generalisierten Demodikose hingegen besteht eine viel geringere Wahrscheinlichkeit der spontanen Rückbildung. Eine echte Erwachsenen-Demodikose kann sekundär zu immunsuppressiven Erkrankungen auftreten, z.B.[7]:

- Hyperadrenokortizismus
- Hypothyreose (**Cave:** Bei hochgradiger Demodikose findet man häufig ein Euthyroid-Sick-Syndrom.)
- Diabetes mellitus
- Systemische Neoplasie
- Immunsuppressive Therapie
- Andere zehrende Zustände wie systemische Erkrankung, Laktation, Mangelernährung und Stress

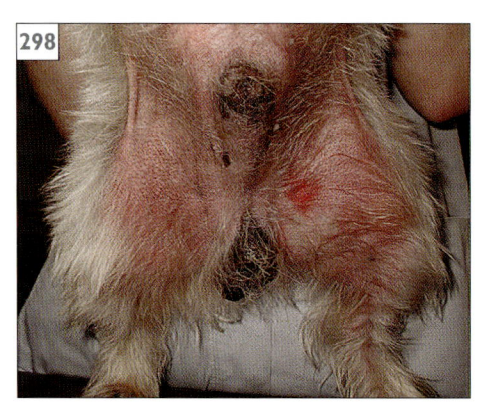

**Abb. 298** Pruriginöse Demodikose bei einem West Highland White Terrier: Diese kann einer atopischen Dermatitis ausgesprochen ähnlich sehen, zeigt aber follikuläre Papeln, Erythem und Keratinmanschetten im Gegensatz zu dem eher diffusen Erythem, das bei einer atopischen Dermatitis auftritt.

## DIFFERENZIALDIAGNOSEN
### Multifokale entzündliche Alopezie
- Dermatophytose
- Follikeldysplasie
- Farbmutanten-Alopezie
- Sebadenitis
- Alopecia areata
- Oberflächliche bakterielle Follikulitis (**Cave:** Häufig ein sekundäres Problem bei Demodikose.)
- Pemphigus foliaceus
- Injektionsstellen-Alopezie
- Arzneimittelexanthem
- Dermatomyositis
- Leishmaniose
- Epitheliotropes Lymphom
- Zinkreaktive Dermatose

### Furunkulose und Fistelbildung
- Tiefe bakterielle Furunkulose (**Cave:** Häufig ein sekundäres Problem bei Demodikose.)
- Subkutane Pilzinfektion
- Juvenile Zellulitis und Lymphadenitis (juvenile Pyodermie, „puppy strangles")
- Mykobakterien und filamentöse Bakterien (z.B. *Nocarida*, *Actinomyces*)

### Pruritus
- Atopische Dermatitis
- Adverse Hautreaktionen auf Futterbestandteile
- Oberflächliche bakterielle Follikulitis (**Cave:** Häufig ein sekundäres Problem bei Demodikose.)
- Malassezien-Dermatitis (**Cave:** Mitunter ein sekundäres Problem bei Demodikose.)
- *Sarcoptes, Cheyletiella, Otodectes, Neotrombicula*, Läuse und Flöhe
- Epitheliotropes Lymphom

## DIAGNOSE
Klebebandabklatsche sind zwar minimalinvasiv, aber nur wenig sensitiv[8]. Durch Quetschen der Haut können Milben vor der Probenentnahme an die Hautoberfläche befördert werden. Trichogramme sind sensitiver und können bei widersetzlichen Tieren oder an Lokalisationen zum Einsatz kommen, wo nur schwer Geschabsel entnommen werden können. Hautgeschabsel stellen die sensitivste Technik dar[8]. Die Haut wird gequetscht, um die Milben im Haarfollikel weiter nach oben zu pressen, und dann wird geschabt, bis eindeutig eine kapilläre Blutung aus der Dermis auftritt. Stark vernarbte, ulzerierte und fistelnde Veränderungen sind schlecht zu schaben, doch kann durch das Quetschen purulentes Material mitsamt Milben an die Oberfläche gedrückt werden, das dann auf einem Objektträger gesammelt wird[9]. Hautbiopsien können bei Hunden mit stark vernarbter und/oder verdickter Haut (z.B. Shar Peis) erforderlich werden.

Bei einer klinischen Demodikose finden sich gewöhnlich zahlreiche Milben. Da sie Kommensalen sind, werden äußerst selten 1 oder 2 adulte Milben bei anderen Erkrankungen im Hautgeschabsel gefunden. Die klinische Einschätzung ist entscheidend. Falls notwendig, kann die Demodikose auch therapiert, die Hautgeschabsel wiederholt und die klinische Besserung mit berücksichtigt werden.

## THERAPIE
### Lokalisierte Demodikose
Eine exspektative Therapie ist bei lokalisierter Demodikose ohne Sekundärinfektionen bei jungen Hunden angemessen, da sie erwartungsgemäß spontan abheilt. Kontrolluntersuchungen sollten alle 2–3 Wochen durchgeführt werden, um festzustellen, ob die Erkrankung generalisiert.

### Generalisierte Demodikose: zugelassene Medikamente
**Amitraz**
Amitraz wird meist als Waschung in einer Verdünnung von 0,05% 1-mal wöchentlich eingesetzt. Die Waschsubstanz sollte auf dem Tier

trocknen, da Benetzen die Wirksamkeit beeinträchtigt. Langhaarige Tiere sollten geschoren und zuvor mit Benzoylperoxid- oder einem anderen keratolytischen Shampoo behandelt werden, um die Wirkung zu erhöhen. Die beschriebene Wirksamkeit reicht von 0–90%[10]. Ein Off-Label-Use ist mit einer Verdünnung von 0,1–0,125% 1-mal oder 2-mal wöchentlich für das Waschen von jeweils einer Körperhälfte im Wechsel bzw. die Anwendung einer 0,15–0,5%igen Lösung in Mineralöl zur täglichen Behandlung einer Pododemodikose oder einer Otitis externa möglich[10, 11]. Mit Amitraz imprägnierte Halsbänder sind nicht wirksam. Nebenwirkungen bestehen in Erbrechen, Sedation, Hypothermie, Hypotension, Bradykardie, Pruritus, exfoliativer Erythroderma und Tod, insbesondere bei Chihuahuas. Einige der genannten Nebenwirkungen können durch Atipamezol oder Yohimbin* antagonisiert werden. Amitraz ist nicht sehr angenehm in der Anwendung, sodass die Besitzer-Compliance schlecht sein kann: Es muss in einem gut belüfteten Raum verwendet werden und die Besitzer müssen Schutzkleidung und Handschuhe tragen. Potenzielle Nebenwirkungen beim Menschen bestehen in Sedation, Migräne, Hyperglykämie, Dyspnoe und Kontaktreaktionen. Amitraz hemmt die Monoaminooxidase (MAO) und kann dementsprechend auch Nebenwirkungen bei Tieren verursachen, die weitere MAO-Hemmer einnehmen (wie manche Antihistaminika, Antidepressiva und Antihypertensiva).
(Anm. d. Übers.: Zur Spot-on-Behandlung der generalisierten caninen Demodikose ist die Kombination von Amitraz und Metaflumizon [in ProMeris Duo®] zugelassen.)

### 10% Imidacloprid/2,5% Moxidectin-Spot-on
Vorläufige Studien wiesen darauf hin, dass die Heilungsrate bei der Anwendung dieser Wirkstoffe 1-mal im Monat von 86–98% reicht, obgleich bei 14 von 18 Hunden in einer Studie immer noch Milben nachweisbar waren. Bei der Mehrzahl der Hunde trat bei der monatlichen Anwendung keine adäquate klinische Reaktion auf, sodass weitere Studien in Arbeit sind, um das optimale Dosierungsschema zu ermitteln. Wiederholtes Shamponieren und Nasswerden reduzieren wahrscheinlich die Wirksamkeit. Nebenwirkungen sind selten, können aber in Seborrhö, Erythem und Vomitus bestehen. Bei der oralen Aufnahme können Ataxie, Tremor, dilatierte Pupillen, verzögerter Pupillarreflex, Nystagmus, Dyspnoe, Salivation und Vomitus auftreten, insbesondere bei Collies, Bobtails und verwandten Rassen.

## Generalisierte Demodikose: nicht zugelassene Produkte
### Milbemycine
Die Erfolgsrate von Milbemycinoxim (neD) (0,5–2,0 mg/kg p.o. 1-mal täglich) wird mit 60–90% angegeben[10, 12]. Anfangs wird gewöhnlich 0,5–0,75 mg/kg verabreicht, höhere Dosen sind refraktären Fällen vorbehalten. Nebenwirkungen sind selten, selbst bei collieartigen Rassen, und sind grundsätzlich auf eine leichte, vorübergehende Ataxie und Tremor, Inappetenz und Vomitus beschränkt. Diese können über eine Dosisreduktion und die Gabe mit Futter beeinflusst werden. Milbemycin ist allerdings kostspielig.
Die Erfolgsraten mit Moxidectin (nzA) (200–400 µg/kg p.o. 1-mal täglich) sind ähnlich. Es ist kostengünstiger, jedoch treten häufiger Nebenwirkungen wie Inappetenz, Vomitus, Lethargie, Ataxie und Zittern auf[10].

### Avermectine
Ivermectin (nzA) (0,4–0,6 mg/kg p.o. 1-mal täglich) ist in bis zu 85% der Fälle erfolgreich (höhere Dosen sind wirksamer)[10, 13]. Es ist billig und leicht zu verabreichen, doch sind Nebenwirkungen bei Collies und verwandten Rassen häufig. Dosierungen von 0,2 mg/kg können zu Ataxie, Tremor, Depression, Koma und Tod führen. Testdosen von 0,05–0,1 mg/kg können verabreicht werden, sie rufen bei empfänglichen Hunden Ataxie, aber kein Koma hervor. Wird diese Dosis toleriert, kann sie allmählich gesteigert werden. Alternativ können „Risiko-Hunde" mittlerweile auch auf das empfängliche *mdr(abcb)*-Gen getestet werden. Es gibt Berichte über neurologische Nebenwirkungen einschließlich Ataxie und Blindheit bei Langzeitanwendung bei nicht-Ivermectin-empfindlichen Rassen. Pour-on-Lösungen sind nicht wirksam[14].
Es existiert ein Bericht über die erfolgreiche Gabe von Doramectin (nzA) (600 µg/kg s.c. 1-mal wöchentlich)[10]. Es wurden keine Nebenwirkungen beobachtet, doch dürften sie prinzipiell vergleichbar mit denen von Ivermectin (nzA) sein.

### Zusätzliche Therapien
Eine Pyodermie sollte mit einem bakteriziden Antibiotikum für mindestens 3 Wochen (oberflächliche Follikulitis) bzw. 4–6 Wochen (Furun-

kulose) behandelt werden (vgl. tiefe Pyodermie, S. 166). Topische antibakterielle Substanzen sind gleichfalls anzuraten, sie unterstützen die Entfernung oberflächlicher Schuppen und Krusten. Eine sekundäre Malassezien-Dermatitis kann mit einem antimykotischen Shampoo kontrolliert oder systemisch mit Itra- (nzA) oder Ketoconazol* behandelt werden (vgl. Malassezien-Dermatitis, S. 57).

Die Behandlung der zugrunde liegenden Ursachen kann zur Remission einer Erwachsenen-Demodikose führen. Ein schlechtes Ansprechen auf die Therapie hingegen ist häufig, wenn die eigentliche Erkrankung nicht kontrolliert werden kann. Glucocorticoide sollten möglichst vermieden werden; falls erforderlich können Antihistaminika oder NSAIDs zur Linderung von Juckreiz oder Schmerz eingesetzt werden. Rezidive im Zusammenhang mit dem Östrus sind möglich, daher sollten betroffene Hündinnen kastriert werden. Mit betroffenen Hunden sowie deren Verwandten sollte nicht gezüchtet werden.

### Therapiekontrollen

Hautgeschabsel und/oder Trichogramme sollten alle 4–6 Wochen wiederholt werden und einen steigenden Anteil toter und adulter Milben gegenüber lebenden und Jugendstadien zeigen. Ist dies nicht der Fall, sollte die Therapie nochmals überprüft und nach einer zugrunde liegenden Ursache/Erkrankung gesucht werden. Die Therapie wird solange fortgesetzt, bis 2–3 negative Hautgeschabsel im Abstand von 7–14 Tagen vorliegen, und dann einen weiteren Monat. Scheinbar geheilte Fälle können bis zu 12 Monate nach Therapieende noch rezidivieren und benötigen dann weitere Behandlungszyklen. Manche Tiere mit klinischer, aber nicht parasitologischer Heilung benötigen eine Dauertherapie mit der niedrigsten Dosierungsfrequenz, die die klinischen Symptome kontrolliert.

### KEY POINTS

- Dies ist möglicherweise die gravierendste nicht-neoplastische Hauterkrankung. Eine gute Aufklärung des Besitzers und eine gute Kommunikation mit ihm sind essenziell.
- Durch sorgfältige Kontrolle und wiederholte Hautgeschabsel sollte der Verlauf überprüft werden.

## 12.2 Feline Demodikose

### ÄTIOLOGIE UND PATHOGENESE

Die feline Demodikose ist eine seltene Erkrankung, die durch die Proliferation der langen *D. cati* und/oder der kurzen *D. gatoi* hervorgerufen wird[1]. *D. cati* lebt in der pilosebazilen Einheit und unterliegt möglicherweise einem ähnlichen Lebenszyklus wie *D. canis*. *D. gatoi* findet sich in der oberflächlichen Epidermis und ist möglicherweise kontagiös[2]. Es ist nicht klar, warum die Milben bei manchen Katzen Erkrankungen hervorrufen und bei anderen nicht. Es gibt keine offensichtliche Alters-, Geschlechts- oder Rassepädisposition, doch ist die juvenile Form (unter 3 Jahren) normalerweise idiopathisch und hat eine bessere Prognose als die adulte (über 5 Jahre), bei der andere Grunderkrankungen häufig sind[3–5]. Zu ihnen zählen Hyperadrenokortizismus, Diabetes mellitus, Hyperlipidämie, FIV und FeLV und multizentrisches Plattenepithelkarzinom in situ (Bowen´s-like Disease) sowie die Therapie mit immunsuppressiven Medikamenten.

### KLINISCHES BILD

Demodikose kann bei Katzen lokalisiert, generalisiert oder in den Ohren auftreten. Eine variable, fokale bis multifokale oder generalisierte Alopezie und Schuppenbildung kann bestehen, mit gelegentlichem Erythem, Papeln, Erosionen, Krusten, Komedonen und Hyperpigmentierung, v.a. an Augenlidern, Periokularbereich, Kinn, Kopf und Hals (**Abb. 299**). Eine Infestation des Kinns kann sich in den Veränderungen einer felinen Akne widerspiegeln. Bei der Otodemodikose können die Ohren ansonsten unverändert erscheinen und die Milben einen Zufallsbefund darstellen, es kann allerdings auch ein dunkelbraunes zeruminöses Exsudat vorliegen[6]. *Demodex* wurden auch im Zusammenhang mit einer fazialen oder fokalen bis generalisierten öligen Seborrhö nachgewiesen, insbesondere bei Perserkatzen. Der Pruritus ist variabel, fehlt aber im typischen Fall bei *D. cati*. *Demodex gatoi* dagegen kann mäßigen bis hochgradigen Pruritus im Bereich von Kopf und Hals oder ventralem Körper auslösen.

**Abb. 299** Fokale Alopezie und Erythem infolge feliner Demodikose.

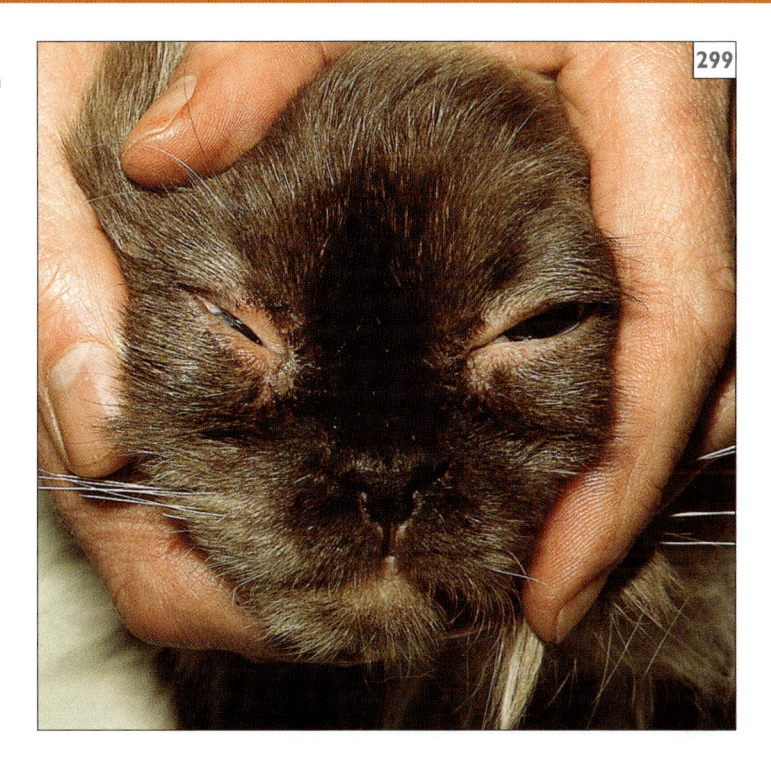

## DIFFERENZIALDIAGNOSEN
- Dermatophytose
- Bakterielle Follikulitis/Furunkulose
- Psychogene Alopezie
- Atopische Dermatitis
- Adverse Hautreaktionen auf Futterbestandteile
- Kontaktdermatitis
- Flohbissallergie
- Infestation mit *Cheyletiella*, *Notoedres*, *Sarcoptes* und Läusen/Haarlingen

## DIAGNOSE
(vgl. canine Demodikose, S. 272).

## THERAPIE
Da die Milben häufig oberflächlich leben, sprechen viele Fälle auf wöchentliche Bäder mit 2%igem Lime Sulfur an, über 4–6 Wochen. Falls dies nicht wirkt, kann 0,0125–0,025%iges Amitraz (nzA) zum Einsatz kommen, das als Waschung wöchentlich angewendet wird, bis die negativen Kontrollgeschabsel 3–4 Wochen zurückliegen[7]. Die Konzentration sollte halb so hoch wie die vom Hersteller für den Hund empfohlene sein. Nebenwirkungen in dieser Konzentration bestehen in leichter Sedation, Ptyalismus, Anorexie, Depression und Diarrhö.

Doramectin (nzA) (600 µg/kg s.c. einmal wöchentlich) wurde bei 3 Katzen als erfolgreich und gut verträglich beschrieben[8]. Es gibt außerdem anakdotische Berichte über die Behandlung mit Ivermectin (nzA) (0,2–0,4 mg/kg p.o. 1-mal täglich), Moxidectin (nzA) (600 µg/kg p.o. 1-mal täglich) und Milbemycinoxim (neD) (1–2 mg/kg p.o. 1-mal täglich). Keines der genannten Präparate ist zugelassen für die feline Demodikose.

## KEY POINTS
- Die Untersuchung von Hautgeschabseln ist in der felinen Dermatologie genauso wichtig wie in der caninen.
- Die zugrunde liegenden Erkrankungen sorgen oft für eine schlechte Prognose bei adulter, generalisierter Demodikose.

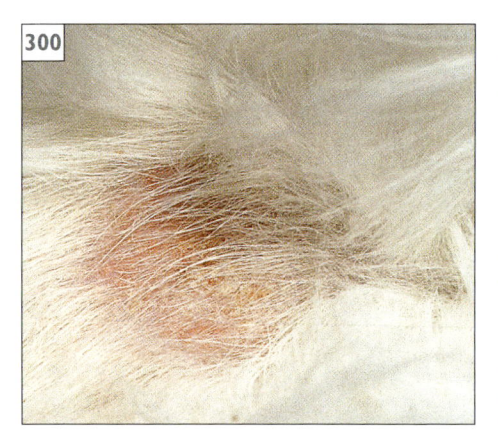

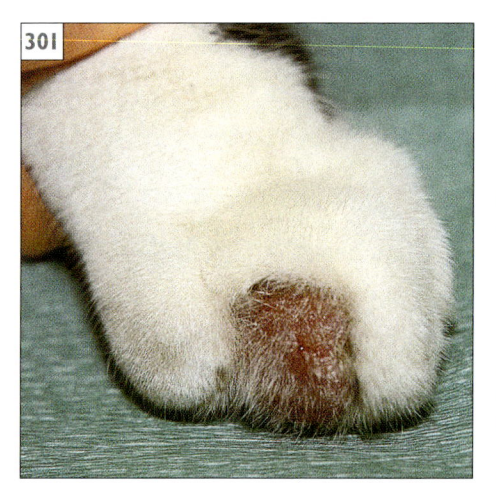

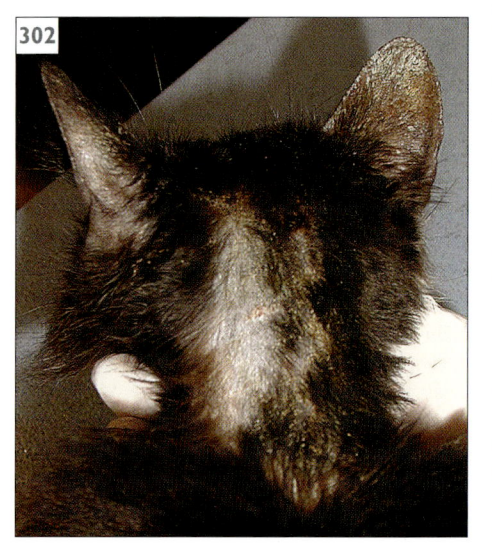

## 12.3 Dermatophytose

### ÄTIOLOGIE UND PATHOGENESE
Die Dermatophytose ist eine Infektion von Haut, Haaren oder Krallen durch Pilze der Gattungen *Microsporum*, *Trichophyton* oder *Epidermophyton*. Der häufigste Erreger bei Katzen ist *M. canis*, bei Hunden sind es *M. canis* und *M. gypseum*. Weniger häufige Spezies sind *T. mentagrophytes*, *M. persicolor*, *T. erinacei*, *M. verrucosum*, *M. equinum* und *T. equinum*[1–4].

Die Nachweisraten bei gesunden Katzen sind unterschiedlich und spiegeln evtl. Unterschiede in Umgebung und Haltung wider. Am wahrscheinlichsten können Dermatophyten in Katzenkolonien nachgewiesen werden, jedoch treten sie nur selten bei Katzen auf, die noch nie einer Infektion ausgesetzt waren. Möglicherweise sind kulturpositive Katzen vorübergehend kontaminiert und nicht wirkliche Träger[5–8].

Die Infektion erfolgt über den Kontakt mit infizierten Tieren oder mit der infizierten Umgebung, und die Inkubationszeit beträgt 1–3 Wochen. Dermatophyten infizieren wachsende Haare und die lebende Haut. Faktoren, die den Verlauf der Infektion beeinflussen, sind junges oder höheres Alter, Immunsuppression, hohe Temperaturen und Luftfeuchtigkeit und Traumatisierung der Haut. *M. canis* kommt gehäuft bei Perserkatzen und Yorkshire Terriern vor (evtl. bedingt durch unzureichende Fellpflege und/oder gestörte zellvermittelte Immunität). Jack Russell Terrier sind prädisponiert für *T. mentagrophytes* und *T. erinacei* (evtl. verhaltensbedingt)[2–4]. Die meisten Katzen mit inokulierten Sporen entwickeln keine Dermatophytose, da ihr Putzverhalten die Sporen sehr effektiv beseitigt[9]. *M. canis* neigt zur Induktion einer leichten, selbstlimitierenden Infektion mit einer leichten Immunantwort. Antikörper sind nicht protektiv: Das Abheilen steht im Zusammenhang mit einer zellvermittelten Immunität, die allerdings trotzdem nur kurze Zeit anhält und eine relative, aber keine absolute Resistenz erzeugt[9, 10]. Die Veränderungen klingen im typischen Fall binnen 2–3

**Abb. 300–302** Dermatophytose: Ist *Microsporum canis* der Erreger, führt dies gewöhnlich zu einer fokalen Alopezie (**300, 301**). Eine lokalisierte Dermatophytose mit minimaler Entzündungsreaktion und Schuppenbildung bei einer Katze (**302**).

## 12.3 Dermatophytose

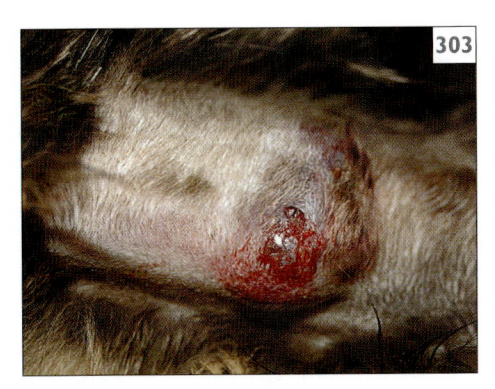

**Abb. 303** Ulzerierter Knoten mit Fistelgängen bei einer Maine Coon mit einem dermatophytischen Myzetom.

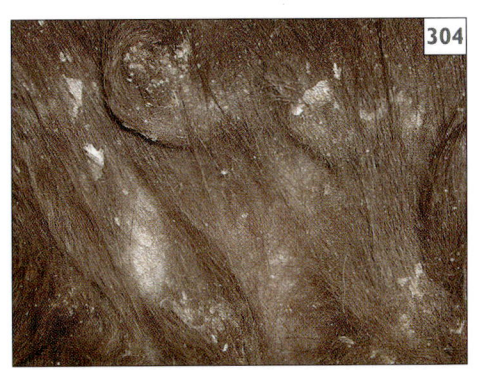

**Abb. 304** Generalisierte ölige Schuppenbildung und schlechte Fellqualität bei einer Perserkatze mit Dermatophytose.

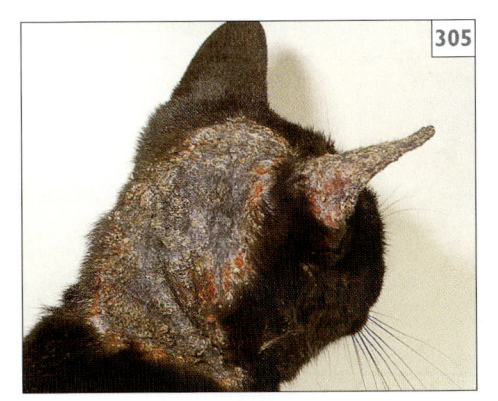

**Abb. 305, 306** Dermatophytose: Eine Infektion mit *Trichophyton mentagrophytes* verursacht i.d.R. gut demarkierte entzündliche Veränderungen sowohl bei Katzen (**305**) als auch bei Hunden (**306**).

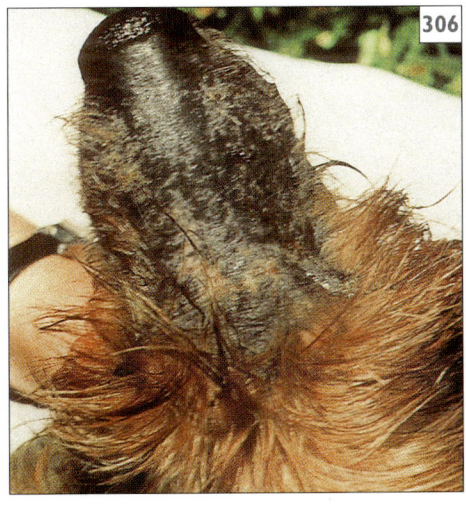

Monaten ab, obwohl manche Tiere erst nach einigen weiteren Wochen nicht mehr infektiös sind. Die infizierten Sporen werden leicht in die Umgebung abgegeben und bleiben über 18 Monate ansteckungsfähig[11]. Die Kontrolle der Kontamination ist von großer Wichtigkeit für die Behandlung einer Dermatophytose.

### KLINISCHES BILD

Die klassischen Symptome bestehen in multifokaler Alopezie und Schuppenbildung, typischerweise an Gesicht, Kopf und Gliedmaßen (**Abb. 300, 301, 302**). Weitere klinische Symptome sind Follikulitis und Furunkulose, feline Akne, Onychomykose, Granulome und Kerion. Pruritus und Entzündung sind meist nur minimal, doch gibt es gelegentlich auch pruriginöse, pustulöse und krustige Formen, die Allergien, Parasitosen, miliarer Dermatitis, Pyodermie oder Pemphigus foliaceus ähneln[9]. Dermatophytäre Myzetome oder Pseudomyzetome sind subkutane noduläre und ulzerierende Formen mit Fistelgängen, die man bei Persern und seltener auch bei anderen Langhaarkatzen findet (**Abb. 303**) und die häufig mit einer generalisierten öligen Seborrhö vergesellschaftet sind (**Abb. 304**). *T. mentagrophytes* verursacht i.d.R. stärkere Entzündung, Alopezie, Furunkulose, Krustenbildung und Granulome an Gesicht und Gliedmaßen, speziell bei kleinen Terrierrassen (**Abb. 305, 306**)[12]. Dermatophyten sind eine seltene Ursache einer Otitis externa[13].

## DIFFERENZIALDIAGNOSEN

Da die klinischen Präsentationen so variabel sein können, sollte eine Dermatophytose praktisch bei jedem Tier mit bedacht werden, v.a. aber bei Katzen, die mit fokaler bis multifokaler Alopezie und Krustenbildung; mit diffuser Alopezie, Seborrhö und Schuppenbildung; mit Knoten und Fistelgängen; mit Entzündung, Erythem, Erosionen und Ulzerationen; mit Follikulitis und Furunkulose vorgestellt werden.

## DIAGNOSE

Die Diagnose beruht auf einer positiven Kultur von Haaren und Schuppen, die durch Geschabsel, Auszupfen, Auskämmen mittels MacKenzie Bürstentechnik oder Zahnbürste gewonnen werden. Das Material kann initial mikroskopisch untersucht werden, um evtl. ektotriche Sporen von Arthrokonidien nachzuweisen (**Abb. 307**). Manchmal ist es auch möglich, Pilzelemente zytologisch auf Klebeband-Präparaten oder Abklatsch-Zytologien zu identifizieren (**Abb. 308**). Bis zu 50% der *M.-canis*-Stämme fluoreszieren apfelgrün unter der Wood-Lampe (**Abb. 309**). Diese Untersuchung ist zwar spezifisch für eine Infektion, aber nur wenig sensitiv. Biopsien können eingesandt werden, sind jedoch auch weniger sensitiv als Kulturen[9].

Dermatophyten produzieren leicht weißliche Kulturen auf dem Dermatophyten-Test-Medium (DTM), was zu einer Rotfärbung des Nährbodens zeitgleich zum Beginn des Koloniewachstums führt (**Abb. 310, 311**), meist binnen 7–10 Tagen (schneller bei Inkubation über 25 °C). Grüne oder schwarze Kolonien und/oder später auftretende Farbveränderungen sprechen für Saprophyten. Die Artbestimmung aufgrund der Morphologie von Kultur und Makrokonidien kann trotzdem schwierig sein. Manche Dermatologen präferieren daher

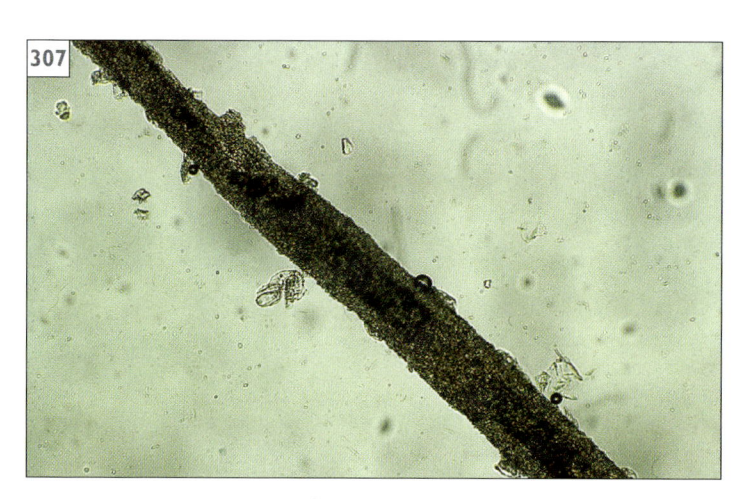

**Abb. 307** Dermatophytose: mikroskopische Aufnahme eines Haarschafts mit Sporen und Hyphen, diese lassen das Haar „schmutzig" und dicker aussehen.

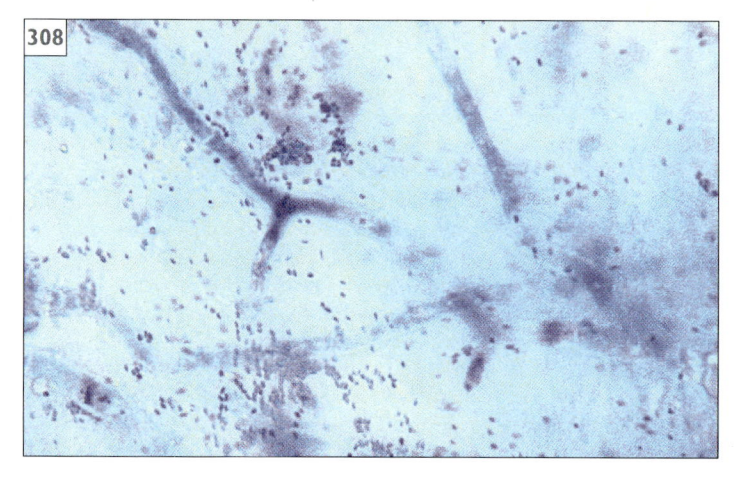

**Abb. 308** Hyphen auf dem zytologischen Klebebandabklatsch eines Hundes mit Dermatophytose (DiffQuik®-Färbung, 1000-fache Vergrößerung).

einen Sabouraud-Agar, auf dem das Wachstum aber 2–3 Wochen dauern kann. Dieser Agar ist sensitiver als das DTM, bei dem nur ein geringes Pilzwachstum oder ein fehlender Farbumschlag möglich sind. Einen positiven Pilznachweis kann auch ein asymptomatischer Träger zeigen[9].

## THERAPIE
Ein Kürzen der Haare ist nicht in allen Fällen erforderlich, erleichtert aber die topische Therapie, entfernt infizierte Haare und reduziert so die Keimbelastung und die Kontamination der Umgebung. Es sollte vorsichtig erfolgen, um eine weitere Kontamination durch infizierte Haare und kleine Traumata der Haut zu vermeiden.

### Topische Therapie
Waschungen, Tauchbäder oder Shampoos sind die bevorzugten topischen Therapien, obwohl viele Katzen sich dem widersetzen. Sie sollten nicht die ausschließliche Therapie sein, können aber die Kontamination der Umgebung vermindern und die klinische und mykologische Heilung beschleunigen[9]. Lime-Sulfur-Lösungen sind wirksam und gut verträglich, färben allerdings und haben einen stechenden Geruch. Shampoos mit Miconazol, Ketoconazol* und 2% Miconazol/2% Chlorhexidin sind gleichfalls gut verträglich und gut wirksam[9, 14]. Enilconazol-Tauchbäder (nzA für Katzen) sind bei Hunden hervorragend wirksam und verträglich, bei Katzen hingegen können gelegentlich idiosynkratische Reaktionen einschließlich Erhöhung der Leberenzyme, Muskelschwäche und Tod auftreten. Chlorhexidin ist weniger gut wirksam[15].

### Systemische Therapie[9, 16, 17]
Griseofulvin*
Die mikrofeine Formulierung wird mit 50–100 mg/kg 1-mal täglich beim Hund und 25 mg/kg 1-mal täglich bei der Katze bzw. die ultramikrofeine/PEG-Formulierung mit 10–30 mg/kg 1-mal täglich beim Hund und 5–10 mg/kg 1-mal täglich bei der Katze dosiert. Die Dosis kann auf 2 Tagesgaben aufgeteilt und mit fetthaltigem Futter gegeben werden, bis die Infektion abgeheilt ist. Der Wirkstoff wird gut vertragen, sollte aber nicht an Tiere unter 6 Wochen verabreicht werden. Mögliche Nebenwirkungen sind Pruritus, Anorexie, Vomitus, Diarrhö, Leberschädigung, Ataxie und Knochenmarkssuppression, die stärker bei FIV- oder FeLV-positiven Katzen sein können. Griseofulvin* wirkt teratogen und kann die Spermaqualität beeinträchtigen.

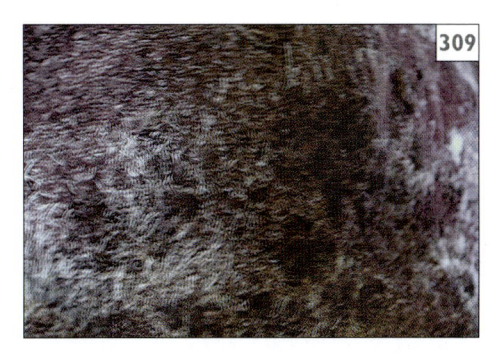

Abb. 309 Fluoreszierende Haare und Schuppen bei einem Yorkshire Terrier mit Dermatophytose durch M. canis.

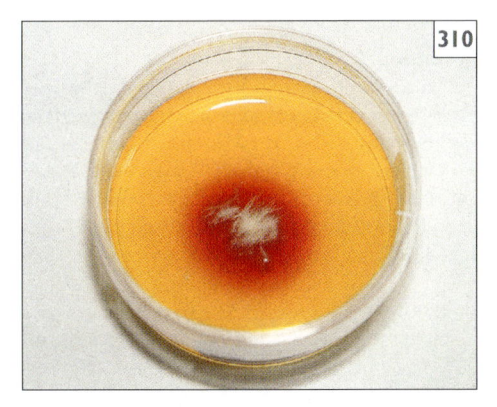

Abb. 310 Positive Kultur auf dem Dermatophyten-Test-Medium: Entscheidend ist die Veränderung der Farbe zeitgleich zum Beginn des sichtbaren Kulturwachstums.

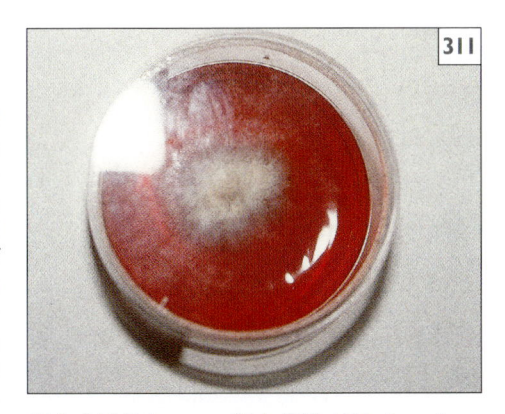

Abb. 311 Kultur von Abb. 310, 1 Woche später: Die gleichmäßige rote Färbung macht es nun unmöglich, zu entscheiden, ob das Kulturwachstum nach dem Farbumschlag oder davor sichtbar wurde.

### Itraconazol
Itraconazol (nzA für Hunde) (5 mg/kg 1-mal täglich über 7 Tage über 3 alternierende Wochen) ist für Katzen zugelassen und persistiert 3–4 Wochen über die Gabe hinaus. Die therapeutischen Konzentrationen werden in Haut und Haaren für mindestens 2 Wochen über die letzte Gabe hinweg aufrechterhalten. Itraconazol wird besser toleriert als Ketoconazol*.
Ketoconazol* (5–10 mg/kg 1-mal täglich) ist effektiv und normalerweise gut verträglich, kann allerdings Anorexie und Vomitus hervorrufen und ist potenziell teratogen und hepatotoxisch, sodass manche Dermatologen die Kontrolle der Leberenzyme empfehlen. Fluconazol* bietet gegenüber Itra- und Ketoconazol* keine Vorteile.

### Terbinafin*
Terbinafin* (20–30 mg/kg 1-mal täglich) wurde erfolgreich zur Therapie von Dermatophytose und dermatophytischen Myzetomen eingesetzt. Es hat eine lange andauernde Wirksamkeit, sodass evtl. eine relativ kurze Therapiedauer mit entsprechender sorgfältiger Nachkontrolle möglich ist. Es scheint ebenfalls gut verträglich zu sein.

### Lufenuron
Zahlreiche offene Studien, in denen Lufenuron 2–3-mal höher als die empfohlene Anti-Floh-Dosis eingesetzt wurde, suggerierten, dass es effektiv zur Therapie und Kontrolle einer Dermatophytose bei Katzen sei. Kontrollierte Studien zeigen aber, dass es weder als Therapie noch zur Kontrolle einer Dermatophytose wirksam ist[17, 18, 19].

### Therapiekontrolle
Die klinische Heilung erfolgt vor der mykologischen Heilung, sodass die Tiere nicht als geheilt angesehen werden sollten, bis 2–3 negative Kulturen im Abstand von mindestens 7 Tagen vorliegen.

### Dekontamination der Umgebung
Die hauptsächliche Kontaminationsquelle sind die Pilzsporen auf den Haaren. Sie können durch Entfernen kontaminierter Gegenstände, mechanisches Reinigen (einschließlich tägliches Staubsaugen mit sicherer Entsorgung des Staubsaugerbeutels) und chemische Substanzen beseitigt werden. Effektive antimykotische Wirkstoffe sind Natriumhypochlorit (unverdünnte Haushaltsbleiche oder, bei mehrfacher Anwendung, 1:10 verdünnt wirksam), Enilconazol, Kaliummonoperoxysulfat (obwohl eine neuere Untersuchung Zweifel an dessen Wirksamkeit äußert), Lime Sulfur und andere (z.B. Gluteraldehyd, Formaldehyd und quaternäre Ammoniumchloride)[9].

### Kontrolle der Dermatophytose in der Zucht und in Vielkatzenhaushalten
Die Prinzipien der Kontrolle einer Dermatophytose in Zucht und Vielkatzenhaushalten bestehen in:
- Isolation des Bestands und Unterbrechung der Zuchtprogramme bis der Ausbruch unter Kontrolle ist
- Separation der infizierten von den nicht-infizierten Katzen (durch Kultur nachgewiesen) und Einsatz entsprechender Barrieremaßnahmen, um eine Ausbreitung der Infektion zu verhindern. Falls nicht alle kulturnegative Katzen isoliert werden können, sollten alle Tiere wie kulturpositive behandelt werden.
- Behandlung infizierter Katzen
- Beseitigung von Kontaminationen in der Umgebung
- Prävention von Reinfektionen

Tragende Tiere und Welpen können isoliert und topisch mit Lime Sulfur, Miconazol/Chlorhexidin oder therapiert werden. Kulturnegative Tiere sollten erneut kontrolliert und bei positiver Kultur verlegt werden. Im Idealfall sollten infizierte Katzen nicht verlegt werden bis zur kompletten Heilung des Bestands[9].
Die Prävention ist besser, billiger und zeitsparender als die Therapie. Neuzugänge und Tiere, die von Ausstellungen und/oder vom Decken zurückkommen, sollten isoliert und kulturell untersucht werden. Viele Besitzer können das Anlegen von DTM-Kulturen erlernen. Testen, Therapieren und Kontrolle der Umgebung via DTM haben sich als kosteneffektivere Maßnahmen zur Kontrolle einer Dermatophytose in Tierheimen erwiesen als das Töten des gesamten Bestands[20–22].

### KEY POINTS
- Bei Dermatophytosen besteht ein großes Potenzial für Fehldiagnosen.
- Das zoonotische Risiko muss immer bedacht werden – eine Therapie ist zwingend erforderlich und eine systemische Therapie in den meisten Fällen unvermeidlich.
- Eine gute Kommunikation mit dem Tierhalter ist essenziell.

## 12.4 Canine familiäre Dermatomyositis

### DEFINITION
Bei der caninen familiären Dermatomyositis handelt es sich um eine hereditäre entzündliche Erkrankung von Haut und Muskulatur, die durch eine symmetrische, narbenbildende Alopezie im Bereich von Gesicht und Gliedmaßen und die Atrophie der Kaumuskulatur charakterisiert wird[1].

### ÄTIOLOGIE UND PATHOGENESE
Die Ätiopathogenese der caninen familiären Dermatomyositis ist nicht bekannt. Es wird postuliert, dass eine immunologische Schädigung von Blutgefäßen auftritt, in deren Folge ischämische Schädigungen von Haut und Muskeln entstehen[2]. Die Erkrankung tritt familiär gehäuft bei Collies und Shetland Sheepdogs auf; Zuchtprogramme bei Collies sprechen für einen autosomal dominanten Erbgang mit variabler Expression[3, 4].

### KLINISCHES BILD
Die Erkrankung tritt vorwiegend bei Collies und Shetland Sheepdogs auf, wurde jedoch auch bei Welsh Corgi, Chow Chow, Deutschem Schäferhund und Kuvasz beschrieben und kommt sporadisch bei anderen Rassen vor[5]. Die Veränderungen entwickeln sich i.d.R., bevor die Tiere 6 Monate alt sind, können aber gelegentlich auch bei erwachsenen Tieren auftreten. Das typische Verteilungsmuster der Läsionen betrifft Gesicht (v.a. Nasenrücken, Augenumgebung und Ohrspitzen, **Abb. 312**), Karpal- und Tarsalbereiche (**Abb. 313**), Zehen und Rutenspitze. Eine narbige Alopezie, Erythem, Schuppen- und leichte Krustenbildung sind die häufigsten Befunde. Gelegentlich treten auch Vesikel, Papeln, Pusteln und Ulzera auf[3]. Die Entwicklung und Progression der Läsionen sind sehr unterschiedlich, da sie häufig in ihrem Verlauf schwanken und auch eine spontane Regression zeigen können. Eine Muskelbeteiligung kommt nach den Hautsymptomen und korreliert mit deren Schweregrad[3]. Sie ist häufig minimal und auf eine Atrophie der Masseter- und Temporalismuskulatur beschränkt. Stark betroffene Hunde können Schwierigkeiten beim Fressen, Trinken und Schlucken haben und verzögertes Wachstum, Megaösophagus, Lahmheit, Atrophie zahlreicher Muskeln und Infertilität zeigen[3]. Eine Beteiligung der Skelettmuskulatur kann zu abnormer Körperhaltung oder Leistungsschwäche führen. Pruritus und Schmerz gehören normalerweise nicht zu den Symptomen dieser Erkrankung.

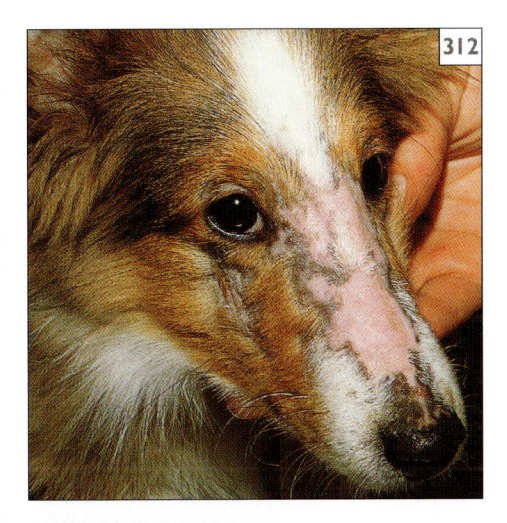

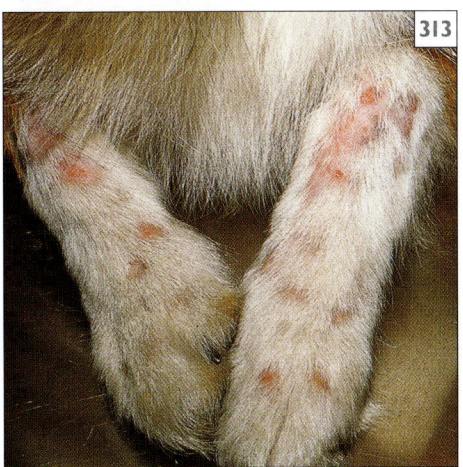

**Abb. 312, 313** Dermatomyositis bei einem Collie: Sehr gut sichtbar sind Alopezie und Schuppenbildung.

### DIFFERENZIALDIAGNOSEN
- Kutaner oder systemischer Lupus erythematosus
- Dermatophytose
- Epidermolysis bullosa
- Leishmaniose
- Demodikose
- Gesichtspyodermie
- Pemphigus foliaceus

## DIAGNOSE

Die Diagnose basiert auf Anamnese, klinischer Untersuchung und kompatiblen histopathologischen Befunden der Hautbiopsien sowie Veränderungen im Elektromyogramm, die sich als positive scharfe Wellen, Fibrillationspotenziale und bizarre, hochfrequente Entladungen betroffener Muskeln manifestieren[4].

## THERAPIE

Da die Veränderungen der caninen familiären Dermatomyositis einen spontan wechselnden Verlauf zeigen können, ist der Erfolg einer Therapie schwer zu beurteilen. Sind die Läsionen nur minimal ausgeprägt, ist eine Therapie überflüssig, da sie in vielen Fällen spontan abheilen. Pentoxifyllin* (10–30 mg/kg p.o. 2-mal täglich) ist die Therapie der Wahl[6]. (**Cave:** Generika scheinen weniger wirksam zu sein als das Originalpräparat Trental®.) Pentoxifyllin* verbessert die Durchblutung und senkt den Spiegel zirkulierender Entzündungsmediatoren wie Tumor-Nekrose-Faktor-Alpha und Kollagenase. Da die Substanz den Magen irritieren kann, muss sie mit Futter verabreicht werden. Es gibt eine Wirkungsverzögerung von 2–3 Monaten, ehe positive klinische Auswirkungen eintreten. Orales Vitamin E (200–800 IU/Tag) oder Fischöl-Ergänzungen können die Hautveränderungen in gewissem Maß positiv beeinflussen, die Muskelveränderungen allerdings nicht[3]. Prednisolon (1 mg/kg p.o. 1-mal täglich) kann bei Exazerbation der Veränderungen verabreicht werden. Von seiner Langzeitanwendung wird allerdings abgeraten, da es die Muskelatrophie verschlimmern kann. Einer der Autoren (PJM) hatte bei einigen Hunden positive Erfolge mit einer Kombination aus Tetracyclin und Nicotinamid (jeweils 500 mg von beidem 3-mal täglich bei Hunden >10kg und 250 mg/kg 3-mal täglich bei Hunden <10 kg).

Von den zahlreichen beschriebenen Therapieoptionen sollte man keine vollständige Heilung der Veränderungen erwarten, vielmehr minimieren sie lediglich das Auftreten weiterer Läsionen und mindern den Schweregrad der bereits bestehenden. Es handelt sich um eine erbliche Erkrankung, sodass die betroffenen Tiere und ihre Nachkommen von der Zucht ausgeschlossen werden sollten.

## KEY POINT

- Eine wohlbekannte Erkrankung, die dennoch nicht einfach zu diagnostizieren und zu therapieren ist.

## 12.5 Injektionsstellen-Alopezie

### DEFINITION

Eine Injektionsstellen-Alopezie entwickelt sich an der Stelle, wo Medikamente einschließlich Impfstoffen subkutan injiziert wurden.

### ÄTIOLOGIE UND PATHOGENESE

Die Ätiologie dieser Erkrankung ist nicht bekannt, obgleich eine Vielzahl unterschiedlicher Mechanismen beteiligt sein kann. Die klassischen Veränderungen bestehen in fokalen haarlosen Bereichen, die nach einer Tollwutimpfung auftreten. Pudel und Bichon Frisée sind besonders gefährdet, doch wurde die Erkrankung bei zahlreichen anderen Rassen beschrieben[1]. Bei den publizierten Fällen wurde eine Vaskulitis diagnostiziert und eine immunvermittelte Genese vermutet[2]. Eine versehentliche tiefe dermale Injektion kann eine Pannikulitis und Knotenbildung hervorrufen[3]. Ein Fibrosarkom nach der Impfung gegen feline Leukämie oder Tollwut wurde bei Katzen beschrieben, obwohl der exakte Mechanismus der Tumorinduktion nicht klar ist[4]. Eine extravaskuläre Injektion von Natriumthiopenton verursacht eine scharf abgegrenzte Abstoßungsreaktion, hervorgerufen durch eine lokale Nekrose des Gewebes.

### KLINISCHES BILD

Klinisch äußert sich die Erkrankung als fokale Alopezie, die 3–6 Monate nach einer Tollwutimpfung auftritt[2]. Die Bereiche über der Injektionsstelle werden hyperpigmentiert und haarlos und können einen Durchmesser von 2–10 cm erreichen. In Ausnahmefällen können die Tiere auch Depression, Lethargie und Fieber zeigen und Alopezie über Gesicht, Gliedmaßen, Ohrrändern und Rutenspitze aufweisen. Erosionen und Ulzerationen traten auch an Zunge, Ballen, Ellbogen und lateralen Augenwinkeln auf. Eine fokale reduzierte Muskelmasse wurde in schweren Fällen ebenfalls beschrieben[1, 5]. Die Veränderungen können nach erneuter Vakzination exazerbieren[1]. Auch subkutane Injektionen von Progestagenen können fokale Alopezie auslösen. Die Reaktionen nach Progestagen-Injektion bilden sich an der Injektionsstelle, neigen aber zum Auftreten im interskapulären Bereich in der dorsalen Mittellinie (**Abb. 314**).

**Abb. 314** Fokale Alopezie und kutane Atrophie nach subkutaner Injektion eines Progestagens.

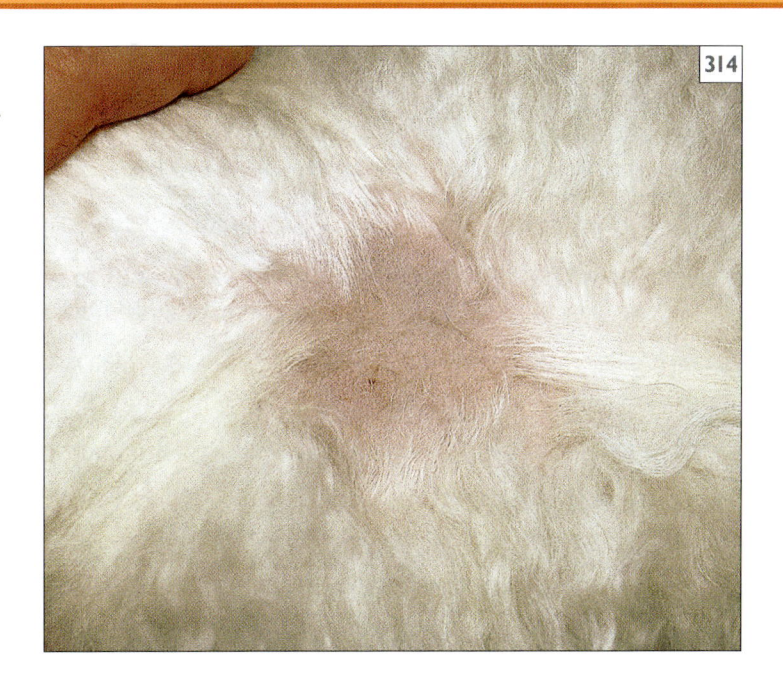

## DIFFERENZIALDIAGNOSEN
- Demodikose
- Dermatophytose
- Dermatomyositis
- Alopecia areata
- Vaskulitis
- Systemischer Lupus erythematosus

## DIAGNOSE
Klinische Anamnese und Untersuchung reichen vielfach schon aus, um die Verdachtsdiagnose zu stellen. Die Untersuchung von Hautgeschabseln und Pilzkultur schließt infektiöse Ursachen aus und die histopathologische Untersuchung von Biopsien sichert die Diagnose.

## THERAPIE
Pentoxifyllin* (25 mg/kg p.o. 2-mal täglich) wird erfolgreich bei Veränderungen, die nach der Vakzination auftreten, eingesetzt[5]. Das Nachwachsen der Haare kann auch ohne Therapie erfolgen, kann aber bis zu einem Jahr benötigen. Andere Therapieoptionen, die empfohlen wurden, sind 0,1%ige Tacrolimus-Creme* (2-mal täglich angewendet) sowie Tetracyclin plus Nicotinamid (jeweils 500 mg von beidem 3-mal täglich bei Hunden >10 kg und 250 mg/kg 3-mal täglich bei Hunden <10 kg, wobei Tetracyclin durch Doxycyclin 10 mg/kg 1-mal täglich ersetzt werden kann)[6]. Bei manchen Tieren sind die atrophischen Veränderungen permanent. Prednisolon und/oder zytotoxische Medikamente können erforderlich werden, um die Vaskulitis in schweren, refraktären Fällen zu therapieren.

## KEY POINT
- Die dorsale Mittellinie sollte gemieden werden, wenn Injektionen bei Schautieren prädisponierter Rassen durchgeführt werden.

## 12.6 Alopecia areata

### ÄTIOLOGIE UND PATHOGENESE
Die Alopecia areata ist eine seltene immunvermittelte Erkrankung mit einer zellvermittelten und humoralen Immunreaktion, die sich gegen den Haarbulbus richtet[1,2].

### KLINISCHES BILD
Die Alopecia areata wird durch fokale bis multifokale Bereiche einer gut umschriebenen Alopezie charakterisiert (**Abb. 315**). Diese sind i.d.R. unregelmäßig und asymmetrisch, können aber auch in manchen Fällen symmetrisch auftreten. Kopf, Hals und distale Bereiche der Gliedmaßen sind am häufigsten betroffen[2]. Bei manchen Tieren kann die Erkrankung auf Bereiche mit einer Farbe beschränkt bleiben. Die darunter liegende Haut erscheint normal, obwohl eine Hyperpigmentierung bei chronischen Fällen auftreten kann[2]. In seltenen Fällen ist sie auch mit einer Krallenerkrankung verbunden[3].

### DIFFERENZIALDIAGNOSEN
- Injektionsstellen-Alopezie
- Pseudopeladen
- Dermatomyositis
- Demodikose
- Dermatophytose
- Follikeldysplasie
- Pattern Baldness (erworbene Schablonenkahlheit)
- Leishmaniose
- Bakterielle Pyodermie
- Epitheliotropes Lymphom

### DIAGNOSE
Vorbericht und klinische Symptome sind bereits hochverdächtig. Im Trichogramm kann man charakteristische „ausrufezeichenartige" Haare finden – diese sind kurz und stoppelig mit spitz zulaufenden dystrophischen Bereichen proximal und ausgefransten, geschädigten Enden distal[2]. Histopathologisch wird i.d.R. das Vorliegen lymphozytärer Infiltrate, die sich gegen den Haarbulbus richten (sog. „Bienenschwärme"), bestätigt. Immunhistochemisch sind evtl. Immunglobulinablagerungen in und um die Haarbulbi nachzuweisen[1].

### THERAPIE
Es gibt keine Anzeichen dafür, dass irgendeine Therapie erfolgreich ist. Zahlreiche Fälle zeigen eine Spontanremission über einen Zeitraum von 6 Monaten bis 2 Jahren[2]. Glucocorticoide, Imiquimod* und Tacrolimus* wurden mit unterschiedlichem Erfolg beim Menschen eingesetzt[2,4–6].

### KEY POINT
- Eine definitive Diagnose ist wichtig, da einige der Differenzialdiagnosen ernste Erkrankungen darstellen und einer spezifischen Therapie bedürfen.

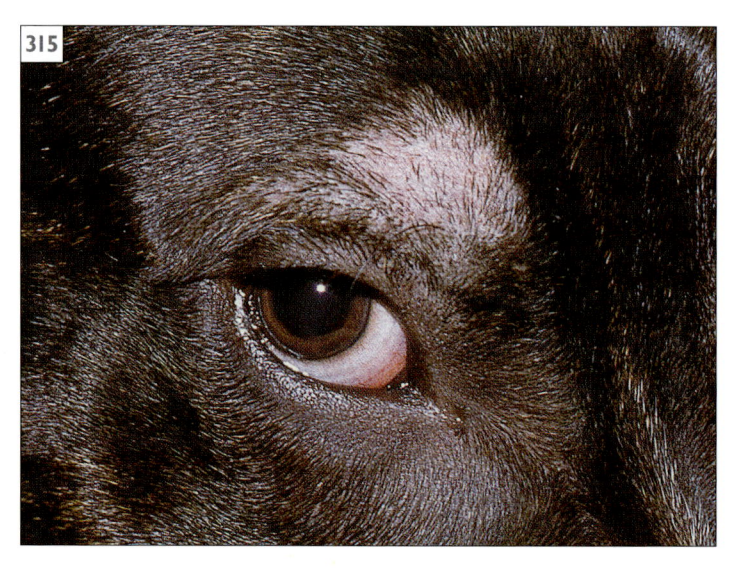

**Abb. 315** Fokale Alopezie aufgrund einer Alopecia areata: Das komplette Fehlen von primären und sekundären Veränderungen mit Ausnahme der Alopezie ist zu beachten.

## 12.7 Follikeldysplasie

**DEFINITION**
Eine nicht farbgebundene Follikeldysplasie ist eine seltene, tardiert auftretende Erkrankung, bei der eine abnorme Follikelfunktion entweder zu fleckigem Haarverlust oder einer generalisierten abnormen Haarstruktur führt.

**ÄTIOLOGIE UND PATHOGENESE**
Die Ätiologie der Erkrankung ist ungeklärt, obwohl der Verdacht einer erbliche Komponente nahe liegt, da Individuen bestimmter Rassen ähnliche Symptome zu entwickeln scheinen. Die Veränderungen in der Follikelfunktion führen dazu, dass der Wachstumszyklus nicht korrekt durchlaufen wird und eine Verklumpung von Melanin, Veränderungen des Haarschafts, Hypotrichose oder Alopezie und follikuläre Hyperkeratose auftreten[1].

**KLINISCHES BILD**
Obwohl prinzipiell jedes Individuum betroffen sein kann, sind verschiedene Syndrome bei bestimmten Rassen beschrieben worden. Gesicht und distale Bereiche der Gliedmaßen sind nur selten betroffen. Periodisch auftretende Remissionen treten bei manchen Tieren auf, jedoch schreitet die Erkrankung mit der Zeit weiter fort.

### Sibirean Husky und Malamute
Bei diesen Rassen kommt es zu einem unvollständigen Verlust des Welpenfells, Fraktur und Verlust der Primärhaare und einer rötlichen Verfärbung der verbleibenden Haare[1, 2]. Die Sekundärhaare erscheinen wollartig, trocken und verklebt. Fokale haarlose Bereiche können an Stellen mit vermehrter Belastung wie unter dem Halsband und an Druckpunkten entstehen.

### Dobermann und Weimaraner
Hier zeigt sich ein langsam progressiver, nichtsymmetrischer Haarverlust, der meist in der dorsalen lumbosakralen Region anfängt[3, 4]. Der Haarverlust beginnt etwa mit 12 Monaten und bleibt nicht selten auf die Fossae sublumbares (**Abb. 316**) und die dorsale lumbosakrale Region beschränkt. Die Tiere sind für eine sekundäre oberflächliche Pyodermie prädisponiert.

### Curly Coated Retriever, Irish Water Spaniel, Portugiesischer Wasserhund, Chesapeake Bay Retriever
Betroffene Tiere dieser Rassen verlieren ihre Primärhaare und die verbleibenden Sekundärhaare

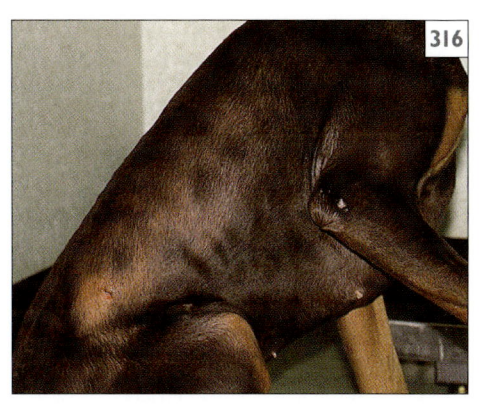

**Abb. 316** Follikeldysplasie bei einem roten Dobermann.

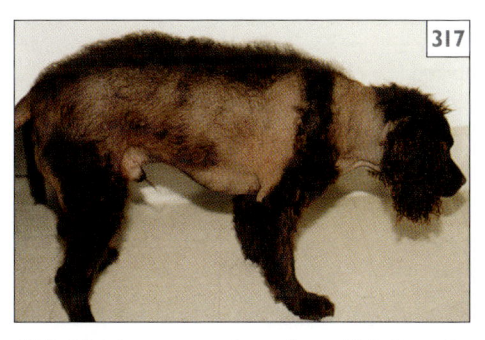

**Abb. 317** Alopezie im Bereich von Hals, Rumpf, Hintergliedmaßen und Rute eines Irish Water Spaniels mit Follikeldysplasie.

werden trocken und hellen auf [1, 5, 6]. Das Verteilungsmuster ist häufig prominent und betrifft den ventralen Hals, die Kaudalflächen der Hintergliedmaßen und die Rute (**Abb. 317**). Eine Mitbeteiligung des Rumpfbereichs ist möglich und kann entweder zu Beginn oder bei der Progression der Veränderungen auftreten. Eine periokuläre Alopezie tritt häufig beim Portugiesischen Wasserhund auf[6].

### Rottweiler
Eine follikuläre Lipidose ist eine seltene Erkrankung dieser Rasse, bei der die betroffenen Tiere zunächst die Haare in den braunen Bereichen an Gesicht und Beinen verlieren. Das übrige Fell ist unverändert und systemische Symptome bestehen nicht. Das klinische Bild ist pathognomonisch. Histopathologisch findet man eine follikuläre Dysplasie in der betroffenen Haut mit Lipidablagerungen und

Schwellung der Matrixzellen des Haarbulbus. Die Erkrankung kann progressiv oder wellenförmig mit Perioden einer Remission verlaufen. Es handelt sich um eine kosmetische Erkrankung.

### DIFFERENZIALDIAGNOSEN
- Endokrinopathie
- Farbmutanten-Alopezie
- Demodikose
- Dermatophytose
- Alopecia X
- Zyklische Flankenalopezie

### DIAGNOSE
Anamnese, klinische Untersuchung, weiterführende Basisuntersuchungen und endokrine Profile dienen zum Ausschluss infektiöser Ursachen und Endokrinopathien. Trichogramme können unterschiedlich veränderte Haare mit gebrochenen Haarschäften und dysplastischen Bulbi zeigen. Zytologische Untersuchungen dienen der Bestätigung von Sekundärinfektionen. Histopathologisch werden unterschiedlich starke Follikeldysplasie, Melaninaggregate und follikuläre Hyperkeratose nachgewiesen. Sekundärinfektionen können ein perifolikuläres bis interstitielles Entzündungsmuster hervorrufen und die subtilen Zeichen einer Dysplasie maskieren, sodass sie unbedingt unter Kontrolle sein sollten, ehe Biopsien entnommen werden.

### THERAPIE
Es gibt keine spezifischen Behandlungen für diese Erkrankungen. Durch die Therapie soll ein möglichst normaler Turnover der Zellen und eine möglichst ungestörte Entwicklung der Follikel ablaufen können, außerdem sollen Sekundärinfektionen kontrolliert werden. Die Therapie umfasst demnach:
- Vermeidung weiterer Schädigungen des Haarkleids – Schutz vor Sonne und/oder kaltem Wetter
- Milde Shampoos gegen Schuppenbildung und Verwendung von Feuchtigkeitsspendern
- Kontrolle von Sekundärinfektionen mit topischen antimikrobiellen Shampoos und der Verwendung von feuchtigkeitsspendenden Spülungen und/oder Conditionern, falls das Shampoo austrocknend wirkt
- Qualitativ hochwertige Fütterung und Supplementierung mit essenziellen Fettsäuren, die die Schuppenbildung reduzieren und bei manchen Hunden sogar das Haarwachstum fördern können
- Melatonin* (5–20 mg/Hund p.o. 1-mal täglich) und Retinoide* (Isotretinoin* 1 mg/kg p.o. 2-mal täglich oder Acitretin* 1 mg/kg p.o. 2-mal täglich) helfen manchen Hunden. Retinoide* sind gewöhnlich gut verträglich, doch bestehen die Nebenwirkungen u.a. aus Keratoconjunctivitis sicca, Vomitus, Diarrhö, Gelenkschmerzen und -steife, Pruritus, Hyperlipidämie und erhöhten Leberenzymen.

### KEY POINTS
- Die rassegebundenen Syndrome erleichtern das Erkennen dieser Erkrankungen ungemein, trotzdem sollten grundsätzlich immer die Differenzialdiagnosen bedacht werden.
- Die Prognose ist generell ungünstig, was die Wiederherstellung des Fells betrifft, doch kann die Lebensqualität bei den meisten Hunden mit entsprechender Therapie erhalten bleiben.

## 12.8 Follikeldysplasie der schwarzen Haare

### DEFINITION
Die Follikeldysplasie der schwarzen Haare ist eine selten auftretende Erkrankung, die ausschließlich das Wachstum schwarzer Haare beeinträchtigt und weiße Haare unversehrt lässt[1].

### ÄTIOLOGIE UND PATHOGENESE
Die zugrunde liegende Ätiologie der Erkrankung ist nicht geklärt. Abnorm große Melaningranula finden sich in den pigmentierten Haarschäften, die auch mikroskopisch sichtbare Defekte aufweisen können. Es gibt Bereiche von epidermalen Pigmentverklumpungen, die auf einen Defekt in der Pigmentproduktion hindeuten[1]. In einer Studie an einem Wurf von Mischlingen konnte ein autosomaler Erbgang der Erkrankung nachgewiesen werden[2], obwohl der eigentliche Erbgang unklar blieb[1]. Beschrieben wurde die Erkrankung bei den Rassen Bearded Collie, Border Collie, Beagle, Basset, Papillon, Saluki, Jack Russell Terrier, American Cocker Spaniel, Cavalier King Charles Spaniel, Dachshund, Gordon Setter und Münsterländer[1, 3, 4]. Da die Follikeldysplasie der schwarzen Haare und die Farbmutanten-Alopezie klinisch und histopathologisch

## 12.8 Follikeldysplasie der schwarzen Haare

**Abb. 318** Follikeldysplasie der schwarzen Haare bei einem Jack Russell Terrier (Foto: C.M. Knottenbelt).

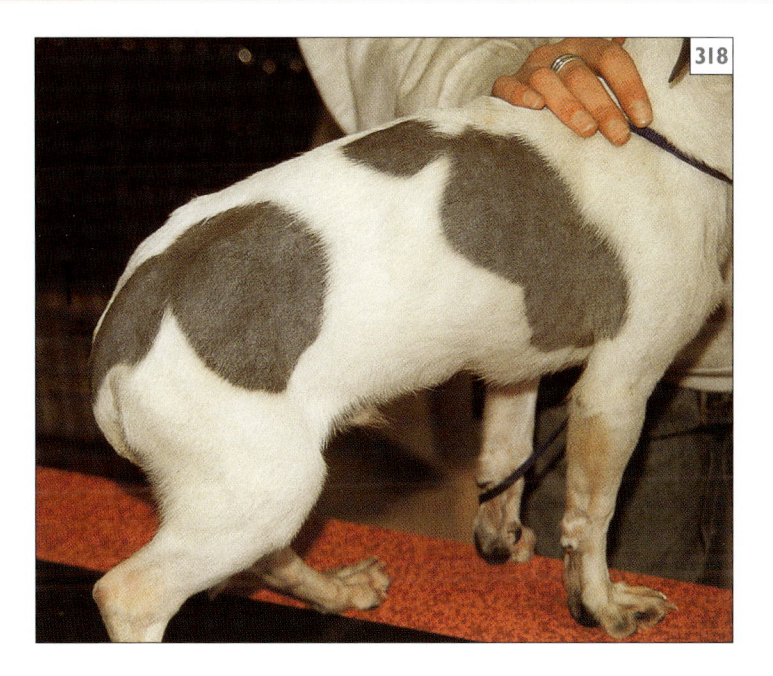

starke Gemeinsamkeiten haben, ist es denkbar, dass es sich bei der Follikeldysplasie der schwarzen Haare um eine lokalisierte Form der Farbmutanten-Alopezie handelt[5].

### KLINISCHES BILD
Nur pigmentierte Haare sind betroffen. Es bildet sich eine fleckige Hypotrichose, die auf die pigmentierten Hautbezirken beschränkt ist (**Abb. 318**). Diese produzieren kurze, trockene, glanzlose Haare, obgleich der Schweregrad zwischen und auch innerhalb eines Individuums variiert. Die betroffenen Tiere sehen bei der Geburt normal aus. Veränderungen sind sowohl mikroskopisch als auch klinisch evtl. bereits im Alter von 3 Wochen zu erkennen[2] und nur selten treten sie verzögert im Alter von mehr als 6 Wochen auf[1].

### DIFFERENZIALDIAGNOSEN
- Demodikose
- Oberflächliche Pyodermie
- Farbmutanten-Alopezie
- Endokrinopathie
- Follikeldysplasie

### DIAGNOSE
Die Anamnese eines normalen Welpen, der ausschließlich Veränderungen in den pigmentierten Bereichen entwickelt, ist bereits hochverdächtig für eine Farbmutanten-Alopezie. Hautgeschabsel sollten entnommen werden, um eine Demodikose auszuschließen. Die histopathologische Untersuchung von Hautbiopsien ist diagnostisch.

### THERAPIE
Diese Dermatose ist therapieresistent. Lediglich die pigmentierten Hautbereiche sind betroffen und systemische Symptome fehlen. Die Therapie sollte symptomatisch erfolgen; milde Shampoos und systemische antibakterielle Therapie können indiziert sein, wenn sich eine sekundäre oberflächliche Pyodermie einstellt.

### KEY POINT
- Die klinische Präsentation ist bereits pathognomonisch.

## 12.9 Farbmutanten-Alopezie
(Color-Mutant-Alopezie, Blue-Dobermann-Syndrom)

### DEFINITION
Unter Farbmutanten-Alopezie versteht man eine Erkrankung bei Hunden mit verdünnter Fellfarbe (z.B. grau oder „blau" oder rot/isabellfarben), die durch eine Alopezie ausschließlich in den Bereichen der farbverdünnten Haare gekennzeichnet ist.

### ÄTIOLOGIE UND PATHOGENESE
Bei der Farbmutanten-Alopezie geht man von Veränderungen von Genen am D Lokus aus[1,2]. Da einige Individuen mit verdünnter Fellfarbe keine Farbmutanten-Alopezie entwickeln, scheinen auch andere Allele oder Faktoren verantwortlich zu sein[1–3]. Die betroffenen Tiere weisen zahlreiche große, unregelmäßig geformte Melaningranula in den basalen Keratinozyten auf, ebenso in den Zellen der Haarmatrix und in den Haarschäften[1,3]. Es wird vermutet, dass die Haarmatrixzellen aufgrund von zytotoxischen Wirkungen der Melaninvorläufer betroffen sind, was zu einem Stagnieren des Haarwachstums und letztlich zur Follikeldysplasie führt[1]. Die ausgedehnte Verklumpung von Melanin innerhalb des Haars und die damit verbundene Schädigung der kutikulär-kortikalen Strukturen sollen, so vermutet man, zur Fragilität und somit zum Abbrechen des Haarschafts an diesen Stellen führen[3]. Allerdings können vergleichbare Befunde auch bei normalen Tieren mit verdünnter Fellfarbe erhoben werden. Katzen mit verdünnter Fellfarbe sind nur in Ausnahmefällen von dieser Erkrankung betroffen.

### KLINISCHES BILD
Die Farbmutanten-Alopezie wurde hauptsächlich beim Dobermann diagnostiziert, was ihr anfangs den Namen Blue-Dobermann-Syndrom gab. Das Syndrom trat aber auch bei anderen Rassen mit blauer verdünnter Fellfarbe auf, so bei Dachshund, Deutscher Dogge, Whippet, Italienischem Greyhound, Chow Chow, Königspudel, Yorkshire Terrier, Zwergpinscher, Chihuahua, Berner Sennenhund, Shetland Sheepdog, Schipperke, Silky Terrier, Boston Terrier, Saluki, Neufundländer, Deutschem Schäferhund und Mischlingshunden[1,2,4]. Auch beim isabellfarbenen Dobermann, Irish Setter und beim Roten Dobermann wurde es festgestellt[1,2,4]. Etwa 93% der blauen und 83% der isabellfarbenen Dobermänner scheinen betroffen zu sein[1]. Die Erkrankung beginnt gewöhnlich im Alter zwischen 4 Monaten und 3 Jahren, kann in Einzelfällen aber auch erst mit 6 Jahren sichtbar werden[4]. Die betroffenen Tiere entwickeln allmählich ein stumpfes, trockenes, brüchiges Fell von minderer Qualität mit abgebrochenen Haaren (**Abb. 319, 320**). Mit Progression der Erkrankung kann sich eine mottenfraßähnliche, partielle Alopezie entwickeln, die kontinuierlich bis zur vollständigen Alopezie im Bereich verdünnter Fellbezirke fortschreiten kann. Häufig bilden sich follikuläre Papeln, die sich bis zur Bildung von Komedonen oder einer sekundären bakteriellen Follikulitis entwickeln können. Wenn die Erkrankung chronisch wird, können die betroffenen Bereiche hyperpigmentiert und seborrhoisch werden. Der Schweregrad des Syndroms variiert, wobei heller gefärbte Tiere großflächigere Veränderungen entwickeln. Bei den meisten mehrfarbigen Hunden bleiben die Veränderungen auf die farbverdünnten Bereiche des Fells beschränkt.

### DIFFERENZIALDIAGNOSEN
- Hyperadrenokortizismus
- Hypothyreose
- Sexualhormonbedingte Dermatosen
- Follikeldysplasie
- Zyklische Flankenalopezie
- Pattern Baldness (erworbene Schablonenkahlheit)
- Demodikose
- Dermatophytose

### DIAGNOSE
Bei der klinischen Untersuchung drängt sich bereits der Verdacht auf diese Erkrankung auf. Bei der mikroskopischen Untersuchung betroffener Haare kann man eine ungleichmäßige Verteilung und die Klumpenbildung des Melanins (**Abb. 321**) feststellen, die eine Schädigung des Haarschafts verursacht. Die histopathologische Untersuchung von Biopsien bestätigt die Verdachtsdiagnose.

### THERAPIE
Es gibt keine spezifische Therapie, die den Verlauf des Syndroms beeinflusst. Bei manchen Hunden führt die wöchentliche Anwendung von Benzoylperoxid-Shampoo zu einer Reduktion von Komedonenbildung und Seborrhö und wirkt sich daher positiv aus. Aggressive, austrocknende Shampoos können die Schädigung der Haare verstärken. Das schonende Shamponieren mit antimikrobiellen, keratolytischen und feuchtigkeitsspendenden Produkten sollte genau an die in-

## 12.9 Farbmutanten-Alopezie

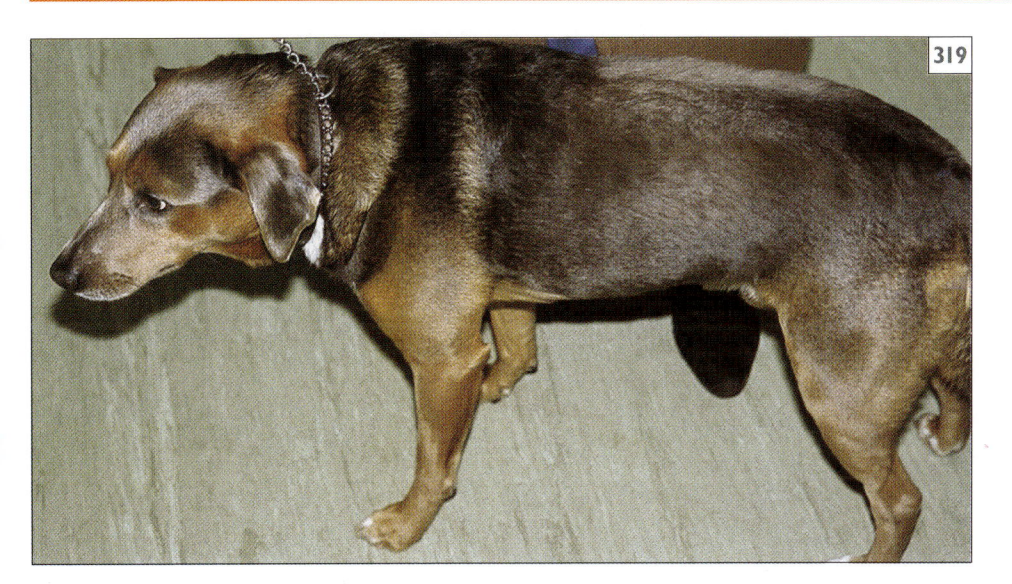

**Abb. 319, 320** Farbmutanten-Alopezie bei einem Mischlingshund mit verdünnt-schwarzer Fellfarbe (319) und bei einem roten Dobermann (320).

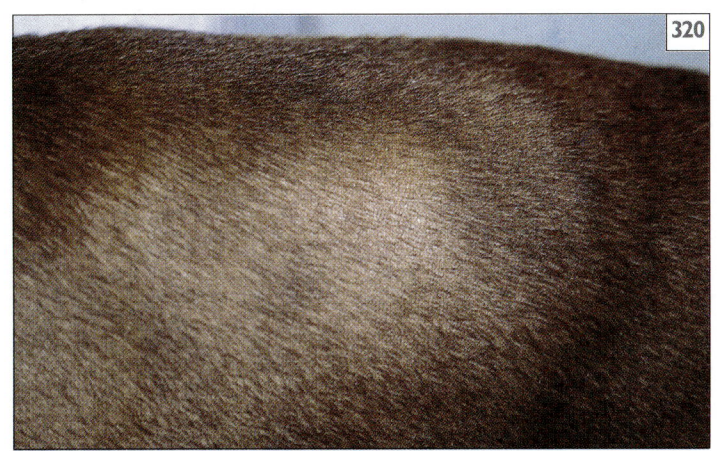

**Abb. 321** Mikroskopische Aufnahme eines Haars von einem Dobermann mit Farbmutanten-Alopezie. Die verklumpten Pigmentgranula sind zu beachten.

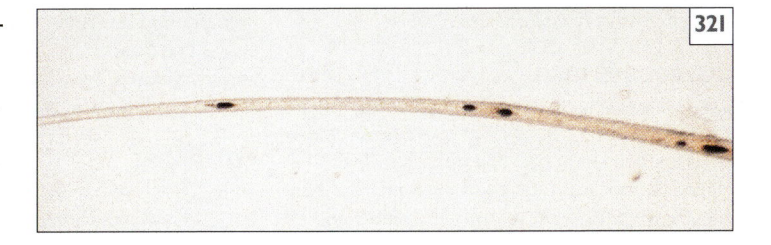

dividuellen Bedürfnisse des Patienten angepasst werden. Systemische Antibiotika können erforderlich sein, wenn eine sekundäre bakterielle Follikulitis auftritt. Qualitativ hochwertige Fütterung und essenzielle Fettsäuren können ebenfalls helfen.

**KEY POINTS**
- Die Diagnose hängt von der histopathologischen Untersuchung ab.
- Es gibt keine Therapie, die die Fellveränderungen beeinflusst.

## 12.10 Zyklische Flankenalopezie
(saisonale Flankenalopezie, Flankenalopezie, rekurrierende Flankenalopezie)

### DEFINITION
Die zyklische Flankenalopezie ist eine Follikeldysplasie beim Hund, die zu Alopezie und Hyperpigmentierung im Flankenbereich führt.

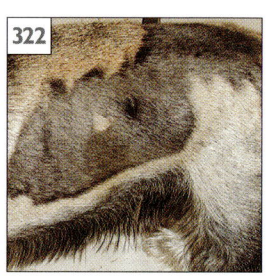

Abb. 322 Alopezie und Hyperpigmentierung im Rumpfbereich bei einem Schnauzer mit zyklischer Flankenalopezie.

### ÄTIOLOGIE UND PATHOGENESE
Wahrscheinlich ist eine genetische Prädisposition zur Entwicklung einer zyklischen Flankenalopezie erforderlich, da sie bei manchen Rassen (wie Boxer, Bulldogge, Airedale Terrier und Schnauzer) häufig vorkommt, während sie bei anderen (wie Deutscher Schäferhund, Spaniel und arktischen Rassen) nur selten auftritt. Es gibt keine Altersprädisposition, allerdings beträgt das Durchschnittsalter bei Beginn etwa 4 Jahre[1, 2]. Die saisonale Natur dieser Erkrankung und das häufige Auftreten nördlich des 45. Breitengrads legen den Verdacht nahe, dass Lichtexposition und wechselnde Jahreszeiten eine wichtige Rolle spielen. In den meisten Fällen fällt der Beginn der Symptome in die Jahreszeit mit der kürzeren Photoperiode (zeitlich versetzt in nördlicher und südlicher Hemisphäre). Paradoxerweise entwickeln sich die Veränderungen mitunter auch, wenn die Photoperioden länger werden, und bilden sich komplett zurück, wenn die Tage kürzer werden. In anderen Fällen entwickeln sich die Läsionen, wenn die Tage kürzer werden und verändern sich auch bei Wechseln in der Photoperiode nicht. Dieser Verlauf tritt häufiger in Erdteilen auf, in denen die Jahreszeiten nicht so ausgeprägt sind[1]. Selten findet man multifokale Bereiche einer Interface Dermatitis, in denen die Haut verändert ist, und die Ätiologie dieses Befundes ist nicht klar.

### KLINISCHES BILD
Die Veränderungen bestehen i.d.R. in einer gut demarkierten, unregelmäßigen bis serpiginösen Alopezie im thorakolumbalen Bereich (**Abb. 322**). Gelegentlich sind auch andere Lokalisationen wie Nase, Ohren, Rute, Rücken, kranialer Brustkorb und Perineum betroffen. Die Haut selbst erscheint meist hyperpigmentiert, aber ansonsten unverändert. Airedale Terrier können eine flächige Ausbreitung im Rückenbereich zeigen, die den Brustkorb entlang nach unten zieht. Hunde mit Interface Dermatitis können kleine, runde bis bogenförmige, multifokale Stellen mit Schuppenbildung, Erosionen und Krusten aufweisen. Diese Veränderungen können leicht schmerzhaft oder pruriginös sein.

Das Nachwachsen der Haare setzt normalerweise etwa 3–8 Monate nach dem Längerwerden der Tage ein. Das Ausmaß der Alopezie kann sich von Jahr zu Jahr ändern. Das Nachwachsen kann komplett oder partiell sein und die nachwachsenden Haare können heller oder dunkler und von anderer Textur sein. Hyperpigmentierung und/oder Alopezie können evtl. permanent werden.
Die betroffenen Hunde zeigen keine systemischen Symptome, die übrige Haut und das übrige Haarkleid erscheinen normal.

### DIFFERENZIALDIAGNOSEN
- Demodikose
- Dermatophytose
- Endokrinopathien
- Injektionsstellen-Alopezie
- Alopecia areata
- Follikeldysplasie

### DIAGNOSE
Die Diagnose basiert auf Anamnese, klinischen Befunden und dem Ausschluss von Differenzialdiagnosen. Die Dermatohistopathologie kann den Verdacht bestätigen, wenn follikuläre Atrophie, dysplastische Follikel (mit infundibulärer Hyperkeratose, die bis in die sekundären Follikel reicht) und Ausführungsgänge der Talgdrüsen ein „Oktopus"- oder „Hexenfuß"-ähnliches Aussehen ergeben. In seltenen Fällen findet man eine multifokale Interface Dermatitis.

### THERAPIE
Die Therapie der Wahl ist Melatonin* (3–12 mg/Hund p.o. 2-mal täglich über 4–6 Wochen und dann nach Bedarf). Da es sich um rein kosmetische Veränderungen handelt und die Haare häufig spontan nachwachsen, ist eine exspektative Therapie durchaus vernünftig, insbesondere wenn kein Melatonin* erhältlich ist.

### KEY POINT
- Es handelt sich um eine Erkrankung, die man zwar kontrollieren, aber nicht heilen kann.

## 12.11 Pattern Baldness
(erworbene Schablonenkahlheit)

### DEFINITION
Pattern Baldness ist eine Erkrankung, bei der es zu einem Ausdünnen der Haare oder einer Alopezie an spezifischen Körperregionen kommt.

### ÄTIOLOGIE UND PATHOGENESE
Die Pathogenese der Erkrankung ist nicht bekannt, obwohl eine gewisse genetische Prädisposition vermutet wird.

### KLINISCHES BILD
Das Syndrom tritt häufig beim Dachshund auf, kann aber auch andere Kurzhaarrassen betreffen, z.B. Boston Terrier, Chihuahua, Greyhound, Whippet und Zwergpinscher. Häufige Anzeichen einer Pattern Baldness sind plötzlicher Beginn und langsames Fortschreiten eines symmetrischen und fokalen Haarverlusts, der sich in gut demarkierten Bereichen mit kompletter Alopezie äußern kann. Die Haut selbst erscheint völlig unverändert. Sehr kurze und sehr feine Haare können sichtbar sein, insbesondere in frühen Stadien. Die betroffenen Hunde haben keine systemischen Symptome, und das übrige Haarkleid ist unverändert. Ein Verteilungsmuster zeigt eine graduelle Alopezie und Hyperpigmentierung der Pinnae vorwiegend bei männlichen, seltener weiblichen Dachshunden. Die Symptome beginnen mit etwa 6–12 Monaten, und mit 6–9 Jahren sind die Veränderungen meist abgeschlossen. Ein anderes Verteilungmuster tritt bei jungen bis adulten Greyhounds auf und äußert sich in graduellem Haarverlust an der Kaudalseite der Hintergliedmaßen. Das häufigste Erscheinungsbild besteht in einem bilateralen Ausdünnen des Fells, das bis zu einem kompletten Haarverlust voranschreiten kann, an einer oder mehreren der folgenden Lokalisationen: Pinna und unmittelbar postaurikulärer Bereich, Schläfenbereich (zwischen Auge und Ohr), ventraler Hals, Brustkorb, ventrales Abdomen, Perianalbereich und Kaudalflächen der Hintergliedmaßen. Die Beteiligung der Pinna ist am häufigsten. Das Reaktionsmuster tritt beim Dachshund auf, wurde aber auch bei anderen Rassen festgestellt.

### DIFFERENZIALDIAGNOSEN
- Endokrinopathien
- Demodikose
- Dermatophytose
- Follikeldysplasie
- Telogenes Effluvium

### DIAGNOSE
Die Diagnose beruht auf Anamnese, klinischen Befunden und Ausschluss anderer Differenzialdiagnosen. Histopathologisch findet sich normale Haut mit Miniaturisierung der Haarfollikel und sehr feinen Haarschäften.

### THERAPIE
Die Pattern Baldness ist eine benigne kosmetische Erkrankung und bedarf keiner Behandlung. Melatonin* (3–12 mg/Hund p.o. 2-mal täglich) führt in manchen Fällen zum Nachwachsen der Haare.

### KEY POINT
- Es handelt sich um eine Erkrankung, die man zwar kontrollieren, aber nicht heilen kann.

## 12.12 Telogenes Effluvium, anagenes Effluvium, wellenförmiger Haarwechsel, diffuses Haaren und exzessives kontinuierliches Haaren

### ÄTIOLOGIE UND PATHOGENESE

Diese Erkrankungen resultieren aus einer Unterbrechung des normalen mosaikförmigen Ersetzens von Haaren, das bei Hund und Katze vorherrscht. Der normale Haarwechsel wird vorwiegend durch Änderungen der Tageslichtlänge und zu einem geringeren Grad der Umgebungstemperatur initiiert, ist jedoch unter normalen Haushaltsbedingungen von der Jahreszeit weitgehend unbeeinflusst[1].

Ein telogenes Effluvium entsteht, wenn ein Ereignis wie Geburt und Laktation, Trächtigkeit, hohes Fieber, schwere Erkrankung, Schock, chirurgischer Eingriff oder Anästhesie zu einem Stoppen des Haarwachstums mit zahlreichen anagenen Follikeln führt. Dies bewirkt eine Synchronisation dieser Haarfollikel in die katagene und dann telogene Phase. Beginnt der Follikelzyklus erneut, im typischen Fall nach 1–3 Monaten, wird eine große Menge von Haaren abgestoßen[2]. Diese Haare können auch durch energisches Kämmen und Baden entfernt werden.

Ein anagenes Effluvium entsteht, wenn schwerwiegendere Erkrankungen wie metabolische Störungen, endokrine Erkrankungen, Infektionskrankheiten oder Therapie mit antimitotischen Medikamenten mit der anagenen Phase interferieren und innerhalb von Tagen einen akuten Haarverlust verursachen[2].

Die Pathogenese von wellenförmigem Haarwechsel, diffusem und exzessivem kontinuierlichem Haaren ist ungeklärt.

### KLINISCHES BILD

Telogenes Effluvium und anagenes Effluvium führen zu diffuser, partieller oder kompletter Alopezie insbesondere im Rumpfbereich. Das telogene Effluvium kann auch besonders stark in den Regionen ausgeprägt sein, die Kleidung und Trauma ausgesetzt sind. Die Haut selbst erscheint gewöhnlich unverändert (**Abb. 323**).

Wellenförmiger Haarwechsel kann entweder ein lokalisiertes Ausdünnen des Haarkleids oder das Haaren in einem bestimmten Bereich und eine sich ausbreitende Farbveränderung oder Veränderungen in der Haarlänge zwischen verschiedenen Körperbereichen hervorrufen (**Abb. 324, 325**). Es wird durch diffuses Haaren, das i.d.R. im dorsalen Bereich beginnt und nach ventral fortschreitet, charakterisiert. Das Fell ist praktisch komplett am Rand der Welle abgehaart, das neue Haar beginnt hinter der Welle nachzuwachsen. Dies führt oft zu einem Kontrast in Haarlänge, Haarfarbe (die neuen Haare sind oft dunkler), Haardichte (die neuen Haare sind oft dünner) und Haartextur (die neuen Haare haben einen höheren Anteil von Primärhaaren). Diffuses Haaren entsteht, wenn die Haare nicht im Mosaikmuster gewechselt werden, sondern ein Großteil des Fells ohne einen systemischen Auslöser gleichzeitig wechselt, sodass eine transiente, diffuse, partielle Alopezie entsteht, die dem normalen Nachwachsen des Fells vorausgeht. Bei Tieren mit exzessivem, kontinuierlichem Haaren treten kein Ausdünnen des Fells und keine Alopezie auf.

### DIFFERENZIALDIAGNOSEN

- Systemische Erkrankung, metabolischer Stress, länger andauernde Pyrexie
- Post-clipping-Alopezie
- Endokrine Erkrankungen
- Medikamentelle Therapie

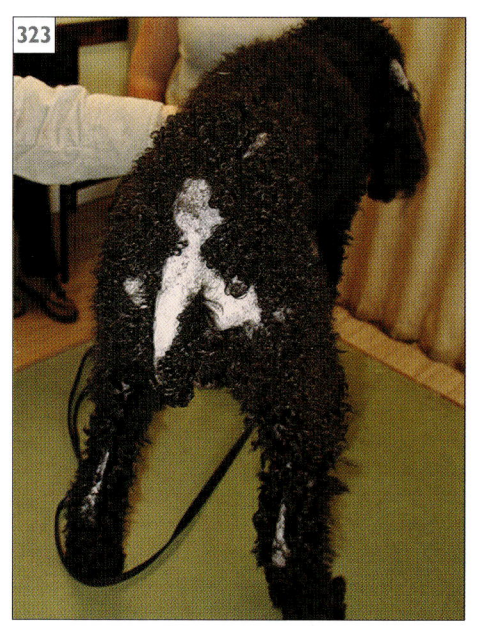

**Abb. 323** Anagenes Effluvium nach Azathioprin-Therapie bei einem Zwergpudel.

## 12.12 Telogenes Effluvium, anagenes Effluvium, wellenförmiger Haarwechsel...

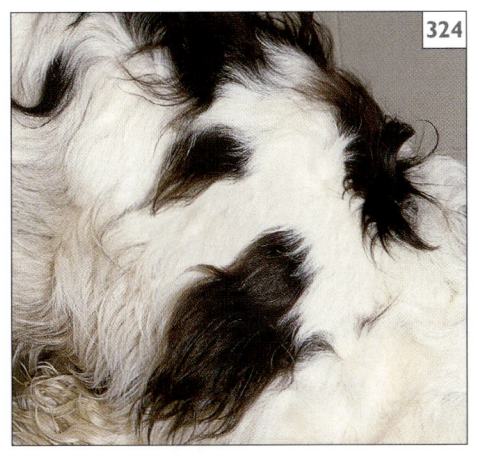

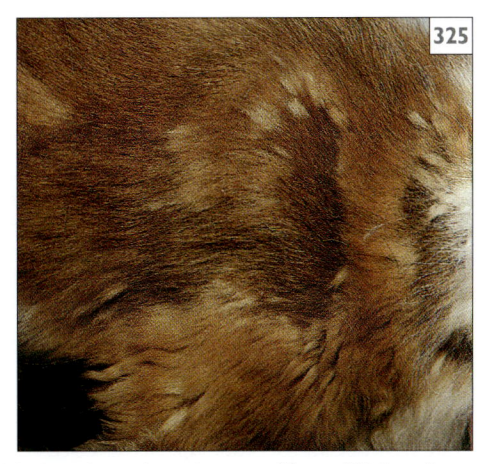

**Abb. 324, 325** Abnormes Haaren mit überlangem Nachwachsen der schwarzen Haare (**324**) und fleckenförmiger Alopezie (**325**).

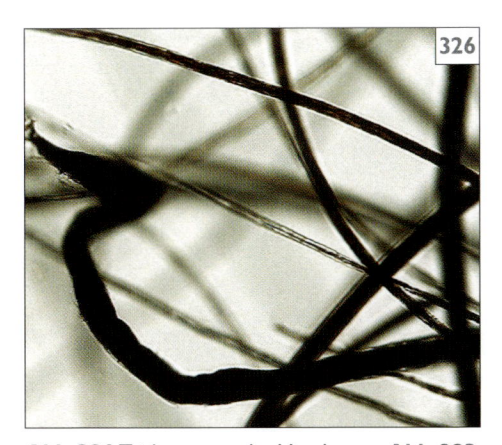

**Abb. 326** Trichogramm des Hundes von **Abb. 323** mit abgebrochenen und verdrehten Haaren.

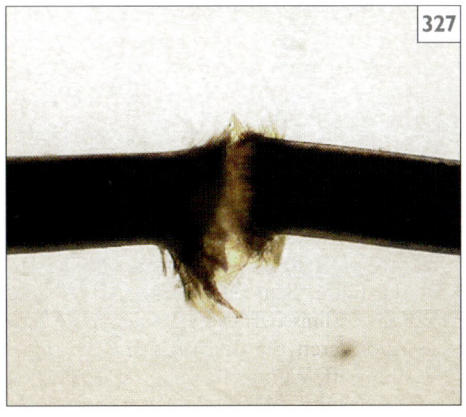

**Abb. 327** *Trichorrhexis nodosa* in einem Trichogramm einer Katze mit anagenem Effluvium.

### DIAGNOSE
Die Diagnose basiert auf Anamnese und klinischen Befunden (**Abb. 326, 327**). Bei Verdacht auf systemische Auslöser sollten entsprechende diagnostische Verfahren zu deren Ausschluss oder Nachweis eingeleitet werden. Im Trichogramm finden sich normale telogenisierte Haare oder, bei anagenem Effluvium, gedrehte und frakturierte dysplastische Haare, die häufig prominente Einschnürungen aufweisen. Die histopathologische Untersuchung von Biopsien hilft beim Ausschluss bzw. Nachweis von Endokrinopathien.

### THERAPIE
Wellenförmiges und diffuses Haaren verschwinden normalerweise binnen 3–6 Monaten spontan. Anagenes und telogenes Effluvium klingen gleichfalls spontan binnen 3–6 Monaten nach Beseitigung des auslösenden Ereignisses ab. Bei exzessivem, kontinuierlichem Haaren kann nicht mehr getan werden, als telogene Haare mit Kamm oder Bürste zu entfernen, damit sie sich nicht an Möbeln und im Haushalt ansammeln.

### KEY POINTS
- Es handelt sich um eine weitere, schlecht definierte Gruppe von Erkrankungen.
- Die Prognose ist generell gut.

## 12.13 Post-clipping-Alopezie

### ÄTIOLOGIE UND PATHOGENESE
Die Post-clipping-Alopezie ist die Folge fehlenden Nachwachsens von Haaren nach dem Scheren. Sie tritt beim Hund verhältnismäßig häufig auf, bei Katzen nur selten. Der exakte Mechanismus ist unbekannt. Eine Theorie vermutet, dass eine Vasokonstriktion (durch das Auskühlen nach dem Scheren) zu einer verminderte Perfusion der Haarfollikel führt, sodass deren Wachstumsphase vorzeitig endet[1]. Alternativ kann sie auch eine simple, sehr lang andauernde telogene Phase vor Beginn des nächsten Haarwachstumszyklus reflektieren. Bei Labrador Retrievern dauerte das Nachwachsen der Haare nach dem Scheren 2,5–5 Monate (durchschnittlich 3,7), es gab dabei keinen Zusammenhang mit der Jahreszeit, in der das Scheren erfolgte[2]. Eine Post-clipping-Alopezie kann auch Frühsymptom einer Endokrinopathie oder metabolischen Störung sein (vgl. telogenes und anagenes Effluviums, S. 294).

### KLINISCHES BILD
Obwohl die Post-clipping-Alopezie bei jeder Rasse auftreten kann, sieht man sie vorwiegend bei langhaarigen Rassen wie Sibirean Husky, Alaskan Malamute, Samojede, Chow Chow und Wolfsspitz[1]. Klinisch fällt auf, dass die Haare nach dem Ausscheren für Blutentnahme, chirurgischen Eingriff, Wundbehandlung oder für den „Sommerschnitt" (**Abb. 328**) nicht mehr nachwachsen. Es scheint einen Zusammenhang mit einer lumbalen Epiduralanästhesie zu geben. Gelegentlich wachsen einzelne Primärhaare im betroffenen Bereich nach. Eine Pyodermie tritt selten auf, kann aber im Zusammenhang mit einem Trauma durch das Scheren oder einer immunsupprimierenden Grunderkrankungen (**Abb. 329**) entstehen. Das Haarwachstum beginnt meist nach 6–12 Monaten, doch kann es 18–24 Monate dauern, bis das Fell komplett nachgewachsen ist.

### DIFFERENZIALDIAGNOSEN
- Iatrogener oder endogener Hyperadrenokortizismus
- Hypothyreose oder andere Endokrinopathien
- Alopecia X
- Telogenes und anagenese Effluvium

### DIAGNOSE
Die Diagnose basiert auf Anamnese und klinischem Bild zusammen mit dem Ausschluss anderer Differenzialdiagnosen. Die histopathologischen Befunde von Biopsien unterstützen die Verdachtsdiagnose.

### THERAPIE
Es gibt keine Therapie, die dieses Problem bessern kann.

### KEY POINTS
- Es handelt sich um ein Problem, über das nur wenig bekannt ist.
- Im Laufe der Zeit wachsen bei den meisten Tieren die Haare wieder nach.

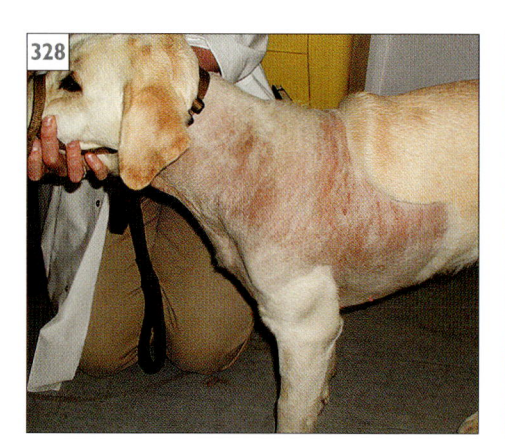

**Abb. 328** Post-clipping-Alopezie bei einem Labrador.

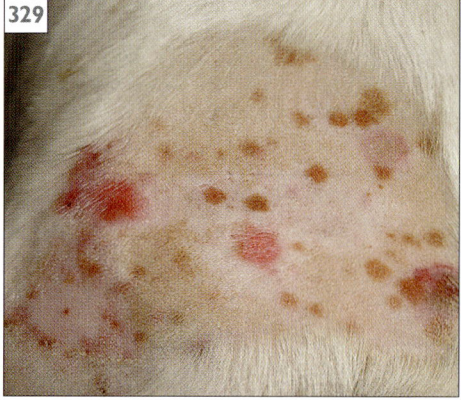

**Abb. 329** Post-clipping-Alopezie und Pyodermie bei einem English Springer Spaniel.

## 12.14 Reaktion auf topische Corticosteroide

### DEFINITION
Die Reaktion auf topische Corticosteroide besteht in einem Dünnerwerden der Haut mit prominenten Komedonen; beides tritt im Zusammenhang mit der topischen Applikation potenter Corticosteroide auf.

### ÄTIOLOGIE UND PATHOGENESE
Eine Vielzahl unterschiedlicher corticosteroidhaltiger Sprays, Salben, Lösungen und Gels können zu den genannten Veränderungen führen, jedoch stehen viele Fälle mit einer topischen Anwendung von Triamcinolon oder Betamethason in Zusammenhang[1].

### KLINISCHES BILD
Die Veränderungen präsentieren sich als fokale Bereiche dünner, fast durchscheinender Haut mit prominenten Komedonen (**Abb. 330**). Erythem und Hyperpigmentierung können unterschiedlich stark ausgeprägt sein. Länger bestehende Veränderungen können erodieren oder ulzerieren oder Zeichen einer Narbenbildung aufweisen[1]. Weitere mögliche Veränderungen bestehen in lokalisierter Demodikose und/oder bakterieller Follikulitis, Teleangiektasie und schlechter Wundheilung. Da es schwierig ist, topische Präparate auf dicht behaarte Körperbereiche aufzubringen, finden sich die Veränderungen prinzipiell im Bereich der schwach behaarten Haut von ventralem Abdomen oder Axillen.

### DIFFERENZIALDIAGNOSEN
Hyperadrenokortizismus oder länger dauernde Anwendung systemischer Glucocorticoide können zu einem Dünnerwerden der Haut und zu Komedonenbildung führen, doch sind die betroffenen Bereiche eher diffus als fokal.

### DIAGNOSE
Die Diagnose basiert auf Anamnese und klinischen Befunden.

### THERAPIE
Die Anwendung topischer Corticosteroide sollte beendet werden. Es kann mehrere Monate dauern, bis die Haut wieder ihr normales Aussehen zeigt.

### KEY POINT
- Eine fokale Ausdünnung der Haut mit Komedonenbildung, die evtl. mehrere Monate benötigt, um nach Absetzen der topischen Corticosteroide in ihren Normalzustand zurückzukehren.

**Abb. 330** Dünne Haut, Komedonen und Erythem der Haut eines Hundes, der eine topische Corticosteroid-Reaktion zeigt.

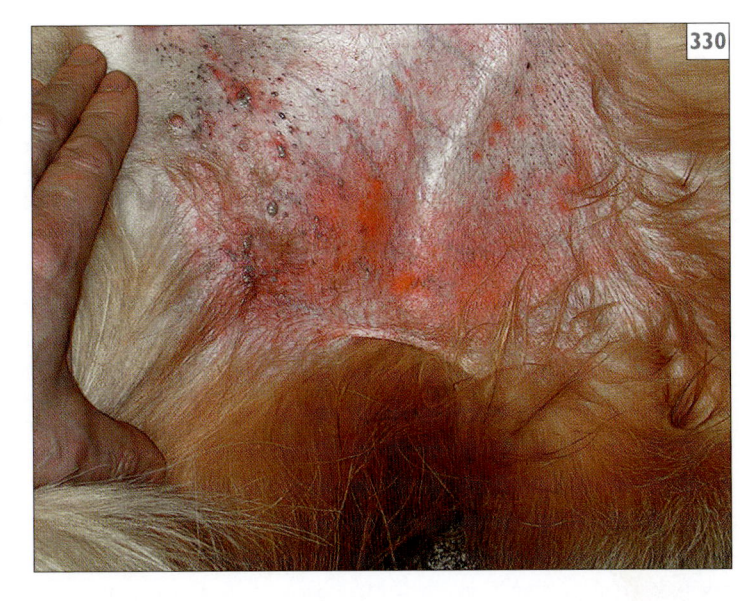

## 12.15 Feline paraneoplastische Alopezie

### DEFINITION
Feline paraneoplastische Alopezie ist ein Syndrom, bei dem der Haarverlust einen Marker für eine interne maligne Neubildung darstellt.

### ÄTIOLOGIE UND PATHOGENESE
Die Erkrankung tritt gewöhnlich in Zusammenhang mit einem Adenokarzinom des Pankreas auf, jedoch wurde sie in wenigen Fällen auch im Zusammenhang mit einem Gallengangskarzinom festgestellt[1-4].

### KLINISCHES BILD
Dieses Syndrom tritt bei älteren Katzen auf. Die Alopezie zeigt sich zuerst am ventralen Abdomen und am Thorax und kann dann generalisieren[1-4]. Gelegentlich können auch die Pinnae und die periorbitalen Regionen mit betroffen sein. Haare im Randbereich der fortschreitenden Alopezie lassen sich leicht epilieren. Die haarlose Haut hat ein charakteristisches, glattes, schimmerndes, glänzendes Aussehen (**Abb. 331**). Sie ist dünn und wenig elastisch, aber nicht fragil[3]. Die Ballen können mit betroffen sein und durchscheinende Schuppen zeigen, die häufig in Ringen angeordnet sind[3]. Exzessives Putzverhalten und eine sekundäre Malassezien-Dermatitis können sich einstellen[2, 3]. Gleichzeitig bestehende Zeichen der zugrunde liegenden Neoplasie bestehen in Anorexie, Gewichtsverlust und Lethargie.

### DIFFERENZIALDIAGNOSEN
- Psychogene Alopezie
- Lymphozytäre murale Follikulitis
- Thymom-assoziierte exfoliative Dermatitis
- Demodikose
- Hyperadrenokortizismus
- Telogenes Effluvium

### DIAGNOSE
Anamnese und klinische Befunde sind bereits hinweisend, die Dermatohistopathologie ist unterstützend. Röntgenuntersuchung, Ultraschalluntersuchung oder explorative Laparatomie bestätigen das Vorliegen einer Neoplasie.

### THERAPIE
Eine vollständige chirurgische Entfernung der internen malignen Neoplasie ist kurativ. Allerdings hat zum Zeitpunkt der Diagnosestellung bereits bei den meisten Tieren eine Metastasierung des Tumors stattgefunden und die Prognose ist daher schlecht[1-3]. Ein Wiederauftreten der Alopezie weist auf eine metastasierende Erkrankung und ein Rezidiv hin.

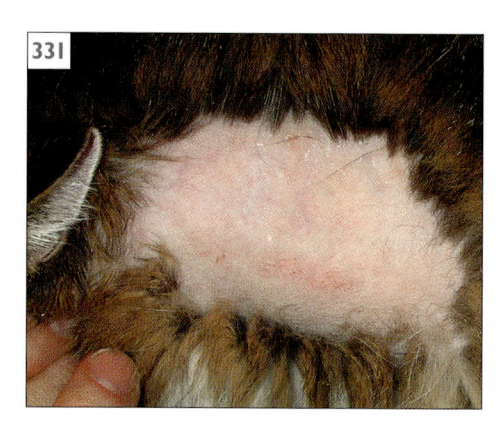

**Abb. 331** Glatte, schimmernde, glänzende Haut und Alopezie bei einer Katze mit feliner paraneoplastischer Alopezie.

### KEY POINT
- Eine Erkrankung mit einer einzigartig aussehenden, haarlosen, schimmernden, glänzenden Haut, die durch eine interne maligne Neoplasie hervorgerufen wird und eine schlechte Prognose hat.

## 12.16 Lymphozytäre murale Follikulitis

Eine lymphozytäre murale Follikulitis ist eine kürzlich beschriebene Erkrankung, die durch moderate bis hochgradige Alopezie, Papeln und Ertheme gekennzeichnet ist. Ihre Schuppenbildung im Bereich von Rumpf und Gliedmaßen kann eine paraneoplastische Alopezie und eine metabolische epidermale Nekrose imitieren. Eine Sekundärinfektion mit Malassezien ist häufig. Die Ätiologie ist nicht bekannt; manche Fälle bessern sich spontan oder rezidivieren spontan, andere können mit epitheliotropem Lymphom, Dermatophytose, Demodikose und systemischen Erkrankungen oder Neoplasien vergesellschaftet sein.
Eine Thymom-assoziierte exfoliative Dermatitis sieht ähnlich aus, hängt aber mit einer Lupus-ähnlichen immunvermittelten Erkrankung zusammen, die durch ein Thymom getriggert wird. Die Exzision des Thymoms ist kurativ.

# Literatur

**KAPITEL 1:**
**PRURIGINÖSE HAUTERKRANKUNGEN**

**1.1 Pyotraumatische Dermatitis**

1. Jennings S (1953) Some aspects of veterinary dermatology. *Vet Rec* **46**:809–816.
2. Reinke SI, Stannard AA, Ihrke PJ, Reinke JD (1987) Histopathological features of pyotraumatic dermatitis. *J Am Vet Med Assoc* **190**:57–60.

**1.2 Canine atopische Dermatitis** (canine AD)

1. Olivry T, Hill PB (2001) The ACVD task force on canine atopic dermatitis (IX): the controversy surrounding the route of allergen challenge in canine atopic dermatitis. *Vet Immunol Immunopathol* **81**:219–225.
2. de Weck AL, Mayer P, Schiessl B et al. (1997) Dog allergy: a model for allergy genetics. *Int Arch Allergy Immunol* **113**:55–57.
3. DeBoer DJ, Hill PB (1999) Serum immunoglobulin E concentrations in West Highland White Terrier puppies do not predict development of atopic dermatitis. *Vet Dermatol* **10**:275–281.
4. Shaw SC, Wood N, Freeman J et al. (2004) Estimation of heritability of atopic dermatitis in Labrador and Golden Retrievers. *Am J Vet Res* **65**:1014–1020.
5. Scott DW, Miller WH, Reinhart GA et al. (1997) Effect of an omega-3/omega-6 fatty acid-containing commercial lamb and rice diet on pruritus in atopic dogs: results of a single-blinded study. *Can J Vet Res* **61**:145–153.
6. Taugbol O, Baddaky-Taugbol B, Saarem JW (1990) The fatty acid profile of subcutaneous fat and blood plasma in pruritic dogs and dogs without skin problems. *Can J Vet Res* **62**:275–278.
7. Inman AO, Olivry T, Dunston SM et al. (2001) Electron microscopic observations of the stratum corneum intercellular lipds in normal and atopic dogs. *Vet Pathol* **38**:720–723.
8. MacEwan NA (2000) Adherence by *Staphylococcus intermedius* to canine keratinocytes in atopic dermatitis. *Res Vet Sci* **68**:279–283.
9. Mason IS, Lloyd DH (1990) Factors influencing the penetration of bacterial antigens through canine skin. In *Advances in Veterinary Dermatology, Vol. I* (eds C von Tscharner, REW Halliwell). Baillière-Tindall, Philadelphia, pp. 360–366.
10. Morales CA, Schultz KT, DeBoer DJ (1994) Antistaphylococcal antibodies in dogs with recurrent pyoderma. *Vet Immunol Immunopathol* **42**:137–147.
11. Mason IS, Lloyd DH (1995) The macroscopic and microscopic effects of intradermal injection of crude and purified staphyloccal extracts on canine skin. *Vet Dermatol* **6**:197–204.
12. Nimmo-Wilkie JS, Yager JA, Wilkie BN et al. (1991) Abnormal cutaneous response to mitogens and a contact allergen in dogs with atopic dermatitis. *Vet Immunol Immunopathol* **28**:97–106.
13. Hendricks A, Schuberth HJ, Schueler K et al. (2002) Frequency of superantigen-producing *Staphylococcus intermedius* isolates from canine pyoderma and proliferation inducing potential of superantigens in dogs. *Res Vet Sci* **73**:273–277.
14. Nuttall TJ, Halliwell REW (2001) Serum antibodies to *Malassezia* yeasts in canine atopic dermatitis. *Vet Dermatol* **12**:327–332.
15. Morris DO, DeBoer DJ (2003) Evaluation of serum obtained from atopic dogs with dermatitis attributable to *Malassezia pachydermatis* for passive transfer of immediate hypersensitivity to that organism. *Am J Vet Res* **64**:262–266.
16. Belew PW, Rosenberg EW, Jennings BR (1980) Activation of the alternate pathway of complement by *Malassezia ovalis (Pityrosporum ovale)*. *Mycopathologia* **70**:187–191.
17. Lund EM, Armstrong PJ, Kirk CA et al. (1999) Health status and population characteristics of dogs and cats examined at private veterinary practices in the United States. *J Am Vet Med Assoc* **214**:1336–1341.
18. Griffin CE (1993) Canine atopic disease. In *Current Veterinary Dermatology* (eds CE Griffin, KW Kwochka, JM McDonald). Mosby Year Book, St. Louis, pp. 90–120.

19 Willemse T (1986) Atopic skin disease: a review and reconsideration of diagnostic criteria. *J Small Anim Pract* **27**:771–778.

20 Prèlaud P, Guarere E, Alhaidari Z et al. (1998) Reevaluation of diagnostic criteria of canine atopic dermatitis. *Rev Med Vet* **149**:1057–1064.

21 Plant J (1994) The reproducibility of three *in vitro* canine allergy tests: a pilot study. (Abstract) In *Proceedings of the Annual Meeting of the American Academy of Dermatology/American College of Veterinary Dermatology*, Charlston, p. 16.

22 Scott DW, Miller WH, Griffin CE (1995) Immunologic skin diseases. In *Muller and Kirk's Small Animal Dermatology*, 5th edn. WB Saunders, Philadelphia, pp. 543–666.

23 Marsella R, Olivry T (2001) The ACVD task force on canine atopic dermatits (XXII): nonsteroidal anti-inflammatory pharmacotherapy. *Vet Immunol Immunopathol* **81**:331–341.

24 Olivry, T, Steffan J, Fisch RD et al. (2002) Randomized controlled trial of the efficacy of cyclosporin in the treatment of atopic dermatitis in dogs. *J Am Vet Med Assoc* **221**:370–377.

25 Radowicz SN, Power HT (2003) Long-term use of cyclosporin therapy in the treatment of canine atopic dermatitis. (Abstract) *Vet Dermatol* **14**:234.

26 Olivry T, Rivierre C, Murphy KM et al. (2003) Maintenance treatment of canine atopic dermatitis with cyclosporin: decreasing dosages or increasing intervals? (Abstract) *Vet Dermatol* **14**:220.

27 Fontaine J, Olivry T (2001) Treatment of canine atopic dermatitis with cyclosporin: a pilot study. *Vet Rec* **148**:662–663.

28 Olivry T, Mueller RS (2003) Evidence-based veterinary dermatology: a systematic review of the pharmacology of canine atopic dermatitis. *Vet Dermatol* **14**:121–146.

29 Favrot C, Hauser B, Olivry T et al. (2003) Absence of detection of conventional papilloma virus DNA in cyclosporin-associated papilloma-like skin lesions in dogs. (Abstract) In *Proceedings of the Annual Meeting of the American Academy of Dermatology/American College of Veterinary Dermatology*, Monterey, p. 203.

30 Werner A (2003) Psoriasiform-lichenoid-like dermatitis in three dogs treated with microemulsified cyclosporine A. *J Am Vet Med Assoc* **223**:1013–1016.

31 Steffan J, Strehlau G, Maurer M et al. (2004) Cyclosporine A pharmacokinetics and efficacy in the treatment of atopic dermatitis in dogs. *J Vet Pharmacol Ther* **27**:231–238.

32 Ryffel B, Donatsch P, Madorin M et al. (1983) Toxicological evaluation of cyclosporin A. *Arch Toxicol* **53**:107–141.

33 Scott DW, Miller WH, Griffin CE (2001) Dermatologic therapy. In *Muller and Kirk's Small Animal Dermatology*, 6th edn. WB Saunders, Philadelphia, pp. 207–273.

34 Miller WH, Scott DW, Wellington JR et al. (1993) Evaluation of the performance of a serologic allergy system in atopic dogs. *J Am Anim Hosp Assoc* **29**:545–550.

### 1.3 Adverse Hautreaktionen auf Futterbestandteile

(CAFR, Futterallergie oder -intoleranz)

1 Day MJ (2005) The canine model of dietary hypersensitivity. *Proceedings of the Nutrition Society* **64**:458–464.

2 Jeffers JG, Meyer EK, Sosis EJ (1996) Responses of dogs with food allergies to single ingredient dietary provocation. *J Am Vet Med Assoc* **209**:608–612.

3 Rosser EJ (1993) Diagnosis of food allergy in dogs. *J Am Vet Med Assoc* **203**:259–262.

4 White SD, Sequoia DM (1989) Food hypersensitivity in cats – 14 cases (1982–1987). *J Am Vet Med Assoc* **194**:692–695.

5 Hill PB (1999) Diagnosing cutaneous food allergies in dogs and cats – some practical considerations. *In Pract* **21**:287–294.

6 Chesney CJ (2001) Systematic review of evidence for the prevalence of food sensitivity in dogs. *Vet Rec* **148**:445–448.

7 Chesney CJ (2002) Food sensitivity in the dog: a quantitative study. *J Small Anim Pract* **43**:203–207.

8 Bourdeau P, Fer G (2004) Characteristics of the 10 most frequent feline skin disease conditions seen in the dermatology clinic at the National Veterinary School of Nantes. *Vet Dermatol* **15**:63.

9 Martin A, Sierra MP, Gonzalez JL et al. (2004) Identification of allergens responsible for canine cutaneous adverse food reactions to lamb, beef and cow's milk. *Vet Dermatol* **15**:349–356.

10 Paterson S (1995) Food hypersensitivity in 20 dogs with skin and gastrointestinal signs. *J Small Anim Pract* **36**:529–534.

11 Jackson HA, Jackson MW, Coblentz L et al. (2003) Evaluation of the clinical and allergen specific serum immunoglobulin E responses to oral challenge with cornstarch, corn, soy and a soy hydrolysate diet in dogs with spontaneous food allergy. *Vet Dermatol* **14**:181–187.

12 Bensignor E, Germain PA (2004) Canine recurrent pyoderma: a multicenter prospective study. *Vet Dermatol* **15**:42.

13 Mueller RS, Friend S, Shipstone MA et al. (2000) Diagnosis of canine claw disease – a prospective study of 24 dogs. *Vet Dermatol* **11**:133–141.

14 Guilford WG, Markwell PJ, Jones BR et al. (1998) Prevalence and causes of food sensitivity in cats with chronic pruritus, vomiting or diarrhea. *J Nutr* **128**:2790–2791.

15 Loeffler A, Lloyd DH, Bond R et al. (2004) Dietary trials with a commercial chicken hydrolysate diet in 63 pruritic dogs. *Vet Rec* **154**:519–522.

16 Foster AP, Knowles TG, Moore AH et al. (2003) Serum IgE and IgG responses to food antigens in normal and atopic dogs, and dogs with gastrointestinal disease. *Vet Immunol Immunopathol* **92**:113–124.

## 1.4 Kontaktallergie und Kontaktirritation

1 White PD (1991) Contact dermatitis in the dog and the cat. *Semin Vet Med Surg (Small Animal)* **6**:303–315.

2 Olivry T, Prelaud P, Heripret D et al. (1990) Allergic contact dermatitis in the dog: principles and diagnosis. *Vet Clin North Am: Small Anim Pract* **20**:1443–1456.

3 Thomsen MK, Kristensen F (1986) Contact dermatitis in the dog: a review and clinical study. *Nordisk Veterinaer Medicin* **38**:129–134.

4 Kunkle GA, Gross TL (1983) Allergic contact dermatitis to *Tradescantia fluminensis* (Wandering Jew) in a dog. *Compend Cont Educ Pract Vet* **5**:925–930.

5 Nesbitt GH, Schmitz JA (1977) Contact dermatitis in dogs: a review of 35 cases. *J Am Anim Hosp Assoc* **13**:155–163.

6 Grant DI, Thoday KL (1980) Canine allergic contact dermatitis: clinical review. *J Small Anim Pract* **21**:17–27.

7 Kimura T (2007) Contact hypersensitivity to stainless steel cages (chromium metal) in hairless descendants of Mexican hairless dogs. *Environ Toxic* **22**:176–184.

8 Nuttall TJ, Cole LK (2004) Ear cleaning: the UK and US perspective. *Vet Dermatol* **15**:127–136.

9 Bensignor E (2002) Sensitisation to the contact of prednisolone in a Golden Retriever. *Prat Med Chir Anim* **37**:141–146.

10 Thomsen MK, Thomsen HK (1989) Histopathological changes in canine allergic contact dermatitis patch test reactions: a study on spontaneously hypersensitive dogs. *Acta Vet Scand* **30**:379–386.

11 Marsella R, Kunkle GA, Lewis DT (1997) Use of pentoxifylline in the treatment of allergic contact reactions to plants of the Commelinceae family in dogs. *Vet Dermatol* **8**:121–126.

## 1.5 Flohbissallergie
(flohallergische Dermatitis)

1 Lee SE, Johnstone IP, Lee RP et al. (1999) Putative salivary allergens of the cat flea, *Ctenocephalides felis felis*. *Vet Immunol Immunopathol* **69**:229–237.

2 Lewis DT, Ginn PE, Kunkle GA (1999) Clinical and histological evidence of immediate and delayed antigen intradermal skin test and flea bite sites in normal and flea allergic cats. *Vet Dermatol* **10**:29–37.

3 Scott DW, Miller WH, Griffin CE (2001) Parasitic skin diseases. In *Muller and Kirk's Small Animal Dermatology*, 6th edn. WB Saunders, Philadelphia, pp. 423–516.

4 Shaw SE, Kenny MJ, Tasker S et al. (2004) Pathogen carriage by the cat flea *Ctenocephalides felis* (Bouche) in the United Kingdom. *Vet Microbiol* **102**:183–188.

5 Sousa CA, Halliwell RE (2001) The ACVD task force on canine atopic dermatitis (XI): the relationship between arthropod hypersensitivity and atopic dermatitis in the dog. *Vet Immunol Immunopathol* **81**:233–237.

6 Laffort-Dassot C, Carlotti DN, Pin D et al. (2004) Diagnosis of flea allergy dermatitis: comparison of intradermal testing with flea allergens and a Fc epsilon RI alpha-based IgE assay in response to flea control. *Vet Dermatol* **15**:321–330.

7 Foster AP, Littlewood JD, Webb P, et al. (2003) Comparison of intradermal and serum testing for allergen-specific IgE using a Fc epsilon RI alpha-based assay in atopic dogs in the UK. *Vet Immunol Immunopathol* **93**:51–60.

8 Garcia E, Halpert E, Rodriguez A et al. (2004) Immune and histopathologic examination of flea bite-induced papular urticaria. *Ann Allergy Asthma Immunol* **92**:446–452.

9 Beugnet F, Porphyre T, Sabatier P et al. (2004) Use of a mathematical model to study the dynamics of *Ctenocephalides felis* populations in the home environment and the impact of various control measures. *Parasite-Journal de la Societe Francaise de Parasitologie* **11**:387–399.

10 Rust MK (2005) Advances in the control of *Ctenocephalides felis* (cat flea) on cats and dogs. *Trends in Parasitology* **21**:232–236.

11 Bossard RL, Dryden MW, Broce AB (2002) Insecticide susceptibilities of cat fleas (Siphonaptera: Pulicidae) from several regions of the United States. *J Med Entomol* **39**:742–746.

12 Endris RG, Hair JA, Anderson G et al. (2003) Efficacy of two 65% permethrin spot-on formulations against induced infestations of *Ctenocephalides felis* (Insecta: Siphonaptera) and *Amblyomma americanum* (Acari: Ixodidae) on beagles. *Vet Ther* **4**:47–55.

13 Cadiergues MC, Caubet C, Franc M (2001) Comparison of the activity of selamectin, imidacloprid and fipronil for the treatment of dogs infested experimentally with *Ctenocephalides canis* and *Ctenocephalides felis felis*. *Vet Rec* **149**:704–706.

14 Dryden MW, Perez HR, Ulitchny DM (1999) Control of fleas on pets and in homes by use of imidacloprid or lufenuron and a pyrethrin spray. *J Am Vet Med Assoc* **1**:36–39.

15 Dryden MW, Smith V, Payne PA et al. (2005) Comparative speed of kill of selamectin, imidacloprid, and fipronil-(S)-methoprene spot-on formulations against fleas on cats. *Vet Ther* **6**:228–236.

16 Young DR, Jeannin PC, Boeckh A (2004) Efficacy of fipronil/(S)-methoprene combination spot-on for dogs against shed eggs, emerging and existing adult cat fleas (*Ctenocephalides felis*, Bouche). *Vet Parasitol* **125**:397–407.

17 Rust MK, Waggoner MM, Hinkle NC et al. (2003) Efficacy and longevity of nitenpyram against adult cat fleas (Siphonaptera: Pulicidae). *J Med Entomol* **40**:678–681.

18 Ibrahim MA, Kainulainen P, Aflatuni A et al. (2001) Insecticidal, repellent, antimicrobial activity and phytotoxicity of essential oils: with special reference to limonene and its suitability for control of insect pests. *Agricultural and Food Science in Finland* **10**:243–259.

19 Cadiergues MC, Steffan J, Tinembart O et al. (1999) Efficacy of an adulticide used alone or in combination with an insect growth regulator for flea infestations of dogs housed in simulated home environments. *Am J Vet Res* **60(9)**:1122–1125.

20 Maynard L, Houffschmitt P, Lebreux B (2001) Field efficacy of a 10 per cent pyriproxyfen spot-on for the prevention of flea infestations on cats. *J Small Anim Pract* **42**:491–494.

## 1.6 Pedikulose

1 Scott DW, Miller WH, Griffin CE (2001) Skin diseases. In *Muller and Kirk's Small Animal Dermatology*, 6th edn. WB Saunders, Philadelphia, pp. 423–516.

2 Mencke N, Larsen KS, Eydal M et al. (2005) Dermatological and parasitological evaluation of infestations with chewing lice (*Werneckiella equi*) on horses and treatment using imidacloprid. *Parasitol Res* **97**:7–12.

3 Pollmeier M, Pengo G, Longo M et al. (2004) Effective treatment and control of biting lice, *Felicola subrostratus* (Nitzsch in Burmeister, 1838), on cats using fipronil formulations. *Vet Parasitol* **121**:157–165.

4 Pollmeier M, Pengo G, Jeannin P et al. (2002) Evaluation of the efficacy of fipronil formulations in the treatment and control of biting lice, *Trichodectes canis* (De Geer, 1778) on dogs. *Vet Parasitol* **107**:127–136.

5 Shanks DJ, Gautier R, McTier IL et al. (2003) Efficacy of selamectin against biting lice on dogs and cats. *Vet Rec* **152**:234.

## 1.7 Sarcoptesräude
(Scabies, sarcoptische Akariose)

1 Bornstein S, Zakrisson G, Thebo P (1995) Clinical picture and antibody response to experimental *Sarcoptes scabiei* var *vulpes* infection in red foxes (*Vulpes vulpes*). *Acta Vet Scand* **36**:509–519.

2 Bornstein S, Zakrisson G (1993) Humoral antibody response to experimental *Sarcoptes scabiei* var. *vulpes* infection in the dog. *Vet Dermatol* **4**:107–110.

3 Mueller RS, Bettenay SV, Shipstone M (2001) Value of the pinnal-pedal reflex in the diagnosis of canine scabies. *Vet Rec* **148**:621–623.

4 Schumann RJ, Morgan MS, Glass R et al. (2002) Characterization of house dust mite and scabies allergens by the use of canine serum antibodies. *Am J Vet Res* **62**:1344–1348.

5 Curtis CF (2001) Evaluation of a commercially available enzyme-linked immunosorbent assay for the diagnosis of canine sarcoptic mange. *Vet Rec* **148**:238–239.

6 Curtis CF (2004) Current trends in the treatment of *Sarcoptes*, *Cheyletiella* and *Otodectes* mite infestations in dogs and cats. *Vet Dermatol* **15**:108–114.

## 1.8 Notoedresräude

1 Scott DW, Horn RT (1987) Zoonotic dermatoses of dogs and cats. *Vet Clin North Am: Small Anim Pract* **17**:117–144.

2 Delucchi L, Castro E (2000) Use of doramectin for treatment of notoedric mange in five cats. *J Am Vet Med Assoc* **216**:215–216.

## 1.9 Infestation mit *Cheyletiella* spp.
(Cheyletiellose)

1 Alexander MA, Ihrke PJ (1982) *Cheyletiella* dermatitis in small animal practice: a review. *Californian Vet* **36**:9–12.

2 Cohen SR (1980) *Cheyletiella* dermatitis (in rabbit, cat, dog, man). *Arch Dermatol* **116**:435–437.

3 Scott DW, Horne RT (1987) Zoonotic dermatoses of dogs and cats. *Vet Clin North Am: Small Anim Pract* **21**:535–541.

4 McKeever PJ, Allen SK (1979) Dermatitis associated with *Cheyletiella* infestation in cats. *J Am Vet Med Assoc* **174**:718–720.

5 Ottenschott TRF, Gil D (1978) Cheyletiellosis in long-haired cats. *Tijdschrift voor Diergeneeskunde* **103**:1104–1108.
6 Chadwick AJ (1997) Use of a 0.25 per cent fipronil pump spray formulation to treat canine cheyletiellosis. *J Small Anim Pract* **38**:261–262.
7 Bourdeau P, Lecanu JM (1999) Treatment of multiple infestations with *Otodectes cynotis*, *Cheyletiella yasguri* and *Trichodectes canis* with fipronil (Frontline Spot-on: Merial) in the dog. In *Proceedings of the Autumn Meeting of the British Veterinary Dermatology Study Group*, Bristol, pp. 35–36.

## 1.10 *Neotrombicula-autumnalis*-Infestation

1 Greene RT, Scheidt VJ, Moncol DJ (1986) Trombiculiasis in a cat. *J Am Vet Med Assoc* **188**:1054–1055.
2 Nuttall TJ, French AT, Cheetman HC et al. (1998) Treatment of *Trombicula autmnalis* infestation in dogs and cats with 0.25 per cent fipronil pump spray. *J Small Anim Pract* **39**:237–239.
3 Famose F (1995) Efficacy of fipronil (Frontline) spray in the prevention of natural infestation by *Trombicula autumnalis* in dogs. In *Proceedings of the Royal Veterinary College Seminar – Ectoparasites and Their Control*, London, pp. 28–30.

## 1.11 *Pelodera-strongyloides*-Dermatitis

1 Nesbitt GH (1983) Parasitic diseases. In *Canine and Feline Dermatology: A Systematic Approach*. Lea & Febiger, Philadelphia, p. 77.
2 Willers WB (1970) *Pelodera strongyloides* in association with canine dermatitis in Wisconsin. *J Am Vet Med Assoc* **156**:319–320.

## 1.12 Ankylostomiasis
(Hakenwurm-Dermatitis)

1 Bowman DD (1992) Hookworm parasites of dogs and cats. *Compend Cont Educ Pract Vet* **14**:585–593.
2 Scott DW, Miller WH, Griffin CE (1995) Parasitic skin diseases. In *Muller and Kirk's Small Animal Dermatology*, 5th edn. WB Saunders, Philadelphia, pp. 393–395.
3 Buelke DL (1971) Hookworm dermatitis. *J Am Vet Med Assoc* **158**:735–739.
4 Baker KP (1979) Clinical aspects of hookworm dermatitis. *Vet Dermatol* (Newsletter) **6**:69–74.

## 1.14 Malassezien-Dermatitis

1 Bond R, Ferguson EA, Curtis CF et al. (1996) Factors associated with elevated cutaneous *Malassezia pachydermatis* populations in dogs with pruritic skin disease. *J Small Anim Pract* **37**:103–107.
2 Akerstedt J, Vollset I (1996) *Malassezia pachydermatis* with special reference to canine skin disease. *B Vet J* **152**:269–281.
3 Nardoni S, Mancianti F, Corazza M et al. (2004) Occurrence of *Malassezia* species in healthy and dermatologically diseased dogs. *Mycopathologia* **157**:383–388.
4 Bensignor E, Weill FX, Couprie B (1999) Population sizes and frequency of isolation of *Malassezia* yeasts from healthy pet cats. *Journal de Mycologie Medicale* **9**:158–161.
5 Raabe P, Mayser P, Weiss R (1998) Demonstration of *Malassezia furfur* and *M. sympodialis* together with *M. pachydermatis* in veterinary specimens. *Mycoses* **41**:493–500.
6 Mason KV, Evans AG (1991) Dermatitis associated with *Malassezia pachydermatis* in 11 dogs. *J Am Anim Hosp Assoc* **27**:13–20.
7 Mauldin EA, Morris DO, Goldschmidt MH (2002) Retrospective study: the presence of *Malassezia* in feline skin biopsies. A clinicopathological study. *Vet Dermatol* **13**:7–13.
8 Bond R, Collin NS, Lloyd DH (1994) Use of contact plates for the quantitative culture of *Malassezia pachydermatis* from canine skin. *J Small Anim Pract* **35**:68–72.
9 Chen TA, Halliwell REW, Pemberton AD et al. (2002) Identification of major allergens of *Malassezia pachydermatis* in dogs with atopic dermatitis and *Malassezia* overgrowth. *Vet Dermatol* **13**:141–150.
10 Nuttall TJ, Halliwell REW (2001) Serum antibodies to *Malassezia* yeasts in canine atopic dermatitis. *Vet Dermatol* **12**:327–332.
11 Morris DO, DeBoer DJ (2003) Evaluation of serum obtained from atopic dogs with dermatitis attributable to *Malassezia pachydermatis* for passive transfer of immediate hypersensitivity to that organism. *Am J Vet Res* **64**:262–266.
12 Farver K, Morris DO, Shofer F et al. (2005) Humoral measurement of type-1 hypersensitivity reactions to a commercial *Malassezia* allergen. *Vet Dermatol* **16**:261–268.
13 Bensignor E (2001) An open trial to compare two dosages of ketoconazole in the treatment of *Malassezia* dermatitis in dogs. *Annales de Medecine Veterinaire* **145**:311–315.

14 Guillot J, Bensignor E, Jankowski F et al. (2003) Comparative efficacies of oral ketoconazole and terbinafine for reducing *Malassezia* population sizes on the skin of Basset Hounds. *Vet Dermatol* **14**:153–157.

15 Morris DO, O'Shea K, Shofer FS et al. (2005) *Malassezia pachydermatis* carriage in dog owners. *Emerg Infect Dis* **11**:83–88.

16 Fan YM, Huang WM, Li SF et al. (2006) Granulomatous skin infection caused by *Malassezia pachydermatis* in a dog owner. *Arch Dermatol* **142**:1181–1184.

17 Chang HJ, Miller HL, Watkins N et al. (1998) An epidemic of *Malassezia pachydermatis* in an intensive care nursery associated with colonization of health care workers pet dogs. *New Engl J Med* **338**:706–711.

## 1.15 Epitheliotropes Lymphom
(kutanes T-Zell-Lymphom, Mykosis fungoides)

1 Baker JL, Scott DW (1989) Mycosis fungoides in two cats. *J Am Anim Hosp Assoc* **25**:97–101.

2 DeBoer DJ, Turrel JM, Moore PF (1990) Mycosis fungoides in a dog: demonstration of T cell specificity and response to radiotherapy. *J Am Anim Hosp Assoc* **26**:566–572.

3 Burg G, Dummer R, Haeffner A et al. (2001) From inflammation to neoplasia: mycosis fungoides evolves from reactive inflammatory conditions (lymphocytic infiltrates) transforming into neoplastic plaques and tumors. *Arch Dermatol* **137**:949–952.

4 Santoro D, Marsella R, Hernandez J (2007) Investigation on the association between atopic dermatitis and the development of mycosis fungoides in dogs: a retrospective case control study. *Vet Dermatol* **18**:101–106.

5 Moore PF, Olivry T, Naydan D (1994) Canine cutaneous epitheliotropic lymphoma (mycosis fungoides) is a proliferative disorder of CD8+ T cells. *Am J Pathol* **144**:421–429.

6 Walton DK (1986) Canine epidermotropic lymphoma. In *Current Veterinary Therapy IX* (ed RW Kirk). WB Saunders, Philadelphia, pp. 609–614.

7 Wilcock BP, Yager JA (1989) The behavior of epidermotropic lymphoma in twenty-five dogs. *Can Vet J* **30**:754–756.

8 Scott DW, Miller WH, Griffin CE (2001) Neoplastic and non-neoplastic tumors. In *Small Animal Dermatology*, 6th edn. WB Saunders, Philadelphia, pp. 1333–1338.

9 Petersen A, Wood S, Rosser E (1999) The use of safflower oil for the treatment of mycosis fungoides in two dogs. In *Proceedings of the Annual Meeting of the American Academy of Veterinary Dermatologists/American College of Veterinary Dermatology*, Maui, p. 49.

10 White SD, Rosychuk AW, Scott KV et al. (1993) Use of isotretinoin and etretinate for the treatment of benign cutaneous neoplasia and cutaneous lymphoma in dogs. *J Am Vet Med Assoc* **202**:387–391.

11 Kwochka KW (1989) Retinoids in dermatology. In *Current Veterinary Therapy X* (ed RW Kirk). WB Saunders, Philadelphia, pp. 553–563.

12 Williams LE, Rassnick KM, Power HT et al. (2006) CCNU in the treatment of canine epitheliotrophic lymphoma. *J Vet Intern Med* **20**:136–143.

## 1.16 Akrale Leckdermatitis

1 Shanley K, Overall K (1992) Psychogenic dermatoses. In *Current Veterinary Therapy*, XI (eds RW Kirk, JD Bonagura). WB Saunders, Philadelphia, pp. 552–558.

2 Virga V (2003) Behavioral dermatology. *Vet Clin North Am: Small Anim Pract* **317**:231–251.

3 Schwartz S (1993) Naltrexone-induced pruritus in a dog with tail chasing behavior. *J Am Anim Hosp Assoc* **202**:278–280.

4 Denerolle P, White S, Taylor TS et al. (2007) Organic diseases mimicking acral lick dermatitis in six dogs. *J Am Anim Hosp Assoc* **43**:215–220.

5 Paterson S, Midgley D, Barclay I (2007) Canine acral lick dermatitis. *In Pract* **29**:328–332.

6 Walton DK (1986) Psychodermatoses. In *Current Veterinary Therapy IX* (ed RW Kirk). WB Saunders, Philadephia, pp. 557–559.

7 White SD (1990) Naltrexone for treatment of acral lick dermatitis in dogs. *J Am Vet Med Assoc* **196**:1073–1076.

8 Rusbridge C, Greitz D, Iskandar BJ (2006) Syringomyelia: current concepts in pathogenesis, diagnosis and treatment. *J Vet Intern Med* **20**:469–479.

9 Dodman NH, Shuster L, White SD et al. (1988) Use of narcotic antagonists to modify stereotypic self-licking, self-chewing, and scratching behavior in dogs. *J Am Vet Med Assoc* **193**:815–819.

10 Dodman NH, Shuster L, Nesbitt G et al. (2004) The use of dextromethorphan to treat repetitive self-directed scratching, biting, or chewing in dogs with allergic dermatitis. *J Vet Pharmacol Ther* **27**:99–104.

11 Gaultier E, Bonnafous L, Bougrat L et al. (2005) Comparison of the efficacy of a synthetic dog-appeasing pheromone with clomipramine for the treatment of separation-related disorders in dogs. *Vet Rec* **156**:533.

12 Holt TL, Mann FA (2002) Soft tissue application of lasers. *Vet Clin North Am: Small Anim Pract* **32**:535–547.

13 Rusbridge C, Jeffery ND (2008) Pathophysiology and treatment of neuropathic pain associated with syringomyelia. *Vet J* **175**:164–172.

### 1.17 Schnauzer-Komedonen-Syndrom

1 Scott DW, Miller WH, Griffin CE (2001) Congenital and hereditary defects. In *Muller and Kirk's Small Animal Dermatology*, 6th edn. WB Saunders, Philadelphia, pp. 913–1003.

2 Hannigan MM (1997) A refractory case of schnauzer comedo syndrome. *Can Vet J* **38**:238–239.

### 1.18 Feline psychogene Alopezie

1 Virga V (2003) Behavioral dermatology. *Vet Clin North Am: Small Anim Pract* **317**:231–251.

2 Waisglass SE, Landsberg GM, Yager JA et al. (2006) Underlying medical conditions in cats with presumptive psychogenic alopecia. *J Am Vet Med Assoc* **228**:1705–1709.

## KAPITEL 2: NODULÄRE HAUTERKRANKUNGEN

### 2.1 Epidermale und follikuläre Inklusionszysten

1 Goldschmidt MH, Hendrick MH (2007) Tumors of the skin and soft tissues. In *Tumors of Domestic Animals* (ed DE Meuten). Iowa State Press, Ames, pp. 45–117.

2 Scott DW, Miller WH, Griffin CE (2001) Neoplastic and non-neoplastic tumors. In *Muller and Kirk's Small Animal Dermatology*, 6th edn. WB Saunders, Philadelphia, pp. 1236–1414.

### 2.2 Infundibuläres keratinisierendes Akanthom

1 Scott DW, Miller WH, Griffin CE (1995) Neoplastic and non-neoplastic tumors. In *Muller and Kirk's Small Animal Dermatology*, 5th edn. WB Saunders, Philadelphia, pp. 999–1001.

2 Goldschmidt MH, Shofer FS (1992) Intracutaneous cornifying epithelioma. In *Skin Tumors of the Dog and Cat*. Pergamon Press, New York, pp. 109–114.

3 Gross TL, Ihrke PJ, Walder EJ (1992) Follicular tumors. In *Veterinary Dermatopathology*. Mosby Year Book, St. Louis, pp. 361–363.

4 Stannard AA, Pulley LT (1975) Intracutaneous cornifying epithelioma (keratoacanthoma) in the dog: a retrospective of 25 cases. *J Am Vet Med Assoc* **167**:385–388.

5 White SD, Rosychuk RAW, Scott KV et al. (1995) Sebaceous adenitis in dogs and results of treatment with isotretinoin and etretinate – 30 cases (1990–1994). *J Am Vet Med Assoc* **207**:197–200.

6 White SD, Rosychuk RAW, Scott KV et al. (1993) Use of isotretinoin and etretinate for the treatment of benign cutaneous neoplasia and cutaneous lymphoma in dogs. *J Am Vet Med Assoc* **202**:387–391.

7 Henfrey JI (1991) Treatment of multiple intra-cutaneous cornifying epitheliomata using isotretinoin. *J Small Anim Pract* **32**:363–365.

8 Scott DW, Miller WH, Griffin CE (1995) Dermatologic therapy. In *Muller and Kirk's Small Animal Dermatology*, 5th edn. WB Saunders, Philadelphia, pp. 238–240.

### 2.3 Papillomatose

1 Goldschmidt MH, Shofer FS (1992) Cutaneous papillomas. In *Skin Tumors of the Dog and Cat*. Pergamon Press, New York, pp. 11–15.

2 Gross TL, Ihrke PJ, Walder EJ (1992) Epidermal tumors. In *Veterinary Dermatopathology*. Mosby Year Book, St. Louis, pp. 334–336.

3 Scott DW, Miller WH, Griffin CE (1995) Neoplastic and non-neoplastic tumors. In *Small Animal Dermatology*, 5th edn. WB Saunders, Philadelphia, pp. 994–997.

4 Sansom J, Barnett KC, Blunden AS et al. (1996) Canine conjunctival papilloma: a review of five cases. *J Small Anim Pract* **37**:84–86.

5 Nagata M, Nanko H, Moriyama A et al. (1995) Pigmented plaques associated with papillomavirus infection in dogs: is this epidermodysplasia verruciformis? *Vet Dermatol* **6**:179–186.

6 Watrach AM, Small E, Case MT (1970) Canine papillomas: progression of oral papilloma to carcinoma. *J Nat Cancer Inst* **45**:915–920.

7 Bergman CL, Hirth RS, Sundberg JP et al. (1987) Cutaneous neoplasia in dogs associated with canine papillomavirus vaccine. *Vet Pathol* **24**:477–487.

8 Foster AP (2004) Immunomodulation and immunodeficiency. *Vet Derm* **15**:115–126.

## 2.4 Mastzelltumoren

1. Scott DW, Miller WH, Griffin CE (2001) Neoplastic and non-neoplastic tumors. In *Muller and Kirk's Small Animal Dermatology*, 6th edn. WB Saunders, Philadelphia, pp. 1236–1414.
2. Tyrell D, Davis RM (2001) Progressive neurological signs associated with systemic mastocytosis in a dog. *Austr Vet J* **79**:106–108.
3. Lepri E, Ricci G, Leonardi L et al. (2003) Diagnostic and prognostic features of feline cutaneous mast cell tumours: a retrospective analysis of 40 cases. *Vet Res Comm* **27**:707–709.
4. Elmslie R (2002) Mast cell tumours. In *The 5-minute Veterinary Consult: Small Animal Dermatology* (ed K Helton Rhodes). Lippincott Williams and Wilkins, Philadelphia, pp. 464–470.
5. Baker-Gabb M, Hunt GB, France MP (2003) Soft tissue sarcomas and mast cell tumours in dogs; clinical behaviour and response to surgery. *Austr Vet J* **81**:732–738.
6. Johnson TO, Schulman FY, Lipscomb TP et al. (2002) Histopathology and biologic behavior of pleomorphic cutaneous mast cell tumors in fifteen cats. *Vet Pathol* **39**:452–457.
7. Molander-McCrary H, Henry CJ, Potter K et al. (1998) Cutaneous mast cell tumors in cats: 32 cases (1991–1994). *J Am Anim Hosp Assoc* **34**:281–284.
8. Weisse C, Shofer FS, Sorenmo K (2002) Recurrence rates and sites for grade II canine cutaneous mast cell tumors following complete surgical excision. *J Am Anim Hosp Assoc* **38**:71–73.
9. Gerritsen RJ, Teske E, Kraus JS et al. (1998) Multi-agent chemotherapy for mast cell tumours in the dog. *Vet Quart* **20**:28–31.
10. LaDue T, Price GS, Dodge R et al. (1998) Radiation therapy for incompletely resected canine mast cell tumors. *Vet Radiol Ultrasound* **39**:57–62.
11. Misdorp W (2004) Mast cells and canine mast cell tumours. A review. *Vet Quart* **26**:156–169.
12. Moore AS (2002) Radiation therapy for the treatment of tumours in small companion animals. *Vet J* **164**:176–187.
13. Chaffin K, Thrall DE (2002) Results of radiation therapy in 19 dogs with cutaneous mast cell tumor and regional lymph node metastasis. *Vet Radiol Ultrasound* **43**:392–395.
14. Jaffe MH, Hosgood G, Kerwin SC (2000) Deionised water as an adjunct to surgery for the treatment of canine cutaneous mast cell tumours. *J Small Anim Pract* **41**:7–11.

## 2.5 Melanozytäre Neoplasien

1. Gross TH, Ihrke PJ, Walder EJ, Affolter VK (2005) Melanocytic tumors. In *Skin Diseases of the Dog and Cat: Clinical and Histopathologic Diagnosis*, 2nd edn. Blackwell Publishing, Oxford, pp. 813–833.
2. Sober AJ (1991) Biology of malignant melanoma. In *Pathophysiology of Dermatologic Diseases* (eds NA Soter, HP Baden). McGraw-Hill, New York, pp. 515–528.
3. Bostock DE (1979) Prognosis after surgical excision of canine melanomas. *Vet Pathol* **16**:32–40.
4. Aronsohn MG, Carpenter JL (1990) Distal extremity melanocytic nevi and malignant melanoma in dogs. *J Am Anim Hosp Assoc* **26**:605–612.
5. Goldschmidt MH, Liu SMS, Shofer FS (1993) Feline dermal melanoma. In *Advances in Veterinary Dermatology* (eds PJ Ihrke, IS Mason, SD White). Pergamon Press, Oxford, pp. 285–291.
6. Scott DW (1987) Lentigo simplex in orange cats. *Companion Anim Pract* **1**:23–25.
7. Conroy JD (1983) Canine skin tumors. *J Am Anim Hosp Assoc* **19**:91–114.
8. Goldschmidt MH, Shofer FS (1992) *Skin Tumors of the Dog and Cat*. Pergamon Press, Oxford, pp. 2–3, 142–151.
9. Carpenter JL, Andrew LK, Holzworth J (1987) Tumors and tumor-like lesions. In: *Diseases of the Cat* (ed J Holzworth). WB Saunders, Philadelphia, pp. 408, 579–583.
10. Richardson RC, Rebar AH, Elliott GS (1984) Common skin tumors of the dog: a clinical approach to diagnosis and treatment. *Comp Contin Ed Pract Vet* **6**:1080–1085.

## 2.6 Basalzellkarzinom
(Basalzell-Epitheliom)

1. Gross TH, Ihrke PJ, Walder EJ, Affolter VK (2005) Epithelial neoplasms and other tumors. In *Skin Diseases of the Dog and Cat: Clinical and Histopathologic Diagnosis*, 2nd edn. Blackwell Publishing, Oxford, pp. 589–591.
2. Miller SJ (1991) Biology of basal cell carcinoma. *J Am Acad Dermatol* **24**:161–175.
3. Miller MA, Nelson SL, Turk JR et al. (1991) Cutaneous neoplasia in 340 cats. *Vet Pathol* **28**:389–395.
4. Macy DW, Reynolds HA (1981) The incidence, characteristics, and clinical management of skin tumors of cats. *J Am Anim Hosp Assoc* **17**:1026–1034.
5. Goldschmidt MH, Shofer FS (1992) *Skin Tumors of the Dog and Cat*. Pergamon Press, Oxford, pp. 29–32.

6 Rothwell TLW, Howlett CR, Middleton DJ et al. (1987) Skin neoplasms of dogs in Sydney. *Austr Vet J* **64**:161–164.
7 Barton CL (1987) Cytological diagnosis of cutaneous neoplasia: an algorithmic approach. *Comp Cont Ed Pract Vet* **9**:20–33.

## 2.7 Kollagene Nävi

1 Scott DW, Yager Johnson JA, Manning TO et al. (1984) Nevi in the dog. *J Am Anim Hosp Assoc* **20**:505–512.
2 Jones BR, Alley MR, Craig AS (1985) Cutaneous collagen nodules in a dog. *J Small Anim Pract* **26**:445–451.
3 Fox JG, Snyder SB, Campbell LH (1973) Connective tissue nevus in a dog. *Vet Pathol* **10**:65–68.

## 2.8 Canines eosinophiles Granulom

1 Curial da Silva JMA, Kraus KH, Brown TP et al. (1998) Eosinophilic granuloma of the nasal skin in a dog. *J Am Anim Hosp Assoc* **20**:603–606.
2 Gross TH, Ihrke PJ, Walder EJ, Affolter VK (2005) Canine eosinophilic granuloma. In *Skin Diseases of the Dog and Cat: Clinical and Histopathologic Diagnosis*, 2nd edn. Blackwell Publishing, Oxford, pp. 358–360.
3 Madewell BR, Stannard AA, Pulley LT et al. (1980) Oral eosinophilic granuloma in Siberian husky dogs. *J Am Vet Med Assoc* **177**:701–703.
4 Norris JM (1994) Cutaneous eosinophilic granuloma in a crossbred dog: a case report and literature review. *Aust Pract* **24**:74–78.
5 Potter KA, Tucker RD, Carpenter JL (1980) Oral eosinophilic granuloma of Siberian huskies. *J Am Anim Hosp Assoc* **16**:595–600.
6 Scott DW (1988) Cutaneous eosinophilic granulomas with collagen degeneration in the dog. *J Am Anim Hosp Assoc* **19**:529–532.
7 Turnwald GH, Hoskins JD, Taylor HW (1981) Cutaneous eosinophilic granuloma in a Labrador retriever. *J Am Vet Med Assoc* **179**:799–801.
8 Walsh KM (1983) Oral eosinophilic granuloma in two dogs. *J Am Vet Med Assoc* **183**:323–324.

## 2.9 Steriles Granulom- und Pyogranulom-Syndrom

1 Houston DM, Clark EG, Matwichuk CL et al. (1993) A case of cutaneous sterile pyogranuloma/granuloma syndrome in a golden retriever. *Can Vet J* **34**:121–122.
2 Gross TH, Ihrke PJ, Walder EJ, Affolter VK (2005) Sterile granuloma and pyogranuloma syndrome. In *Skin Diseases of the Dog and Cat: Clinical and Histopathologic Diagnosis*, 2nd edn. Blackwell Publishing, Oxford, pp. 320–323.
3 Panich R, Scott DW, Miller WH (1991) Canine cutaneous sterile pyogranuloma/granuloma syndrome: a retrospective analysis of 29 cases (1976–1988). *J Am Anim Hosp Assoc* **27**:519–528.
4 Cornegliani L, Fondevla D, Vercelli A et al. (2005) PCR detection of *Leishmania* and *Mycobacterium* organisms in canine cutaneous sterile pyogranuloma/granuloma syndrome (SPGS). *Vet Derm* **16**:235–238.
5 Scott DW, Buerger RG, Miller WH (1990) Idiopathic sterile granulomatous and pyogranulomatous dermatitis in cats. *Vet Dermatol* **1**:129–137.
6 Rothstien E, Scott DW, Riis RC (1997) Tetracycline and niacinamide for the treatment of sterile pyogranuloma/granuloma syndrome in a dog. *J Am Anim Hosp Assoc* **33**:540–543.
7 White SA, Rosychuk RAW, Renke IS et al. (1992) Use of tetracycline and niacinamide for the treatment of autoimmune skin disease in 31 dogs. *J Am Vet Med Assoc* **200**:1457–1500.

## 2.10 Histiozytäre proliferative Erkrankungen

1 Affolter VK, Moore PF (2000) Canine cutaneous and systemic histiocytosis: reactive histiocytosis of dermal dendritic cells. *Am J Dermatopathol* **22**:40–48.
2 Moore PF, Schrenzel MD, Affolter VK et al. (1996) Canine cutaneous histiocytoma is an epidermotropic langerhans cell histiocytosis that expresses CD1 and specific beta(2)-integrin molecules. *Am J Pathol* **148**:1699–1708.
3 Ciobotaru E, Militaru M, Soare T et al. (2004) Canine cutaneous histiocytoma: morphology and morphometry. *Vet Dermatol* **15**:62.
4 Affolter VK, Moore PF (2002) Localized and disseminated histiocytic sarcoma of dendritic cell origin in dogs. *Vet Pathol* **39**:74–83.
5 Moore PF, Rosin A (1986) Malignant histiocytosis of Bernese Mountain Dogs. *Vet Pathol* **23**:1–10.
6 Padgett GA, Madewell BR, Keller ET et al. (1995) Inheritance of histiocytosis in Bernese Mountain Dogs. *J Small Anim Pract* **36**:93–98.
7 Schmidt ML, Rutteman GR, Vanniel MHF et al. (1993) Clinical and radiographic manifestations of canine malignant histiocytosis. *Vet Quart* **15**:117–120.
8 Day MJ, Lopatkin I, Lucke VM et al. (2000) Multiple cutaneous histiocytomas in a cat. *Vet Dermatol* **11**:305–310.

## 2.11 Pannikulitis

1. Scott DW, Anderson WI (1988) Panniculitis in dogs and cats: a retrospective analysis of 78 cases. *J Am Anim Hosp Assoc* **24**:551–559.
2. Shanley KJ, Miller WH (1985) Panniculitis in the dog: a report of five cases. *J Am Anim Hosp Assoc* **21**:545–550.
3. Hendrick MJ, Dunagan CA (1991) Focal necrotizing granulomatous panniculitis associated with subcutaneous injection of rabies vaccine in cats and dogs: 10 cases (1988–1989). *J Am Vet Med Assoc* **198**:304–305.
4. Gross TL, Ihrke PJ, Walder EJ (1992) Diseases of the panniculus. In *Veterinary Dermatopathology*. Mosby Year Book, St. Louis, pp. 316–326.
5. Hagiwara MK, Guerra JL, Maeoka MRM (1986) Pansteatitis (yellow fat disease) in a cat. *Feline Pract* **16**:25–27.
6. Edgar TP, Furrow RD (1984) Idiopathic nodular panniculitis in a German Shepherd Dog. *J Am Anim Hosp Assoc* **20**:603–606.
7. Kunkle GA, White SD, Calderwood-Mays M et al. (1993) Focal metatarsal fistulas in five dogs. *J Am Vet Med Assoc* **202**:756–757.
8. Paterson S (1995) Sterile idiopathic pedal panniculitis in the German Shepherd Dog – clinical presentation and response to treatment of four cases. *J Small Anim Pract* **36**:498–501.

## 2.12 Kryptokokkose

1. Wolf AM, Troy GC (1995) Deep mycotic diseases. In *Textbook of Veterinary Internal Medicine* (eds SJ Ettinger, EC Feldman). WB Saunders, Philadelphia, pp. 439–462.
2. Ackerman L (1988) Feline cryptococcosis. *Comp Cont Ed Pract Vet* **10**:1049–1055.
3. Medleau L, Barsanti JA (1990) Cryptococcosis. In *Infectious Diseases of Dogs and Cats* (ed CE Green). WB Saunders, Philadelphia, pp. 687–695.
4. Medleau L, Hall EJ, Goldschmidt MH, Irby N (1995) Cutaneous cryptococcosis in three cats. *J Am Vet Med Assoc* **187**:169–170.
5. Legendre AM (1995) Antimycotic drug therapy. In *Current Veterinary Therapy XII* (ed JD Bonagura). WB Saunders, Philadelphia, pp. 327–331.
6. Medleau L, Jacobs GJ, Marks MA (1995) Itraconazole for the treatment of cryptococcosis in cats. *J Vet Int Med* **9**:39–42.

## 2.13 Phäohyphomykose

1. Odds FC, Arai T, Disalvo AF et al. (1992) Nomenclature of fungal diseases: a report and recommendations from a sub-committee of the International Society for Human and Animal Mycology (ISHAM). *J Med Vet Mycology* **30**:1–10.
2. Dhein CR, Leathers CW, Padhye AA et al. (1988) Phaeomycosis caused by *Alternaria alternata* in a cat. *J Am Vet Med Assoc* **193**:1101–1103.
3. Beale KM, Pinson D (1990) Phaeomycosis caused by two different species of *Curvularia* in two animals from the same household. *J Am Anim Hosp Assoc* **26**:67–70.
4. Attleburger MH (1980) Mycoses and mycosis-like diseases. In *Current Veterinary Therapy VII* (ed RW Kirk). WB Saunders, Philadelphia, pp. 1177–1180.
5. Fadok VA (1987) Granulomatous dermatitis in dogs and cats. *Semin Vet Med Surg (Small Anim)* **2**:186–194.
6. Kettlewell P, McGinnis MR, Wilkinson GT (1989) Phaeomycosis caused by *Exophiala spinifera* in two cats. *J Med Vet Mycology* **27**:257–264.
7. Abramo F, Bastelli F, Nardoni S et al. (2003) Case report: feline cutaneous phaeohyphomycosis due to *Cladophyalophora bantiana*. *J Feline Med Surg* **4**:157–163.

## 2.14 *Cuterebra*-spp.-Infestation

1. Bowman DD, Lynn RC (1995) Arthropods. In *Georgis' Parasitology for Veterinarians*. WB Saunders, Philadelphia, pp. 29–31.
2. Hatziolos BC (1966) *Cuterebra* larva in the brain of a cat. *J Am Vet Med Assoc* **148**:787–792.
3. Hendrix CM, Cox NR, Clemans-Chevis CL et al. (1989) Aberrant intracranial myiasis caused by larval *Cuterebra* infection. *Comp Cont Ed Pract Vet* **11**:550–562.
4. Kazocos KR, Bright RM, Johnson KE et al. (1980) *Cuterebra* species as a cause of pharyngeal myiasis in cats. *J Am Anim Hosp Assoc* **16**:773–776.

## 2.15 Drakunkulose

1. Giovengo SL (1993) Canine dracunculiasis. *Comp Cont Ed Pract Vet* **15**:726–729.
2. Scott DW, Miller WH, Griffin CE (1995) Parasitic skin diseases. In *Muller and Kirk's Small Animal Dermatology*, 5th edn. WB Saunders, Philadelphia, pp. 400–401.

## 2.16 Calcinosis circumscripta

1. Gross TH, Ihrke PJ, Walder EJ, Affolter VK (2005) Calcinosis circumscripta. In *Skin Diseases of the Dog and Cat: Clinical and Histopathologic Diagnosis*, 2nd edn. Blackwell Publishing, Oxford, pp. 378–380.
2. Scott DW, Buerger RG (1988) Idiopathic calcinosis circumscripta in the dog: a retrospective analysis of 130 cases. *J Am Anim Hosp Assoc* **24**:187–189.
3. Stampley A, Bellah JR (1990) Calcinosis circumscripta of the metacarpal pad in a dog. *J Am Vet Med Assoc* **196**:113–114.

# KAPITEL 3: ULZERATIVE HAUTERKRANKUNGEN

## 3.1 Pyodermie des Deutschen Schäferhundes

1. Wisselink MA, Willemse A, Koeman JP (1985) Deep pyoderma in the German Shepherd dog. *J Am Anim Hosp Assoc* **21**:773–776.
2. Wisselink MA, Bouw J, Drweduwen SA *et al.* (1989) German Shepherd Dog pyoderma: a genetic disorder. *Vet Quart* **11**:161–164.
3. Rosser EJ (2006) German shepherd dog pyoderma. *Vet Clin North Am: Small Anim Pract* **36**:203–214.
4. Rosser EJ (1998) German shepherd pyoderma. *Compend Cont Educ Pract Vet* **20**:831–839.
5. Wisselink MA, Koeman JP, van den Ingh TSGA *et al.* (1990) Investigations on the role of flea antigen in the pathogenesis of German Shepherd dog pyoderma (GSP). *Vet Quart* **12**:21–28.
6. Wisselink MA, Koeman JP, van den Ingh TSGA *et al.* (1990) Investigations on the role of staphylococci in the pathogenesis of German Shepherd dog pyoderma (GSP). *Vet Quart* **12**:29–34.
7. Day MJ (1994) An immunopathological study of deep pyoderma in the dog. *Res Vet Sci* **56**:18–23.
8. Day MJ, Mazza G (1995) Tissue immunoglobulin G subclasses observed in immune mediated dermatopathy, pyoderma and hypersensitivity dermatitis in dogs. *Res Vet Sci* **58**:82–89.
9. Denerolle P, Bourdoiseau G, Magnol JP *et al.* (1998) German Shepherd dog pyoderma: a prospective study of 23 cases. *Vet Dermatol* **9**:243–248.
10. Wisselink MA, Bernadina WE, Willemse A *et al.* (1988) Immunological aspects of German Shepherd Dog pyoderma (GSP). *Vet Immunol Immunopathol* **19**:67–77.
11. Chabanne L, Marchal T, Denerolle P *et al.* (1995) Lymphocyte subset abnormalities in German Shepherd dog pyoderma (GSP). *Vet Immunol Immunopathol* **49**:189–198.
12. Koch HJ, Peters S (1996) Antimicrobial therapy in German Shepherd dog pyoderma (GSP). An open clinical study. *Vet Dermatol* **7**:177–181.
13. Bell A (1995) Prophylaxis of German Shepherd dog recurrent furunculosis (German Shepherd dog pyoderma) using cephalexin pulse therapy. *Austr Vet Pract* **25**:30–36.
14. Carlotti DN, Jasmin P, Gardey L *et al.* (2004) Evaluation of cephalexin intermittent therapy (weekend therapy) in the control of recurrent idiopathic pyoderma in dogs: a randomized, double-blinded, placebo-controlled study. *Vet Dermatol* **15**:8–9.

## 3.2 Feline idiopathische ulzerative Dermatose

1. Medleau L, Hnilica KA (2006) Feline idiopathic ulcerative dermatosis. In *Small Animal Dermatology: a Color Atlas and Therapeutic Guide*. WB Saunders, Philadelphia, pp. 352–353.
2. Gross TH, Ihrke PJ, Walder EJ, Affolter VK (2005) Feline idiopathic ulcerative dermatosis. In *Skin Diseases of the Dog and Cat: Clinical and Histopathologic Diagnosis*, 2nd edn. Blackwell Publishing, Oxford, pp. 130–132.
3. Mason K, Robson DC (2002) Clinical pearls of wisdom: practice tips for skin cases. In *Advances in Veterinary Dermatology, Vol 3* (eds KL Thoday, CS Foil, R Bond). Blackwell Publishing, Oxford, pp. 254–265.

## 3.3 Feliner eosinophiler Granulom-Komplex

1. Scott DW, Miller WH, Griffin C (2001) Skin immune system and allergic skin disease. In: *Muller and Kirk's Small Animal Dermatology*, 6th edn. WB Saunders, Philadelphia, pp. 543–666.
2. Foster A (2003) Clinical approach to feline eosinophilic granuloma complex. *In Pract* **25**:2–10.
3. Bardagi M, Fondati A, Fondevila D *et al.* (2003) Ultrastructural study of cutaneous lesions in feline eosinophilic granuloma complex. *Vet Dermatol* **14**:297–303.
4. Wilkinson GT, Bate MJ (1984) A possible further clinical manifestation of the feline eosinophilic granuloma complex. *J Am Anim Hosp Assoc* **20**:325–331.
5. Leistra WHG, van Oost BA, Willemse T (2005) Non-pruritic granuloma in Norwegian Forest cats. *Vet Rec* **56**:575–577.
6. Mason KV, Evans AG (1991) Mosquito bite-caused eosinophilic dermatitis in cats. *J Am Vet Med Assoc* **198**:2086–2088.
7. Nagata M, Ishida T (1997) Cutaneous reactivity to mosquito bites and its antigens in cats. *Vet Dermatol* **8**:19–26.

8   Noli C, Scarampella F (2006) Prospective open pilot study on the use of ciclosporin for feline allergic skin disease. *J Small Anim Pract* **47**:434–438.
9   Last RD, Suzuki Y, Manning T et al. (2004) A case of fatal systemic toxoplasmosis in a cat being treated with cyclosporin A for feline atopy. *Vet Dermatol* **15**:194–198.

## 3.4 Arzneimittelexantheme

1   Mason KV (1990) Cutaneous drug eruptions. *Vet Clin North Am: Small Anim Pract* **20**:1633–1653.
2   Medleau L, Shanley KJ, Rakich PM et al. (1999) Trimethoprim sulfonamide associated drug eruptions in dogs. *J Am Anim Hosp Assoc* **26**:305–311.
3   Trepanier LA (1999) Delayed hypersensitivity reactions to sulphonamides: syndromes, pathogenesis and management. *Vet Dermatol* **10**:241–248.
4   Trepanier LA, Danhof R, Toll J et al. (2003) Clinical findings in 40 dogs with hypersensitivity associated with administration of potentiated sulfonamides. *J Vet Int Med* **17**:647–652.
5   Papadogiannakis EI (2000) Cutaneous adverse drug reactions in the dog and cat. *Eur J Companion Anim Pract* **10**:71–77.
6   Hinn AC, Olivry T, Luther PB et al. (1998) Erythema multiforme, Stevens–Johnson syndrome and toxic epidermal necrolysis in the dog: classification, drug exposure and histopathological correlations. *J Vet Allergy Clin Immunol* **6**:13–20.
7   Nuttall TJ, Burrow R, Fraser I et al. (2004) Thrombovascular pinnal necrosis in a dog caused by fenbendazole administration. *J Small Anim Pract* **46**:243–246.
8   Nuttall TJ, Mallam T (2004) Successful intravenous human immunoglobulin treatment of drug-induced Stevens–Johnson syndrome in a dog. *J Small Anim Pract* **45**:357–361.
9   Mellor PJ, Roulois AJA, Day MJ et al. (2005) Neutrophilic dermatitis and immune-mediated haematological disorders in a dog: suspected adverse reaction to carprofen. *J Small Anim Pract* **46**:237–242.
10  Vasilopulos RJ, Mackin A, Lavergne SN et al. (2005) Nephrotic syndrome associated with administration of sulfadimethoxine/ormetoprim in a Dobermann. *J Small Anim Pract* **46**:232–236.
11  Scott DW, Miller WH, Griffin CE (2001) Immune-mediated disorders. In *Muller and Kirk's Small Animal Dermatology*, 6th edn. WB Saunders, Philadelphia, pp. 667–779.

## 3.5 Kutaner Lupus erythematosus
(diskoider Lupus erythematosus)

1   Norris DA (1993) Pathomechanisms of photosensitive lupus erythematosus. *J Invest Dermatol* **100**:58S–68S.
2   Walton DK, Scott DW, Smith CS et al. (1981) Canine discoid lupus erythematosus. *J Am Anim Hosp Assoc* **17**:851–858.
3   Scott DW, Walton DK, Manning TO et al. (1983) Canine lupus erythematosus. Part 2. Discoid lupus erythematosus. *J Am Anim Hosp Assoc* **19**:481–486.
4   Scott DW, Walton DK, Slater MR et al. (1987) Immune-mediated dermatoses in domestic animals: ten years after. Part 2. *Comp Cont Ed Pract Vet* **9**:539–551.
5   Willemse T and Koeman JP (1989) Discoid lupus erythematosus in cats. *Vet Dermatol* **1**:19–24.
6   White SD, Rosychuk RAW, Reinke SI et al. (1992) Use of tetracycline and niacinamide for treatment of autoimmune skin disease in 31 dogs. *J Am Vet Med Assoc* **200**:1497–1500.
7   Griffies JD, Mendelson CL, Rosenkrantz WS et al. (2004) Topical 0.1% tacrolimus for the treatment of discoid lupus erythematosus and pemphigus erythematosus in dogs. *J Am Anim Hosp Assoc* **40**:29–41.

## 3.6 Systemischer Lupus erythematosus

1   Chabanne L, Fournel C, Monestier M et al. (1999) Canine systemic lupus erythematosus. Part I. Clinical and biologic aspects. *Compend Cont Educ Pract Vet* **21**:135–141.
2   Chabanne L, Fournel C, Rigal D et al. (1999) Canine systemic lupus erythematosus. Part II. Diagnosis and treatment. *Compend Cont Educ Pract Vet* **21**:402–409.
3   Clercx C, McEntee K, Gilbert S et al. (1999) Nonresponsive generalized bacterial infection associated with systemic lupus erythematosus in a Beauceron. *J Am Anim Hosp Assoc* **35**:220–223.
4   Foster AP, Sturgess CP, Gould DJ et al. (2000) Pemphigus foliaceus in association with systemic lupus erythematosus and subsequent lymphoma in a cocker spaniel. *J Small Anim Pract* **41**:266–270.
5   Scott DW, Miller WH (1995) Squamous cell carcinoma arising in chronic discoid lupus erythematosus nasal lesions in two German Shepherd Dogs. *Vet Dermatol* **6**:99–104.
6   Chabanne L, Fournel C, Caux C et al. (1995) Abnormalities of lymphocyte subsets in canine systemic lupus erythematosus. *Autoimmunity* **22**:1–8.

7 Fournel C, Chabanne L, Caux C et al. (1992) Canine systemic lupus erythematosus. I: A study of 75 cases. *Lupus* **1**:133–139.
8 Goudswaard J, Schell WER, van Toor AJ et al. (1993) SLE (systemic lupus erythematosus): related clinical features in the dog. *Tijdschrift Diergeneesk* **118**:185–189.
9 Person JM, Person P, Pellerin JL (1998) Systemic lupus erythematosus in a cat. *Rev Med Vet-Toulouse* **149**:1125–1129.
10 Vitale CB, Ihrke PJ, Gross TL et al. (1997) Systemic lupus erythematosus in a cat: fulfillment of the American Rheumatism Association criteria with supportive skill histopathology. *Compend Cont Educ Pract Vet* **8**:133–138.
11 Hansson-Hamlin H, Lilliehook I, Trowald-Wigh G (2006) Subgroups of canine antinuclear antibodies in relation to laboratory and clinical findings in immune-mediated disease. *Vet Clin Pathol* **35**:397–404.
12 Henriksson EW, Hansson H, Karlsson-Parra A et al. (1998) Autoantibody profiles in canine ANA-positive sera investigated by immunoblot and ELISA. *Vet Immunol Immunopathol* **61**:157–170.
13 Monier JC, Ritter J, Caux C et al. (1992) Canine systemic lupus erythematosus. II: Antinuclear antibodies. *Lupus* **1**:287–293.
14 Choi EW, Shin IS, Youn HY et al. (2005) Gene therapy using non-viral peptide vector in a canine systemic lupus erythematosus model. *Vet Immunol Immunopathol* **103**:223–233.

### 3.7 Vesikulärer kutaner Lupus erythematosus von Shetland Sheepdog und Collie

1 Gross TH, Ihrke PJ, Walder EJ, Affolter VK (2005) Vesicular cutaneous lupus erythematosus of the Shetland sheepdog and collie. In *Skin Diseases of the Dog and Cat: Clinical and Histopathologic Diagnosis*, 2nd edn. Blackwell Publishing, Oxford, pp. 61–63.
2 Jackson HA, Olivry T, Berget F et al. (2004) Immunopathology of vesicular cutaneous lupus erythematosus in the Rough Collie and Shetland Sheepdog: a canine homologue of subacute cutaneous lupus erythematosus in humans. *Vet Dermatol* **15**:230–239.
3 Jackson HA, Olivry T (2001) Ulcerative dermatosis of the Shetland Sheepdog and Rough Collie dog may represent a novel vesicular variant of cutaneous lupus erythematosus. *Vet Dermatol* **12**:19–27.
4 Jackson HA (2004) Eleven cases of vesicular cutaneous lupus erythematosus in Shetland Sheepdogs and Rough Collies: clinical management and prognosis. *Vet Dermatol* **15**:37–41.

5 Jackson HA (2006) Vesicular cutaneous lupus. *Vet Clin North Am: Small Anim Pract* **36**:251–255.
6 Font A, Bardagi M, Mascort J et al. (2006) Treatment with oral cyclosporin A of a case of vesicular cutaneous lupus erythematous in a Rough Collie. *Vet Dermatol* **17**:440–442.

### 3.8 Pemphigus vulgaris

1 Olivry T, Joubeh S, Dunston SM et al. (2003) Desmoglein-3 is a target autoantigen in spontaneous canine pemphigus vulgaris. *Exp Dermatol* **12**:198–203.
2 Olivry T, Alhaidari Z, Ghohestani RF (2000) Anti-plakin and desmoglein autoantibodies in a dog with pemphigus vulgaris. *Vet Pathol* **37**:496–499.
3 Carlotti DN, Terrier S, Bensignor E et al. (2000) Pemphigus vulgaris in the dog: a report of 8 cases. *Prat Med Chir Anim* **35**:301–307.
4 Foster AP, Olivry T (2001) Nasal dermatitis as a manifestation of canine pemphigus vulgaris. *Vet Rec* **148**:450–451.
5 Marsella R (2000) Canine pemphigus complex: diagnosis and therapy. *Compend Cont Educ Pract Vet* **22**:680–689.
6 Mimouni D, Anhalt GJ, Cummins DL et al. (2003) Treatment of pemphigus vulgaris and pemphigus foliaceus with mycophenolate mofetil. *Arch Dermatol* **139**:739–742.
7 Gomez SM, Morris DO, Rosenbaum MR et al. (2004) Outcome and complications associated with treatment of pemphigus foliaceus in dogs: 43 cases (1994–2000). *J Am Vet Med Assoc* **224**:1312–1316.

### 3.9 Bullöses Pemphigoid

1 Olivry T, Dunston SM, Schachter M et al. (2001) A spontaneous canine model of mucous membrane (cicatricial) pemphigoid, an autoimmune blistering disease affecting mucosae and mucocutaneous junctions. *J Autoimmun* **16**:411–421.
2 Peng J, Hernandez C, Chen M et al. (1997) Molecular cloning of a cDNA encoding the canine bullous pemphigoid antigen 2 (BP180, type XVII collagen). *J Investig Dermatol* **108**:462.
3 Mason KV (1987) Subepidermal bullous drug eruption resembling bullous pemphigoid in a dog. *J Am Vet Med Assoc* **190**:881–883.
4 Kunkle GA, Goldschmidt MH, Halliwell REW (1978) Bullous pemphigoid in a dog – case report with immunofluorescent findings. *J Am Anim Hosp Assoc* **14**:52–57.

5  Olivry T, Chan LS, Xu L et al. (1999) Novel feline autoimmune blistering disease resembling bullous pemphigoid in humans: IgG autoantibodies target the NC16A ectodomain of type XVII collagen (BP180/BPAG2). *Vet Pathol* **36**:328–335.

6  Carlotti DN, Terrier S, Bensignor E et al. (2000) Pemphigus vulgaris in the dog: a report of 8 cases. *Prat Med Chir Anim* **35**:301–307.

7  White SD, Rosychuk RAW, Reinke SI et al. (1992) Use of tetracycline and niacinamide for the treatment of autoimmune skin disease in 31 dogs. *J Am Vet Med Assoc* **200**:1497–1500.

8  Marsella R (2000) Canine pemphigus complex: diagnosis and therapy. *Compend Contin Educ Pract Vet* **22**:680–686.

9  Mimouni D, Anhalt GJ, Cummins DL et al. (2003) Treatment of pemphigus vulgaris and pemphigus foliaceus with mycophenolate mofetil. *Arch Dermatol* **139**:739–742.

### 3.10 Epidermolysis bullosa acquisita

1  Olivry T, Fine JD, Dunston SM et al. (1998) Canine epidermolysis bullosa acquisita: autoantibodies target the aminoterminal (NC1) domain of collagen VII in anchoring fibrils. *Vet Dermatol* **9**:19–31.

2  Olivry T (2003) Spontaneous canine model of epidermolysis bullosa acquista. In: *Animal Models of Immune Dermatoses* (ed LS Chan). CRC Press, Boca Raton, pp. 227–237.

3  Olivry T, Chan LS (2001) Autoimmune blistering dermatosis in domestic animals. *Clin Dermatol* **19**:750–760.

### 3.11 Plasmazell-Pododermatitis der Katze

1  Gruffyd-Jones TJ, Orr CM, Lucke VM (1980) Foot pad swelling and ulceration in cats: a report of five cases. *J Small Anim Pract* **21**:381–389.

2  Taylor JE, Schmeitzel LP (1990) Plasma cell pododermatitis with chronic footpad ulceration in two cats. *J Am Vet Med Assoc* **197**:375–377.

3  Medleau L, Kaswan RL, Lorenz MD et al. (1982) Ulcerative pododermatitis in a cat: immunofluorescent findings and response to chrysotherapy. *J Am Anim Hosp Assoc* **18**:449–451.

4  Guaguere E, Declercq J (2000) Viral dermatoses. In *A Practical Guide to Feline Dermatology* (eds E Guaguere, P Prelaud). Blackwell Science, Oxford, pp. 7.1–7.11.

5  Bettenay SV, Mueller RS, Dow K et al. (2003) Prospective study of the treatment of feline plasmacytic pododermatitis with doxycycline. *Vet Rec* **152**:564–566.

### 3.12 Idiopathische Ohrrandvaskulitis
(proliferative thrombovaskuläre Nekrose der Pinna)

1  Gross TL, Ihrke PJ, Walder EJ (1992) Vascular diseases of the dermis. In *Veterinary Dermatopathology*. Mosby Year Book, St. Louis, pp. 135–140.

2  Griffin CE (1985) Pinnal diseases. In *The Complete Manual of Ear Care, Solvay Animal Health*. Veterinary Learning Systems, Trenton, pp. 21–35.

3  Manning TO, Scott DW (1980) Cutaneous vasculitis in a dog. *J Am Anim Hosp Assoc* **16**:61–67.

### 3.13 Proliferative Arteriitis des Philtrum nasale

1  Torres SM, Brien TO, Scott DW (2002) Dermal arteritis of the nasal philtrum in a Giant Schnauzer and three Saint Bernard dogs. *Vet Dermatol* **13**:275–281.

2  Gross TH, Ihrke PJ, Walder EJ, Affolter VK (2005) Proliferative arteritis of the nasal philtrum. In *Skin Diseases of the Dog and Cat: Clinical and Histopathologic Diagnosis*, 2nd edn. Blackwell Publishing, Oxford, pp. 255–256.

### 3.14 Vaskulopathie des Greyhounds

1  Cowan LA, Hertzke DM, Fenwick BW et al. (1997) Clinical and clinicopathologic abnormalities in Greyhounds with cutaneous and renal glomerular vasculopathy: 18 cases (1992–1994). *J Am Vet Med Assoc* **210**:789–793.

2  Rotermund A, Peters M, Hewicker-Trautwein M et al. (2002) Cutaneous and renal glomerular vasculopathy in a Great Dane resembling 'Alabama rot' of Greyhounds. *Vet Rec* **151**:510–512.

### 3.15 Feline Kuhpocken-Infektion

1  Bennett M, Gaskell CJ, Gaskell RM et al. (1986) Poxvirus infection in the domestic cat: some clinical and epidemiologic observations. *Vet Rec* **118**:387–390.

2  Gaskell RM, Gaskell CJ, Evans RJ (1983) Natural and experimental poxvirus infection in the domestic cat. *Vet Rec* **112**:164–170.

3  Godfrey DR, Blundell CJ, Essbauer S et al. (2004) Unusual presentations of cowpox infections in cats. *J Small Anim Pract* **45**:202–205.

4  Thomsett LR (1989) Cowpox in cats. *J Small Anim Pract* **30**:236–241.

5  Brown A, Bennett M, Gaskell CJ (1989) Fatal poxvirus infection in association with FIV infection. *Vet Rec* **124**:19–20.

6 Hinrichs U, van de Poel H, van den Ingh TSGA (1999) Necrotizing pneumonia in a cat caused by an orthopox virus. *J Comp Pathol* **121**:191–196.

7 Bennett M, Baxby D, Gaskell RM et al. (1985) The laboratory diagnosis of orthopoxvirus infection in the domestic cat. *J Small Anim Pract* **26**:653–661.

8 Czerny CP, Wagner K, Gessler K et al. (1996) A monoclonal blocking-ELISA for detection of orthopoxvirus antibodies in feline sera. *Vet Microbiol* **52**:185–200.

9 Hawranek T, Tritscher M, Muss WH et al. (2003) Feline orthopoxvirus infection transmitted from cat to human. *J Am Acad Dermatol* **49**:513–518.

### 3.16 Feline kutane Herpes- und Calicivirus-Infektionen

1 Gaskell R, Dawson S, Radford A et al. (2007) Feline herpesvirus. *Vet Res* **38**:337–354.

2 Rong S, Slade D, Floyd-Hawkins K et al. (2006) Characterization of a highly virulent feline calicivirus and attenuation of this virus. *Virus Res* **122**:95–108.

3 Holland JL, Outerbridge CA, Affolter VK et al. (2006) Detection of feline herpesvirus 1 DNA in skin biopsy specimens from cats with or without dermatitis. *J Am Vet Med Assoc* **229**:1442–1446.

4 Pesavento PA, MacLachlan NJ, Dillard-Telm L et al. (2004) Pathologic, immunohistochemical, and electron microscopic findings in naturally occurring virulent systemic feline calicivirus infection in cats. *Vet Pathol* **41**:257–263.

5 Suchy A, Bauder B, Gelbmann W et al. (2000) Diagnosis of feline herpesvirus infection by immunohistochemistry, polymerase chain reaction, and *in situ* hybridization. *J Vet Diagn Invest* **12**:186–191.

6 Hargis AM, Ginn PE, Mansell JEKL et al. (1999) Ulcerative facial and nasal dermatitis and stomatitis in cats associated with feline herpesvirus 1. *Vet Dermatol* **10**:267–274.

7 Maggs DJ (2005) Update on pathogenesis, diagnosis, and treatment of feline herpesvirus type 1. *Clin Tech Small Anim Pract* **20**:94–101.

8 Gutzwiller MER, Brachelente C, Taglinger K et al. (2007) Feline herpes dermatitis treated with interferon omega. *Vet Dermatol* **18**:50–54.

### 3.17 Mukokutane Pyodermie

1 Ihrke PJ, Gross TL (1964) Canine mucocutaneous pyoderma. In *Current Veterinary Therapy XII* (ed JD Bonagura). WB Saunders, Philadelphia, pp. 618–619.

2 Gross TH, Ihrke PJ, Walder EJ, Affolter VK (2005) Mucocutaneous pyoderma. In *Skin Diseases of the Dog and Cat: Clinical and Histopathologic Diagnosis*, 2nd edn. Blackwell Publishing, Oxford, pp. 261–263.

### 3.18 Nokardiose

1 Hardie EM (1990) Actinomycosis and nocardiosis. In *Infectious Diseases of Dogs and Cats* (ed CE Green). WB Saunders, Philadelphia, pp. 585–591.

2 Kirpensteijn J, Fingland RB (1992) Cutaneous actinomycosis and nocardiosis in dogs: 48 cases (1980–1990). *J Am Vet Med Assoc* **201**:917–920.

### 3.19 Nordamerikanische Blastomykose

1 Attleberger MH (1980) Subcutaneous and opportunistic mycoses. In *Current Veterinary Therapy VII* (ed RW Kirk). WB Saunders, Philadelphia, pp. 1177–1180.

2 Fadok VA (1987) Granulomatous dermatitis in dogs and cats. *Seminars in Vet Med and Surg (Small Animal)* **2**:186–194.

3 Rudmann DG, Coolman BR, Perez CM et al. (1992) Evaluation of risk factors for blastomycosis in dogs: 857 cases (1980–1990). *J Am Vet Med Assoc* **201**:1754–1759.

4 Taboada J, Grooters AM (2005) Systemic mycoses. In *Textbook of Veterinary Internal Medicine* (eds SJ Ettinger, EC Feldman). Elsevier Saunders, St. Louis, pp. 671–690.

5 Spector AM, Legendre AM, Wheat J et al. (2008) Antigen and antibody testing for the diagnosis of blastomycosis in dogs. *J Vet Intern Med* **22**:839–843.

6 Legendre AM (1995) Antimycotic drug therapy. In *Current Veterinary Therapy XII* (ed JD Bonagura). WB Saunders, Philadelphia, pp. 327–331.

### 3.20 Sporotrichose

1 Wolf AM, Troy GC (1995) Deep mycotic diseases. In *Textbook of Veterinary Internal Medicine* (eds SJ Ettinger, EC Feldman). WB Saunders, Philadelphia, pp. 453–455.

2 Gross TL, Ihrke PJ, Walder EJ (1992) Infectious nodular and diffuse granulomatous and pyogranulomatous diseases of the dermis. In *Veterinary Dermatopathology*. Mosby Year Book, St. Louis, pp. 181–184.

3 Dunston R, Lanham RF, Reimann KA et al. (1996) Feline sporotrichosis. A report of five cases with transmission to humans. *J Am Acad Derm* **15**:37–45.

4 Sykes JE, Torres SM, Armstrong J et al. (2001) Itraconazole for treatment of sporotrichosis in a dog residing on a Christmas tree farm. *J Am Vet Med Assoc* **218**:1440–1442.

## 3.21 Calcinosis cutis

1 Scott DW (1982) Histopathological findings in endocrine skin disorders. *J Am Anim Hosp Assoc* **18**:173–183.

2 Zerbe CA, MacDonald JM (1994) Canine and feline Cushing's syndrome. In *Current Veterinary Dermatology* (eds CE Griffin, KW Kwochka, JM McDonald). Mosby Year Book, St. Louis, pp. 273–287.

3 White SD, Ceragioli KL, Bullock LP et al. (1989) Cutaneous markers of canine hyperadrenocorticism. *Compend Contin Educ Pract Vet* **11**:446–464.

4 Scott DW (1979) Hyperadrenocorticism. *Vet Clin North Am: Small Anim Pract* **9**:3–28.

## 3.22 Plattenepithelkarzinom

1 Scott DW, Miller WH (1995) Squamous cell carcinoma arising in chronic discoid lupus erythematosus nasal lesions in two German Shepherd Dogs. *Vet Dermatol* **6**:99–104.

2 Calmon JP (2002) Solar dermatosis. Part 2. Tumours induced by UV rays. *Prat Med Chir Anim* **37**:269–279.

3 Lana SE, Ogilvie GK, Withrow SJ et al. (1997) Feline cutaneous squamous cell carcinoma of the nasal planum and the pinnae: 61 cases. *J Am Anim Hosp Assoc* **33**:329–332.

4 Rogers KS (1994) Feline cutaneous squamous cell carcinoma. *Feline Pract* **22**:7–9.

5 Scott DW, Teixeira EAC (1995) Multiple squamous cell carcinomas arising from multiple cutaneous follicular cysts in a dog. *Vet Dermatol* **6**:27–31.

6 Callan MB, Preziosi D, Mauldin E (2005) Multiple papillomavirus-associated epidermal hamartomas and squamous cell carcinomas in situ in a dog following chronic treatment with prednisone and cyclosporine. *Vet Dermatol* **16**:338–345.

7 Guaguere E, Olivry T, Delverdier-Poujade A et al. (1999) *Demodex cati* infestation in association with feline cutaneous squamous cell carcinoma in situ: a report of five cases. *Vet Dermatol* **10**:61–67.

8 O'Brien MG, Berg J, Engler SJ (1992) Treatment by digital amputation of subungual squamous cell carcinoma in dogs: 21 cases (1987–1988). *J Am Vet Med Assoc* **201**:759–761.

9 Barton CL (1987) Cytological diagnosis of cutaneous neoplasia – an algorithmic approach. *Compend Cont Educ Pract Vet* **9**:20–33.

10 Lascelles BDX, Parry AT, Stidworthy MF et al. (2000) Squamous cell carcinoma of the nasal planum in 17 dogs. *Vet Rec* **147**:473–476.

11 Schmidt K, Bertani C, Martano M et al. (2005) Reconstruction of the lower eyelid by third eyelid lateral advancement and local transposition cutaneous flap after en bloc resection of squamous cell carcinoma in 5 cats. *Vet Surg* **34**:78–82.

12 Stell AJ, Dobson JM, Langmack K (2001) Photodynamic therapy of feline superficial squamous cell carcinoma using topical 5-aminolaevulinic acid. *J Small Anim Pract* **42**:164–169.

13 Peaston AE, Leach MW, Higgins RJ (1993) Photodynamic therapy for nasal and aural squamous cell carcinoma in cats. *J Am Vet Med Assoc* **202**:1261–1265.

14 Kinzel S, Hein S, Stopinski T et al. (2003) The hypofractionated radiation therapy for the treatment of melanoma and squamous cell carcinoma in dogs and cats. *Berl Munch Tierarztl Wochenschr* **116**:134–138.

15 Goodfellow M, Hayes A, Murphy S et al. (2006) A retrospective study of (90)Strontium plesiotherapy for feline squamous cell carcinoma of the nasal planum. *J Feline Med Surg* **8**:169–176.

## 3.23 Metabolische epidermale Nekrose

1 Cellio LM, Dennis J (2005) Canine superficial necrolytic dermatitis. *Compend Cont Educ Pract Vet* **27**:820–824.

2 Allenspach K, Arnold P, Glaus T et al. (2000) Glucagon producing neuroendocrine tumour associated with hypoaminoacidaemia and skin lesions. *J Small Anim Pract* **41**:402–406.

3 Peikes H, Morris DO, Hess RS (2001) Dermatologic disorders in dogs with diabetes mellitus: 45 cases (1986–2000). *J Am Vet Med Assoc* **219**:203–208.

4 Turek MM (2003) Cutaneous paraneoplastic syndromes in dogs and cats: a review of the literature. *Vet Dermatol* **14**:279–296.

5 Kimmel SE, Christiansen W, Byrne KP (2003) Clinicopathological, ultrasonographic, and histopathological findings of superficial necrolytic dermatitis with hepatopathy in a cat. *J Am Anim Hosp Assoc* **39**:23–27.

6  Torres SMF, Caywood DD, O'Brien TD et al. (1997) Resolution of superficial necrolytic dermatitis following excision of a glucagon-secreting pancreatic neoplasm in a dog. *J Am Anim Hosp Assoc* **33**:313–319.
7  March PA, Hillier A, Weisbrode SE et al. (2004) Superficial necrolytic dermatitis in 11 dogs with a history of phenobarbital administration (1995–2002). *J Vet Int Med* **18**:65–74.
8  Outerbridge CA, Marks SL, Rogers QR (2002) Plasma amino acid concentrations in 36 dogs with histologically confirmed superficial necrolytic dermatitis. *Vet Dermatol* **13**:177–186.
9  Hill PB, Auxilia ST, Munro EAC et al. (2000) Resolution of skin lesions and long-term survivial in a dog with superficial necrolytic dermatitis and liver cirrhosis. *J Small Anim Pract* **41**:519–523.

### 3.24 Dekubitalulzera
(Druckgeschwür)

1  Fadok VA (1983) Necrotizing skin diseases. In *Current Veterinary Therapy VIII* (ed RW Kirk). WB Saunders, Philadelphia, pp. 473–480.
2  Waldron DR, Trevor P (1993) Management of superficial skin wounds. In *Textbook of Small Animal Surgery* (ed D Slatter). WB Saunders, Philadelphia, pp. 276–279.

### 3.25 Ehlers-Danlos-Syndrom
(kutane Asthenie, Dermatosparaxis)

1  Hegreberg GA, Counts DF (1979) Ehlers–Danlos syndrome. In *Spontaneous Animal Models of Human Disease*, Vol. II (eds ED Andrews, BC Ward, NH Altman). Academic Press, New York, pp. 36–39.
2  Patterson DF, Minor RR (1977) Hereditary fragility and hyperextensibility of the skin of cats. A defect in collagen fibrillogenesis. *Lab Invest* **37**:170–179.
3  Counts DF, Byers PH, Holbrook KA et al. (1980) Dermatosparaxis in a Himalayan cat: I. Biochemical studies of dermal collagen. *J Invest Dermatol* **74**:96–99.
4  Scott DW, Miller WH, Griffin CE (2001) Ehlers–Danlos syndrome. In *Muller and Kirk's Small Animal Dermatology*, 6th edn. WB Saunders, Philadelphia, pp. 979–984.
5  Fernandez CJ, Scott DW, Erb HN et al. (1998) Staining abnormalities of dermal collagen in cats with cutaneous asthenia or acquired skin fragility as demonstrated with Masson's trichrome stain. *Vet Dermatol* **9**:49–54.

## KAPITEL 4: PAPULÄRE UND PUSTULÖSE HAUTERKRANKUNGEN

### 4.1 Oberflächliche Pyodermie

1  Mason IS, Mason KV, Lloyd DH (1996) A review of the biology of canine skin with respect to the commensals *Staphylococcus intermedius*, *Demodex canis* and *Malassezia pachydermatis*. *Vet Dermatol* **7**:119–132.
2  Hillier A, Alcorn JR, Cole LK et al. (2006) Pyoderma caused by *Pseudomonas aeruginosa* infection in dogs: 20 cases. *Vet Dermatol* **17**:432–439.
3  Bensignor E, Germain PA, Daix B et al. (2005) Aetiologic study of recurrent pyoderma in dogs. *Rev Med Vet* **156**:183–189.
4  Hendricks A, Schuberth H-J, Schueler K et al. (2002) Frequency of superantigen-producing *Staphylococcus intermedius* isolates from canine pyoderma and proliferation inducing potential of superantigens in dogs. *Res Vet Sci* **73**:273–277.
5  Mason IS, Lloyd DH (1995) The macroscopic and microscopic effects of intradermal injection of crude and purified staphylococcal extracts on canine skin. *Vet Dermatol* **6**:197–204.
6  Frank LA, Kania SA, Hnilica KA et al. (2003) Isolation of *Staphylococcus schleiferi* from dogs with pyoderma. *J Am Vet Med Assoc* **222**:451–454.
7  Medleau L, Long RE, Brown J et al. (1986) Frequency and antimicrobial susceptibility of *Staphylococcus* species isolated from canine pyodermas. *Am J Vet Res* **47**:229–231.
8  Rich M (2005) Staphylococci in animals: prevalence, identification and antimicrobial susceptibility, with an emphasis on methicillin-resistant *Staphylococcus aureus*. *Br J Biomed Sci* **62**:98–105.
9  Patel A, Lloyd DH, Lamport AI (1999) Antimicrobial resistance of feline staphylococci in south-eastern England. *Vet Dermatol* **10**:257–261.
10  Kania SA, Williamson NL, Frank LA et al. (2004) Methicillin resistance of staphylococci isolated from the skin of dogs with pyoderma. *Am J Vet Res* **65**:1265–1268.
11  Duquette RA, Nuttall TJ (2004) Methicillin-resistant *Staphylococcus aureus* in dogs and cats: an emerging problem? *J Small Anim Pract* **45**:591–597.
12  Weese JS (2005) Methicillin-resistant *Staphylococcus aureus*: an emerging pathogen in small animals. *J Am Anim Hosp Assoc* **41**:150–157.
13  Morris DO, Rook KA, Shofer FS et al. (2006) Screening of *Staphylococcus aureus*, *Staphylococcus intermedius*, and *Staphylococcus schleiferi* isolates obtained from small companion animals for antimicrobial resistance: a retrospective review of 749 isolates (2003–2004). *Vet Dermatol* **17**:332–337.

14 Wildermuth BE, Griffin CE, Rosenkrantz WS (2006) Feline pyoderma therapy. *Clin Tech Small Anim Pract* **21**:150–156.

15 Terauchi R, Sato H, Hasegawa T et al. (2003) Isolation of exfoliative toxin from *Staphylococcus intermedius* and its local toxicity in dogs. *Vet Microbiol* **94**:19–29.

16 Authier S, Paquette D, Labrecque O et al. (2006) Comparison of susceptibility to antimicrobials of bacterial isolates from companion animals in a veterinary diagnostic laboratory in Canada between two time points 10 years apart. *Can Vet J* **47**:774–778.

17 Rosenkrantz W (2006) Practical applications of topical therapy for allergic, infectious, and seborrheic disorders. *Clin Tech Small Anim Pract* **21**:106–116.

18 de Jaham C (2003) Effects of an ethyl lactate shampoo in conjunction with a systemic antibiotic in the treatment of canine superficial bacterial pyoderma in an open-label, non-placebo controlled study. *Vet Ther* **4**:94–100.

19 Carlotti DN, Jasmin P, Gardey L et al. (2004) Evaluation of cephalexin intermittent therapy (weekend therapy) in the control of recurrent idiopathic pyoderma in dogs: a randomized, double-blinded, placebo-controlled study. *Vet Dermatol* **15**:8–9.

20 Curtis CF, Lamport AI, Lloyd DH (2006) Masked, controlled study to investigate the efficacy of a *Staphylococcus intermedius* autogenous bacterin for the control of canine idiopathic recurrent superficial pyoderma. *Vet Dermatol* **17**:163–168.

21 Simou C, Hill PB, Forsythe PJ et al. (2005) Species specificity in the adherence of staphylococci to canine and human corneocytes: a preliminary study. *Vet Dermatol* **16**:156–161.

22 Guardabassi L, Loeber ME, Jacobson A (2004) Transmission of multiple antimicrobial-resistant *Staphylococcus intermedius* between dogs affected by deep pyoderma and their owners. *Vet Microbiol* **98**:23–27.

23 Hanselman BA, Kruth SA, Rousseau J et al. (2006) Methicillin-resistant *Staphylococcus aureus* colonization in veterinary personnel. *Emerg Infect Dis* **12**:1933–1938.

24 Hanselman B, Kruth SA, Weese JS (2007) Evaluation of coagulase-positive staphylococcal carriage in people and their household pets. *J Vet Intern Med* **21**:627.

### 4.3 Pemphigus foliaceus

1 Iwasaki T, Shimizu M, Obata H et al. (1997) Detection of canine pemphigus foliaceus autoantigen by immunoblotting. *Vet Immunol Immunopathol* **59**:1–10.

2 White SD, Carlotti DN, Pin D et al. (2002) Putative drug-related pemphigus foliaceus in four dogs. *Vet Dermatol* **13**:195–202.

3 Gross TH, Ihrke PJ, Walder EJ, Affolter VK (2005) Pustular diseases of the epidermis. In *Skin Diseases of the Dog and Cat: Clinical and Histopathologic Diagnosis*, 2nd edn. Blackwell Publishing, Oxford, pp. 13–18.

4 Angarano DW (1987) Autoimmune dermatoses. In *Contemporary Issues in Small Animal Practice*. (ed GH Nesbitt). Churchill Livingstone, New York, pp. 79–94.

5 Halliwell REW, Gorman NT (1989) (eds) *Veterinary Clinical Immunology*. WB Saunders, Philadelphia, pp. 285–307.

6 Serra DA, White SD (1989) Oral chrysotherapy with auranofin in dogs. *J Am Vet Med Assoc* **194**:1327–1330.

7 Kristensen F, Mehl NB (1989) The use of gold in the treatment of autoimmune disease in the dog and cat. *Dansk Veterinäer Tidsskrift* **15**:883–887.

8 McEwan NA, McNeil PE, Kirkham D (1986) Pemphigus foliaceus: a report of two cases in the dog. *J Small Anim Pract* **27**:567–575.

9 Norman NJ (1990) Pemphigus. *Dermatol Clinics* **84**:689–700.

10 August JR, Chickering WR (1985) Pemphigus foliaceus causing lameness in four dogs. *Compend Cont Educ Pract Vet* **7**:894–902.

11 Guaguere E, Degorce-Rubiales F (2004) Pemphigus foliaceus confined to the nails in a Hungarian short-haired pointer. *Vet Dermatol* **15**:56.

12 Manning TO, Scott DW, Smith CA et al. (1982) Pemphigus diseases in the feline: seven case reports. *J Am Anim Hosp Assoc* **18**:433–443.

13 Beale KM (1988) Azathioprine for treatment of immune-mediated disease of dogs and cats. *J Am Vet Med Assoc* **192**:1316–1318.

14 Rosenkrantz WS (2004) Pemphigus: current therapy. *Vet Dermatol* **15**:90–98.

15 Marsella R (2000) Canine pemphigus complex: diagnosis and therapy. *Compend Cont Educ Pract Vet* **22**:680–689.

16 Mimouni D, Anhalt GJ, Cummins D et al. (2003) Treatment of pemphigus vulgaris and pemphigus foliaceus with mycophenolate mofetil. *Arch Dermatol* **139**:739–745.

17 Gomez SM, Morris DO, Rosenbaum MR et al. (2004) Outcome and complications associated with treatment of pemphigus foliaceus in dogs: 443 cases (1994–2000). *J Am Vet Med Assoc* **224**:1312–1316.

### 4.4 Canine juvenile Zellulitis
(juvenile sterile granulomatöse Dermatitis und Lymphadenitis, juvenile Pyodermie, „puppy strangles")

1 Mason IS, Jones J (1989) Juvenile cellulitis in Gordon Setters. *Vet Rec* **124**:642.
2 White SD, Rosychuk RAW, Stewart LJ et al. (1989) Juvenile cellulitis in dogs: 15 cases (1979–1988). *J Am Vet Med Assoc* **195**:1609–1611.
3 Moriello KA, Mason IS (1995) Nodular lesions, non-healing wounds and common skin tumours. In *Handbook of Small Animal Dermatology*. Elsevier Science Ltd, Oxford, p. 146.
4 Scott DW, Miller WH, Griffin CE (1995) Miscellaneous skin diseases. In *Muller and Kirk's Small Animal Dermatology*, 5th edn. WB Saunders, Philadelphia, pp. 938–941.

## KAPITEL 5:
## ERKRANKUNGEN MIT FISTELBILDUNG

### 5.1 Bisswunden

1 Davidson EB (1998) Managing bite wounds in dogs and cats. Part II. *Compend Cont Educ Pract Vet* **20**:974–983.
2 Griffin GM, Holt DE (2001) Dog-bite wounds: bacteriology and treatment outcome in 37 cases. *J Am Anim Hosp Assoc* **37**:453–460.
3 Davidson EB (1998) Managing bite wounds in dogs and cats. Part I. *Compend Cont Educ Pract Vet* **20**:811–819.
4 Pavletic MM, Trout NJ (2006) Bullet, bite, and burn wounds in dogs and cats. *Vet Clin North Am: Small Anim Pract* **36**:873–885.

### 5.2 Fistulierender Fremdkörper

1 Fadok VA (1987) Granulomatous dermatitis in dogs and cats. *Semin Vet Med Surg (Small Anim)* **2**:186–194.
2 Gross TL, Ihrke PJ, Walder EJ, Affolter VK (2005) Noninfectious nodular and diffuse granulomatous and pyogranulomatous diseases of the dermis. In *Skin Diseases of the Dog and Cat: Clinical and Histopathologic Diagnosis*, 2nd edn. Blackwell Publishing, Oxford, pp. 334–337.

### 5.3 Tiefe Pyodermie

1 Bensignor E, Germain PA, Daix B et al. (2005) Aetiologic study of recurrent pyoderma in dogs. *Rev Med Vet-Toulouse* **156**:183–189.
2 Bensignor E, Germain PA (2004) Canine recurrent pyoderma: a multicenter prospective study. *Vet Dermatol* **15**:42.
3 Scott DW, Miller WH, Griffin CE (2001) Bacterial skin diseases. In *Muller and Kirk's Small Animal Dermatology*, 6th edn. WB Saunders, Philadelphia, pp. 274–335.
4 Frank LA, Kania SA, Hnilica KA et al. (2003) Isolation of *Staphylococcus schleiferi* from dogs with pyoderma. *J Am Vet Med Assoc* **222**:451–454.
5 Jones RD, Kania SA, Rohrbach BW et al. (2007) Prevalence of oxacillin- and multidrug-resistant staphylococci in clinical samples from dogs: 1,772 samples (2001–2005). *J Am Vet Med Assoc* **230**:221–227.
6 Kania SA, Williamson NL, Frank LA et al. (2004) Methicillin resistance of staphylococci isolated from the skin of dogs with pyoderma. *Am J Vet Res* **65**:1265–1268.
7 Hillier A, Alcorn JR, Cole LK et al. (2006) Pyoderma caused by *Pseudomonas aeruginosa* infection in dogs: 20 cases. *Vet Dermatol* **17**:432–439.
8 Rantala M, Lahti E, Kuhalampi J et al. (2004) Antimicrobial resistance in *Staphylococcus* spp., *Escherichia coli* and *Enterococcus* spp. in dogs given antibiotics for chronic dermatological disorders, compared with non-treated control dogs. *Acta Vet Scand* **45**:37–45.
9 Breathnach RM, Fanning S, Mulcahy G et al. (2006) Evaluation of Th-1-like, Th-2-like and immunomodulatory cytokine mRNA expression in the skin of dogs with immunomodulatory-responsive lymphocytic-plasmacytic pododermatitis. *Vet Dermatol* **17**:313–321.
10 Breathnach RM, Baker KP, Quinn PJ et al. (2005) Clinical, immunological and histopathological findings in a subpopulation of dogs with pododermatitis. *Vet Dermatol* **16**:364–372.

### 5.4 Infektionen mit opportunistischen (atypischen) Mykobakterien

1 Malik R, Hunt GB, Goldsmid SE et al. (1994) Diagnosis and treatment of pyogranulmatous panniculitis due to *Mycobacterium smegmatis* in cats. *J Small Anim Pract* **35**:524–530.
2 Henderson SM, Baker J, Williams R et al. (2003) Opportunistic mycobacterial granuloma in a cat associated with a member of the *Mycobacterium terrae* complex. *J Feline Med Surg* **5**:37–41.

3. Jang SS, Hirsh DC (2002) Rapidly growing members of the genus *Mycobacterium* affecting dogs and cats. *J Am Anim Hosp Assoc* **38**:217–220.
4. Davies JL, Sibley JA, Myers S et al. (2006) Histological and genotypical characterization of feline cutaneous mycobacteriosis: a retrospective study of formalin-fixed paraffin-embedded tissues. *Vet Dermatol* **17**:155–162.
5. Appleyard GD, Clark EG (2002) Histologic and genotypic characterization of a novel *Mycobacterium* species found in three cats. *J Clin Microbiol* **40**:2425–2430.
6. Malik R, Shaw SE, Griffin C et al. (2004) Infections of the subcutis and skin of dogs caused by rapidly growing mycobacteria. *J Small Anim Pract* **45**:485–494.
7. Rossmeisl JH, Manning TO (2004) The clinical signs and diagnosis of feline atypical mycobacterial panniculitis. *Vet Med* **99**:694–704.
8. Manning TO, Rossmeisl JH, Lanz OI (2004) Feline atypical mycobacterial panniculitis: Treatment, monitoring, and prognosis. *Vet Med* **99**:705–715.
9. Cai H, Archambault M, Prescott JF (2003) 16S ribosomal RNA sequence-based identification of veterinary clinical bacteria. *J Vet Diag Invest* **15**:465–469.
10. Calfee T, Manning TO (2002) Non-healing subcutaneous wounds in the cat and proposed surgical management techniques. *Clin Tech Small Anim Pract* **17**:162–167.

### 5.5 Feline Lepra

1. Malik R, Hughes MS, James G et al. (2003) Feline leprosy: two different syndromes. *J Feline Med Surg* **4**:43–59.
2. Appleyard GD, Clark EG (2002) Histologic and genotypic characterization of a novel *Mycobacterium* species found in three cats. *J Clin Microbiol* **40**:2425–2430.
3. Davies JL, Sibley J, Clark EG et al. (2003) Feline leprosy syndrome is associated with several mycobacterial species: a histologic and genotypic retrospective study on formalin-fixed and paraffin embedded tissues. *Vet Pathol* **40**:613.
4. Gross TH, Ihrke PJ, Walder EJ, Affolter VK (2005) Infectious nodular and diffuse granulomatous and pyogranulomatous diseases of the dermis. In *Skin Diseases of the Dog and Cat: Clinical and Histopathologic Diagnosis*, 2nd edn. Blackwell Publishing, Oxford, pp. 272–317.
5. Hughes MS, Ball NW, Beck LA et al. (1997) Determination of the etiology of presumptive feline leprosy by 16S rRNA gene analysis. *J Clin Microbiol* **35**:2464–2471.
6. McIntosh DW (1982) Feline leprosy: a review of forty-four cases from Western Canada. *Can Vet J* **23**:291–295.
7. Schieffer HB, Middleton DM (1983) Experimental transmission of a feline mycobacterial skin disease (feline leprosy). *Vet Pathol* **20**:460–471.
8. Hartmann K, Greene CGC (2005) Diseases caused by systemic bacterial infections. In *Textbook of Veterinary Internal Medicine* (eds SJ Ettinger, EC Feldman). WB Saunders, Philadelphia, pp. 616–631.
9. Mundell AC (1989) The use of clofazimine in the treatment of three cases of feline leprosy. In *Advances in Veterinary Dermatology*, Vol. 1 (eds C von Tscharner, REW Halliwell). Baillière Tindall, London, p. 451.

### 5.6 Dermoidsinus

1. Salmon Hillbertz NHC, Andersson G (2006) Autosomal dominant mutation causing the dorsal ridge predisposes for dermoid sinus in Rhodesian Ridgeback dogs. *J Small Anim Pract* **47**:184–188.
2. Burrow RD (2004) A nasal dermoid sinus in an English bull terrier. *J Small Anim Pract* **45**:572–574.
3. Salmon Hillbertz NHC (2005) Inheritance of dermoid sinus in the Rhodesian Ridgeback. *J Small Anim Pract* **46**:71–74.
4. Cornegliani L, Ghibaudo G (1999) A dermoid sinus in a Siberian Husky. *Vet Dermatol* **10**:47–49.
5. Cornegliani L, Jommi E, Vercelli A (2001) Dermoid sinus in a golden retriever. *J Small Anim Pract* **42**:514–516.
6. Pratt JNJ, Knottenbelt CM, Welsh EM (2000) Dermoid sinus at the lumbosacral junction in an English springer spaniel. *J Small Anim Pract* **41**:24–26.

### 5.7 Anale Furunkulose (Perianalfisteln)

1. Harvey CE (1972) Perianal fistula in the dog. *Vet Rec* **91**:25–32.
2. Day MJ (1993) Immunopathology of anal furunculosis in the dog. *J Small Anim Pract* **34**:381–389.
3. Christie TR (1975) Perianal fistulas in the dog. *Vet Clin North Am: Small Anim Pract* **5**:353–362.
4. Patricelli AJP, Hardie RJ, McAnulty JF (2002) Cyclosporine and ketoconazole for the treatment of perianal fistulas in dogs. *J Am Vet Med Assoc* **220**:1009–1016.
5. Van Ee RT (1993) Perianal fistulas. In *Disease Mechanisms in Small Animal Surgery*, 2nd edn (ed. MJ Bojrab). Lea & Febiger, Philadelphia, pp. 285–286.

6 Mathews KA, Ayres SA, Tano CA *et al.* (1977) Cyclosporine treatment of perianal fistulas in dogs. *Can Vet J* **38**:39–41.

7 Mathews KA, Sukhiani HR (1997) Randomized controlled trial of cyclosporine for treatment of perianal fistulas in dogs. *J Am Vet Med Assoc* **211**:1249–1253.

8 Doust R, Griffiths LG, Sullivan M (2003) Evaluation of once daily treatment with cyclosporine for anal furunculosis in dogs. *Vet Rec* **152**:225–229.

9 Griffiths LG, Sullivan M, Bortland WW (1999) Cyclosporine as the sole treatment for anal furunculosis: preliminary results. *J Small Anim Pract* **40**:569–572.

10 Mouatt JG (2002) Cyclosporine and ketoconazole interaction for treatment of perianal fistulas in the dog. *Aust Vet J* **80**:207–211.

## 5.8 Metatarsalfisteln des Deutschen Schäferhundes

1 Scott DW, Miller WH, Griffin CE (1995) Focal metatarsal fistulation of German Shepherd Dogs. In *Muller and Kirk's Small Animal Dermatology*, 5th edn. WB Saunders, Philadelphia, pp. 985–986.

2 Gross TL, Ihrke PJ, Walder EJ, Affolter VK (2005) Metatarsal fistulation of German Shepherd Dogs. In *Skin Diseases of the Dog and Cat: Clinical and Histopathologic Diagnosis*, 2nd edn. Blackwell Publishing, Oxford, pp. 553–555.

# KAPITEL 6: ERKRANKUNGEN MIT KRUSTEN- UND SCHUPPENBILDUNG

## 6.2 Aktinische Dermatose

1 Bensignor E (1999) The sun and the skin in dogs and cats. 2. Photo-induced or photo-aggravated conditions. *Point Vet* **30**:49–56.

2 Frank LA, Calderwood Mays MB (1994) Solar dermatitis in dogs. *Compend Cont Educ Pract Vet* **16**:465–469.

3 Frank LA, Calderwood Mays MB *et al.* (1996) Distribution and appearance of elastic fibers in the dermis of clinically normal dogs and dogs with solar dermatitis and other dermatoses. *Am J Vet Res* **57**:178–181.

4 Ruslander D, KaserHotz B, Sardinas JC (1997) Cutaneous squamous cell carcinoma in cats. *Compend Cont Educ Pract Vet* **19**:1119–1124.

5 Friberg C (2006) Feline facial dermatoses. *Vet Clin North Am: Small Anim Pract* **36**:115–123.

6 Hadley G, Derry S, Moore RA (2006) Imiquimod for actinic keratosis: systematic review and meta-analysis. *J Invest Dermatol* **126**:1251–1255.

## 6.3 Sebadenitis

1 Scarff DH (2000) Sebaceous adenitis in standard poodles. *Vet Rec* **146**:476.

2 Sousa CA (2006) Sebaceous adenitis. *Vet Clin North Am: Small Anim Pract* **36**:243–249.

3 Reichler IM, Hauser B, Schiller I *et al.* (2001) Sebaceous adenitis in the Akita: clinical observations, histopathology and heredity. *Vet Dermatol* **12**:243–253.

4 Vercelli A, Cornegliani L, Tronca L (2004) Sebaceous adenitis in three related Hovawart dogs. *Vet Dermatol* **15**:52.

5 Noli C, Toma S (2006) Three cases of immune-mediated adnexal skin disease treated with cyclosporin. *Vet Dermatol* **17**:85–92.

6 White SD, Linder KE, Schultheiss P *et al.* (2000) Sebaceous adenitis in four domestic rabbits (*Oryctatagus cuniculus*). *Vet Dermatol* **11**:53–60.

7 Jazic E, Coyner KS, Loeffler DG *et al.* (2006) An evaluation of the clinical, cytological, infectious and histopathological features of feline acne. *Vet Dermatol* **17**:134–140.

8 Linek M, Boss C, Haemmerling R *et al.* (2005) Effects of cyclosporine A on clinical and histologic abnormalities in dogs with sebaceous adenitis. *J Am Vet Med Assoc* **226**:59–64.

9 Mueller RS, Bettenay SV, Vogelnest LJ (2001) Sebaceous adenitis in three German Shepherd Dogs. *Aust Vet Pract* **31**:110–114.

10 Paterson S (2004) Successful therapy of sebaceous adenitis with topical cyclosporine in 20 dogs. *Vet Dermatol* **15**:64.

## 6.4 Vitamin-A-reaktive Dermatose

1 Ihrke PJ, Goldschmidt MH (1983) Vitamin A responsive dermatosis in the dog. *J Am Vet Med Assoc* **182**:687–690.

2 Scott DW (1986) Vitamin A responsive dermatosis in the Cocker Spaniel. *J Am Anim Hosp Assoc* **22**:125–129.

3 Parker W, Yager Johnson JA, Hardy MH (1983) Vitamin A responsive seborrheic dermatosis in the dog – case report. *J Am Anim Hosp Assoc* **19**:548–553.

4 Schweigert FJ, Zucker H (1991) Novel aspects of vitamin A metabolism in the order Carnivora: a review. *Berl Munch Tierarztl Wochenschr* **104**:89–90, 95–98.

### 6.5 Feline Akne

1. Rosenkrantz WS (1991) The pathogenesis, diagnosis, and management of feline acne. *Vet Med* **86**:504–512.
2. Gross TL, Ihrke PJ, Walder EJ (1992) Pustular and nodular diseases with follicular destruction. In *Veterinary Dermatopathology*. Mosby Year Book, St. Louis, pp. 258–259.

### 6.6 Idiopathische (primäre) Keratinisierungsstörung (Seborrhö)

1. Kwochka KW, Rademakers AM (1989) Cell proliferation of epidermis, hair follicles and sebaceous glands of Beagles and Cocker Spaniels with healthy skin. *Am J Vet Res* **50**:587–591.
2. Kwochka KW, Rademakers AM (1989) Cell proliferation kinetics of epidermis, hair follicles and sebaceous glands of Cocker Spaniels with idiopathic seborrhea. *Am J Vet Res* **50**:1918–1922.
3. Kwochka KW (1990) Cell proliferation kinetics in the hair root matrix of dogs with healthy skin and dogs with idiopathic seborrhoea. *Am J Vet Res* **51**:1570–1573.
4. Scott DW, Miller WH (1996) Primary seborrhoea in English springer spaniels: a retrospective study of 14 cases. *J Small Anim Pract* **37**:173–178.
5. Fadok VA (1986) Treatment of canine idiopathic seborrhea with isotretinoin. *Am J Vet Res* **47**:1730–1733.
6. Power HT, Ihrke PJ, Stannard AA et al. (1992) Use of etretinate for treatment of primary keratinization disorders (idiopathic seborrhea) in Cocker Spaniels, West Highland White Terriers, and Bassett Hounds. *J Am Vet Med Assoc* **201**:419–429.
7. Rosenkrantz W (2006) Practical applications of topical therapy for allergic, infectious, and seborrheic disorders. *Clin Tech Small Anim Pract* **21**:106–116.

### 6.7 Nasale und digitale Hyperkeratose

1. Paradis M (1992) Footpad hyperkeratosis in a family of Dogues de Bordeaux. *Vet Dermatol* **3**:75–78.
2. August JR, Chickering WR (1985) Pemphigus foliaceus causing lameness in four dogs. *Compend Cont Educ Pract Vet* **11**:894–902.
3. Ihrke PJ (1980) Topical therapy – uses, principles, and vehicles in dermatologic therapy. Part 1. *Compend Cont Educ Pract Vet* **11**:28–35.
4. Kwochka KW (1993) Primary keratinization disorders of dogs. In *Current Veterinary Dermatology* (eds CE Griffin, KW Kwochka, JM McDonald). Mosby Year Book, St Louis, pp. 176–190.

### 6.8 Erythema-multiforme-Komplex

1. Hinn AC, Olivry T, Luther PB et al. (1998) Erythema multiforme, Stevens–Johnson syndrome and toxic epidermal necrolysis in the dog: classification, drug exposure and histopathological correlations. *J Vet Allergy Clin Immunol* **6**:13–20.
2. Noli C, von Tscharner C, Suter MM (1998) Apoptosis in selected skin diseases. *Vet Dermatol* **9**:221–229.
3. Affolter VK, von Tscharner C (1993) Cutaneous drug reactions: a retrospective study of histopathological changes and their correlation with the clinical disease. *Vet Dermatol* **4**:79–86.
4. Scott DW, Miller WH (1999) Erythema multiforme in dogs and cats: literature review and case material from the Cornell University College of Veterinary Medicine (1988–96). *Vet Dermatol* **10**:297–309.
5. Scott DW, Miller WH, Griffin CE (2001) Immune-mediated disorders. In *Muller and Kirk's Small Animal Dermatology*, 6th edn. WB Saunders, Philadelphia, pp. 667–779.
6. Byrne KP, Giger U (2002) Use of human immunoglobulin for treatment of severe erythema multiforme in a cat. *J Am Vet Med Assoc* **220**:197–201.
7. Nuttall TJ, Mallam T (2004) Successful intravenous human immunoglobulin treatment of drug-induced Stevens–Johnson Syndrome in a dog. *J Small Anim Pract* **45**:357–361.

### 6.9 Canine Ohrrandseborrhö

1. Gross TL, Ihrke PJ, Walder EJ, Affolter VK (2005) Canine ear margin seborrhea. In *Skin Diseases of the Dog and Cat: Clinical and Histopathologic Diagnosis*, 2nd edn. Blackwell Publishing, Oxford, pp. 167–169.

### 6.10 Exfoliativer kutaner Lupus erythematosus des Deutsch-Kurzhaar-Hundes

1. Ihrke PJ, Gross TL (1964) Hereditary lupoid dermatosis of the German Shorthaired Pointer. In *Current Veterinary Therapy XII* (ed JD Bonagura). WB Saunders, Philadelphia, pp. 605–606.
2. Gross TL, Ihrke PJ, Walder EJ, Affolter VK (2005) Exfoliative cutaneous lupus erythematosus of the German Shorthaired Pointer. In *Skin Diseases of the Dog and Cat: Clinical and Histopathologic Diagnosis*, 2nd edn. Blackwell Publishing, Oxford, pp. 59–61.
3. Vroom MW, Theaker MJ, Rest J et al. (1995) Lupoid dermatosis in five German Shorthaired Pointers. *Vet Dermatol* **6**:93–98.

4 Bryden SL, White SD, Dunston SM et al. (2005) Clinical, histopathological and immunological characteristics of exfoliative cutaneous lupus erythematosus in 25 German Shorthaired Pointers. *Vet Derm* **16**:239–252.

## 6.11 Leishmaniose

1 Paradies P, Capelli G, Cafarchia C et al. (2006) Incidences of canine leishmaniasis in an endemic area of southern Italy. *J Vet Med B* **53**:295–298.

2 Solano-Gallego L, Rodriguez-Cortes A, Iniesta L et al. (2007) Cross-sectional serosurvey of feline leishmaniasis in ecoregions around the Northwestern Mediterranean. *Am J Trop Med Hyg* **76**:676–680.

3 Duprey ZH, Steurer FJ, Rooney JA et al. (2006) Canine visceral leishmaniasis, United States and Canada, 2000–2003. *Emerg Infect Dis* **12**:440–446.

4 Franca-Silva JC, da Costa RT, Siqueira AM et al. (2003) Epidemiology of canine visceral leishmaniosis in the endemic area of Montes Claros Municipality, Minas Gerais State, Brazil. *Vet Parasitol* **111**:161–173.

5 Lainson R, Rangel EF (2005) *Lutzomyia longipalpis* and the eco-epidemiology of American visceral leishmaniasis, with particular reference to Brazil: a review. *Mem I Oswaldo Cruz* **100**:811–827.

6 Grosjean NL, Vrable RA, Murphy AJ et al. (2003) Seroprevalence of antibodies against *Leishmania* spp. among dogs in the United States. *J Am Vet Med Assoc* **222**:603–606.

7 Manna L, Reale S, Viola E et al. (2006) *Leishmania* DNA load and cytokine expression levels in asymptomatic naturally infected dogs. *Vet Parasitol* **142**:271–280.

8 Oliva G, Scalone A, Manzillo VF et al. (2006) Incidence and time course of *Leishmania infantum* infections examined by parasitological, serologic, and nested-PCR techniques in a cohort of naive dogs exposed to three consecutive transmission seasons. *J Clin Microbiol* **44**:1318–1322.

9 Reis AB, Teixeira-Carvalho A, Vale AM et al. (2006) Isotype patterns of immunoglobulins: Hallmarks for clinical status and tissue parasite density in Brazilian dogs naturally infected by *Leishmania chagasi*. *Vet Immunol Immunopath* **112**:102–116.

10 Barbieri CL (2006) Immunology of canine leishmaniasis. *Parasite Immunol* **28**:329–337.

11 Quinnell RJ, Courtenay O, Garcez LM et al. (2003) IgG subclass responses in a longitudinal study of canine visceral leishmaniasis. *Vet Immunol Immunopathol* **91**:161–168.

12 Rodriguez-Cortes A, Fernandez-Bellon H, Ramis A et al. (2007) *Leishmania*-specific isotype levels and their relationship with specific cell-mediated immunity parameters in canine leishmaniasis. *Vet Immunol Immunopathol* **116**:190–198.

13 Solano-Gallego L, Llull J, Ramos G et al. (2000) The Ibizian hound presents a predominantly cellular immune response against natural *Leishmania* infection. *Vet Parasitol* **90**:37–45.

14 Giunchetti RC, Mayrink W, Genaro O et al. (2006) Relationship between canine visceral leishmaniosis and the *Leishmania chagasi* burden in dermal inflammatory foci. *J Comp Path* **135**:100–107.

15 Maroli M, Pennisi MG, Di Muccio T et al. (2007) Infection of sandflies by a cat naturally infected with *Leishmania infantum*. *Vet Parasitol* **145**:357–360.

16 Lasri S, Sahibi H, Natami A et al. (2003) Western blot analysis of *Leishmania infantum* antigens using sera from pentamidine-treated dogs. *Vet Immunol Immunopathol* **91**:13–18.

17 Ikonomopoulos J, Kokotas S, Gazouli M et al. (2003) Molecular diagnosis of leishmaniosis in dogs. Comparative application of traditional diagnostic methods and the proposed assay on clinical samples. *Vet Parasitol* **113**:99–113.

18 Joao A, Pereira MA, Cortes S et al. (2006) Canine leishmaniasis chemotherapy: dog's clinical condition and risk of *Leishmania* transmission. *J Vet Med A* **53**:540–545.

19 Noli C, Auxilia ST (2005) Treatment of canine Old World visceral leishmaniasis: a systematic review. *Vet Dermatol* **16**:213–232.

20 Lamothe J (2001) Activity of amphotericin B in lipid emulsion in the initial treatment of canine leishmaniasis. *J Small Anim Pract* **42**:170–175.

21 Miro G, Galvez R, Mateo M et al. (2007) Evaluation of the efficacy of a topically administered combination of imidacloprid and permethrin against *Phlebotomus perniciosus* in dogs. *Vet Parasitol* **143**:375–379.

22 Molina R, Miró G, Gálvez R et al. (2006) Evaluation of a spray of permethrin and pyriproxyfen for the protection of dogs against *Phlebotomus perniciosus*. *Vet Rec* **159**:206–209.

23 Dantas-Torres F (2006) Leishmune® vaccine: the newest tool for prevention and control of canine visceral leishmaniosis and its potential as a transmission-blocking vaccine. *Vet Parasitol* **141**:1–8.

24 Saraiva EM, Barbosa AD, Santos FN et al. (2006) The FML-vaccine (Leishmune®) against canine visceral leishmaniasis: a transmission blocking vaccine. *Vaccine* **24**:2423–2431.

### 6.13 Kutane Hornbildung

1. Gross TH, Ihrke PJ, Walder EJ, Affolter VK (2005) Cutaneous horn of feline pawpad. *Skin Diseases of the Dog and Cat; Clinical and Histopathological Diagnosis*, 2nd edn. Blackwell Publishing, Oxford, p. 562.
2. Scott DW (1984) Feline dermatology, 1979–1982: introspective retrospections. *J Am Anim Hosp Assoc* **20**:537.
3. Center SA, Scott DW, Scott FW (1982) Multiple cutaneous horns on the footpads of a cat. *Feline Pract* **12**:26–30.

### 6.14 Zinkreaktive Dermatose

1. Colombini S (1999) Canine zinc-responsive dermatosis. *Vet Clin North Am: Small Anim Pract* **29**:1373–1381.
2. White SD, Bourdeau P, Rosychuk RAW et al. (2001) Zinc-responsive dermatosis in dogs: 41 cases and literature review. *Vet Dermatol* **12**:101–109.
3. Colombini S, Dunstan RW (1997) Zinc-responsive dermatosis in northern-breed dogs: 17 cases (1990–1996). *J Am Vet Med Assoc* **211**:451–457.
4. McEwan NA, McNeil PE, Thompson H et al. (2000) Diagnostic features, confirmation and disease progression in 28 cases of lethal acrodermatitis of Bull Terriers. *J Small Anim Pract* **41**:507–513.
5. McEwan NA (2001) *Malassezia* and *Candida* infections in Bull Terriers with lethal acrodermatitis. *J Small Anim Pract* **42**:291–297.
6. Bensignor E, Germain PA (2004) Canine recurrent pyoderma: a multicenter prospective study. *Vet Dermatol* **15**:42.
7. van den Broek AHM, Stafford WL (1988) Diagnostic value of zinc concentrations in serum, leukocytes and hair of dogs with zinc-responsive dermatosis. *Res Vet Sci* **44**:41–44.
8. Burton G, Mason KV (1998) The possible role of prednisolone in 'zinc-responsive dermatosis' in the Siberian Husky. *Aust Vet Pract* **28**:20–24.

### 6.15 Letale Akrodermatitis des Bullterriers

1. Jezyk PF, Haskins ME, MacKay-Smith WE et al. (1986) Lethal acrodermatitis in Bull Terriers. *J Am Vet Med Assoc* **188**:833–839.
2. Uchida Y, Moon-Fanelli AA, Dodman NH et al. (1997) Serum concentrations of zinc and copper in Bull Terriers with lethal acrodermatitis and tail-chasing behavior. *Am J Vet Res* **58**:808–810.
3. McEwan NA, McNeil PE, Thompson H et al. (2000) Diagnostic features, confirmation and disease progression in 28 cases of lethal acrodermatitis in Bull Terriers. *J Small Anim Pract* **41**:501–507.

### 6.16 Gesichtsdermatitis von Perser- und Himalaya-Katzen

1. Bond R, Curtis CF, Ferguson EA et al. (2000) An idiopathic facial dermatitis of Persian cats. *Vet Dermatol* **11**:35–41.

### 6.17 Spikulose

1. McKeever PJ, Torres SM, O'Brien TD (1992) Spiculosis. *J Am Anim Hosp Assoc* **28**:257–262.

## KAPITEL 7: PIGMENTVERÄNDERUNGEN

### 7.1 Vitiligo

1. Naughton GK, Mahaffey M, Bystryn JC (1986) Antibodies to surface antigens of pigmented cells in animals with vitiligo. *Proceedings of the Society for Experimental Biology and Medicine* **181**:423–426.
2. Mosher DB, Fitzpatrick TB, Ortonne JP et al. (1987) Disorders of pigmentation. In *Dermatology in General Medicine* (eds TB Fitzpatrick, AZ Eisen, K Wolff, I Freedberg, KF Austen). McGraw-Hill Inc., New York, pp. 794–876.
3. Gross TL, Ihrke PJ, Walder EJ (1992) Vitiligo. In *Veterinary Dermatopathology*. Mosby Year Book, St. Louis, pp. 150–153.
4. Guagure E, Alhaidari Z (1989) Disorders of melanin pigmentation in the skin of dogs and cats. In *Current Veterinary Therapy X* (ed RW Kirk). WB Saunders, Philadelphia, pp. 628–632.

### 7.2 Canines uveodermatologisches Syndrom
(Vogt-Koyanagi-Harada[VKH]-ähnliches Syndrom)

1. Gross TH, Ihrke PJ, Walder EJ, Affolter VK (2005) Vogt–Koyanagi–Harada-like syndrome. In *Skin Diseases of the Dog and Cat: Clinical and Histopathologic Diagnosis*, 2nd edn. Blackwell Publishing, Oxford, pp. 266–268.
2. Kern TJ, Walton DK, Riis RC et al. (1985) Uveitis associated with poliosis and vitiligo in six dogs. *J Am Vet Med Assoc* **187**:408–414.
3. Morgan RV (1989) Vogt–Koyanagi–Harada syndrome in humans and dogs. *Compend Cont Educ Pract Vet* **11**:1211–1218.
4. Murphy C, Belhorn R, Thirkill C (1991) Anti-retinal antibodies associated with Vogt–Koyanagi–Harada-like syndrome in a dog. *J Am Anim Hosp Assoc* **27**:399–402.
5. Vercelli A, Taraglio S (1990) Canine Vogt–Koyanagi–Harada-like syndrome in two Siberian Husky dogs. *Vet Dermatol* **1**:151–158.
6. Sigle KJ, McLellan GJ, Haynes JS et al. (2006) Unilateral uveitis in a dog with uveodermatologic syndrome. *J Am Vet Med Assoc* **228**:543–548.

## 7.3 Lentigo und Lentiginosis profusa

1. Briggs OM (1985) Lentiginosis profusa in the Pug: 3 case reports. *J Small Anim Pract* **26**:675–680.
2. Scott DW (1987) Lentigo simplex in orange cats. *Companion Anim Pract* **1**:23–25.
3. van Rensburg IBJ, Briggs OM (1986) Pathology of canine lentiginosis profusa. *J South African Vet Assoc* **57**:159–161.
4. Le Net JL, Orth G, Sundberg JP et al. (1997) Multiple pigmented cutaneous papules associated with a novel canine papillomavirus in an immunosuppressed dog. *Vet Pathol* **34**:8–14.
5. Nagata M, Nanko H, Moriyama A et al. (1995) Pigmented plaques associated with papillomavirus infection in dogs. Is this epidermodysplasia verruciformis? *Vet Dermatol* **6**:179–186.
6. Stokking LB, Ehrhart EJ, Lichtensteiger CA et al. (2004) Pigmented epidermal plaques in three dogs. *J Am Anim Hosp Assoc* **40**:411–417.
7. Nash S, Paulsen D (1990) Generalized lentigenes in a silver cat. *J Am Vet Med Assoc* **196**:1500–1501.

# KAPITEL 8:
# UMWELTBEDINGTE HAUTERKRANKUNGEN

## 8.1 Zecken-Infestation

1. Dryden MW (2006) Challenges and solutions to tick control. *Compend Cont Educ Pract Vet* **28**:10–13.
2. Blagburn BL (2006) Control of tick-borne diseases: a complete review. *Compend Cont Educ Pract Vet* **28**:14–22.
3. Dryden MW, Payne PA (2004) Biology and control of ticks infesting dogs and cats in North America. *Vet Ther* **5**:139–154.
4. Trotz-Williams LA, Trees AJ (2003) Systematic review of the distribution of the major vector-borne parasitic infections in dogs and cats in Europe. *Vet Rec* **152**:97–105.
5. Shaw SE, Day MJ, Birtles RJ et al. (2001) Tick-borne infectious diseases of dogs. *Trends Parasitol* **17**:74–80.
6. Kidd L, Breitschwerdt EB (2003) Transmission times and prevention of tick-borne diseases in dogs. *Compend Cont Educ Pract Vet* **25**:742–747.
7. Raghavan M, Glickman N, Moore G et al. (2007) Prevalence of and risk factors for canine tick infestation in the United States, 2002–2004. *Vector Borne Zoonotic Dis* **7**:65–75.
8. Parker A (2005) Risk factors for canine tick paralysis: a case control study. *Aust Vet Pract* **35**:132–136.
9. Zenner L, Drevon-Gaillot E, Callait-Cardinal MP (2006) Evaluation of four manual tick-removal devices for dogs and cats. *Vet Rec* **159**:526–529.
10. Dautel H, Cranna R (2006) Assessment of repellency and mortality of an imidacloprid plus permethrin spot-on solution against *Ixodes holocyclus* using a moving object bioassay. *Aust Vet Pract* **36**:138–141.
11. Dryden MW, Payne PA, Smith V et al. (2006) Evaluation of an imidacloprid (8.8% w/w)-permethrin (44.0% w/w) topical spot-on and a fipronil (9.8% w/w)-(S)-methoprene (8.8% w/w) topical spot-on to repel, prevent attachment, and kill adult *Ixodes scapularis* and *Amblyomma americanum* ticks on dogs. *Vet Ther* **7**:173–186.
12. Dryden MW, Payne PA, Smith V et al. (2006) Evaluation of an imidacloprid (8.8% w/w)-permethrin (44.0% w/w) topical spot-on and a fipronil (9.8% w/w)-(S)-methoprene (8.8% w/w) topical spot-on to repel, prevent attachment, and kill adult *Rhipicephalus sanguineus* and *Dermacentor variabilis* ticks. *Vet Ther* **7**:187–198.

## 8.2 Bienenstiche und Spinnenbisse

1. Fitzgerald KT, Flood AA (2006) Hymenoptera stings. *Clin Tech Small Anim Pract* **21**:194–204.
2. Conceicao LG, Haddad V, Loures FH (2006) Pustular dermatosis caused by fire ant (*Solenopsis invicta*) stings in a dog. *Vet Dermatol* **17**:453–455.
3. Peterson ME (2006) Black widow spider envenomation. *Clin Tech Small Anim Pract* **21**:187–190.
4. Peterson ME (2006) Brown spider envenomation. *Clin Tech Small Anim Pract* **21**:191–193.
5. Antin IP (1963) Fatal anaphylactic reaction of dog to bee sting. *J Am Vet Med Assoc* **142**:775.
6. Walker T, Tidwell AS, Rozanski EA et al. (2005) Imaging diagnosis: acute lung injury following massive bee envenomation in a dog. *Vet Radiol Ultrasound* **46**:300–303.
7. Curtis CF, Bond R, Blunden AS et al. (1995) Canine eosinophilic folliculitis and furunculosis in three cases. *J Small Anim Pract* **36**:119–123.
8. Guaguere E, Prelaud P, Peyronnet L et al. (1996) Eosinophilic furunculosis. A study of 12 dogs. *Prat Med Chir Anim* **31**:413–419.
9. Walder EJ, Howard EB (1981) Persistent insect bite granuloma in a dog. *Vet Pathol* **18**:839–841.
10. Isbister GK, Seymour JE, Gray MR et al. (2003) Bites by spiders of the family Theraphosidae in humans and canines. *Toxicon* **41**:519–524.
11. Sousa CA, Halliwell RE (2001) The ACVD task force on canine atopic dermatitis (XI): the relationship between arthropod hypersensitivity and atopic dermatitis in the dog. *Vet Immunol Immunopathol* **81**:233–237.

### 8.3 Dermatosen durch Fliegen- und Stechmückenstiche

1. Mason KV, Evans AG (1991) Mosquito bite-caused eosinophilic dermatitis in cats. *J Am Vet Med Assoc* **198**:2086–2088.
2. Wilkinson GT, Bates MJ (1984) A possible further clinical manifestation of the feline eosinophilic granuloma complex. *J Am Anim Hosp Assoc* **20**:325–331.

### 8.4 Myiasis

1. Hendrix CM (1991) Facultative myiasis in dogs and cats. *Compend Cont Educ Pract Vet* **13**:86–93.

### 8.6 Verbrennungen

1. McKeever PJ (1980) Thermal injury. In *Current Veterinary Therapy VII* (ed RW Kirk). WB Saunders, Philadelphia, pp. 191–194.
2. Saxon WD, Kirby R (1992) Treatment of acute burn injury and smoke inhalation. In *Current Veterinary Therapy XI* (eds RW Kirk, JD Bonagura). WB Saunders, Philadelphia, pp. 146–152.
3. Rudowski W, Nasitowski W, Zietkiewiez W et al. (1976) *Burn Therapy and Research*. Johns Hopkins University Press, Baltimore.
4. Stamp GL, Crow DT (1992) Triage and resuscitation of the catastrophic trauma patient. In *Current Veterinary Therapy XI* (eds RW Kirk, JD Bonagura). WB Saunders, Philadelphia, pp. 75–82.
5. Ofeigsson OJ (1995) Water cooling: first aid treatment for scalds and burns. *Surgery* **57**:391–400.

### 8.7 Erfrierungen

1. Dietrich RA (1983) Cold injury (hypothermia, frostbite, freezing). In *Current Veterinary Therapy VIII* (ed RW Kirk). WB Saunders, Philadelphia, pp. 187–189.

## KAPITEL 9: ENDOKRINE HAUTERKRANKUNGEN

### 9.1 Hypothyreose

1. Frank LA (2006) Comparative dermatology: canine endocrine dermatoses. *Clin Dermatol* **24**:317–325.
2. Panciera DL (2001) Conditions associated with canine hypothyroidism. *Vet Clin North Am: Small Anim Pract* **31**:935–942.
3. Gulikers KP, Panciera DL (2002) Influence of various medications on canine thyroid function. *Compend Cont Educ Pract Vet* **24**:511–523.
4. Frank LA, Hnilica KA, May ER et al. (2005) Effects of sulfamethoxazole-trimethoprim on thyroid function in dogs. *Am J Vet Res* **66**:256–259.
5. Shiel RE, Acke E, Puggioni A et al. (2007) Tertiary hypothyroidism in a dog. *Irish Vet J* **60**:88–93.
6. Dixon RM, Reid SJ, Mooney CT (1999) Epidemiological, clinical, haematological and biochemical characteristics of canine hypothyroidism. *Vet Rec* **145**:481–487.
7. Kennedy LJ, Quarmby S, Happ GM et al. (2006) Association of canine hypothyroidism with a common major histocompatibility complex DLA class II allele. *Tissue Antigens* **68**:82–86.
8. Fyfe JC, Kampschmidt K, Dang V et al. (2003) Congenital hypothyroidism with goiter in toy fox terriers. *J Vet Int Med* **17**:50–57.
9. Greco DS (2006) Diagnosis of congenital and adult-onset hypothyroidism in cats. *Clin Tech Small Anim Pract* **21**:40–44.
10. Dixon RM, Mooney CT (1999) Evaluation of serum-free thyroxine and thyrotropin concentrations in the diagnosis of canine hypothyroidism. *J Small Anim Pract* **40**:72–78.
11. Kemppainen RJ, Behrend EN (2001) Diagnosis of canine hypothyroidism – perspectives from a testing laboratory. *Vet Clin North Am: Small Anim Pract* **31**:951–967.
12. Schachter S, Nelson RW, Scott-Moncrieff C et al. (2004) Comparison of serum-free thyroxine concentrations determined by standard equilibrium dialysis, modified equilibrium dialysis, and 5 radioimmunoassays in dogs. *J Vet Int Med* **18**:259–264.
13. Iversen L, Jensen AL, Hoier R et al. (1999) Biological variation of canine serum thyrotropin (TSH) concentration. *Vet Clin Pathol* **28**:16–19.
14. Dixon RM, Reid SWJ, Mooney CT (2002) Treatment and therapeutic monitoring of canine hypothyroidism. *J Small Anim Pract* **43**:334–340.

15 Boretti FS, Sieber-Ruckstuhl NS, Favrot C et al. (2006) Evaluation of recombinant human thyroid-stimulating hormone to test thyroid function in dogs suspected of having hypothyroidism. *Am J Vet Res* **67**:2012–2016.

16 Dixon RM, Mooney CT (1999) Canine serum thyroglobulin autoantibodies in health, hypothyroidism and non-thyroidal illness. *Res Vet Sci* **66**:243–246.

17 Taeymans O, Daminet S, Duchateau L et al. (2007) Pre- and post-treatment ultrasonography in hypothyroid dogs. *Vet Radiol Ultrasound* **48**:262–269.

18 Espineira MMD, Mol JA, Peeters ME et al. (2007) Assessment of thyroid function in dogs with low plasma thyroxine concentration. *J Vet Int Med* **21**:25–32.

## 9.2 Hyperadrenokortizismus

1 Merchant SR, Taboada J (1997) Endocrinopathies: thyroid and adrenal disorders. *Vet Clin North Am: Small Anim Pract* **27**:1285–1297.

2 Mooney C (1998) Unusual endocrine disorders in the cat. *In Pract* **20**:345–351.

3 Rosychuk RAW (1998) Cutaneous manifestations of endocrine disease in dogs. *Compend Cont Educ Pract Vet* **20**:287–392.

4 Watson PJ, Herrtage ME (1998) Hyperadrenocorticism in six cats. *J Small Anim Pract* **39**:175–184.

5 Hoenig M (2002) Feline hyperadrenocorticism – where are we now? *J Feline Med Surg* **4**:171–174.

6 Behrend EN, Kemppainen RJ (2001) Diagnosis of canine hyperadrenocorticism. *Vet Clin North Am: Small Anim Pract* **31**:985–997.

7 Gould SM, Baines EA, Mannion PA et al. (2001) Use of endogenous ACTH concentration and adrenal ultrasonography to distinguish the cause of canine hyperadrenocorticism. *J Small Anim Pract* **42**:113–121.

8 van der Vlugt-Meijer R, Meij BP et al. (2003) Dynamic computed tomography of the pituitary gland in dogs with pituitary-dependent hyperadrenocorticism. *J Vet Int Med* **17**:773–780.

9 Benitah NM, Feldman EC, Kass PH et al. (2005) Evaluation of serum 17-hydroxyprogesterone concentration after administration of ACTH in dogs with hyperadrenocorticism. *J Am Vet Med Assoc* **227**:1095–1101.

10 Bruyette DS (2000) An approach to diagnosing and treating feline hyperadrenocorticism. *Vet Med* **95**:142–148.

11 Schoeman JP, Evans HJ, Childs D et al. (2000) Cortisol response to two different doses of intravenous synthetic ACTH (tetracosactrin) in overweight cats. *J Small Anim Pract* **41**:552–557.

12 Ruckstuhl NS, Nett CS, Reusch CE (2002) Results of clinical examinations, laboratory tests, and ultrasonography in dogs with pituitary-dependent hyperadrenocorticism treated with trilostane. *Am J Vet Res* **63**:506–512.

13 Bell R, Neiger R, McGrotty Y et al. (2006) Study of the effects of once daily doses of trilostane on cortisol concentrations and responsiveness to adrenocorticotrophic hormone in hyperadrenocorticoid dogs. *Vet Rec* **159**:277–281.

14 Alenza DP, Arenas C, Lopez ML et al. (2006) Long-term efficacy of trilostane administered twice daily in dogs with pituitary-dependent hyperadrenocorticism. *J Am Anim Hosp Assoc* **42**:269–276.

15 Chapman PS, Kelly DF, Archer J et al. (2004) Adrenal necrosis in a dog receiving trilostane for the treatment of hyperadrenocorticism. *J Small Anim Pract* **45**:307–310.

16 Barker EN, Campbell S, Tebb AJ et al. (2005) A comparison of the survival times of dogs treated with mitotane or trilostane for pituitary-dependent hyperadrenocorticism. *J Vet Int Med* **19**:810–815.

17 den Hertog E, Braakman JCA, Teske E et al. (1999) Results of non-selective adrenocorticolysis by o,p'-DDD in 129 dogs with pituitary-dependent hyperadrenocorticism. *Vet Rec* **144**:12–17.

18 Anderson CR, Birchard SJ, Powers BE et al. Surgical treatment of adrenocortical tumors: 21 cases (1990–1996). *J Am Anim Hosp Assoc* **37**:93-97.

19 van Sluijs FJ, Sjollema BE, Voorhout G et al. (1995) Results of adrenalectomy in 36 dogs with hyperadrenocorticism caused by adrenocortical tumor. *Vet Quart* **17**:113–116.

20 Meij B, Voorhout G, Rijnberk A (2002) Progress in transsphenoidal hypophysectomy for treatment of pituitary-dependent hyperadrenocorticism in dogs and cats. *Mol Cell Endocrinol* **197**:89–96.

21 Bruyette DS, Ruehl WW, Entriken TL et al. (1997) Treating canine pituitary-dependent hyperadrenocorticism with L-deprenyl. *Vet Med* **92**:711–727.

22 Braddock JA, Church DB, Robertson ID et al. (2004) Inefficacy of selegiline in treatment of canine pituitary-dependent hyperadrenocorticism. *Aust Vet J* **82**:272–277.

23 Mayer MN, Greco DS, LaRue SM (2006) Outcomes of pituitary tumor irradiation in cats. *J Vet Int Med* **20**:1151–1154.

24 Mayer-Stankeova S, Bley CR, Wergin M et al. (2004) Efficacy of radiotherapy in 13 dogs treated for pituitary tumors. *Tierarztl Prax K H* **32**:232–237.

25 Boag AK, Neiger R, Church DB (2004) Trilostane treatment of bilateral adrenal enlargement and excessive sex steroid production in a cat. *J Small Anim Pract* **45**:263–266.

26 Neiger R, Witt AL, Noble A et al. (2004) Trilostane therapy for treatment of pituitary-dependent hyperadrenocorticism in 5 cats. *J Vet Int Med* **18**:160–164.

27 Skelly BJ, Petrus D, Nicholls PK (2003) Use of trilostane for the treatment of pituitary-dependent hyperadrenocorticism in a cat. *J Small Anim Pract* **44**:269–272.

28 Moore LE, Biller DS, Olsen DE (2000) Hyperadrenocorticism treated with metyrapone followed by bilateral adrenalectomy in a cat. *J Am Vet Med Assoc* **217**:691–696.

29 Duesberg CA, Nelson RW, Feldman EC et al. (1995) Adrenalectomy for the treatment of hyperadrenocorticism in cats – 10 cases (1988–1992). *J Am Vet Med Assoc* **207**:1066–1070.

30 Dunn K (1997) Complications associated with the diagnosis and management of canine hyperadrenocorticism. *In Pract* **19**:246–251.

## 9.3 Hyperandrogenismus

1 Rosychuk RAW (1998) Cutaneous manifestations of endocrine disease in dogs. *Compend Cont Educ Pract Vet* **20**:287–296.

2 Frank LA (2006) Comparative dermatology – canine endocrine dermatoses. *Clin Dermatol* **24**:317–325.

3 Dow SW, Olson PN, Rosychuk RAW et al. (1988) Perianal adenomas and hypertestosteronemia in a spayed bitch with pituitary-dependent hyperadrenocorticism. *J Am Vet Med Assoc* **192**:1439–1441.

4 Hill KE, Scott-Moncrieff JCR, Koshko MA et al. (2005) Secretion of sex hormones in dogs with adrenal dysfunction. *J Am Vet Med Assoc* **226**:556–561.

## 9.4 Sertolizelltumor und andere testikuläre Neoplasien

1 Rosychuk RAW (1998) Cutaneous manifestations of endocrine disease in dogs. *Compend Cont Educ Pract Vet* **20**:287–292.

2 Turek MM (2003) Cutaneous paraneoplastic syndromes in dogs and cats: a review of the literature. *Vet Dermatol* **14**:279–296.

3 Doxsee AL, Yager JA, Best SJ et al. (2006) Extratesticular interstitial and Sertoli cell tumors in previously neutered dogs and cats: a report of 17 cases. *Can Vet J* **47**:763–766.

4 Peters MAJ, de Jong FH, Teerds KJ et al. (2000) Ageing, testicular tumours and the pituitary-testis axis in dogs. *J Endocrinol* **166**:153–161.

5 Kim O, Kim KS (2005) Seminoma with hyperesterogenemia in a Yorkshire Terrier. *J Vet Med Sci* **67**:121–123.

6 Mischke R, Meurer D, Hoppen HO et al. (2002) Blood plasma concentrations of oestradiol-17beta, testosterone and testosterone/oestradiol ratio in dogs with neoplastic and degenerative testicular diseases. *Res Vet Sci* **73**:267–272.

7 Brazzell JL, Weiss DJ (2006) A retrospective study of aplastic pancytopenia in the dog: 9 cases (1996–2003). *Vet Clin Pathol* **35**:413–417.

8 Pugh CR, Konde LJ (1991) Sonographic evaluation of canine testicular and scrotal abnormalities – a review of 26 case histories. *Vet Radiol* **32**:243–250.

9 Masserdotti C, Bonfanti U, De Lorenzi D et al. (2005) Cytologic features of testicular tumours in dog. *J Vet Med A* **52**:339–346.

## 9.5 Hypophysärer Zwergwuchs

1 Scott DW, Miller WH, Griffin CE (1995) Endocrine and metabolic diseases. In *Small Animal Dermatology*, 5th edn. WB Saunders, Philadelphia, pp. 628–719.

2 Lund-Larson TR, Grondalen J (1976) Aetiolitic dwarfism in the German Shepherd Dog. Low somatomedin activity associated with apparently normal pituitary function (two cases) and with panadenopituitary dysfunction (one case). *Acta Vet Scand* **17**:293–306.

3 Chastain CB, Ganjam VK (1986) The endocrine brain. In *Clinical Endocrinology of Companion Animals*. Lea & Febiger, Philadelphia, pp. 37–96.

4 Eigenmann JE (1986) Growth hormone-deficient disorders associated with alopecia in the dog. In *Current Veterinary Therapy IX* (ed RW Kirk). WB Saunders, Philadelphia, pp. 1006–1014.

5 DeBowes LJ (1987) Pituitary dwarfism in a German Shepherd dog puppy. *Compend Cont Educ Pract Vet* **9**:931–937.

6 Feldman EC, Nelson RW (1987) Growth hormone. In *Canine and Feline Endocrinology and Reproduction*. WB Saunders, Philadelphia, pp. 29–54.

7 Bell AG (1993) Growth hormone responsive dermatosis in three dogs. *N Z Vet J* **41**:195–199.

8 Kooistra HS, Voorhout G, Carlotti DN et al. (1998) Progestin induced growth hormone (GH) production in treatment of dogs with congenital GH deficiency. *Domest Anim Endocrinol* **15**:93–102.

### 9.6 Alopecia X
(Störung der adrenalen Sexualhormone, follikuläre Dysfunktion der plüschfelligen Rassen, adrenales Hyperplasie-ähnliches Syndrom, wachstumshormon-/kastrationsreaktive Dermatose, Wachstumshormonmangel des erwachsenen Hundes, Pseudo-Cushing, Alopezie durch follikulären Arrest)

1 Schmeitzel LP, Parker W (1992) Growth hormone and sex hormone alopecia. In *Advances in Veterinary Dermatology, Vol.* 2 (eds PJ Ihrke, IS Mason, SD White). Pergamon Press, Oxford, pp. 451–454.

2 Schmeitzel LP, Lothrop CD (1990) Hormonal abnormalities in Pomeranians with normal coat and in Pomeranians with growth hormone-responsive dermatosis. *J Am Vet Med Assoc* **107**:1333–1341.

3 Schmeitzel LP, Lothrop CD, Rosenkrantz WS (1995) Congenital adrenal hyperplasia-like syndrome. In *Current Veterinary Therapy XII* (ed JD Bonagura). WB Saunders, Philadelphia, pp. 600–604.

4 Frank LA, Hnilica KA, Rohrbach BW *et al.* (2003) Retrospective evaluation of sex hormone and steroid hormone intermediates in dogs with alopecia. *Vet Dermatol* **14**:91–97.

5 Paradis M (2004) Miscellaneous hormone-responsive alopecias. In *Small Animal Dermatology Secrets* (ed KL Campbell). Hanley & Belfus, Philadelphia, pp. 288–296.

6 Cerundolo R, Lloyd DH, Persechino A *et al.* (2004) Treatment of canine alopecia X with trilostane. *Vet Dermatol* **15**:285–293.

## KAPITEL 10: OTITIS EXTERNA

1 August JR (1988) Otitis externa: a disease of multifactorial etiology. *Vet Clin North Am: Small Anim Pract* **18**:731–742.

2 McKeever PJ (1995) Canine otitis externa. *Current Veterinary Therapy XII* (ed JD Bonagura). WB Saunders, Philadelphia, pp. 647–655.

3 McArthy G, Kelly WR (1982) Microbial species associated with canine ear disease and their antibacterial sensitivity patterns. *Irish Vet J* **36**:53–56.

4 Mansfield PD, Boosinger TR, Attleburger MH (1990) Infectivity of *Malassezia pachydermatis* in the external ear canal of dogs. *J Am Anim Hosp Assoc* **26**:97–100.

5 Stout-Graham MS, Kainer RA, Whalen LR *et al.* (1990) Morphological measurements of the horizontal ear canal of dogs. *Am J Vet Res* **51**:990–994.

6 Hendricks A, Brooks H, Pocknell A *et al.* (2002) Ulcerative otitis externa responsive to immunosuppressive therapy in two dogs. *J Small Anim Pract* **43**:350–354.

7 Van der Gaag I (1986) The pathology of the external ear canal in dogs and cats. *Vet Quart* **8**:307–317.

8 Mansfield PD (1990) Ototoxicity in dogs and cats. *Compend Cont Educ Pract Vet* **12**:331–337.

9 Neer MT, Howard PE (1982) Otitis media. *Compend Cont Educ Pract Vet* **4**:410–417.

10 Sanchez-Leal J, Mayos I, Homedes J *et al.* (2006) *In vitro* investigation of ceruminolytic activity of various otic cleansers for veterinary use. *Vet Dermatol* **17**:121–127.

11 Nielloud F, Reme CA, Fortune R *et al.* (2004) Development of an *in vitro* test to evaluate the cerumen dissolving properties of several veterinary ear cleansing solutions. *J Drug Deliv Sci Tech* **14**:235–238.

12 Swinney A, Fazakerley J, McEwan NA *et al.* (2008) Comparative *in vitro* antimicrobial efficacy of commercial ear cleaners. *Vet Dermatol* **19**:373–379.

13 Lloyd DH, Bond R, Lamport I (1998) Antimicrobial activity *in vitro* and *in vivo* of a canine ear cleanser. *Vet Rec* **143**:111–112.

14 Cole LK, Kwochka KW, Kowalski JJ *et al.* (2003) Evaluation of an ear cleanser for the treatment of infectious otitis externa in dogs. *Vet Ther* **4**:12–23.

15 Reme CA, Pin D, Collinot C *et al.* (2006) The efficacy of an antiseptic and microbial anti-adhesive ear cleanser in dogs with otitis externa. *Vet Ther* **7**:15–26.

16 Strauss TB, McKeever TM, McKeever PJ (2005) The efficacy of an acidified sodium chlorite solution to treat canine *Pseudomonas aeruginosa* otitis externa. *Vet Med* **100**:55–63.

17 Bassett RJ, Burton GG, Robson DC *et al.* (2004) Efficacy of an acetic acid/boric acid ear cleaning solution for treatment and prophylaxis of *Malassezia* sp. otitis externa. *Aust Vet Pract* **34**:79–82.

18 Cole LK, Luu DH, Rajala-Schultz PJ *et al.* (2006) *In vitro* activity of an ear rinse containing tromethamine, EDTA, and benzyl alcohol on bacterial pathogens from dogs with otitis. *Am J Vet Res* **67**:1040–1044.

19 McEwan NA, Reme CA, Gatto H (2005) Sugar inhibition of adherence by *Pseudomonas* to canine corneocytes. *Vet Dermatol* **16**:204–205.

20 McEwan NA, Reme CA, Gatto H *et al.* (2006) Sugar inhibition of adherence by *Staphylococcus intermedius* to canine corneocytes. *Vet Dermatol* **17**:358.

21 McEwan NA, Kelly R, Woolley K *et al.* (2007) Sugar inhibition of *Malassezia pachydermatis* to canine corneocytes. *Vet Dermatol* **18**:187–188.

22 Morrielo KA, Fehrer-Sawyer SL, Meyer DJ et al. (1988) Adrenocortical suppression associated with topical otic administration of glucocorticoids in dogs. *J Am Vet Med Assoc* **193**:329–331.

23 Paradis M (1989) Ivermectin in small animal dermatology. *Current Veterinary Therapy X* (ed RW Kirk). WB Saunders, Philadelphia, pp. 560–563.

## KAPITEL 11: ERKRANKUNGEN DER KRALLEN

1 Scott DW, Miller WH (1992) Disorders of the claw and clawbed in dogs. *Compend Cont Educ Pract Vet* **14**:1448–1458.

2 Rosychuck RAW (1995) Diseases of the claw and claw fold. In *Current Veterinary Therapy XII* (ed JD Bonagura). WB Saunders, Philadelphia, pp. 641–647.

3 Foil CS (1987) Disorders of the feet and claws. *Proceedings of Annual Kal Kan Symposium* **11**:23–32.

4 Muller RS, Friend S, Shipstone MA et al. (2000) Diagnosis of canine claw disease – a prospective study of 24 dogs. *Vet Dermatol* **11**:133–141.

5 McKeever PJ (1972–96) Unpublished observations.

6 Scott DW, Rousselle S, Miller WH (1995) Symmetrical lupoid onychodystrophy in dogs: a retrospective analysis of 18 cases (1989–1993). *J Am Anim Hosp Assoc* **31**:194–201.

## KAPITEL 12: HAUTERKRANKUNGEN MIT FLECKIGER ALOPEZIE

### 12.1 Canine Demodikose
(Rote Räude, Demodex-Räude, Demodikose, demodektische Akariose, follikuläre Räude)

1 Chesney CJ (1999) Short form of *Demodex* species mite in the dog: occurrence and measurements. *J Small Anim Pract* **40**:58–61.

2 Desch CE, Hillier A (2003) *Demodex injai*: a new species of hair follicle mite (Acari : Demodecidae) from the domestic dog (Canidae). *J Med Entomol* **40**:146–149.

3 Scott DW, Farrow BRH, Schulz RD (1974) Studies on the therapeutic and immunological aspects of generalized demodectic mange in the dog. *J Am Anim Hosp Assoc* **10**:233–244.

4 Barta O, Waltman C, Oyekan PP et al. (1983) Lymphocyte-transformation suppression caused by pyoderma: failure to demonstrate it in uncomplicated demodectic mange. *Comp Immunol Microbiol Infect Dis* **6**:9–18.

5 Barriga OO, Alkhalidi NW, Martin S et al. (1992) Evidence of immunosuppression by *Demodex canis*. *Vet Immunol Immunopathol* **32**:37–46.

6 Scott DW, Miller WH, Griffin CE (2001) Parasitic skin diseases. In: *Muller and Kirk's Small Animal Dermatology*, 6th edn. WB Saunders, Philadelphia, pp. 423–516.

7 Lemarie SL, Hosgood G, Foil CS (1996) A retrospective study of juvenile- and adult-onset generalized demodicosis in dogs (1986–91). *Vet Dermatol* **7**:3–10.

8 Bensignor E (2003) Comparaison of three diagnostic techniques of *Demodex canis* demodicosis in the dog. *Prat Med Chir Anim* **38**:167–171.

9 Saridomichelakis MN, Koutinas AF, Farmaki R et al. (2004) Sensitivity of deep skin scrapings, hair pluckings and exudate microscopy in the diagnosis of canine demodicosis. *Vet Dermatol* **15**:48.

10 Mueller RS (2004) Treatment protocols for demodicosis: an evidence-based review. *Vet Dermatol* **15**:75–89.

11 Medleau L, Willemse T (1995) Efficacy of daily amitraz therapy for refractory, generalized demodicosis in dogs – two independent studies. *J Am Anim Hosp Assoc* **31**:246–249.

12 Holm BR (2003) Efficacy of milbemycin oxime in the treatment of canine generalized demodicosis: a retrospective study of 99 dogs (1995–2000). *Vet Dermatol* **14**:189–195.

13 Ristic Z, Medleau L, Paradis M et al. (1995) Ivermectin for the treatment of generalized demodicosis in dogs. *J Am Vet Med Assoc* **207**:1308–1311.

14 Paradis M, Page N (1998) Topical (pour-on) ivermectin in the treatment of chronic generalized demodicosis in dogs. *Vet Dermatol* **9**:55–59.

### 12.2 Feline Demodikose

1 Desch CE, Stewart TB (1999) *Demodex gatoi*: new species of hair follicle mite (Acari: Demodecidae) from the domestic cat (Carnivora: Felidae). *J Med Entomol* **36**:167–170.

2 Morris DO (1996) Contagious demodicosis in three cats residing in a common household. *J Am Anim Hosp Assoc* **32**:350–352.

3 Guaguere E, Olivry T, Delverdier-Poujade A et al. (1999) *Demodex cati* infestation in association with feline cutaneous squamous cell carcinoma in situ: a report of five cases. *Vet Dermatol* **10**:61–67.

4 Vogelnest LJ (2001) Cutaneous xanthomas with concurrent demodicosis and dermatophytosis in a cat. *Aust Vet J* **79**:470–475.

5 Guaguere E, Muller A, Degorce-Rubiales F (2004) Feline demodicosis: a retrospective study of 12 cases. *Vet Dermatol* **15**:34.

6 van Poucke S (2001) Ceruminous otitis externa due to *Demodex cati* in a cat. *Vet Rec* **149**:651–652.

7 Mueller RS (2004) Treatment protocols for demodicosis: an evidence-based review. *Vet Dermatol* **15**:75–89.
8 Johnstone IP (2002) Doramectin as a treatment for canine and feline demodicosis. *Aust Vet Pract* **32**:98–103.

## 12.3 Dermatophytose

1 Lewis DT, Foil CS, Hopgood G (1991) Epidemiology and clinical features of dermatophytosis in dogs and cats at Louisiana State University: 1981–1990. *Vet Dermatol* **2**:53–58.
2 Sparkes AH, Gruffydd Jones TJ, Shaw SE *et al.* (1993) Epidemiological and diagnostic features of canine and feline dermatophytosis in the United Kingdom from 1956–1991. *Vet Rec* **133**:57–61.
3 Cabanes FJ, Abarca ML, Bragulat MR (1997) Dermatophytes isolated from domestic animals in Barcelona, Spain. *Mycopathologia* **137**:107–113.
4 Cafarchia C, Romito D, Sasanelli M *et al.* (2004) The epidemiology of canine and feline dermatophytoses in southern Italy. *Mycoses* **47**:508–513.
5 Moriello KA, DeBoer DJ (1991) Fungal flora of the haircoat of cats with and without dermatophytosis. *J Med Vet Mycol* **29**:285–292.
6 Moriello KA, DeBoer DJ (1991) Fungal flora of the coat of pet cats. *Am J Vet Res* **52**:602–606.
7 Moriello KA, Kunkle GA, DeBoer DJ (1994) Isolation of dermatophytes from the haircoats of stray cats from selected animal shelters in two different geographic regions in the United States. *Vet Dermatol* **5**:57–62.
8 Sparkes AH, Werrett G, Stokes CR *et al.* (1994) *Microsporum canis* – inapparent carriage by cats and the viability of arthrospores. *J Small Anim Pract* **35**:397–401.
9 Moriello KA, DeBoer DJ (1995) Feline dermatophytosis. *Vet Clin North Am: Small Anim Pract* **25**:901–921.
10 DeBoer DJ, Moriello KA (1995) Investigations of a killed dermatophyte cell-wall vaccine against infection with *Microsporum canis* in cats. *Res Vet Sci* **59**:110–113.
11 Mancianti F, Nardoni S, Corazza M *et al.* (2003) Environmental detection of *Microsporum canis* arthrospores in the households of infected cats and dogs. *J Feline Med Surg* **5**:323–328.
12 Bergman RL, Medleau L, Hnilica K *et al.* (2002) Dermatophyte granulomas caused by *Trichophyton mentagrophytes* in a dog. *Vet Dermatol* **13**:49–52.
13 Godfrey DR (2001) *Microsporum canis* associated with otitis externa in a Persian cat. *Vet Rec* **147**:50–51.
14 Paterson S (1999) Miconazole/chlorhexidine shampoo as an adjunct to systemic therapy in controlling dermatophytosis in cats. *J Small Anim Pract* **40**:163–166.
15 DeBoer DJ, Moriello KA (1995) Inability of two topical treatments to influence the course of experimentally induced dermatophytosis in cats. *J Am Vet Med Assoc* **207**:52–57.
16 Hill PB, Moriello KA, Shaw SE (1995) A review of systemic antifungal agents. *Vet Dermatol* **6**:59–66.
17 Moriello KA (2004) Treatment of dermatophytosis in dogs and cats: review of published studies. *Vet Dermatol* **15**:99–107.
18 Moriello KA, DeBoer DJ, Schenker R *et al.* (2004) Efficacy of pretreatment with lufenuron for the prevention of *Microsporum canis* infection in a feline direct topical challenge model. *Vet Dermatol* **15**:357–362.
19 DeBoer DJ, Moriello KA, Blum JL *et al.* (2003) Effects of lufenuron treatment in cats on the establishment and course of *Microsporum canis* infection following exposure to infected cats. *J Am Vet Med Assoc* **222**:1216–1220.
20 Newbury S, Verbrugge M, Steffen T *et al.* (2005) Management of naturally occurring dermatophytosis in an open shelter. Part 1: Development of a cost effective screening and monitoring program. *Vet Dermatol* **16**:205.
21 Newbury S, Verbrugge M, Steffen T *et al.* (2005) Management of naturally occurring dermatophytosis in an open shelter. Part 2: Treatment of cats in an off-site facility. *Vet Dermatol* **16**:206.
22 Heinrich K, Newbury S, Verbrugge M *et al.* (2005) Detection of environmental contamination with *Microsporum canis* arthrospores in exposed homes and efficacy of the triple cleaning decontamination technique. *Vet Dermatol* **16**:205–206.

## 12.4 Canine familiäre Dermatomyositis

1 Hargis AM, Haupt KH (1990) Review of familial canine dermatomyositis. *Vet Ann* **30**:227–282.
2 Gross TH, Ihrke PJ, Walder EJ, Affolter VK (2005) Cell-poor vasculitis. In *Skin Diseases of the Dog and Cat: Clinical and Histopathologic Diagnosis*, 2nd edn. Blackwell Publishing, Oxford, pp. 247–250.
3 Hargis AM, Mundell AC (1992) Familial canine dermatomyositis. *Compend Cont Educ Pract Vet* **14**:855–864.
4 Haupt KH, Prieur DJ, Moore MP *et al.* (1985) Familial canine dermatomyositis: clinical, electrodiagnostic, and genetic studies. *Am J Vet Res* **46**:1861–1869.

5 Gross TH, Ihrke PJ, Walder EJ, Affolter VK (2005) Ischemic dermatopathy/canine dermatomyositis. In *Skin Diseases of the Dog and Cat: Clinical and Histopathologic Diagnosis*, 2nd edn. Blackwell Publishing, Oxford, pp. 49–52.

6 Rees CA (2004) Inherited vesiculobullous disorders. *Small Animal Dermatology Secrets* (ed KL Campbell). Hanley & Belfus, Philadelphia, pp. 112–119.

## 12.5 Injektionsstellen-Alopezie

1 Gross TH, Ihrke PJ, Walder EJ, Affolter VK (2005) Post rabies vaccination panniculitis. In *Skin Diseases of the Dog and Cat: Clinical and Histopathologic Diagnosis*, 2nd edn. Blackwell Publishing, Oxford, pp. 538–541.

2 Wilcock BP, Yager JA (1986) Focal cutaneous vasculitis and alopecia at sites of rabies vaccination in dogs. *J Am Vet Med Assoc* **188**:1174–1177.

3 Gross TL, Ihrke PJ, Walder EJ (1992) Atrophic diseases of the hair follicle. In *Veterinary Dermatopathology*. Mosby Yearbook, St. Louis, pp. 287–298.

4 Lester S, Clemett T, Burt A (1996) Vaccine site-associated sarcomas in cats: clinical experience and a laboratory review (1982–1993). *J Am Anim Hosp Assoc* **32**:91–95.

5 Vitale CB, Gross TL, Margro CM (1999) Case report: vaccine-induced ischemic dermatopathy in the dog. *Vet Dermatol* **10**:131–142.

6 Medleau L, Hnilica KA (2006) Injection reaction and post-rabies vaccination alopecias. In *Small Animal Dermatology: A Color Atlas and Therapeutic Guide*. Elsevier, St. Louis, p. 267.

## 12.6 Alopecia areata

1 Olivry T, Moore PF, Naydan DK *et al.* (1996) Antifollicular cell-mediated and humoral immunity in canine alopecia areata. *Vet Dermatol* **7**:67–79.

2 Tobin DJ, Gardner SH, Luther PB *et al.* (2003) A natural canine homologue of alopecia areata in humans. *Br J Dermatol* **149**:938–950.

3 De Jonghe SR, Ducatelle RV, Mattheeuws DR (1999) Trachyonychia associated with alopecia areata in a Rhodesian Ridgeback. *Vet Dermatol* **10**:123–126.

4 Letada PR, Sparling JD, Norwood C (2007) Imiquimod in the treatment of alopecia universalis. *Cutis* **79**:138–140.

5 Letko E, Bhol K, Pinar V *et al.* (1999) Tacrolimus (FK 506). *Ann Allergy Asthma Immun* **83**:179–189.

6 Price VH (2003) Therapy of alopecia areata: on the cusp and in the future. *J Invest Dermatol* **8**:207–211.

## Follicular dysplasia

1 Gross TH, Ihrke PJ, Walder EJ, Affolter VK (2005) Cell-poor vasculitis. In *Skin Diseases of the Dog and Cat: Clinical and Histopathologic Diagnosis*, 2nd edn. Blackwell Publishing, Oxford, pp. 247–250.

2 Post K, Dignean MA, Clark E (1988) Hair follicle dysplasia of Siberian Huskies. *J Am Anim Hosp Assoc* **24**:659–662.

3 Miller WH (1990) Follicular dysplasia in adult black and red Doberman Pinschers. *Vet Dermatol* **1**:181–187.

4 Laffort-Dassot C, Beco L, Carlotti DN (2003) Follicular dysplasia in five Weimaraners. *Vet Dermatol* **13**:253–260.

5 Cerundolo R, Lloyd DH, McNeil PE *et al.* (2000) An analysis of factors underlying hypotrichosis and alopecia in Irish Water Spaniels in the United Kingdom. *Vet Dermatol* **11**:107–122.

6 Miller WH, Scott DW (1995) Follicular dysplasia of the Portuguese Water Dog. *Vet Dermatol* **6**:67–74.

## 12.7 Follikeldysplasie

1 Hargis AM, Brignac MM, Al-Bagdadi FAK *et al.* (1991) Black hair follicular dysplasia in black and white Saluki dogs: differentiation from color-mutant alopecia in the Doberman Pinscher by microscopic examination of hairs. *Vet Dermatol* **2**:69–83.

2 Selmanowitz VJ, Markofsky F, Orentreich N (1977) Black hair follicular dysplasia in dogs. *J Am Vet Med Assoc* **171**:1079–1081.

3 Harper RC (1978) Congenital black hair follicle dysplasia in Bearded Collie pups. *Vet Rec* **102**:87.

4 Scott DW, Miller WH, Griffin CE (2001) Black hair follicular dysplasia. In *Muller and Kirk's Small Animal Dermatology*, 6th edn. WB Saunders, Philadelphia, pp. 959–970.

5 Gross TH, Ihrke PJ, Walder EJ, Affolter VK (2005) Color-dilution alopecia and black hair follicular dysplasia. In *Skin Diseases of the Dog and Cat: Clinical and Histopathologic Diagnosis*, 2nd edn. Blackwell Publishing, Oxford, pp. 518–522.

## 12.9 Farbmutanten-Alopezie
(Color-Mutant-Alopezie, Blue-Dobermann-Syndrom)

1. Miller WH (1990) Color-dilution alopecia in Doberman Pinschers with blue or fawn coat colors: a study of the incidence and histopathology of this disorder. *Vet Dermatol* **1**:113–121.
2. Miller WH (1991) Alopecia associated with coat color dilution in two Yorkshire Terriers, one Saluki, and one mix-breed. *J Am Anim Hosp Assoc* **27**:39–43.
3. Brignac MM, Foil CS, Al-Bagdadi FAK *et al*. (1990) Microscopy of color-mutant alopecia. In *Advances in Veterinary Dermatology, Vol. 1* (eds C von Tscharner, REW Halliwell). Baillière Tindall, London, p. 448.
4. Gross TH, Ihrke PJ, Walder EJ, Affolter VK (2005) Color-dilution alopecia and black hair follicular dysplasia. *Skin Diseases of the Dog and Cat: Clinical and Histopathologic Diagnosis*, 2nd edn. Blackwell Publishing, Oxford, pp. 518–522.

## 12.10 Zyklische Flankenalopezie
(saisonale Flankenalopezie, Flankenalopezie, rekurrierende Flankenalopezie)

1. Gross TL, Ihrke PJ, Walder EJ, Affolter VK (2005) Cyclical flank alopecia. In *Skin Diseases of the Dog and Cat: Clinical and Histopathologic Diagnosis*, 2nd edn. Blackwell Publishing, Oxford, pp. 525–528.
2. Miller MA, Dunstan RW (1993) Seasonal flank alopecia in Boxers and Airedale Terriers: 24 cases (1985–1992). *J Am Vet Med Assoc* **203**:1567–1572.

## 12.12 Telogenes Effluvium, anagenes Effluvium, wellenförmiger Haarwechsel, diffuses Haaren und exzessives kontinuierliches Haaren

1. Diaz SF, Torres SMF, Dunstan RW *et al*. (2004) An analysis of canine hair re-growth after clipping for a surgical procedure. *Vet Dermatol* **15**:25–30.
2. Scott DW, Miller WH, Griffin CE (2001) Acquired alopecias. In *Muller and Kirk's Small Animal Dermatology*, 6th edn. WB Saunders, Philadelphia, pp. 887–912.

## 12.13 Post-clipping-Alopezie

1. Gross TL, Irhke PJ, Walder EJ (1992) Post-clipping alopecia. In *Veterinary Dermatopathology*. Mosby Year Book, St. Louis, pp. 285–286.
2. Diaz SF, Torres SMF, Dunstan RW *et al*. (2004) An analysis of canine hair re-growth after clipping for a surgical procedure. *Vet Dermatol* **15**:25–30.

## 12.14 Reaktion auf topische Corticosteroide

1. Gross TL, Ihrke PJ, Walder EJ, Affolter VK (2005) Topical corticosteroid reaction. In *Skin Diseases of the Dog and Cat: Clinical and Histopathologic Diagnosis*, 2nd edn. Blackwell Publishing, Oxford, pp. 392–394.

## 12.15 Feline paraneoplastische Alopezie

1. Brooks DG, Campbell KL, Dennis JS *et al*. (1994) Pancreatic paraneoplastic alopecia in three cats. *J Am Anim Hosp Assoc* **30**:557–563.
2. Godfrey DR (1998) A case of feline paraneoplastic alopecia with secondary *Malassezia*-associated dermatitis. *J Small Anim Pract* **39**:394–396.
3. Pascal A, Olivry T, Gross TL *et al*. (1997) Paraneoplastic alopecia associated with internal malignancies in the cat. *Vet Dermatol* **8**:47–52.
4. Tasker S, Griffon DJ, Nuttall TJ *et al*. (1999) Resolution of paraneoplastic alopecia following surgical removal of a pancreatic carcinoma in a cat. *J Small Anim Pract* **40**:16–19.

# Sachverzeichnis

## A

Abszess, Bisswunden 162f.
Addison-Krise 242f.
Adrenale Neoplasie 237, 242
Adrenokortikotropes Hormon (ACTH) 237, 240f.
Afghane 110
Airedale Terrier 292
Akanthom, infundibuläres keratinisierendes 71f.
Akita 155, 182, 214
Akne
– canine 154
– feline 186f.
Akrale Leckdermatitis 62ff.
Akrodermatitis, letale 204, 206
Aktinische Dermatose 180f.
Allergenspezifische Immuntherapie (ASIT) 29
Allergische Kontaktdermatitis 35ff.
Alopecia areata 286
Alopecia X 250ff.
Alopezie
– Color-Mutant 290f.
– feline paraneoplastische 298
– feline psychogene 66f.
– Injektionsstellen 284f.
– Pattern Baldness 293
– post-clipping 296
– zyklische Flanken 292
Aminosäuren 138, 140
Anagenes Effluvium 294f.
Anale Furunkulose 174f.
Anästhesie 261ff.
Angioödem 106, 220
Ankylostomiasis 54
Antibiotika-Resistenz 151ff.
Arteritiris, poliferative des Philtrum nasale 122
Arzneimittelexanthem 106ff., 117, 194f.
Atopische Dermatitis 20ff., 58f., 254
Ausschlussversuche 36

Autoantikörper
– Desmoglein 1 (Dsg1) 155
– Kollagen-Typen 116, 118
– Thyreoglobulin (TgAK) 232, 235f.
Autoimmun/immunvermittelte Erkrankungen (Krallen) 269f.

## B

Barsoi 232
Basalzellkarzinom 80
Basset 288
Beagle 110, 232, 244, 288
Bearded Collie 155, 232, 247, 288
Beauceron 21
Belgischer Tervueren 212
Berner Sennenhund 84ff., 183, 290
Bernhardiner 122
Bischon Friseé 284
Bisswunden 162f.
Bläschen 11
Blastomykose, nordamerikanische 130f.
Blue-Dobermann-Syndrom 290f.
Bobtail 110, 214
Bordeauxdogge 192
Border Collie 213, 246, 288
Boston Terrier 21, 56, 74, 96, 290, 293
Bouvier 245
Boxer 21f., 70, 74, 82, 84f., 96, 142, 154, 237, 273, 292
Bulla tympanica
– Ruptur 255
– Untersuchung 261, 263
Bulldogge 21, 55f., 74, 154, 174, 244, 273, 292
Bullterrier 136, 222
– letale Akrodermatitis 204, 206f.
– Staffordshire 74, 142, 245

## C

Cairn Terrier 21
Calcinosis circumscripta 96
Calcinosis cutis 96, 134f., 237, 239, 243
Calicivirus, feliner 126f.
Canines eosinophiles Granulom 82
Cavalier King Charles Spaniel 62, 82, 234, 288
Cheiloplastik 56
Chemotherapie 77
*Cheyletiella* spp., Infestation 48f.
Chihuahua 275, 290, 293
Cholesterol 235
Chow Chow 155, 214, 250f., 283, 290, 296
*Cladophyalophora bantiana* 92
Cocker Spaniel 21, 148, 185, 188f., 192f., 244, 259
– american 288
Collie 82, 108, 110, 113, 117, 155, 222, 275, 283
– Bearded 155, 232f., 247, 288
– Border 213, 246f., 288
– canine familiäre Dermatomyositis 283f.
– Kurzhaar 113
Color-Mutant-Alopezie 290f.
*Cryptococcus neoformans* 90
Cushing-Erkrankung 134, 237ff.
*Cuterebra* spp., Infestation 94

## D

Dachshund 120, 159, 196, 214, 237, 272, 288, 290, 293
Dalmatiner 21, 62, 136
Darier-Zeichen 74f.
Dekontamination der Umgebung
– Dermatophyten 282
– Floh 41
– Zecken 220
Dekubitalulzera 141

*Demodex* spp. 272, 276
Demodikose
- canine 272ff.
- feline 276f.
*Dermacentor* spp. 218ff.
Dermatitis
- akrale Leckdermatitis 62f.
- canine atopische 20ff., 258
- flohallergische 38ff.
- Hakenwurm 54
- Hautfalten 55f.
- Kontaktallergie/ Kontaktirritation 35ff.
- *Malassezien* 21, 36, 57ff.
- miliare 38f.
- *Pelodera strongyloides* 52f.
- periokuläre 30
- pyrotraumatische (Hot Spot) 18f., 167
- Rutenfalten 56
Dermatomyositis, canine familliäre 283f.
*Dermatophagoides* spp. 21, 25, 46
Dermatophyten-Test-Medium (DTM) 280ff.
Dermatophytose 278ff.
Dermatosen
- durch Fliegen- und Stechmückenstiche 222f.
- durch Körperflüssigkeiten 225
Dermoidsinus 173
Desensibilisierungen 29
Desmoglein-(Dsg1-)Antikörper 155
Deutscher Schäferhund 62, 71, 96, 110, 128, 148, 212, 214, 248, 283, 290
- Metatarsalfistel 176
- Pannikulitis 88
- Pyodermie 98ff.
Deutsche Dogge 62, 82, 118, 123, 154, 290
Deutsch Kurzhaar 154, 197, 222
Diabetes mellitus 138
Diagnostik, Ansatz 8f.
Diät 25, 33f., 100, 175
Dobermann 62, 70, 106, 154f., 212, 222, 232, 287, 290f.
Drakunkulose 95
*Drechslera spicifera* 92
Druckgeschwür 141

# E

Ehlers-Danlos-Syndrom 142f.
Elchhund, norwegischer 71
Englischer Setter 21
Eosinophiler Granulom-Komplex, feliner 102ff.
Epidermale Inklusionszysten 70
Epidermolysis bullosa acquisita 118
*Epidermophyton* 278
Epiphora 225
Epitheliotropes Lymphom 60f.
Erfrierungen 229
Erosionen 13, 127
Erythem 13, 22f., 35f., 57, 194f., 246f.
Erythema-multiforme-Komplex 194f.
*Eutrombicula alfredugesi* 50
Exkoriation 14

# F

Farbmutanten-Alopezie 290f.
*Felicola subrostratus* 42f.
Fettsäuren, essenzielle (EFAs) 28
Fibrosarkom nach Impfung 284
Fissur 15
Fistel 14
- metatarsal 176
- perianal 174f.
Fliegenlarven 224
Fliegenstichdermatitis 222
Fliegenstiche 222f.
Flohbissallergie 38ff.
Follikeldysplasie 287ff.
Follikuläre Inklusionszysten 70
Follikuläre Lipidose 287
Follikulitis 147
- lokalisierte tiefe 167
- lymphozytäre murale 298
Foxterrier 21
- glatt- und drahthaarig 21
- Toy 233
Fremdkörper
- Fistelbildung 164f.
- Fistelbildung, Sekundärinfektion 178
- Gehörgang 256
Furunkulose
- anale 174f.
- eosinophile 220f.
- interdigitale 168
- lokalisierte tiefe 167
Futterbestandteile, Reaktion auf 24f., 31ff.

# G

Gehörgang
- Ablation 266
- bakterielle Infektion 257f.
- Fremdkörper 256
- Hyperplasie 265f.
- Parasiten 266
Gelenke, lockere 142
Gesichtsdermatitis, Perser-/ Himalaya-Katzen 208
Glucocorticoide 29f.
Glukagon, Plasmaspiegel 138, 140
Gordon Setter 288
Grannen 164f.
Granulom
- canines eosinophiles 82
- feliner eosinophiler Komplex 102ff.
- steriles 82f.
Greyhound 123, 268, 290, 293
Guineawurm (*Dracunculus* spp.) 95

# H

Haaren, diffuses/exzessiv kontinuierliches 294f.
Haarwechsel, wellenförmiger 294f.
Hakenwurm-Dermatitis 54
Hängebauch 237f.
Haut
- fragile 238
- übermäßige Dehnbarkeit 142f.
Hautbarriere 20
Hautbiopsie 25
Hautfaltendermatitis 55f., 225
Hautgeschabsel 46ff.
Hautinfektionen
- Primärursachen 146
- s. *auch* entsprechende Infektionskrankheiten
Herbstgrasmilben 50f.
Herpesvirus, feliner 126f.
Himalaya-Katze 208
Hornbildung, kutane 203
Hovawart 182
Husky, Sibirean 82, 204, 212, 214, 250, 287, 296
Hygrom, subkutanes 178f.
Hyperadrenokortizismus 134, 237ff.

Hyperandrogenismus 244f.
Hyperglukagonämie 138
Hyperglykämie 138
Hyperkeratose 178, 192f., 202, 205
– digitale 192f., 202, 205f., 222
– nasale 192f., 202
Hyperöstrogenämie 246
Hyperpigmentierung 15, 23, 39, 292
Hypertrichose 244f.
Hypoadrenokortikale Krise 243
Hypophysärer Zwergwuchs 248f.
Hypophysektomie, transsphenoidale 243
Hypophysenvorderlappenadenom 237
Hypopigmentierung 15
Hypothyreose 232ff.
Hystiozytäre Erkrankungen 84ff.

# I

Impetigo 147
Injektionsstellen-Alopezie 284f.
Inklusionszysten, epidermale/follikuläre 70
Insektenstichdermatitis 222f.
Insekten-Wachstumsregulatoren (IGRs) 41f.
Insektizide 41
Insulin-like growth factor 1 (IGF1) 249
Intertrigo 55f.
Intrakutantest (IKT) 25f., 40
Iodtoxizität 132
Irish Setter 62, 142, 174, 214, 290
Irish Water Spaniel 287
Irritationsbedingte Kontaktdermatitis 35ff.
*Ixodes*-spp.-Zecke 218

# J

Jack Russel Terrier 22, 278, 288f.

# K

Kaliumiodid 132
Kallusbildung 178f.
Karelischer Bärenhund 248
Kastration, testikuläre Neoplasien 248
Keratinisierendes Akanthom, infundibuläres 71f.

Keratinmanschetten (follicular casts) 182f., 195, 272
Kerry Blue Terrier 209
Klinische Untersuchung 8
Kollagen
– Abnormitäten 142
– Autoantikörper 116
Kollagene Nävi 81
Komedonen 12, 186f., 238f.
– Reaktion auf Corticosteroide 297
– Schnauzer-Komedonen-Syndrom 64f.
Körperflüssigkeiten, Dermatosen durch 225
Krallen, Erkrankungen 267ff.
Kreatininkinase 235
Kreatinisierungsdefekte/ -störungen 146, 148, 185
– idiopathische (primäre) 188ff.
– Otitis externa 258f.
Krusten 13, 177ff.
Kryptokokkose 90f.
Kuhpocken-Infektion, feline 124f.
Kutane Asthenie (Ehlers-Danlos-Syndrom) 142f.
Kuvasz 283

# L

Laus-Infestation 42f.
Lebererkrankungen 138, 140
Leckdermatitis, akrale 62ff.
Leishmaniose 198ff.
Lentiginosis profusa 216
Lentigo 78, 216
Lepra, feline 172
Leukoderma 212f.
Leukotrichie 212f.
Lhasa Apso 21, 71
Lichenifikation 15, 23, 44f., 57
*Linognathus setosus* 42f.
Lipom 11
Lipozysten, Schädigung 88
Lordose 237
Low-Dose-Dexamethason-Suppressionstest (LDDST) 240ff.
Lupoide Oychodystrophie 269f.
Lupus erythematosus
– exfoliativer kutaner 197
– kutaner (diskoider) 108ff.
– systemischer 110ff.
– vesikulärer kutaner 113f.
Lyme-Disease 218
Lymphom, epitheliotropes 60f.

# M

Magyar Viszla 182, 184
Mähnengerste 164f.
Maine Coon 279
Makronychie 269
Makulae 10
Malamute, alaskan 204, 212, 214, 250, 287, 296
*Malassezien*-Dermatitis 32, 57ff.
*Malassezien*-Infektion 57, 257f., 261, 264, 269
– sekundäre 23, 28, 272, 276
Mastiff 148, 166
Mastzelltumoren 74ff.
Melanom 78f.
Melanozytäre Neoplasien 78f.
Melanozytom 78f.
Metabolische epidermale Nekrose 138ff.
Metatarsalfisteln 176
*Microsporum* spp. 278, 280f.
Minimale Hemmstoffkonzentration (MIC) 149ff.
Mops 21, 55f., 72, 216
MRSA *s.* Staphylokokkeninfektionen
Mückenstiche 102f., 201, 222f.
Mukokutane Pyodermie 128, 148
Münsterländer 288
*Mycobacterium* spp. 170ff.
Myiasis 224
Mykobakterien-Infektionen, opportunistische (atypische) 170f.
Mykosis fungoides (epitheliotropes Lymphom) 60
Myringotomie 263
Myxödem 235
Myzetom 279

# N

Narbe 14
Nasale Hyperkeratose 192f.
Nasale Pyodermie 167f.
Nävi, kollagene 81
Nebenniereninsuffizienz 252
Nekrose
– „einschmelzende" 99
– metabolische epidermale 138ff.
– Ohrspitzen 106
Neoplasien, melanozytäre 78f.
*Neotrombicula autumnalis* 50f.
Neufundländer 122, 155, 290

Nierenerkrankung 123
Nodulus 11
Nokardiose 129, 164
Norwegischer Elchhund 71
Notoedresräude 47

## O

Ödem, eindrückbares (Darier-Zeichen) 74f.
Ohrrand
– Seborrhö 196
– Vaskulitis 120f.
Ohrreinigung 262ff.
Ohrspitzennekrose 106
Ohr, s. auch Otits externa, Pinna
Onychodystrophie, lupoide 269f.
Onychogryposis 156, 199
Onychoklasis 269f.
Onychomadesis 156, 269f.
Onychomykose 269f.
Onychoschisis 156
Otitis externa 24, 36, 189, 219, 254ff.
Otitis media 254, 256, 261, 266
*Otodectes cynotis* 254, 256, 266
*Otobius megnini* 218

## P

Pannikulitis 88f.
Pansteatitis, feline 88f.
Papeln 10
Papillomatose 72f.
Papillon 288
Paraneoplastische Alopezie, feline 298
Paronychie 57, 111, 206, 268f.
Patchtest, geschlossener 36f.
Pattern Baldness 293
Pedikulose 42f.
Pekinese 55, 71, 246
*Pelodera strongyloides* 52f.
Pemphigoid, bullöses 116f., 269
Pemphigus foliaceus 155ff., 192, 259, 269
Pemphigus vulgaris 114f., 269
Perianaldrüsen, Hyperplasie 244f.
Perianale Dermatitis 24
Perianalfisteln (anale Furunkulose) 174f.
Perserkatze 186, 208, 276, 278f.
Pestizide 46, 52, 201, 220, 222, 266

Phäohyphomykose 92f.
Philtrum nasale
– proliferative Arteriitis 122
– Ulzerationen 126f.
*Phlebotomus* spp. 198
Photophobie 127
Pinna
– aktinische Dermatose 180f.
– Fliegen-/Mückenstiche 222
– Ohrrandvaskulitis 120f.
– Pemphigus foliaceus 155
– Seborrhö 196
Plaques 10, 60ff., 83, 103f.
Plasmalipide 235
Plattenepithelkarzinom 136f., 269
Podenco Ibicenco 198
Pododermatitis 206f.
– *Demodex*-Milben 272f.
– lymphozytär-plasmozytär 168f.
– Plasmazell-Pododermatitis der Katze 119
Pollen 21
Polyurie/Polydipsie 27, 123, 237
Portugiesischer Wasserhund 287
*Proteus* spp. 257, 261
Pruritus
– Differenzialdiagnose 274
– Pfoten 50
– Schwelle 21
*Pseudomonas* spp. 166, 254f., 257f., 260f., 263f.
Pseudomyzetom 279
Psychodermatose
– akrale Leckdermatitis 62f.
– feline psychogene Alopezie 66f.
Pudel 110, 284
– Königs 182ff., 269, 290
– Zwerg 250, 294
Pustel 11
Pyodermie
– Deutscher Schäferhund 98ff.
– idiopathisch rekurrierende 153
– interdigitale 168
– juvenile (canine juvenile Zellulitis) 159
– mukokutane 128, 148
– nasale 167f.
– oberflächliche 146ff.
– post-clipping 296
– tiefe 166ff.
Pyogranulom-Syndrom 82f.

## Q

Quaddel 12
Quorum sensing 146

## R

Radiotherapie 77, 136, 243
Rathke'sche Tasche 248
Retriever 22
– Chesapeake Bay 287
– Curly Coated 287
– Flat Coated 86
– Golden 21, 74, 82, 84, 86, 212, 232
– Labrador 21f., 35f., 82, 84, 86, 212, 232, 269, 296
*Rhipicephalus sanguineus* 218, 220
Rhodesian Ridgeback 173
Rocky-Mountain-Fleckfieber 218
Rottweiler 84, 86, 154, 212, 287
Rutenfaltendermatitis 56

## S

Saluki 288, 290
Samojede 182, 214, 244, 296
Sandmücken (*Phlebotomus* spp.) 198
Sarcoptesräude (*Sarcoptes Scabiei*) 44ff., 257
Scabies (Sarcoptische Acariose) 44ff.
„Schermaschinen-Verbrennung" 226
Schipperke 155, 290
Schirmer-Tränentest 72, 121
Schnauzer 292
– Komedonen-Syndrom 64f.
– Zwerg 21, 64f., 70, 72, 216
„Schneenase" 212
Schuppen 13, 22ff., 44f., 57, 177, 188f., 197
Scottish Terrier 21
Sealyham Terrier 21
Sebadenitis 182ff.
Seborrhö *146*, 188ff.
– atopische Dermatitis 23
– Haut 25
– Hyperandrogenismus 246f.
– Ohrrand 196
Sertolizellltumor 246ff.
Serum-Testosteron 244

Shampoos 150, 169, 187
Shar-Pei 21, 74, 86, 155
Shetland Sheepdog 108, 110, 113, 214, 222, 283, 290
Shiba Inu 214
Shih Tzu 70, 173
Siamkatze 74, 212
Signalment 8
Silky Terrier 290
Sinus
– Definition 14
– Dermoid 173
– Fremdkörper 164f.
Somatotropin [nzA] 249, 252
Sonnenschutz 109f., 180
Spikulose 209
Spinnenbiss 220f.
*Sporothrix schenckii* 132
Sporotrichose 132
Springer Spaniel 155, 182, 184, 188
*Staphylococcus aureus* 146f., 166
*Staphylococcus pseudintermedius* 20, 98, 146, 151, 162, 166
*Staphylococcus schleiferi* 146, 166
Staphylokokkeninfektionen
– bei atopischer Dermatitis 20, 23, 28, 30
– Gehörgang 257, 260f.
– MRSA 146, 151, 153
Staupe, canine 192, 194, 202
Stevens-Johnson-Syndrom 107ff., 194f.
Stich
– Biene 220f.
– Fliegen- und Stechmücken 102f., 222f.
*Stomoxys calcitrans* 222f.
Stratum corneum 15, 20
Streptokokkeninfektion 162, 257, 261
Superantigene 20
Suprakaudalorgan, Schwellung 244f.
Syringomyelie 62f.

## T

Telegenes Effluvium 294f.
Testikuläre Neoplasie 244, 246ff.

Tetraiodthyronin (Tyroxin, T4) 232
Thymom-assoziierte exfoliative Dermatitis 298
Thyreoglobulin-Antikörper (TgAK) 232, 236
Thyrotropin-releasing-Hormon (TRH) 232
Thyrotropin (Thyroid-stimulating-Hormon, TSH) 232, 235
Thyroxin (Tetraiodthyronin/T4) 232
T-Lymphozyten 20, 35, 60, 98, 198
Toxisch epidermale Nekrolyse (TEN) 107f., 194f.
Toy Fox Terrier 233
Trauma, Krallen 268, 270
TRH-Stimulationstest 236
*Trichodectes canis* 42f.
*Trichophyton* spp. 269, 278f.
Triiodthyronin (T3) 232
Tumor, Krallen 11, 269

## U

Überempfindlichkeit
– Flohbiss 38ff.
– Futter 25, 31
– Iodverbindungen 132
– Mücken 222f.
Ulzera
– Definition/Illustration 14
– Dekubitus (Druckgeschwür) 141
– eosinophile/indolente 104
Ulzerative Dermatose, feline idiopathische 101
Urin-Cortisol-Kreatinin-Quotient (UCCR) 240
Urticaria 106, 220f.
Uveodermatologisches Syndrom, canines 214f.

## V

Vaskulopathie des Greyhounds 123
Verbrennungen 226ff.

Vielkatzenhaushalte, Kontrolle von Dermatophytose 282
Vitamin A 185, 191
Vitamin E 88f., 109
Vitiligo 15, 212f.
Vogt-Koyanagi-Harada-(VKH-)ähnliches Syndrom 214f.

## W

Wachstumshormone 249f., 252
Wachstumsverzögerung 206f.
Warzen (Papillomatose) 72f.
„Wechselnase" 212
Weimaraner 75, 82, 154, 222, 287
Welsh Corgi 283
West Highland White Terrier 20f., 272, 274
Whippet 290, 293
Wolfsspitz 71, 142, 250, 296
Wood-Lampe 104, 280f.

## Y

Yorkshire Terrier 21, 71, 278, 290

## Z

Zecken 218ff.
Zellulitis
– canine juvenile 159
– nach Bisswunden 162
Zink 140, 192, 204f.
Zoonose 44, 48f., 59, 124, 130, 132, 153
Zwangserkrankungen 24, 30, 62f.
Zwergpinscher 290, 293
Zwergspitz 250f.
Zwergwuchs, hypophysärer 248f.
Zyklische Flankenalopezie 292
Zysten 12
– epidermale/follikuläre Inklusion 70
– Rathke'sche Tasche 248